Leben nach Maß – zwischen Machbarkeit und Unantastbarkeit

BEITRÄGE ZUR ALBERT-SCHWEITZER-FORSCHUNG

Herausgegeben von der Wiss. Albert-Schweitzer-Gesellschaft e.V. in Mainz

Band 10

Jubiläumsband zum
130. Geburtstag/40. Todestag
Abert Schweitzers

PETER LANG

Frankfurt am Main · Berlin · Bern · Bruxelles · New York · Oxford · Wien

Gottfried Schüz (Hrsg.)
Leben nach Maß – zwischen Machbarkeit und Unantastbarkeit. Biotechnologie
im Licht des Denkens von Albert Schweitzer. Unter Mitarbeit von Manfred
Ecker.
Frankfurt am Main; Berlin; Bern; Bruxelles; New York; Oxford; Wien: Lang,
2005
ISBN 3-631-52306-8

Errata

Bei der vereinheitlichenden Umstellung auf die alte Rechtschreibung wurde
durch einen Systemfehler an diversen Textstellen ein „dass" gelöscht und nicht
durch „daß" ersetzt. Zur besseren Lesbarkeit werden die betroffenen Sätze
nachstehend verkürzt wiedergegeben (ergänztes Wort bzw. korrigierte Passagen
sind unterstrichen). Autoren und Verlag bitten die Fehler zu entschuldigen.

Einleitung:
S. 10, 2. Zeile: gleichermaßen (statt: gleichmaßen)

Beitrag U. Brendel:
S. 38, 2. Satz: Die Annahme, daß Gene als isolierbare *silver bullets* angesehen
werden können, (...) ist inzwischen veraltet und falsch.
S. 38, 2. Abs., 4. Zeile: ein relativ einfaches Modell (statt: ein relatives einfaches
Modell)
S. 49, 2. Abs., 13. Zeile: ihnen (statt: ichnen)

Beitrag K. Ott:
S. 60, Anm. 15: Was heißt es überhaupt (...), daß es »kein Geheimnis« mehr ist?
Emergente Eigenschaften sind bspw. so definiert, daß sie nicht aus den Eigen-
schaften von Systemen unterer Ebenen abgeleitet werden können, (...).
S. 61, Anm. 25, 2. Satz: Schweitzer hat betont, daß Ethik immer auch
»irrationalen Enthusiasmus als Lebensodem« braucht (...).
S. 69, 3. Abs., 4. Satz: Würde man argumentieren, daß diese Zäsur mit der Gen-
technik gegeben sei, so wird das Argument zirkulär: (...).
S. 72, letzter Abs., 3. Zeile: teleonomisches (statt: telenomisches)
S. 72, letzter Abs., 3. Satz: Falls Schweitzers Begründung auf der »Numinosum«-Prämisse beruhen sollte (s.o.), gilt, daß man keinen Mangel an »moral
sense« zeigt, wenn man sie zurückweist.
S. 73, 2. Abs., vorletzte Zeile: der gute Sinn (statt: der gute Sinne)

Beitrag M. Schüz:

S. 83, vorletzter Abs., 3. Satz: <u>Daß</u> im Einzelfall auch bei Schweitzer zum Zwecke der Erhaltung etwa der menschlichen Gesundheit andere Lebewesen geopfert werden müssen, ist unbestreitbar.

S. 86, 1. Satz: Die in Aussicht gestellten Chancen (...) basieren allein auf dem Glauben, <u>daß</u> das Erbgut des Menschen entschlüsselt sei.

S. 89, 3. Abs., 1. Satz: Sollte das Unternehmen (...), muß es damit rechnen, <u>daß</u> diese eine Sühneleistung einfordern.

S. 90, 3. Abs., 6. Zeile: <u>Kleinbauern</u> (statt: Kleinbauer)

S. 91, letzt. Abs., 3. Zeile: <u>utilitaristischen</u> (statt: utlilitaristischen)

Beitrag U. Grawunder:

S. 95, 1. Abs., letzter Satz: Ethische Fragestellungen werden (...) ins Spiel gebracht, ohne <u>daß</u> dadurch der weiterführenden ethischen Diskussion (...) vorgegriffen werden soll.

S. 103, 4. Abs.: Sofern es allerdings gelänge (...), könnte man Stammzellen (...) einsetzen, so <u>daß</u> es nicht zu unerwünschten Abstoßungsreaktionen der transplantierten Zellen kommen würde.

Beitrag B. Maier:

S. 120, letzter Abs., 3. Satz: Leben wollen setzt denken und wollen können voraus (...), zu verstehen, <u>daß</u> ich lebe und leben will.

S. 130, 4. Abs., 2. Satz: Die »Pro-Life«-Sicht, <u>daß PND-/PID-Befürworter</u> moralisch zu niedrige Ansprüche an die Individuen stellen (...), wird durch ihn (...) auf den Kopf gestellt.

S. 131, vorletzter Abs., 1. Satz: Die Lehre vom werdenden menschlichen Leben (gemeint sind damit Embryonen und Feten in ihren verschiedenen <u>Entwicklungsstadien) hypostasiert das Leben und trennt Sein und Werden. Sie impliziert</u>, daß *das Leben ist*, nur *wir werden und vergehen ...*

S. 134, 2. Abs., 1. Satz: Sind Fortschritt und Ethik voneinander unabhängige Bereiche (...), so <u>daß</u> Ethik dem Fortschritt hinterher hinkt (...)?

S. 137, 2. Zitat, 1. Satz: »Von der Welt weiß der Mensch nur, <u>daß</u> alles, was ist, Erscheinung vom Willen zum Leben ist, wie er selber (...).«

S. 138, 2. Zitat, 3. Satz: »Wo Leben in Betracht kommt (...), geht unsere Beschäftigung (...) nicht nur darauf, <u>daß</u> wir seine Existenz erhalten (...).«

Beitrag E. Luther:

S. 143, 2. Zitat: »Wenn Eltern das Recht haben (...), um sicherzugehen, <u>daß</u> ihr Kind einen ganz bestimmten Gensatz erbt?«

S. 143, 3. Abs., 1. Satz: »Lebensdesign«, das bedeutet, <u>Leben</u> nach Maß, körperlich und geistig nach einem (...) Programm.

S. 144, Anm. 4, 2. Satz: Er machte mich auch darauf aufmerksam, <u>daß</u> in den (...) Nachlaßschriften (...) Erkenntnisse zu erwarten sind.

S. 147, Zitat, 3. Halbsatz: »(...); wenn man dem Gedanken Auge in Auge gegenübersteht, <u>daß</u> ein Platzen einer Arterie in Folge einer Infektionskrankheit u.s.w. aus einem wirklich lebenden höheren Wesen ein vegetierendes machen kann, <u>daß</u> irgend eine Vererbung (...), dann steht man vor etwas Ungeheuerem (...).«

S. 156, 1. Zitat, 2. Halbsatz: »(…), liegt höher: <u>daß</u> uns nämlich *gerade aus dem Unterworfensein unter den Ereignissen die Freiheit komme*; (…).«

S. 163, 3. Abs. vorletzte Zeile: <u>daß ohne</u> (statt: ohne daß)

Beitrag G. Altner:

S. 169, 1. Zeile: <u>der</u> (statt: derr); 1. Abs., letztes Wort: <u>realisieren</u> (statt: realiseren); letzter Abs., 1. Zeile: <u>Habermas</u> (statt: Haberrmas)

S. 170, 1. Abs., vorletzte Zeile (Zeilenumbruch): <u>Fehl-barkeit</u> (statt: Fehlbarkeit)

S. 175, 2. Abs., 3. Zeile: <u>Forschungszwecken</u> (statt: Porschungszwecken)

S. 176, 1. Abs., letzter Satz: »... inmitten von <u>Leben, das</u> leben will«. (statt: »... inmitten von Leben. das leben will«.)

S. 176, letzter Abs., 3. Zeile: <u>Überlebenskampf</u> (statt: Überiebenskampf)

S. 180, 3. Zeile: Tatsache ist, daß <u>sich</u> … (statt: Tatsache ist, daß ich …)

Beitrag H. Dunkelberg:

S. 185, Titel-Anmerkung anfügen: <u>Aufgenommen in die Schriftenreihe des Interdisziplinären Zentrums für Nachhaltige Entwicklung (IZNE) der Georg-August-Universität Göttingen.</u>

S. 186-208 (gerade Seiten) Kopfzeile: <u>Dunkelberg</u> (statt: Dunkeberg)

S. 187, 1. Abs., 5. Zeile: <u>Wissenschaftsorganisationen</u> (statt: Wissenschaftsorganisation)

S. 187, Zitat, 2. Satz: »Es handelt sich um eine (...) Entwicklung, die man dadurch, <u>daß</u> Deutschland sich (...) heraushalten würde, nicht verhindert«.

S. 187, Ende Anm. 6: Dt. Ärztebl. 98/ <u>2001</u>: A 1292-A 1296; Ende Anm. 7: Dt. Ärztebl. 97/ <u>2000</u>: A 525-A 528; Ende Anm. 8: Ethik Med 11/ <u>1999</u>, S. 4-25.

S. 191, Ende Anm. 11: Das Gesundheitswesen 56/ <u>1994</u>, S. 672-679.

S. 197, Ende Anm. 21: Dt. Ärztebl. 97/ <u>2000</u>: A 1213-A 1221.

S. 200, letzter Abs., 3. Satz: Es erscheint (...) unrealistisch, <u>daß</u> jemand die Tatsache, (...) verbindet, weil (...) möglich war.

S. 201, Ende Anm. 26: Dt. Ärztebl. 98/ <u>2001:</u> A 456.

S. 203, 2. Absatz, 2. Satz: Vor allem vor dem Hintergrund (...) könnte (...) nachgefragt werden, ohne daß eine solche Entwicklung von ärztlicher Seite abgebremst werden könnte.

S. 204, Anm. 35: Vgl. Ludwig/ Diedrich: Die Sicht der Präimplantationsdiagnostik aus der Perspektive der Reproduktionsmedizin. Ethik Med 11/ 1999; 11, S. 38-44.

S. 209, letzter Abs., 1. Satz: Deutlich wurde auch, daß Lebensanfang, Lebensende (...) erklärt werden können.

Beitrag H. Kreß:

S. 232, 2. Abs., 4. Satz: Anknüpfend (...) ist es daher geboten, daß medizinethische Normen (...) fortentwickelt werden und daß darüber hinaus Patienten ihre persönliche Verantwortlichkeit (...) steigern.

S. 237, Anm. 21: In: Engelhardt, Dietrich v. (statt: In: Engelhardt/ Dietrich v.)

S. 246, 4. Abs, 2. Satz: Hierzu gehört (...) Sorge zu tragen, so daß es nicht beim einmaligen Gespräch bleibt.

S. 246, Ende 2. Zitat: „(Ebd.)" streichen

Beitrag A. Ferrari:

S. 259, 2. Zitat, 1. Satz: »Diejenigen, die an Tieren Operationen oder Medikamente versuchen (...), dürfen sich nie allgemein dabei beruhigen, daß ihr grausames Tun einen wertvollen Zweck verfolge (...).«

S. 265, Anm. 23, 2. Satz: Opiat-Knock-out-Mäuse können (...) nicht produzieren, das (...) bewirkt, daß man (...) keinen Schmerz fühlt.

S. 267, Anm. 30, 3. Satz: Trotzdem ist die Forschung (...) weitergegangen, ohne daß alle wichtigen Elemente (...) anwesend sind.

Beitrag G. Schüz:

S. 293, 6. Zeile: In seiner (statt: In seinen)

S. 300, vorletzte Zeile: ihrer (statt: seiner)

S. 312, 3. Abs. 2. Satz: Allerdings kann (...) nicht übersehen werden, daß die ethische Entscheidungslast nicht (...) gelegt bleiben kann, wie es Schweitzer postuliert.

Gottfried Schüz (Hrsg.)

Leben nach Maß – zwischen Machbarkeit und Unantastbarkeit

Biotechnologie im Licht des Denkens von Albert Schweitzer

Unter Mitarbeit von Manfred Ecker

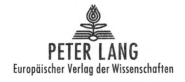

PETER LANG
Europäischer Verlag der Wissenschaften

Bibliografische Information Der Deutschen Bibliothek
Die Deutsche Bibliothek verzeichnet diese Publikation in der
Deutschen Nationalbibliografie; detaillierte bibliografische
Daten sind im Internet über <http://dnb.ddb.de> abrufbar.

Umschlagabbildung:
Albert Schweitzer 1959.

Abdruck mit freundlicher Genehmigung des
Albert Schweitzer-Archivs Günsbach (Elsaß).

Gedruckt mit Unterstützung der Deutschen Bank AG.

Gedruckt auf alterungsbeständigem,
säurefreiem Papier.

ISSN 1438-0889
ISBN 3-631-52306-8
© Peter Lang GmbH
Europäischer Verlag der Wissenschaften
Frankfurt am Main 2005
Alle Rechte vorbehalten.

Printed in Germany 1 2 3 4   6 7

www.peterlang.de

Inhalt

Vorwort

Mit diesem Sammelband legt die Wissenschaftliche Albert-Schweitzer-Gesellschaft ihren inzwischen zehnten Band der Reihe »Beiträge zur Albert-Schweitzer-Forschung« der Öffentlichkeit vor – einer Reihe, die vor 15 Jahren mit dem von Claus Günzler, Erich Gräßer et al. herausgegebenen Buch »Albert Schweitzer heute – Brennpunkte seines Denkens« eröffnet wurde. Eine besondere Freude bereitet, daß dieser zehnte Band zu Ehren Albert Schweitzers in einem Doppel-Jubiläumsjahr erscheint: Schweitzer wurde vor 130 Jahren (14.1.1875) geboren, und es folgt am 4. September die 40. Wiederkehr seines Todestages. Daß die Auseinandersetzung mit Schweitzers Persönlichkeit, Denken und Lebenswerk seither nicht zur Ruhe gekommen ist, im Gegenteil erst eigentlich begonnen hat, bezeugt nicht nur die vorliegende Reihe. Vor allem die in den letzten Jahren bei C. H. Beck erschienenen umfangreichen Schriften aus Schweitzers Nachlaß bieten für eine intensivierte Forschungsarbeit vielfältige Denkanstöße und eine reiche Fundgrube.

Den wichtigsten Anstoß aber dazu, den Dialog mit Schweitzers Denken und Werk nicht abreißen zu lassen, vielmehr diesen immer neu zu suchen, bieten die aktuellen Entwicklungen selbst, in die wir alle – lokal wie global – mit gravierenden Veränderungen und Umbrüchen eigener und fremder Lebenswelten verwoben sind. Im Kraftfeld dieser Entwicklungen ist in den letzten Jahren die Biotechnologie, die zunehmend in das »Leben« in seinen unterschiedlichsten Facetten eingreift, ins Zentrum der Aufmerksamkeit gerückt. Die mit der Biotechnologie, insbesondere im Bereich der Gentechnik sich aufdrängenden ethischen Problemstellungen sind für uns Angehörige der hochtechnisierten Industrienationen eine Herausforderung ersten Ranges. Sie greift in den Kernbereich der Frage nach Möglichkeiten humanen Lebens und Überlebens schlechthin ein, die mit überkommenen Moralvorstellungen und Tugendlehren nicht mehr angemessen zu beantworten ist. Stattdessen stehen wir in einer Situation, in der wir uns der ethischen Fundamente unseres Denkens und Handelns neu vergewissern müssen.

An dieser wesentlichen Schnittstelle sind von Albert Schweitzer grundlegende Denkanstöße zu gewinnen, die für eine humane und zugleich nachhaltige Menschheitsentwicklung lebens-, ja überlebensentscheidend sind. Denn es war gerade Schweitzers ureigenstes Anliegen, die Ethik nicht in geschlossenen Systemen und erfüllbaren Moralgesetzen zu begründen, sondern im »Denken«. Ethisches Handeln im *Denken* zu begründen heißt dabei für ihn nicht Rückzug aus dem gefährlichen Terrain aufeinanderprallender Interessen und Konflikte in den geistig wohl temperierten Elfenbeinturm. Vielmehr verdient für ihn das »wahre

Denken« diesen Namen erst dann, wenn es »in jeder Weise von dem Wirklichen
ausgeht und auf das Wirkliche zugeht«. Der dabei beschrittene Weg ist jedoch
für ihn kein beliebiger, sondern mit einer entscheidenden Wegweisung verbunden, die zugleich vor keiner Grenze halt macht: dem Prinzip der Ehrfurcht vor
allem Leben. Nur in diesem Betracht kann *Denken* als ein »Weg zum wahren
Menschentum« nach Schweitzer *praktisch* werden.

Angesichts der gegenwärtig rasanten und zugleich brisanten biotechnologischen Entwicklungen ist jeder von uns, gleich welcher gesellschaftlichen Funktion oder Rolle, aufgerufen, sich auf diesen Weg des im ethischen Denken begründeten Handelns einzulassen. Daß dieser Weg nicht auf vorbereiteten Tras-
sen durch einen wohlgeordneten »Park« führt, vielmehr ein Weg in und durch
»Wildnis«, der erst entsteht, indem er begangen wird, hat Schweitzer immer
wieder betont. Dies mag sich auch für den Leser dieses Sammelbandes bewahr-
heiten, der im ›Dickicht‹ der vielfältigen Sachbeiträge und ethischen Reflexionen zu den biotechnologischen Entwicklungen sich im Licht von Albert
Schweitzers Denken angeregt sieht, *seinen* Weg zu finden und zu verantworten.

Abschließend möchte ich all jenen danken, die zum Gelingen dieses Projektes
beigetragen haben: Vor allem der Deutschen Bank AG Frankfurt/M., die den erforderlichen Druckkostenzuschuß zum Großteil übernommen hat. Zu danken ist
ferner Frau Patricia Käsler für ihre Hilfe bei der Erstellung der Druckvorlage.

Nicht zuletzt danke ich natürlich allen Mitautorinnen und -autoren dieses Buches, die auf dem langen Weg bis zur Fertigstellung der Druckvorlage viel Verständnis und Geduld aufgebracht haben.

Wiesbaden,
15. März 2005   Gottfried Schüz

Gottfried Schüz

Einleitung

Vor mehr als 50 Jahren (1953) haben Watson und Crick die Struktur der DNA-Doppelspirale entdeckt. Damit war erstmals bewiesen, daß die Erbanlagen jedes Lebewesens in einer je spezifischen molekularen Struktur chemisch festgelegt sind. Das Faszinierende und Revolutionierende dieser Entdeckung ist die Erkenntnis, daß die DNA und damit die Gene als Träger der Erbinformation bei allen Lebewesen von den Bakterien bis zum Menschen aus den gleichen chemischen Grundbausteinen aufgebaut sind, den sog. Aminosäuren, die nahezu unendliche Kombinationsmöglichkeiten für den Aufbau der lebenden Organismen erlauben. Zugleich war damit die molekulare Grundlage des biologischen Vererbungssystems entdeckt, das seit ca. 2 Milliarden Jahren in allen Lebewesen identisch funktioniert.[1] Darüber hinaus ist es vor zwei Jahren erstmals gelungen, das menschliche Genom komplett zu entschlüsseln. Darin sind auf 46 Chromosomen etwa 30.000 Gene lokalisiert, die ca. 1 Million verschiedene Proteine herstellen.

Die anfängliche Euphorie über dadurch sich eröffnende unbegrenzte Möglichkeiten, regulierend in die menschliche Keimbahn einzugreifen, muß inzwischen einer Ernüchterung weichen. Mit der nominellen Kenntnis der Gene und ihrer Abfolge allein ist noch nichts über deren Funktionen und Zusammenspiel im Entwicklungsprozeß gesagt. Diese sind nach wie vor ein Buch mit sieben Siegeln. Man könnte die Situation vergleichen mit der eines Kindes, das eine lateinische Inschrift »erliest«, ohne im mindesten zu ahnen, was sie bedeutet.

Mögen auch die Heilserwartungen, die sich an biotechnologische Neuentwicklungen jeweils knüpfen, oft maßlos überzogen sein, so sind die gleichwohl offenkundigen Errungenschaften der letzten Jahre in diesem Feld nicht zu übersehen. Sie erstrecken sich von Methoden der Gendiagnostik in Pränatalmedizin oder Kriminalistik über die teilweise schon großtechnisch betriebene genetische Modifikation von tierischem und pflanzlichem Erbgut zur Herstellung neuer Medikamente und Nahrungsmittel bis hin zu den Möglichkeiten reproduktiven und therapeutischen Klonens oder der Stammzellforschung.

---

[1] Vgl. Gassen, Hans G.: Gentechnik in der Landwirtschaft und Lebensmittelerzeugung – Möglichkeiten und Risiken. In: Dunkelberg, Hartmut: Lebensmittel durch Gentechnik? Frankfurt/M. 1999, S. 47; Taylor, Gordon Rattray: Die biologische Zeitbombe. Revolution der modernen Biologie. Frankfurt/M. 1969, S. 208ff.

Die damit neu aufgeworfenen vielfältigen ethischen Fragen und Problemati-
ken sind gleichmaßen kaum überschaubar und werden zunehmend unausweich-
lich: Dürfen wir alles machen, was biotechnisch machbar ist oder gibt es unüberschreitbare Grenzen zweckgerichteter menschlicher Eingriffs- und Verwer-
tungsmöglichkeiten, die in einer nicht zu veräußernden »Unantastbarkeit« des
Lebens zu orten sind?[2] Worin findet die biotechnische Umgestaltung von »Leben«, welcher Art auch immer, ihr *menschliches* Maß?[3]

Albert Schweitzer hatte sich etwa zur Entdeckung der DNA-Doppelhelix, soweit bekannt ist, nicht geäußert. Er hätte sie zunächst als eine wunderbare naturwissenschaftliche Bestätigung seiner Grunderfahrung der universalen Zusammengehörigkeit und Allverbundenheit der Schöpfung rundum nur begrüßen
können. Was danach noch zu seinen Lebzeiten am Zukunftshorizont biologisch-
technischer Möglichkeiten, die sich daraus ergeben, heraufzog – für die einen
verheißungsvoll, für die anderen gefährlich drohend – dazu hätte sich Schweitzer als Arzt und Ethiker sicher maßgeblich zu Wort gemeldet.

In seinem letzten Lebensjahrzehnt nahm stattdessen ein ganz *anderes* seiner-
zeit sehr viel dringenderes *Kern*problem Schweitzer in Anspruch – nicht des
*Zell*kerns mit der DNA, sondern des *Atom*kerns und sein daraus resultierendes
Engagement für eine atomare Abrüstung.[4]

Überdies hat er sich zu einer sehr viel grundsätzlicheren Frage geäußert, nämlich welchen Stellenwert das menschliche Streben nach wissenschaftlich-
technischem Fortschritt als kulturgestaltende Kraft haben kann und haben *darf.*
Diese Grundsatzfrage und sich daraus ergebende Antworten stehen im unmittelbaren Zusammenhang mit seiner Ethik der Ehrfurcht vor dem Leben und seiner
Vision einer Erneuerung des »geistigen und ethischen Menschentums«[5].

Angesichts der Entwicklungen auf dem Gebiet der Gentechnologie werden
für die einen große Zukunftshoffnungen wach, für die anderen massive Ängste.
Für die einen ist es eine große Chance, das böse Zufallsspiel, das die blinde Natur mit den Genen treibt, durch Korrektur der Erbinformation zu kultivieren und
in heilsame Bahnen zu lenken. Andere sehen die Gefahr, daß der Mensch einer
totalen Machbarkeit und Steuerbarkeit unterworfen wird und dadurch seine eigentliche Menschlichkeit einbüßt.

Gerade weil sich Schweitzer zur biotechnologischen Problematik im engeren
Sinne nicht geäußert hat, ist es eine lohnende Aufgabe, sich mit dieser komple-

---

[2] Vgl. Die Frage nach den prinzipiellen Grenzen wissenschaftlichen Wissens und Machens
hat explizit der Philosoph Karl Jaspers gestellt, u.a. in: Jaspers, Karl: Chiffren der Transzendenz. München ³1977, S. 8ff.

[3] Vgl. die Berliner Rede des Bundespräsidenten Johannes Rau: Wird alles gut? – Für einen
Fortschritt nach menschlichem Maß, 18. Mai 2001;
(www.zeit.de/reden/Ethik/print_212805_Rau.html)

[4] Vgl. Schweitzer, Albert: Menschlichkeit und Friede. Kleine philosophisch-ethische Texte.
Fischer, Gerhard (Hrsg.). Berlin 1991, S. 160ff.

[5] Schweitzer, Albert: Die Weltanschauung der Ehrfurcht vor dem Leben. Kulturphilosophie
III. Erster und zweiter Teil. Günzler, C./ Zürcher, J. (Hrsg). München 1999, S. 339.

xen Thematik in ihren vielfältigen Aspekten im Horizont seines Denkens wissenschaftlich auseinanderzusetzen. Dies umso mehr, als die moderne Biotechnologie das Verständnis von »Leben«, das der Mensch in seiner molekularen Struktur zu entschlüsseln und gezielt umzugestalten unternimmt, geradezu neu definiert. Dabei liegt es nahe, Albert Schweitzers Ethik der »Ehrfurcht vor dem Leben« als Bezugspunkt und Prüfstein der kritischen Auseinandersetzung mit den neuen biotechnologischen Herausforderungen ins Zentrum der Diskussion zu rücken. Auch wird dabei zu fragen sein, inwieweit Schweitzers Ethikkonzept angesichts der biotechnischen Revolutionierung des Lebensverständnisses für die damit verbundenen ethischen Grundsatzfragen überhaupt zukunftsweisend und zukunftstragend ist.

Was Schweitzer angesichts der Atomwaffenbedrohung unternahm, kann auch in der bioethischen Kernfrage für uns richtungsweisend sein: Zunächst einmal hat er sich eingehend über die Faktenlage informiert, ja regelrecht Atomphysik studiert, um die Diskussion auf eine sachliche, wissenschaftlich gesicherte Grundlage zu stellen. Sodann ging es ihm darum, Öffentlichkeit zu schaffen. Möglichst viele Menschen sollten am kritisch geführten Diskurs teilhaben und ethisch abwägend Stellung beziehen.

Hatte sich Schweitzer in der Atomfrage über das Fehlen eines breiteren, öffentlichen Engagements beklagt, so ist im Falle der gentechnischen Problematik die öffentliche Diskussion bereits in vollem Gange. Einen ersten Höhepunkt stellt das laufende Internet-Forum »1000Fragen.de« dar, aus dem im vorvergangenen Jahr ein umfangreiches Buch der »Aktion Mensch« hervorgegangen ist, das die vielfältigen Fragen aus der breiten Bevölkerung, die sich freilich allesamt auf humanmedizinische Aspekte der Gentechnik beziehen, dokumentiert und kommentiert.[6] Hieraus einige Beispiele ›gen-ethischer‹ Grenzfragen:

»Wir haben das Wissen, wir haben die Mittel, wir haben den Willen. Haben wir auch die Moral?« (Angela Mattheis, Bonn, S. 81)

»Wer kann entscheiden, welches Leben nicht lebenswert ist?« (A.Y., Krefeld, S. 119)

»Kann man Leid aussortieren, ohne auch Lebensfreude auszusortieren, sortiert man im Endeffekt nicht immer Menschen aus?« (Wim Beusch, Krefeld, S. 118)

»Wieso wird unsäglich ›herumgezaudert‹ bei der Ethikfrage? Es gibt so unendlich viele Menschen denen weitergeholfen werden könnte.« (Gabriele Ratei, Altenstadt, S. 306)

Betrachtet man sich die aktuelle Diskussion zur modernen Gentechnik, dann kann man nur staunen, daß sich die Fragen durchweg auf die regenerativen und therapeutischen Möglichkeiten des Menschen beschränken. Daß seit über 10 Jahren im Bereich der Landwirtschaft Gentechnik bereits handfeste Anwendung findet mit gleichzeitiger Einführung von Patenten auf bestimmte gentechnisch

---

[6] Zirden, Heike (Hrsg.): Was wollen wir, wenn alles möglich ist? Fragen zur Bioethik. Aktion Mensch. München 2003.

veränderte Kulturpflanzen zur Nahrungsmittelproduktion, ist im öffentlichen Bewußtsein vergleichsweise wenig präsent.

Was sich in dieser sog. »grünen« Gentechnik zur Zeit abspielt, scheint nicht minder dramatisch als das in der erwähnten »roten« Gentechnik. Laut Umfrageergebnissen hat sich die deutsche Öffentlichkeit zu fast 80% gegen eine Einführung gentechnisch veränderter Lebensmittel ausgesprochen.[7] Zugleich werden derzeit weltweit bereits 50 Mio ha Anbaufläche mit transgenen Nutzpflanzen bewirtschaftet, – das entspricht der dreifachen Ackerfläche Deutschlands. Und längst schon kommen Nahrungsmittel von Nutztieren ungebeten auf unseren Tisch, die mit transgen veränderten Futtermitteln großgezogen wurden, ehe damit verbundene gesundheitliche und auch ökologische Risiken auch nur ansatzweise abgeklärt sind.

Der »grüne« Anwendungsbereich der Biotechnologie ist im Unterschied zum »roten« in ungleich größerem Ausmaß der Entscheidungsfreiheit und Einflußnahme des einzelnen entzogen. Daher ist es umso dringender, das Verständnis gerade dieser Seite der Gentechnik in der Öffentlichkeit zu fördern, damit notwendige Kurskorrekturen rechtzeitig und auf breitester Basis erfolgen können.

Für eine Versachlichung und Ausgewogenheit der teilweise stark emotionalisierten Diskussion ist es zudem unerläßlich, die vorliegende Thematik und Problematik in möglichst vielen Aspekten zu verfolgen. Dementsprechend kommen in dem vorliegenden Sammelband Vertreter unterschiedlicher Fachdisziplinen und Professionen zu Wort, die in Kurzportraits am Schluß dieses Buches vorgestellt werden.

Die Beiträge sind mit Blick auf die Komplexität der Thematik auf vier verschiedene Fragekreise zentriert, ohne damit auch nur annähernd Anspruch auf eine vollständige Aufarbeitung der Problemstellungen erheben zu wollen. Albert Schweitzers Denken in seinen vielfältigen Facetten bildet den für alle Beiträge gemeinsamen Bezugsrahmen, der sich durch dessen Nachlaßwerk, das in wesentlichen Teilen in den letzten Jahren veröffentlicht worden ist, aspektreich erweitert hat.

Im 1. Teil (*Biotechnologie – Wirtschaft – Ökologie*) steht die Verflechtung biotechnologischer Entwicklungen mit ökologischen und wirtschaftlichen Bedingungen und Folgen im Mittelpunkt der Betrachtung. Der eröffnende Beitrag von *Holger Bengs* bietet einen allgemeinen Überblick zur »Biotechnologie« und diskutiert damit verbundene ethische und gesellschaftliche Fragen im Spiegel von Schweitzers Ehrfuchtsethik. Dieser Beitrag empfiehlt sich auch als Einführung in die Gesamtthematik des vorliegenden Buches. Im darauf folgenden Beitrag geht *Ulrike Brendel* auf die Anwendung der Gentechnik in der Landwirt-

---

[7] Vgl. den Beitrag von Ulrike Brendel in diesem Buch sowie Hensel, Joachim: Gentechnologie in Medizin und Umwelt. Kongreßbericht zum Umweltforum der Ärztekammer Niedersachsen am 13.11.1999 in Hannover (unveröff.) sowie den Beitrag von Ulrike Brendel in diesem Buch.

schaft ein und verfolgt deren weitreichenden ökologischen, ökonomischen und sozio-kulturellen Auswirkungen. Auf der Grundlage einer systematischen Betrachtung der Schweitzerschen Auffassung von »Leben« und des daraus abgeleiteten Ehrfurchtsprinzips akzentuiert *Konrad Ott* »kategorische Argumente« gegen die »grüne« Gentechnik. Der im Horizont der Biotechnologie gewandelte Stellenwert unternehmerischer Risikenabschätzung und Verantwortung wird schließlich von *Mathias Schüz* näher beleuchtet.

Die Beiträge des 2. und 3. Teils wenden sich Möglichkeiten der Bio- bzw. Gentechnik in der Humanmedizin und daraus sich ergebender ethischer Problemstellungen zu. Zu Beginn des 2. Teils (*Gentechnik in der Biomedizin und Menschenwürde*) bietet der Beitrag von *Ulf Grawunder* eine orientierende biologisch-medizinische Basisinformation zum Themenkreis. Sodann reflektiert *Barbara Maier* verschiedene Betrachtungs- und Wertungsweisen von »menschlichem Leben« und beleuchtet am Leitfaden von Schweitzers »Kultur und Ethik« vielfältige individual- und sozialethische Konfliktbeispiele aus reproduktionsmedizinischen Arbeits- und Forschungsbereichen. Möglichkeiten einer gentechnisch machbaren Lebensgestaltung nach »Maß« problematisiert *Ernst Luther* unter Einbeziehung des inneren Zusammenhangs von Menschenbild, Menschenrecht und Menschenwürde. Den 2. Teil abrundend erweist *Günter Altner* an der »Menschenwürdeproblematik im Bioethikstreit« den diskursiven Charakter der Schweitzerschen Ethik, unter Berücksichtigung des dazugehörigen sozialen Bezugsrahmens und der historischen Entwicklung der modernen Biologie.

Im 3. Teil (*Gentechnik zwischen Gesunderhaltung und Schweitzers Ehrfurchtsethik*) diskutiert zunächst *Hartmut Dunkelberg* die Frage der Schutzwürdigkeit menschlichen Lebens angesichts gentechnischer Zugriffsformen und Therapiemaßnahmen im Blick auf verschiedene Erklärungsmodelle von »Gesundheit«. Biotechnische Chancen und Risiken einer Sicherung der Lebensqualität betrachtet *Tobias D. Gantner* am Beispiel der Nierentransplantation, verbunden mit medizinethischen und ökonomischen Problemstellungen. Im Unterschied zur vorher diskutierten *Gesundheits*problematik analysiert *Hartmut Kreß* das in biomedizinischer Perspektive gewandelte Verständnis von »Krankheit« und zeigt Konsequenzen für eine nicht direktive ärztliche Beratungspraxis auf, die er an der vorgeburtlichen genetischen Diagnostik exemplifiziert.

Der 4. und abschließende Teil des Buches (*Verantwortlich leben nach Maß*) widmet sich verstärkt Fragen der Verbindlichkeit normativer Bezugsrahmen und Wertmaßstäbe, die in biotechnologisch bedingten Konfliktsituationen ein erweitertes Verständnis ethischer Verantwortung herausfordern. In dieser Perspektive verfolgt zunächst *Arianna Ferrari* die genetische Modifikation von Tieren in den verschiedenen biomedizinischen Forschungsbereichen und systematisiert Kriterien ihrer ethischen Bewertung. Ferner umreißt *Claus Günzler* normative Rahmenbedingungen und Möglichkeiten einer ethischen Konsensfindung, die in den medizinethischen Wertkonflikten individuell und gesellschaftlich grundsätzlich zu berücksichtigen sind. Schließlich untersucht *Gottfried Schüz* den durch die biotechnologischen Entwicklungen bedingten Wandel ethischer Wertmaß-

stäbe sowie deren erkenntnistheoretischen Voraussetzungen und prüft die Tragfähigkeit des in Schweitzers Vernunftdenken fundierten ethischen »Eichmaßes«
in gentechnischen Anwendungskonflikten.

Die Beiträge dieses Buches machen bei aller Verschiedenheit der betrachteten
Fragestellungen eines deutlich: Albert Schweitzer entweder einseitig als Gegner
oder einseitig als Befürwörter biotechnologischer Lebensgestaltung »nach Maß«
in Anspruch nehmen zu wollen, hieße, weder der Komplexität der wissenschaftlich-technischen Herausforderungen, vor denen wir stehen, noch Schweitzers
geistigem Vermächtnis gerecht zu werden. Vielmehr bietet Schweitzers Werk
eine unumgängliche zukunftsweisende Basis für eine kritische Auseinandersetzung mit dieser Problematik auf allen gesellschaftlichen Ebenen, vor der – angesichts der Brisanz biotechnologischer Entwicklungen – kein verantwortlich
Handelnder ausscheren darf. Dies wird freilich durch die Komplexität der anstehenden Sachprobleme, die zunehmend nur noch Fachspezialisten überschauen,
erschwert. Daher ist ein Doppeltes vordringlicher denn je: Einer möglichst großen interessierten Öffentlichkeit einen fachlich abgesicherten und zugleich allgemein verständlichen Zugang zur biotechnologischen Thematik und Problematik zu geben. Zudem ist es auf dieser Grundlage vonnöten, eine differenzierte
Auseinandersetzung mit den damit verbundenen ethischen Fragestellungen in allen Gesellschaftsbereichen zu fördern. Zu beidem, zur sachlichen Information
und zum ethischen Diskurs, will der vorliegende Sammelband sowohl beitragen
als auch anregen.

I.

Biotechnologie – Wirtschaft – Ökologie

Holger Bengs

Das Machbare und das Notwendige –

moderne Biotechnologie als sozio-ökonomische Herausforderung der »Ehrfurcht vor dem Leben«[1]

1. Fortschritt – Eine Einstimmung

Neugier ist ein Basismotor, und so haben technische Neuerungen und naturwissenschaftliche Kenntnisse die Menschheit seit jeher bewegt und ihre Kultur und ihren Wohlstand über Jahrtausende hinweg voran getrieben. Ging es anfangs nur darum, die grundlegenden Bedürfnisse Hunger und Durst zu stillen und sich vor Gefahren und Krankheit zu schützen, so ging es auch bald um die Effizienz des eigenen Handelns und darum, eine notwendige Aufgabe in kürzerer Zeit oder mit weniger Ressourcen zu erledigen. Mag die Triebfeder zur materiellen Besserstellung und zur Generierung von Wohlstand auch oft einen egoistischen Ursprung haben, die angenehmen Begleiterscheinungen haben durchaus altruistische Charakterzüge. Denn dort, wo beim Fortschritt ein Einzelner eine Aufgabe erfinderisch löst, profitiert davon auch bald die Allgemeinheit und damit auch schwächere Mitglieder der Gesellschaft oder solche, die anderswo ihre Stärken haben. Mag heute in einer weit voranentwickelten Kultur der Wille, Fortschritt durch neue Erfindungen zu kreieren, längst auch höherwertige Bedürfnisse nach Wertschätzung und Selbstverwirklichung befriedigen: Tatendrang und Wissenszugewinn bleiben menschliches Naturell.

Dies ist die eine Seite der Fortschrittsmedaille. Bei aller Faszination um den produktiven Zugewinn durch forschendes Verhalten stehen am Ende einer Entwicklung aber nicht immer allein nur nützliche, dem Menschen helfende Errungenschaften. Forschung läßt sich zwar planen, nicht jedoch die Ergebnisse. Dies ist gerade ihr Naturell, der Aufbruch ins Unbekannte, die Konfrontation mit dem Unerwarteten. So können am Ende auch Erkenntnisse den einmal eingeschlagenen Weg in Frage stellen. Den potentiellen Chancen und einer positiven Weiterentwicklung stehen auch immer die Risiken des neuen Erkenntnisgewinns und

---

[1] Danksagung: Der Autor dankt Thomas Deichmann, Oliver Döhrmann und Thilo Spahl für die Diskussion und viele Anregungen.

die Beherrschbarkeit neuer Technologien gegenüber. Eines ist gewiß: Die Vergangenheit ist gefüllt mit Geschichten um fehlgeschlagene Erfindungen von mutigen Visionären der Luftfahrt, es gut meinenden Material- und Energieforschern und experimentierfreudigen Medizinern. Ohne erfindungsreiche und gleichermaßen waghalsige wie risikofreudige Pioniere, wäre es jedoch nie zu einer maschinellen, chemischen, elektrotechnischen, mobilen oder kommunikativen Revolution gekommen. Auch das ist eine Tatsache.

Heute stehen wir vor der biologischen, das Leben an sich betreffenden Revolution. Wir erhoffen uns eine schönere Umwelt, gesündere Nahrung und ein erfüllteres Leben. Die Basis dafür bildet die Kenntnis der molekularen Zusammenhänge biochemischer Prozesse und der Wissensgewinn um die Bausteine des Lebens. Gleichzeitig sehen wir uns jedoch auch mit der Frage konfrontiert, ob Mikroorganismen, Pflanzen, Tiere und Menschen abseits natürlicher Pfade auf der Ebene der Genmoleküle im besten Sinne absichtsvoll manipuliert werden dürfen, um unsere egoistischen wie altruistischen Ziele erreichen zu können.

Die gesellschaftliche Verantwortung und ihre Entscheidung darüber, was *gut* und was *schlecht* ist, ist sicher kein Themenkomplex, der mit der Biotechnologie neu entstanden ist. Genauso wenig darf die Diskussion um Neuerungen nicht erst am Ende einer naturwissenschaftlich-technischen Entwicklung einsetzen. Eine moderne Gesellschaft muß sich stets aktuell daran messen lassen, wie sie in einer Vielfalt des Erkenntniszugewinns, der Meinungsvielfalt und der verschiedenen Interessenslagen mit Unsicherheiten leben kann, genauso wie sie weiterhin in der Lage sein muß, in größtmöglichem Konsens gemeinschaftliche Regeln zu definieren, ohne die Bedürfnisse des einzelnen massiv zu beschneiden und in sein Selbstbestimmungsrecht einzugreifen. Es geht bei der Beurteilung der Biotechnologie insbesondere vor dem Hintergrund einer wachsenden Erdbevölkerung nicht nur um das gesellschaftlich-institutionelle und ethische, sondern auch um das finanzielle Miteinander – heute und in der Zukunft.

Bei der Lösung anstehender gesellschaftlicher Fragen werden die Naturwissenschaft und die Technik wie jeher eine herausragende Rolle einnehmen. Es geht wie schon so oft in der Geschichte der Menschheit auch heute darum, wie sich die Gesellschaft zur Freiheit der Forschung stellt, wie hoch die Notwendigkeit zur Umsetzung des wissenschaftlich Machbaren eingeschätzt wird und wie hoch die Selbstverantwortung des Einzelnen im Kurs steht.

Die Biotechnologie und ihre Errungenschaften bilden sicher nur einen Aspekt des facettenreichen, viele Forschungsdisziplinen einschließenden wissenschaftlichen Fortschritts. Die Entscheidung darüber, was wir wirklich gebrauchen können, aber auch darüber, was wir zwingend benötigen, setzt auf jeden Fall den frühzeitigen gesellschaftlichen Dialog voraus. Daher müssen Wissenschaftler aus dem »Elfenbeinturm« heraustreten und ebenso müssen interessierte Bürger die Beschäftigung mit komplexer und ungewohnter wissenschaftlicher Materie wagen. Erst im vorurteilsfreien Miteinander werden ausgewogene Entscheidungen überhaupt möglich sein, kann gemeinsame gesellschaftliche Verantwortung gelebt werden und können ethische Diskussionen einen hohen, alle Aspekte abwägenden Rang einnehmen: Nur so kann eine auf allgemeine Akzeptanz treffende Entscheidung zwischen dem wissenschaftlich-technisch Machbaren und gleichzeitig gesellschaftlich-ethisch Notwendigem getroffen werden.

2. Biotechnologie und die Ehrfurcht vor dem Leben

Die moderne Biotechnologie zieht in all ihren Facetten zur Zeit besonderes Interesse auf sich. In keiner Disziplin – Forschungsgebiet und Industriesektor gleichermaßen – entwickelt sich der Erkenntniszugewinn zuletzt so schnell und sprunghaft wie hier. Die Biotechnologie ist jedoch keine neue Erfindung zu Beginn des dritten Jahrtausends. Biotechnologie ist schon mehrere tausend Jahre alt und hat mit der – wenn auch zunächst unbewußten – Verwendung von katalytisch wirkenden Biomolekülen oder lebenden Mikroorganismen wie Hefezellen bei der Käseherstellung, beim Brotbacken oder bei der alkoholischen Gärung begonnen. Jüngere Meilensteine waren 1865 die Vererbungslehre des Augustinermönchs Gregor Mendel, 1944 die Beweisführung, daß die Desoxyribonukleinsäure (DNA) Träger des Erbguts ist, und schließlich die Entdeckung der Struktur der DNA, die berühmte Doppelhelix, im Jahre 1953 durch James Watson und Francis Crick. Damit waren die Voraussetzungen für die moderne Molekulargenetik und Gentechnik geschaffen. Erst in den Siebziger Jahren des letzten Jahrhunderts wurden jedoch maßgebliche Erfindungen gemacht, die heute in Begriffen wie *Genmanipulation, Gentransfer, Klonen, Stammzelltherapie* oder *Reproduktionsmedizin* ihren Wiederhall finden: so wurde 1973 durch den Einbau fremder DNA in ein Bakterien-Plasmid der erste rekombinante, also neukombinierte Organismus erschaffen und 1978 kam das erste Retortenbaby zur Welt.[2] Seit diesen und anderen Errungenschaften ist Biotechnologie in unserer aller Munde und zum Dauerbrenner in den Medien geworden.

Die Biotechnologie befaßt sich grundsätzlich mit der technischen Nutzung von Organismen und steht damit als technologische Lehre per se in einem starken Spannungsfeld zu jeder Ethik, die das Leben an sich in das Zentrum seiner Argumentation stellt. Mit kleinen, mit dem bloßen Auge nicht sichtbaren Lebewesen, den sogenannten Mikroorganismen wie Hefezellen, hat sich die Biotechnologie schon immer befaßt. Mit der Gentechnologie, also der Möglichkeit, in bewußter Absicht gezielt genetische Änderungen auf molekularer Ebene herbeizuführen, ist diese Disziplin jedoch in eine neue Dimension vorgestoßen.

Albert Schweitzer hat die Veröffentlichungen über die modernen Erfindungen der Biotechnologie vor dreißig Jahren nicht mehr erlebt. Eine abschließende Diskussion des Spannungsbogens zwischen *moderner Biotechnologie* und Schweitzers *Ehrfurcht vor dem Leben* kann deshalb niemals gelingen. Es soll daher hier vielmehr um die Grundlagen der modernen Biotechnologie gehen, um

---

[2] Vgl. Bengs, Holger: Mit Biotechnologie zum Börsenerfolg. München 2000, S. 345.

so eine Basis zu legen und Anregungen für die Diskussion zu geben. Allerdings nicht ohne die auf heutige und zukünftige Generationen zukommenden Fragen zu skizzieren und die Potentiale moderner Forschung darzulegen.

3. Was ist Biotechnologie?[3]

Die folgenden Definitionen verfolgen zwei Ziele: Zum einen können sie Menschen mit vielen verschiedenen Erfahrungsschätzen einen Leitfaden für die Diskussion geben. Zum anderen soll der Bezug der Biotechnologie zur Ökonomie verdeutlicht werden. Denn insbesondere die moderne Biotechnologie ist weit davon entfernt eine reine Basiswissenschaft zu sein.

Die *Biologie* definiert sich als Wissenschaft vom Leben des Menschen, der Tiere, der Pflanzen und der Mikroorganismen sehr grundlagenorientiert. Sie ist damit ein Hybrid aus Anthropologie, Zoologie, Botanik und Mikrobiologie.[4] Damit ist sie noch weit von einer technischen und industriellen Verwertbarkeit entfernt. Im Mittelpunkt der *Biotechnologie* stehen biologische Systeme. Das können sowohl lebende Organismen aber auch Zellbestandteile sein, etwa Eiweißstoffe (sog. Enzyme), die Reaktionen zur Produktion chemischer Stoffe unterstützen. Die technische Anwendung in großem Maßstab steht dabei auf jeden Fall im Interesse der Forschung. Dementsprechend läßt sie sich wie folgt definieren:

> »Biotechnologie ist die integrierte Anwendung von Naturwissenschaften und Ingenieurwissenschaften mit dem Ziel, Organismen, Zellen, Teile daraus und molekulare Analoge technisch zu nutzen. In dieser anwendungsorientierten Wissenschaft werden Stoffwechsel-Prozesse in großtechnischen Anlagen genutzt.«[5]

Im Rahmen von Studien über die Entwicklung der Biotechnologie-Industrie wurden in der Folgezeit weitergehende Begriffsumschreibungen formuliert. In ihnen rückten spezielle Teildisziplinen und neuere Strömungen in den Vordergrund, gleichzeitig wird aber auch das Verständnis der molekularen Zusammenhänge hervorgehoben. Die folgende Definition wurde Ende der Neunziger Jahre formuliert, als die Gentechnologie bereits existierte:

> »Unter der modernen Biotechnologie werden alle innovativen Methoden, Verfahren oder Produkte verstanden, die die wesentliche Nutzung von lebenden Organismen oder ihrer zellulären und subzellulären Bestandteile beinhalten und dabei im Rahmen eines ursächlich verständnisbasierten Ansatzes von Erkenntnissen der Forschung auf den Gebieten Bio-

---

[3] Allgemeinwissen zur Biotechnologie findet sich u.a. in folgenden Quellen: Spahl, Thilo/ Deichmann, Thomas: Das populäre LEXIKON der Gentechnik. Frankfurt 2001; Ganten, Detlev/ Deichmann, Thomas/ Spahl, Thilo: Leben, Natur, Wissenschaft. Frankfurt 2003; InformationsSekretariat Biotechnologie unter www.dechema.de

[4] Bengs: Biotechnologie, S. 343.

[5] Römpp Chemie-Lexikon, zit. n. ebd., S. 343.

chemie, Molekularbiologie, Immunologie, Virologie, Mikrobiologie, Zellbiologie oder Umwelt- und Verfahrenstechnik Gebrauch machen.«[6]

Die Vielfalt der Aspekte und die interdisziplinäre Verzahnung in nahezu alle Felder unseres Daseins wird am ehesten in der zeitlichen Entwicklung deutlich. Am Ende stehen dabei nicht mehr nur einzelne Erfindungen oder Teilaspekte, sondern die Verzahnung ganzer Disziplinen, von den angestammten Basiswissenschaften Physik, Biologie und Chemie über Genetik, Zellbiologie und Molekularbiologie bis hin zur Medizin, Pharmakologie und Robotik (siehe Abb. 1). Und auch der Durchbruch in der Stammzellforschung Anfang der achtziger Jahre, bei dem es gelang, embryonale Stammzellen von Mäusen, die sich in verschiedene Zelltypen entwickeln können, zu vermehren, sowie die Geburt des Klonschafs Dolly, das durch die Verschmelzung von Erbgut einer normalen Körperzelle mit einer entkernten Eizelle im Labor gezeugt wurde, fügen sich nahtlos in den exponentiellen Erkenntnisgewinn ein.

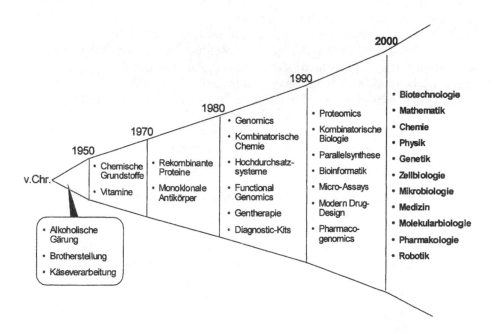

Abb. 1: Moderne Biotechnologie ist interdisziplinär und mehr als nur alkoholische Gärung

---

[6] Schitag, Ernst & Young zit. n. ebd., S. 344.

Um auch einen Eindruck der Dynamik der Biotechnologie zu vermitteln, habe ich im Jahr 2000 in meinem Buch »Mit Biotechnologie zum Börsenerfolg« den wesentlich weiter gefaßten Begriff »Biotech« erstmals mit einer Definition in die Diskussion eingeführt, die ich hier in überarbeiteter Version vorstelle:

>»Der Begriff Biotech steht synonym für einen Industriezweig, der in den Vereinigten Staaten seinen Ursprung nahm und dessen Entwicklung durch die Gentechnologien Erbsubstanz Maß zu schneidern und monoklonale – also strukturell identische Antikörper herzustellen – in den siebziger Jahren angestoßen wurde. Biotech spiegelt das Potential wider, aus der Kombination klassisch-biotechnischer Methoden mit der Gentechnologie, mit den Fortschritten in der Miniaturisierung, Robotik, Analytik und Informationsverarbeitung sowie mit dem entstehenden Wissensgewinn bei der Entschlüsselung der Genome (Erbanlagen) neue Produkte zur Verbesserung der Lebensqualität in den Life Sciences-Bereichen Pharmazie, Ernährung und Umwelt zu generieren.«[7]

An dieser Definition sind zwei Aspekte wesentlich, wenn es darum geht, die Bedeutung der modernen Biotechnologie für die Gesellschaft herauszustellen: ein technischer und ein wirtschaftlicher.

Zum technischen Aspekt: Die beiden in der Definition zum Begriff *Biotech* genannten Erfindungen vor nunmehr drei Jahrzehnten Mitte der Siebziger symbolisieren den Aufbruch in eine neue Dimension der Biotechnologie. Mit dem Erlernen der Fähigkeit, Erbgut erstmals auf der Ebene der Moleküle gezielt und absichtsvoll zu verändern, also quasi wissentlich im besten Sinne Maß zu schneidern – die Geburtsstunde der Gentechnologie – erreichte die biotechnische Forschung nicht nur eine neue wissenschaftliche Qualität. Ab diesem Zeitpunkt änderte sich in weiten Kreisen auch das Ansehen der Biotechnologie, die als solches bisher kaum wahrgenommen wurde. Mit zunehmendem Erkenntnisgewinn, vor allem aber wenn der Mensch an sich Forschungsgegenstand wurde – und sei es nur in Form von theoretischen Gedankenexperimenten –, waren auch Horrorszenarien und die intensive Diskussion ethischer Fragestellungen nicht fern.

Dabei hat es die molekulare Ebene und ihre zwar gezielt gewollte, aber nicht ins letzte beherrschbare Manipulation schon immer gegeben. Auch vor der Erfindung der Gentechnologie wurden bereits Mikroorganismen zur Herstellung hochwertiger chemischer Grundstoffe oder zur Produktion von Vitaminen eingesetzt. Allerdings mit einer entscheidenden Einschränkung: die Leistungsfähigkeit der Methoden war begrenzt und beschränkte sich etwa auf langwierige Züchtung bei Pflanzen oder die brachiale Herstellung von besseren Mutanten durch die Behandlung natürlicher Mikroorganismen mittels radioaktiver Strahlung oder mutagener Stoffe. Wenn der Zufall mitspielte, konnten so mit etwas Glück neue, für den gewünschten Zweck besser einsetzbare Stämme selektiert werden.

---

[7] Biotech Media GmbH, zit. n. Bengs: Biotechnologie, S. 344.

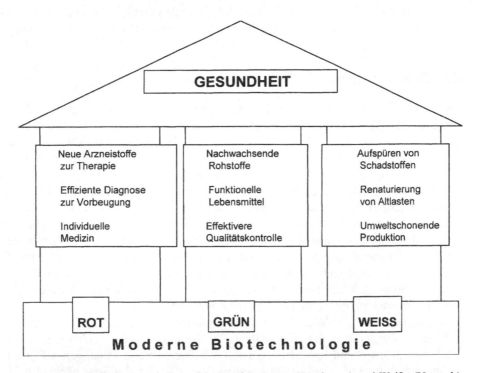

Abb. 2: Der Gesundheitstempel: Rote (Pharmazie), Grüne (Ernährung) und Weiße (Umwelt) Biotechnologie zur Lösung globaler Herausforderungen.[8]

Zum wirtschaftlichen Aspekt: Die Ökonomie der Biotechnologie wird beim Blick auf die Zielmärkte schnell deutlich.[9] Im weitesten Sinn geht es um Gesundheit. Gesundheit nicht nur als der Zustand, der sich durch die Abwesenheit von Krankheit definiert. Gesundheit ist nach Definition der Weltgesundheitsorganisation ein Zustand vollständigen körperlichen, geistigen und sozialen Wohlbefindens. Damit geht das Bild der Gesundheit jedoch deutlich über das hinaus, was in der allgemeinen Diskussion darunter üblicherweise verstanden wird und

---

[8] Die Verbindung verschiedener Biotechnologie-Sektoren mit einzelnen Farben ist eine historisch gewachsene Unterteilung, die eine grobe Richtung vorgibt und eine erste Einschätzung erlaubt, aber auch nicht überinterpretiert werden sollte. Inzwischen wird auch von der blauen, d.h. marinen Biotechnologie gesprochen und die einst graue, sich auf die Umwelt beziehende Biotechnologie von der weißen oder industriellen Biotechnologie differenziert. Bengs, Holger: Im Dreck liegt Geld. In: Löw, Günther P./ Koch, Wolfgang/ Wegmann, Jürgen (Hrsg.): Die heimlichen Siegerbranchen. Frankfurt 2002, S. 20.

[9] Zum Themenkomplex Biotechnologie & Kapitalmarkt vgl. u.a.: Bengs: Biotechnologie, a.a.O.; Herstatt, Cornelius/ Müller, Christian: Management-Handbuch Biotechnologie. Stuttgart 2002; Luessen, Henrik: Starting a Business in the Life Sciences. Aulendorf 2003.

betrifft letztlich die in diesem Sinn zu definierenden Gebiete Pharmazie, Ernährung und Umwelt innerhalb der Lebenswissenschaften, den sog. Life Sciences.

4. Globale Aufgaben fordern die Gesellschaft

Die Herausforderungen an der Schwelle ins neue Jahrtausend sind groß und stellen die Menschheit vor große Aufgaben in der Fürsorge heutiger und zukünftiger Generationen. So ist von heute rund 30.000 bekannten Krankheiten derzeit
nur etwa ein Drittel therapierbar, also heilbar. In den anderen Fällen dienen die
Behandlungen allenfalls dem Aufschub der Krankheit oder der Linderung. Somit sind insbesondere in einer alternden Gesellschaft damit auch erhebliche dau-
erhafte Behandlungskosten verbunden. Neue heilende Medikamente stehen somit ganz oben auf der Agenda. Weiterhin werden im Jahr 2020 mehr als acht
Milliarden Menschen auf der Erde leben. Die Menschheit wird daher in den
nächsten 50 Jahren doppelt soviel Nahrungsmittel benötigen wie die zuvor in
10.000 Jahren lebenden Menschen insgesamt. Insbesondere vor dem Hintergrund weltweit schrumpfender Ackerflächen wird dies ohne neue Technologien
und nur durch Umverteilung nicht zu bewerkstelligen sein.

Zusätzlich wird der Wunsch nach wachsendem Lebensstandard – global be-
schleunigt durch die auch politisch gewollte Veränderung der Weltlage Ende der
achtziger Jahre – und das Streben nach Wohlstand neue Lösungen erfordern,
sollen die Umweltprobleme nicht überhand nehmen und die Erde nachhaltig für
folgende Generationen erhalten werden. Der urmenschliche Wunsch nach einem
erfüllteren und lebenswertem Leben kann niemanden verwehrt werden. Und so
ist die Fortsetzung des mit der internationalen Konferenz 1992 in Rio de Janeiro
angestoßenen Prozesses mit dem Ziel einer nachhaltigen Entwicklung dringend
geboten.

Die moderne Biotechnologie mit ihren Teildisziplinen der roten, grünen und
weißen Biotechnologie hat in den letzten Jahren bereits vielfach bewiesen, daß
sie mit sowohl preiswerteren als auch zum Teil sehr viel besseren Produkten zu
neuen adäquaten Lösungen in erheblichem Maße beitragen kann.

Ein Beispiel ist etwa die Produktion von Eiweißstoffen wie Insulin, Erythro-
poietin oder Wachstumshormonen – also die saubere, preiswertere und massen-
hafte Herstellung von Medikamenten gegen Diabetes, Blutarmut und Klein-
wüchsigkeit mittels gentechnisch veränderter Mikroorganismen. Ein anderes ist
die gentechnische Anpassung von Nutzpflanzen, damit diese in Schwellen- und
Entwicklungsländern in suboptimalen klimatischen Verhältnissen stabile Erträge
liefern, oder damit sie in der Lage sind, sich selbst während des Wachstums mit
Vitaminen anzureichern, um eine gehaltvollere, Erkrankungen vorbeugende Ernährung zu ermöglichen. Dazu gehören auch gentechnisch modifizierte Organismen, die genutzt werden, um in Produktionsprozessen den Einsatz umweltbe-
lastender Chemikalien oder einen hohen Energieeintrag bei der Herstellung
hochwertiger Stoffe zu vermeiden. Dies ist heute etwa bei der Produktion von

Vitamin B2 in einem einstufigen biologischen Prozeß der Fall. Er ersetzt mehrstufige chemische Verfahren. Ähnlich verhält es sich in der Papierherstellung mit der milden enzymatischen Reinigung von Zellulose in wässrigen Milieu oder dem Einsatz des zur Käseherstellung benötigten Enzyms Chymosin aus gentechnischer Produktion. Letzteres bietet eine effizientere und hygienischere Alternative zur Extraktion des Enzyms aus Kälbermägen, da unerwünschte tierische Kontaminationen vermieden werden.

Diese Errungenschaften haben alle mit der Forschung an Leben und der Nutzung von lebenden Systemen zu tun. Leben wird verändert, benutzt und womöglich auch getötet. Damit liegt es vor uns, das Spannungsfeld »Moderne Biotechnologie versus Ehrfurcht vor dem Leben«. Darf Leben von Menschenhand verändert werden? Wer entscheidet, was eine Veränderung zum Besseren ist, was Mißbrauch ist und wie dieser ausgeschlossen werden kann? Darf Leben geopfert werden, um anderen Lebewesen zu nutzen? Gibt es niederes und höheres Leben, und welche Art von Leben darf geopfert werden? Wer entscheidet es, und gibt es eine Rangfolge des Lebens von Mikroorganismen, Pflanzen, Tieren und Menschen? Darf sich der Mensch anmaßen, über anderes Leben zu entscheiden und es für seine Zwecke manipulieren? Und darf am Ende materieller Profit eine Bedeutung dabei spielen?

Oder steht der Mensch – wie es einige Gelehrte, etwa der Philosoph Kurt Bayertz oder der Biologe Hubert Markl, fordern – nicht im Besonderen sogar in der Verpflichtung, die Natur zu verbessern, und besteht nicht gerade darin die Kulturfähigkeit des Menschen, nämlich in eigener Verantwortung die Natur zu manipulieren und menschliches Leben zu verbessern? Fast beiläufig erwähnt Albert Schweitzer, daß »die Natur keine Ehrfurcht vor dem Leben kennt[10], und er verweist dabei auf den grausamen Überlebenskampf zwischen den Kreaturen. Muß sich der Mensch selbst dann aber nicht als Teil der Natur sehen und die Motivation für sein Handeln gerade daraus ziehen, daß er allein in der Lage ist, Leben sinn- und absichtsvoll zu manipulieren, um seinen Willen zum Leben zu dokumentieren und zu verwirklichen?

5. Moderne Biotechnologie trifft Ehrfurcht vor dem Leben

Am Anfang soll die kürzeste von Albert Schweitzer gebrauchte Formel stehen: »Es ist gut, Leben zu erhalten und zu fördern und schlecht, Leben zu hemmen oder zu zerstören«.[11] Deutlich wird dabei eines. Es geht nicht allein um die Betrachtung des Menschen, denn: »Ethisch ist nur derjenige, dem das Leben als solches heilig ist, das der Menschen und das der Kreaturen«[12]. Diese Aussagen

---

[10] Schweitzer, Albert: Die Ehrfurcht vor dem Leben. Grundtexte aus fünf Jahrzehnten, hrsg. v. Hans Walter Bähr, München 2003, S. 32.
[11] Ebd.
[12] Ebd., S. 22.

werfen einige Fragen auf, denn was versteht Schweitzer unter dem Komplex *fördern und hemmen*, und was ist eine *Kreatur*? Auch die Menschheitsfrage »Was ist Leben?« rückt in den Fokus.

Albert Schweitzers Begriff der Kreatur erhält an mehreren Stellen seiner Schriften eine Deutung. So scheinen Insekten, Ameisen, Spinnen oder Würmer auch als Kreaturen zu gelten. Diese, mit dem bloßen Auge erkennbar, haben für den Menschen erkennbare Merkmale, die seinem eigenen Bilde ähneln. Sie zeigen beobachtbare Entwicklungsphasen im Sinne eines Wachstumsprozesses, besitzen Gliedmaßen und haben etwa mit dem Atmen dem Menschen nahestehende Fähigkeiten. Gleichzeitig grenzt Schweitzer seine Definition weiter ein, wenn er vom »kostbarsten Leben«, das dem »niedersten geopfert« wird, spricht.[13] Als Beispiel dienen ihm Bazillen, die sich als Parasiten in den Körper und die Organe von Menschen einnisten und die »Zerstörung des höheren Lebens« bewirken. Es liegt die Schlußfolgerung nahe, Schweitzer solch »bösartiges Lebens« nicht mehr mit dem Begriff der Kreatur erfaßt, sondern ausschließt. Gleichsam unterscheidet er mit dieser Wertung in niederes und höheres Leben und relativiert damit seine Aussage, ethisch sei nur derjenige, dem das Leben als solches heilig ist. Man darf wohl gleichzeitig schließen, daß die Tötung des bösartigen Lebens in Form der Bazillen, um das höhere Lebewesen zu retten, nicht unethisch ist. Ist daraus jedoch gleichsam der Schluß zu ziehen, daß das höhere Leben das niedere – mikroskopisch kleine Lebewesen, nennen wir sie Bakterien und Bazillen – für seine Zwecke ausnutzen und manipulieren darf, etwa um für den Menschen wertvolle Medikamente zu produzieren?

»Schlecht ist: Leben hemmen und zerstören«[14]. Anders als der Begriff der Zerstörung, der Ende und Tod bedeutet, erlaubt der Begriff *Hemmung* Interpretationsspielraum. Ist ein Lebewesen – und sei es ein gentechnisch modifiziertes Darmbakterium – in seinem Dasein und seiner Fortentwicklung gehemmt, weil es von seiner ursprünglichen, natürlichen Entwicklung abgekoppelt wird? Es ist schwer, sich der Beantwortung nur auf der Ebene des niederen Lebens eines Bakteriums zu nähern. Da Schweitzer sich technischen Neuerungen nicht grundsätzlich abgeneigt zeigt, wenn der Fortschritt darauf ausgerichtet ist, »der materiellen, geistigen und ethischen Höherentwicklung des Menschen und der Menschheit zu dienen«[15], darf gemutmaßt werden, daß er gegen die Nutzung niederer Lebewesen, wie einzelliger Mikroorganismen zur Produktion von Arzneistoffen, vermutlich keine Einwände gehabt hätte; auch nicht, wenn sie durch gentechnische Methoden erst dahin gebracht wurden, etwa das Medikament Humaninsulin zu produzieren, und ihr Leben am Ende des Herstellungsprozesses »geopfert« wird.

---

[13] Ebd., S. 33.
[14] Ebd., S. 32.
[15] Ebd., S. 22.

Gleichwohl werden die Interpretationen zaghafter, wenn es um höhere Lebewesen aus der Gruppe der Haus- und Nutztiere geht, die ähnlichen Zwecken zugeführt werden. Über Pharming, die Nutzung von Tieren als Produzenten von therapeutischen Proteinen in der Milch, kann man unter dem Gesichtspunkt der *Ehrfurcht vor dem Leben* gewiß diskutieren, auch über genetisch modifizierte Schweine, deren Organe herz- oder nierenkranke Menschen für ein wieder menschenwürdigeres Leben transplantiert werden sollen. Während viele Menschen solche Eingriffe ethisch ablehnen, kann man aber durchaus auch Gründe finden, sie als sehr gut vereinbar mit der Ehrfurcht vor dem Leben zu sehen. Sie dienen dem Wohlergehen der Menschen. Und wenn wir überdies die recht konkrete Frage danach stellen, ob und in welchem Maße ein Tier leiden darf, dann erfreuen sich gentechnisch veränderte Tiere in der Regel gewiß besonderer Privilegien, nämlich optimaler Haltungsbedingungen und bester Gesundheitsversorgung. Sie werden von uns Menschen weit besser behandelt, als ihre herkömmlich gezüchteten und konventionell genutzten Artgenossen, denn sie sind außerordentlich kostbar.

Bei den Pflanzen scheint die Sache eindeutig. Denn da, wo der Erdboden seinen Mann ernährt, muß klar sein, daß mit dem Ernten, der Zubereitung und dem Verzehr von Pflanzen auch Leben zerstört wird. Auch hier relativiert Schweitzer die Ehrfurcht vor dem Leben selbst, ohne es direkt klar auszusprechen. Angesichts dieser Klarheit in der Aussage dürfte es daher keine ethischen Entgegenhaltungen zur grünen Pflanzenbiotechnologie geben. Generell können wir also davon ausgehen, daß Albert Schweitzer von den vier Reichen der Biologie nicht das der Pflanzen, der Pilze und der Mikroorganismen, sondern nur das der Tiere im Auge hatte. Er war damit im Einklang mit der Intuition fast aller Menschen, wenn es um die Bewertung von Leben geht.

Alles in allem scheint doch die moderne Biotechnologie insbesondere mit dem Menschen im Mittelpunkt mit der *Ehrfurcht vor dem Leben* in einem besonderen Verhältnis zu stehen. Denn Schweitzer sieht den Menschen als etwas Besonderes an: Denn nur der Mensch hat anders als die Natur überhaupt die Chance, *Ehrfurcht vor dem Leben* kennenzulernen und zu erfahren. Während andere Kreaturen beim Kampf um das eigene Überleben schuldlos schuldig werden, hat nur das höchste aller Lebewesen, der Mensch die Möglichkeit, überhaupt zu der Erkenntnis des Miterlebens und Mitleidens zu gelangen, und so aus der Unwissenheit herauszutreten, in der sich alle anderen Kreaturen befinden.[16] Damit obliegt dem Menschen gleichzeitig ein hohes Maß an Verantwortung und er rückt selbst in den Mittelpunkt der Betrachtung. Beispielhaft seien daher hier die Keimbahntherapie und die Stammzellforschung ins Blickfeld gerückt.

---

[16] Vgl. ebd., S. 33f.

6. Biowissenschaften am Menschen

Bei der Keimbahntherapie, die bereits vor der Geburt ins Erbmaterial des Embryos eingreift, wird die Idee verfolgt, daß ein diagnostizierter Gendefekt, der eine schwere, unheilbare Krankheit zur Folge hätte, vor der Geburt behoben werden soll. Das Ziel, ein gesundes Kind auf die Welt zu bringen, ist ein sehr heh-
res. Und bei genauerer Betrachtung steht zumindest dieser Aspekt in keinem
Spannungsverhältnis zu Albert Schweitzer, der auch verlangt, daß der denkende
Mensch in der Ehrfurcht vor dem Leben das andere Leben in dem seinen erlebt;
und als gut gilt ihm »entwickelbares Leben auf seinen höchsten Wert« zu bringen und nicht niederzuhalten.[17] Die einzige, eine Vertiefung benötigende Problematik wäre die Frage, was denn eine Krankheit ist und was nur Kosmetik? Die
Vermeidung von multipler Sklerose oder Asthma ist sicher eindeutig, die Wahl
von Körpergröße, Haar- oder Augenfarbe sicher nicht.

Viel weitreichender und diskutabler erscheint das Verhältnis von *Ehrfurcht
vor dem Leben* und Stammzellforschung. Läßt man eine befruchtete Eizelle
wachsen, bis einige Zellteilungen erfolgt sind, so bildet sich ein Embryoblast –
eine Hülle, die einen sogenannten Zellhaufen umschließt, die Stammzellen.
Nach Entfernung der Hülle können diese Zellen in eine Nährlösung eingebracht
und dort vermehrt werden. Diese Stammzellen sind nun zwar nicht mehr in der
Lage, ein vollständig neues Leben hervorzubringen. Sie besitzen aber das Potenzial, sich in entsprechender Umgebung in verschiedene Zelltypen auszudifferen-
zieren: Nervenzellen zum Stoppen der Alzheimerschen Krankheit, Herzzellen
zur Regeneration erschlaffter Herzmuskulatur oder Zellen der Bauchspeicheldrüse für die Insulinproduktion. Soweit zur Technik.

Das Konfliktpotential der Stammzellforschung zur Ehrfurcht vor dem Leben
wird erst deutlich, wenn man sich vor Augen führt, daß aus den Zellen, die als
Ausgangsmaterial dienen, in der richtigen Umgebung – nämlich nach der Einpflanzung in eine Gebärmutter – Menschen entstehen können. Es gibt nicht wenige, die bereits diesen einzelnen Ausgangszellen den Status eines Menschen
zuerkennen und damit Menschenrechte einräumen und Menschenwürde zubilligen. Die Ausweitung dieses Aspektes führte allerdings offensichtlich an der hier
in den Kontext gesetzten Problematik vorbei. Denn im Mittelpunkt Schweitzers
Ethik steht das entwickelbare Leben an sich. Zweifelsohne steht hier die moderne Forschung in starker Spannung zur Ehrfurcht vor dem Leben. Allerdings
bleibt der Konflikt nicht allein auf die Stammzellforschung beschränkt, sondern
betrifft alle Fälle, in denen embryonale Stammzellen nicht zum Leben erwachsen, so auch etwa bei künstlicher Befruchtung, wo alle nicht benötigten Zellen
abgetötet oder eingefroren werden. Wäre es Schweitzers Vision gewesen, aus allen befruchteten Zellen Menschen entstehen zu lassen? Oder ist es doch ethischer, Paaren ihren Kinderwunsch oder Kranken die Erlösung von ihrem Leiden

---

[17] Ebd., S. 22.

durch Therapie, die auf Forschung am Leben und Nutzung von Leben beruht, zu ermöglichen?

Das Potenzial für Diskussionen und unterschiedliche Bewertungen könnte wohl angesichts dieser beiden Anwendungsbeispiele der Biowissenschaften größer nicht sein. Doch bevor es um die Frage geht, ob Schweitzers Ethik, die sich sehr am Prozeß des Entstehens und Werdens von Leben im einzelnen und am Prinzip der moralischen Unversehrtheit der Gesellschaft ausrichtet – und vielleicht etwas weniger am gesamtgesellschaftlichen Mehrwert und den Herausforderungen einer wachsenden Erdbevölkerung sowie endlicher Ressourcen – ein Auslaufmodell ist oder an der Schwelle einer neuen Herausforderung für neue Generationen steht, zunächst noch ein Exkurs in die neueste Forschung moderner Biotechnologie.

7. Gibt es nur »eine Sorte« Leben?

Wenn es darum ginge, das Verhältnis von Albert Schweitzers Ethik zur modernen Biotechnologie in einem Satz zu beschreiben, dann liefe es wohl auf die Frage hinaus: »Was ist schützenswertes Leben?« Das ist, wie die bisherigen Ausführungen dokumentieren, bereits eine sehr umfassende, nicht in allen Aspekten endgültig zu klärende Thematik. Was wäre nun aber, wenn es bei der modernen Forschung nicht nur um – nennen wir es – natürliches Leben ginge? Was wäre, wenn Forschung selbst neues Leben entstehen lassen könnte? Was ist dann *Leben*? Muß dann in verschiedene Sorten von Leben unterschieden werden? Würde für diese neue Art von Leben die gleiche Ethik gelten, oder eine andere?

Die Menschheit steht mit der modernen Biotechnologie hier sicher erst am Anfang und manches wie die genetische »Verbesserung« des Menschen ist aus heutiger Sicht noch in weiter Ferne. Unbestreitbar ist jedoch, daß sich die Menschheit mit Fragestellungen dieser Kategorie auseinandersetzen muß. Die folgenden Beispiele zeigen, daß längst nicht alles mehr allein nur Gedankenexperimente sind.

So sind künstliche Viren längst keine Utopie aus schlechten Science Fiction-Romanen mehr. Diese neuen, über Erbsubstanz verfügenden biologischen Systeme, die sich quasi als Parasiten in fremdes Leben, sogenannte Wirte, einnisten können, sind seit etwa drei Jahren Forschungsrealität. Ende vorletzten Jahres erregte die Erzeugung eines künstlichen Virus in der Rekordzeit von nur zwei Wochen weltweit Aufsehen. Dies ist sicher eine Entwicklung aktueller Forschung, die mit großer Besorgnis gesehen wird und der große Risiken zugesprochen werden. Schon machen die Bilder von sich selbst replizierenden molekularen, nicht mehr unter Kontrolle zu haltenden Ungeheuern die Runde. Was dabei leicht vergessen wird, sind die Chancen hinter diesen naturwissenschaftlichen Durchbrüchen. In der Medizin könnten solche künstlichen Viren gegen resistente Krankheitserreger genutzt werden, gegen die die heutige Medizin mit ihren Antibiotika inzwischen machtlos ist.

Allein lebensfähig wären solche im Labor kreierten Viren allerdings erst, wenn es gelänge, aus den molekularen Grundbausteinen tatsächlich Organismen und damit Leben zusammenzubauen. Die heute noch dazu fehlenden Schritte sind die Schaffung künstlicher Chromosomen und künstlicher Zellen. Solche Mikroorganismen könnten dann aber in der Lage sein, biologische Kampfstoffe zu entdecken und sogar zu vernichten, oder sie könnten Prozesse in der Textilindustrie oder bei der Kunststoffherstellung vereinfachen. Vorausgesetzt, solch künstliches Leben berge keine ökologischen Gefahren und die Angst vor neuen Biowaffen wäre unbegründet – mithin das technische Risiko gebannt –, würde die Einsicht in die ökonomischen Vorteile in den Vordergrund rücken müssen.

Ein zweites Forschungsbeispiel zeigt noch deutlicher die zerfließenden Grenzen bei der Beantwortung der Frage, was Leben ist. Ein in den Vereinigten Staaten forschender Deutscher konnte mit seinem Team vergangenes Jahr erstmals Eizellen künstlich isolieren. Die Wissenschaftler entdeckten durch die Markierung mit Farbstoffen, daß sich embryonale Stammzellen von Mäusen von selbst in Eizellen differenzieren. Sollte dieses Experiment mit menschlichen Stammzellen gelingen, könnten die so auf künstlichem Weg gewonnenen Eizellen entkernt und mit dem Zellkern eines Patienten geklont werden, um benötigtes Ersatzgewebe Maß zu schneidern. Wäre dieses künstlich erzeugte Leben dann dem natürlichen Leben gleichzusetzen?

Diese Beispiele verdeutlichen am Ende eines: Mit unserem Wissenszuwachs unterliegen viele das Leben betreffende Fragen einer Neubewertung. Leben, so wie wir es kennen, läßt sich mit den Fortschritten in der Forschung nicht allein mehr auf die bloße Existenz von Erbmolekülen in Form von Desoxyribonukleinsäure (DNA) reduzieren. Möglicherweise beginnen damit aber erst die wahren ethischen Herausforderungen der Gesellschaft, denn die neuen Erkenntnisse stellen das bisherige Weltbild und Wissen sehr grundsätzlich in Frage. Das Überleben einer Gesellschaft wird nicht zuletzt auch an die Fähigkeit gekoppelt sein, zu »entlernen«, um Platz für neue Erkenntnisse zu machen und diese nicht als Bedrohung, sondern als Chance zu begreifen. Vielleicht böte gerade die moderne Biotechnologie und ihr Bezug zum Leben die Möglichkeit, in sehr hohem Maße neue Lösungen in einer herausfordernden Welt zu finden. Dies bedeutet dann sicher aber auch eine Beurteilung ethischer Fragen in neuem Lichte.

8. Ein Resümee

Die Beantwortung der Frage, wie Albert Schweitzer die moderne Biotechnologie bewerten würde, wird immer eine theoretische bleiben. Jede Generation muß sich die Frage nach dem schützenswerten Leben neu stellen und beantworten.

Schweitzers Forderung, daß nicht nur der Einzelne durch die Ehrfurcht vor dem Leben zur ethischen Persönlichkeit erwachsen muß, sondern ganze Völker[18], zeigt die nie endende Herausforderung der Menschheit; insbesondere vor dem Hintergrund einer wachsenden Grundgesamtheit, mit unabsehbaren sozioökonomischen Erfordernissen.

Die Ehrfurcht vor dem Leben wirft in unserer Zeit neue Fragen auf. Die moderne Biotechnologie trägt in besonderer Weise dazu bei, weil sich gerade diese Disziplin in sehr direkter Weise mit dem Leben und vor allem der Nutzung des Lebens und seiner Verbesserung intensiv auseinandersetzt. Doch auch ohne die biotechnologischen Errungenschaften hätte unser Globus zur Zeit bereits ein Bündel an Herausforderungen zusammengetragen, die ethische Fragestellungen sehr stark in den Mittelpunkt rücken. Ungeachtet dessen, was richtig und was falsch ist – eine Frage, die hier nicht abschließend geklärt werden kann – bin ich der Auffassung, daß die Beispiele die durchaus berechtigte Hoffnung untermauern, in der Biotechnologie eine Disziplin zu haben, die vielfältige Beiträge zur Lösung gesellschaftlicher Probleme und damit auch ökonomischer Herausforderungen zu leisten vermag: Denn schließlich muß unser aller Zusammenleben auch bezahlbar bleiben, und was ist falsch an der Forderung nach größtmöglicher materieller Absicherung für möglichst viele Menschen?[19].

Dabei darf sicher die intensive Auseinandersetzung mit denkbaren Risiken einer Technologie an keiner Stelle unterdrückt werden. Hier sind insbesondere auch die Wissenschaftler gefragt, durch transparente Forschung und die Diskussion mit der breiten Öffentlichkeit ihren Teil dazu beizutragen. Dazu gehört, keine verfrühten Hoffnungen für Problemlösungen zu wecken und zugleich Mißtrauen bei anderen zu respektieren und die eigenen Forschungsanstrengungen in den Dialog einzubeziehen. Es muß vor allem aber grundsätzlich auch verdeutlicht werden, daß Neuerungen nie ohne Restrisiko verlaufen. Für eine nachhaltige Fortentwicklung auf der Erde zum Wohle künftiger Generationen gilt weiterhin: »Eine Gesellschaft ist nicht nur für das verantwortlich, was sie tut, sondern auch für das, was sie nicht tut«[20].

Die moderne Biotechnologie kann, wie anderes Wissen auch, einen gewichtigen Beitrag zu einer besseren Welt für alle Menschen leisten. Sie ist weder das für zukünftige Generationen zu ächtende »Böse« noch das alleinige Allheilmittel. Es gibt andere Gebiete, in denen eine Weiterentwicklung der Menschheit ebenfalls zwingend wünschenswert wäre, und auch das ist ein Teil der Ehrfurcht vor dem Leben aller Menschen auf diesem Planeten. Albert Schweitzer selbst gibt uns Hinweise auf diese Gebiete, wenn er sagt:

---

[18] Vgl. ebd., S. 31.
[19] Vgl. ebd., S. 53ff.
[20] Molière, zit. n. Bengs: Biotechnologie, S. 21.

»Er (der moderne Staat) ist ein außerordentlich komplizierter, in alle Verhältnisse eingrei-
fender, alles regulieren wollender und darum in jeder Hinsicht unzweckmäßig funktionie-
render Organismus geworden.«[21]

Dies ist sicher ein Gedanke, der auch in der aktuellen ethischen Diskussion
selbst gefragt ist, insofern es bei allen biotechnologischen Innovationen immer
auch um eine Entscheidung zwischen gesellschaftlichen Normen und persönlicher Selbstverantwortung geht.

Welche Dimension die Ehrfurcht vor dem Leben in Zukunft einnehmen wird,
ist allerdings etwas, das weder Albert Schweitzers Philosophie noch heutige Generationen für zukünftige Generationen beantworten, vorhersagen oder entscheiden können, sollen oder dürfen. Die sozio-ökonomische Herausforderung
und die Auswahl des Wünschenswerten und ethisch Gebotenen aus dem Angebot des Machbaren wird eine Daueraufgabe bleiben, aber eine, die sich weniger
an der Vergangenheit als an der Zukunft orientieren wird, nein, orientieren muß.
Deshalb möchte ich meine Ausführungen mit dem Wort Schweitzers beschlie-
ßen:

»Die Weisheit von morgen lautet anders als die von gestern.«[22]

---

[21] Bähr: Albert Schweitzer, S. 56.
[22] Ebd., S. 57.

Ulrike Brendel

Welthunger: Genmanipulierte Pflanzen sind keine Lösung, sondern Teil des Problems

Die Gentechnik kann die Welt ernähren. Mit diesem Argument versucht die Agrarindustrie die Öffentlichkeit von der Notwendigkeit ihrer Risikotechnologie zu überzeugen. Sie behauptet, genmanipulierte Pflanzen könnten Erträge steigern, gesündere Nahrung produzieren und sogar die Umwelt schonen. Diese Behauptungen sind falsch: Uniforme Gen-Pflanzen der Agrarindustrie bieten keine Lösungen zur Sicherung unserer Ernährung, sondern sind Teil des Problems. Weniger als 10 Jahre kommerzieller Anbau genmanipulierter Pflanzen in einigen Ländern machen deutlich, daß die Versprechen der Industrie lediglich Luftschlösser sind. Im Gegenteil, es wird immer offensichtlicher, welche konkreten Gefahren gentechnisch veränderte Pflanzen für Mensch und Umwelt bergen.

Über 815 Millionen Menschen leiden weltweit an Hunger. Doch um den Welthunger zu bekämpfen, müssen nicht die Erträge gesteigert werden, wie die Gen-Industrie glauben machen möchte. Es ist ein Mythos, weltweit seien nicht ausreichend Nahrungsmittel vorhanden. Im Gegenteil, nach Erhebungen der Nahrungs- und Landwirtschafts-Organisation der Vereinten Nationen (FAO) ist es momentan und auch in den nächsten 25 Jahren möglich, genügend Lebensmittel für alle zu produzieren.[1] Sogar in den Ländern, in denen die Hungersnot am größten ist, gibt es mengenmäßig genug Essen für die gesamte Bevölkerung. Das Problem ist, daß viele Menschen schlichtweg zu arm sind, um sich ausreichend Nahrung leisten zu können. Die tatsächlichen Ursachen für Hunger sind daher die sozialen und politischen Bedingungen wie zum Beispiel Armut, kein Zugang zu Land, Wasser oder Saatgut und unfaire Handelsbedingungen.

Genmanipulierte Pflanzen verschärfen die Situation für die arme Bevölkerung zusätzlich. Denn genmanipulierte Pflanzen richten sich nicht nach den Bedürfnissen der Kleinbauern in den Entwicklungsländern. Vielmehr handelt es sich bei den gentechnisch veränderten Pflanzen um Nutzpflanzen, designed für die industrielle, oft export-orientierte Landwirtschaft: Mais, Soja, Raps und Baumwolle. Mit der Ausnahme von Baumwolle wird die genmanipulierte Ernte vorwiegend zu Tierfutter verarbeitet. Tierfutter, das zur Herstellung von Fleisch für die reichen Industrienationen verwendet wird.

---

[1] FAO: World Agriculture: towards 2015/2030 an FAO perspective 2003.

Zur Ernährungssicherung zukünftiger Generationen dürfen wir nicht auf uniforme Patentrezepte setzen, sondern die natürlichen Grundlagen unserer Ernährung bewahren: gesunde und fruchtbare Böden, sauberes Wasser sowie eine Vielfalt an Pflanzen und Tieren.

Die Betroffenen aus den so genannten Entwicklungsländern verwahren sich deshalb auch dagegen, von der Agrarindustrie instrumentalisiert zu werden. So veröffentlichten 1998 die afrikanischen Delegierten, mit Ausnahme von Süd-Afrika, anläßlich einer UN-Verhandlung zu Nahrungsmitteln folgendes Statement:

»Wir, die Delegierten der afrikanischen Länder (....) sind dagegen, daß die Armen und Hungernden unserer Länder von großen multinationalen Konzernen mißbraucht werden, um eine Technologie durchzusetzen, die für uns weder sicher, noch umweltfreundlich noch wirtschaftlich von Nutzen ist. (...) Nach unserer Auffassung helfen solche Firmen oder die Gentechnik unseren Bauern nicht, die Nahrung zu produzieren, die für das 21. Jahrhundert notwendig ist. Im Gegenteil: wir sind der Meinung, sie (die Gentechnik) zerstört die Vielfalt, das lokale Wissen und die nachhaltige Landwirtschaft, die unsere Bauern seit Tausenden von Jahren entwickelt haben. Daher gefährdet sie unsere Möglichkeiten, uns selbst zu ernähren.«[2]

Auch zahlreiche entwicklungspolitische Organisationen, die zum Thema Ernährungssicherung arbeiten und mit Partnerorganisationen in den Entwicklungsländern zusammenarbeiten, wie zum Beispiel *Brot für die Welt,Action Aid, Food First* oder *Christian Aid*, sehen in der so genannten *Grünen Gentechnik* eher eine Technologie, die das Hungerproblem und die Armut weiter verschärft und nicht mildert.[3]

1. Genmanipulierte Pflanzen gehen an den Bedürfnissen der Armen und Hungernden vorbei

Die Konzerne, die große Gewinne durch den Verkauf giftiger Agrarchemikalien erzielen, sind die gleichen, die die Gentechnik propagieren: Bayer/Aventis, Du-Pont, Monsanto und Syngenta. Doch daß die von der Industrie als Wunderwaffen angekündigten Produkte mehr Schaden anrichten als Lösungen bieten, ist spätestens seit der so genannten *Grünen Revolution* deutlich geworden.

Unter Führung der Agrarindustrie und unterstützt von vielen Regierungen, internationalen Institutionen und Organisationen sollte die *Grüne Revolution* seit den sechziger Jahren die Hungersnot in den Entwicklungsländern durch den

---

[2] FAO: Let Nature's Harvest Continue. negotiations on the International Undertaking for Plant Genetic Resources. Rome 1998.

[3] Aid, Christian: Selling Suicide – farming, false promises and genetic engineering in developing countries. London 2000: epd – Entwicklungs-Politik, August 15/16/2001; Brandstäter, Johannes (Brot für die Welt): Grüne Gentechnik: Erfunden von den Reichen – untauglich für die Armen. Stuttgart 2003; Action Aid: GM crops – going against the Grain, Mai 2003; Food First: Voices from the South, Mai 2003.

massiven Einsatz von chemischen Pestiziden, Düngemitteln und Hochertragssorten bekämpfen. Die Erträge konnten zwar beim großflächigen kommerziellen
Anbau in Asien und Lateinamerika gesteigert werden, doch durch den Einsatz
chemischer Pflanzengifte und Düngemittel sowie der Umwandlung in Monokulturen wurden in den vergangenen 50 Jahren zwei Drittel der landwirtschaftlich
genutzten Fläche drastisch verschlechtert. Es kam zu Erosion, Versalzung,
Nährstoffabbau und Verschmutzung.[4] Auch in Afrika löste die *Grüne Revolution*
ihre Versprechungen nicht ein. Ihre Technologie war für die lokalen Bedingungen ungeeignet, nicht effektiv, teuer und unbeliebt bei der Bevölkerung.[5] Hinzu
kommen die katastrophalen sozialen und ökologischen Auswirkungen. Kleinbauern werden verdrängt und die Gesundheit vieler Menschen durch die Agrarchemikalien zerstört. So sollen zum Beispiel in Andhra Pradesh/Indien 20 Millionen Bauern von ihrem Land vertrieben werden. Sie sollen Platz machen für eine industrielle Landwirtschaft der Superlative. Das sogenannte Vorhaben *Vision
2020* sieht landwirtschaftliche Großbetriebe, kombiniert mit dem Einsatz von
Pestiziden und gentechnisch veränderten Pflanzen vor – ein Hilfspaket für
Großgrundbesitzer und für die Industrie, auf Kosten der ärmeren Bevölkerung.[6]
Das Problem der Welternährung kann mit dieser Form der Landwirtschaft ganz
und gar nicht gelöst werden.

Auch das Beispiel Argentinien belegt, daß von genmanipulierten Pflanzen nur
einige wenige Privilegierte profitieren, während große Teile der Bevölkerung
weiter ins Abseits gedrängt werden. Nach den USA ist Argentinien das Land mit
der zweitgrößten Anbaufläche von genmanipulierten Pflanzen. Seit 1996 werden
dort insbesondere genmanipulierte Sojabohnen angepflanzt, die überwiegend für
den Export bestimmt sind. Anstatt den Hunger zu reduzieren, spitzte sich die
Ernährungslage in Argentinien in den vergangenen Jahren dramatisch zu. So
lebten im Jahr 2002 achtzehn Millionen Argentinier, fast die Hälfte der gesamten Bevölkerung, an der Armutsgrenze. Und das in einem sehr ertragreichem
Jahr. Gentechnisch veränderte Pflanzen sind nicht der alleinige Grund, warum in
Argentinien viele Menschen Hunger leiden müssen. Vielmehr gibt es eine Vielzahl von Faktoren, die das Land in eine wirtschaftliche Krise geführt haben.
Doch genmanipulierte Pflanzen haben Argentinien weiter in eine Export orientierte, von Großbetrieben beherrschte Landwirtschaft gedrängt, die die Bedürfnisse der ärmeren Bevölkerung ignoriert. So konzentriert sich der Landbesitz in
den Händen einiger weniger, während die Zahl der kleinen und mittleren landwirtschaftlichen Betriebe mit wachsender Geschwindigkeit abnimmt. Auch die
Versprechungen der Industrie, genmanipulierte Pflanzen brächten höhere Erträ-

---

[4] World Resources Institute: World Resources 2000-2001. Washington, D.C., 2000, S. 54.
[5] Action Aid: GM Crops – going against the grain, Mai 2003.
[6] Aid, Christian et.al.: Presseerklärung vom 14. März 2002: »UK Government funds scheme
to throw 20 Million Indian Farmers off Their Land – Farmers come to UK Parliament to
make their Case«.

ge, haben sich bei genmanipulierter Soja in Argentinien und den USA nicht bewahrheitet.[7]

2. Große Versprechungen: die Hoffnungsträger der Industrie

Um ihren Ruf aufzupolieren, lanciert die Gen-Industrie sogenannte »Hope Stories«, die zeigen sollen, wie sehr sie sich um die Belange der Entwicklungsländer bemüht. Bekanntestes Beispiel: der »Golden Rice«. Der mit Vitamin A an-
gereicherte Reis soll den Vitamin-Mangel beheben, durch den in Asien Kinder
erblinden und jährlich bis zu einer Million Menschen sterben. Stolz verkündete
die Gen-Lobby, ihr Reis könne 500.000 Kindern jährlich das Augenlicht retten.
Entwickelt wurde der genmanipulierte Reis von Ingo Potrykus von der Eidge-
nössischen Technischen Hochschule (ETH) in Zürich/Schweiz und dem deutschen Wissenschaftler Peter Beyer von der Universität Freiburg. Der genmanipulierte Reis berührt allerdings rund 70 Patentansprüche, die sich im Besitz von
32 Unternehmen und Institutionen befinden. Wohl auch um dem Patentdschun-
gel zu entkommen, schlossen die Wissenschaftler kurz nach Veröffentlichung
ihrer Forschungsergebnisse ein Abkommen mit dem Unternehmen AstraZeneca,
heute Syngenta. Der Konzern erhielt so die exklusive kommerzielle Kontrolle
über den Vitamin A-Reis. Der Agrarkonzern nutzt den »Golden Rice« zudem
um sich ein humanitäres Image zu verpassen.

Inzwischen gestehen einige an der Entwicklung des Reises Beteiligte ein, daß
die Werbung zu weit ging.[8] Selbst Befürworter des Vitamin A-Reises bemän-
geln, die ökologischen und gesundheitlichen Risiken seien noch längst nicht geprüft. Denn die Manipulation greift stark in den Stoffwechsel der Reispflanze
ein: Es wurden zwei Gene aus Narzissen und eines aus Bakterien eingefügt.
Kontrolliert werden die neuen Gene durch zwei zusätzliche Schalter-Gene
(Promotoren). Unklar ist, ob und welche ungewollten Nebeneffekte in der Pflanze auftreten.

Es ist nicht einmal geklärt, wie und warum letztlich das Provitamin A im
Reiskorn entsteht: Die Forscher sind überrascht, daß die Pflanzen die entscheidenden Stoffwechselschritte tatsächlich vollziehen können, denn eigentlich bedarf es dazu noch weiterer Gene. Zudem hatten sie erwartet, daß die Reiskörner
rot statt gelb gefärbt wären. Das war aber nicht der Fall. Es zeigt sich wieder,
daß die Gentechniker die Folgen ihrer Eingriffe weder vollständig verstehen
noch kontrollieren können. Derzeit können die Firmen nicht vorhersagen, wo die
Gene im Erbgut eingebaut werden und welche Wechselwirkungen zu erwarten

---

[7] Pengue, W.: Cultivos Transgénicos? Hacia donde vamos? UNESCO, Buenos Aires 2001 ;
     Elmore, R W et al.: Glyphosate-Resistant Soybean Cultivar Yields Compared with Sister
     Lines, Agronomy Journal, vol 93, März/April 2001, S. 408-412.
[8] Brown, Paul: GM Rice promoters have gone too far. In: The Guardian (UK), 10. Februar
     2001.

sind. Hier soll der Teufel buchstäblich mit dem Beelze-Buben ausgetrieben werden. Anstatt die Probleme der Menschen zu lösen, werden ihnen riskante Pflanzen angeboten, die Gefahren mit sich bringen.

Hinzu kommt, daß der Vitamin A-Gehalt der Reiskörner viel zu gering ist, um Mangelerscheinungen zu heilen. Die Forscher wollen den Gehalt nun verdreifachen, aber sie gehen selbst nicht davon aus, daß der Reis dann den Bedarf decken kann. [9] Dies stimmt überein mit den Zahlen der Weltgesundheitsorganisation (WHO) und FAO, nach denen eine Provitamin A-Versorgung auf diese Weise kaum vorstellbar ist.[10]

Denn um durch Vitamin A-Mangel verursachte Krankheiten zu vermeiden, bedarf es nicht einer einzigen Pflanze mit erhöhtem Vitamin A-Gehalt. Viel wichtiger ist eine ausgewogene und abwechslungsreiche Ernährung, damit der Körper Beta-Carotin aufnehmen und in Vitamin A umwandeln kann wie z.B. Bohnen, Kürbis oder grünblättriges Gemüse. Denn die Unterversorgung mit Vitamin A kommt daher, daß die betroffenen Menschen zu arm sind, um sich außer Reis noch weitere lebenswichtige Nahrungsmittel leisten zu können. Es sind soziale und politische Strukturen, die geändert werden müssen. Die armen Menschen werden sich höchstwahrscheinlich auch den von Syngenta angebotenen Vitamin A-Reis nicht leisten können. Zwar gibt es Versprechungen der Industrie, den Reis der armen Bevölkerung zur Verfügung zu stellen, doch, so bemerkt der Landwirt Afsar Ali Miah aus Bangladesch:

»Heutzutage gibt es nichts mehr für geschenkt, ohne daß irgendwelche anderen Pläne dahinterstecken. Insbesondere dann, wenn es um Profite geht.«[11]

Neben dem genmanipulierten Vitamin A-Reis gibt es noch eine begrenzte Zahl von weiteren Projekten zur Entwicklung von »Wunderwaffen«, die zum Beispiel erhöhte Nährwerte haben sollen oder die extremen Witterungen wie Trockenheit widerstehen sollen. Doch es ist nicht abzusehen, wann diese Pflanzen, inklusive dem »Golden Reis«, weit genug entwickelt sind, um auf den Feldern in den Entwicklungsländern wachsen zu können. Bisher gab es hauptsächlich viel heiße Luft von Seiten der Gen-Lobby. Zudem sind genmanipulierte Pflanzen für die Armen dieser Welt nicht die Priorität der Konzerne.

---

[9] Beyer, P. et al: American Society for Nutritional Sciences, 132, 2002, S. 506-510.

[10] FAO/WHO Expert Consultation on Human Vitamin and Mineral Requirements, Bangkok, Thailand, 21.-30. September 1998. Preliminary Report on Recommended Nutrient Intakes, Revised July 13, 2000. Vergleiche auch: FAO/WHO: Expert Consultation. Requirements of vitamin A, iron, folate and vitamin B12. Food and Nutrition Series, no. 23, Rome 1988.

[11] Zit. n.: Hickey, E./ Mittal, A. (Hrsg.): Voices from the South, May 2003, S. 38.

3. Gefährlicher Blindflug – die Grundannahmen der Gentechnik haben sich als falsch erwiesen

Derzeit werden die Gentechniker von der Wissenschaft schlichtweg überholt. Die Annahme, Gene als isolierbare *silver bullets* angesehen werden können, die man mehr oder wenig beliebig zwischen den Lebewesen und über die Artgrenzen hinweg austauschen kann, ist inzwischen veraltet und falsch. Damit fehlt die wissenschaftliche Grundlage für Versuche, insbesondere Nutzpflanzen wie Mais, Reis, Weizen und Tomaten so umzubauen, daß sie »genetisch optimiert« verkauft, angebaut und als Nahrungsmittel verzehrt werden können.

1953 veröffentlichen die Wissenschaftler Francis Crick und James Watson ihr Modell der Doppelhelix, das Aufbau und Organisation des Erbgutes auf neue Weise erklären konnte. Seitdem hat sich viel verändert. Handelte es sich ursprünglich um ein relative einfaches Modell, das von einer Art molekularer Einbahnstraße ausging, wissen wir spätestens seit dem Jahr 2001, daß die Regulierung des Genoms wesentlich komplexer ist. In diesem Jahr wurde erstmals eine »komplette« Karte für das menschliche Genom vorgelegt. Demnach hat der Mensch nicht, wie angenommen, 100.000, sondern nur etwa 30.000 Gene, die circa eine Million verschiedene Proteine herstellen müssen.

Damit müssen wesentlich weniger Gene als angenommen wesentlich komplexere Aufgaben übernehmen als bisher vorstellbar: Inzwischen ist man der Auffassung, daß 40-60% aller menschlicher Gene nicht nur für eine, sondern für mehrere Funktionen zuständig sind. Auch bei anderen Spezies wird man fündig: Bei der Fruchtfliege werden einem Gen bis zu 38.000 verschiedene Gen-Produkte d.h. Eiweiße (Proteine) zugeordnet.

Wichtigste Erkenntnis ist, daß die Wirkung der Gene nur aus dem Gesamtkontext erklärt werden können. Das Erbgut von Mensch und Affe stimmt zu etwa 99% überein. Zu 100% identisch ist das Erbgut bei Raupe und Schmetterling. Eine aktuelle Studie des deutschen Umweltbundesamtes bringt es auf den Punkt: »Gene wirken niemals isoliert, ihre Wirkung wird durch den genetischen Hintergrund und die Umwelt (mit)bestimmt.« [12]

4. Mit Schrotschuß ins Genom

Die gentechnische Veränderung von Pflanzen beruht auf der gezielten Mißachtung und Durchbrechung der Gen-Regulierung. Dadurch unterscheidet sie sich von allen bisherigen Formen der Züchtung. Geninformation und Genaktivität werden geändert, die Ordnung des Genoms durchbrochen.

---

[12] Pickardt, T.: Stabilität transgen-vermittelter Merkmale in gentechnisch veränderten Pflanzen ... Studie im Auftrag des Umweltbundesamtes, Texte 53/02, Forschungsbericht 20167 430/2, 2002, S. 1.

Die Gentechnik versucht, Pflanzen neue Stoffwechselwege mit allen Tricks förmlich aufzuzwingen: Zellgrenzen werden mit Hilfe von bestimmten Bakterien, die per Schrotschuß mit Genkanonen (Beschuß von Zellen mit Metallpartikeln), auf die Gene aufgebracht werden, überwunden. Weder der Ort, wo das Gen eingebaut wird, noch die Anzahl der eingebauten Kopien, noch die Wechselwirkungen mit anderen Genen können gezielt gesteuert werden.

Um zu vermeiden, daß die neuen Gene in den Pflanzen sofort wieder stillgelegt werden, werden sie mit Promotoren versehen, die die biologische Aktivität der Gene erzwingen. Zudem müssen einzelne Bestandteile der Gene ausgetauscht und verändert werden, damit die Pflanzen das fremde Erbgut ablesen können. Die überwiegende Anzahl der manipulierten Pflanzen müssen verworfen werden. Oft sind einige zehntausend Versuche nötig, bis eine Pflanze mit den gewünschten Eigenschaften entsteht. Aber auch dann ist längst nicht klar, wo das Gen genau sitzt, welche anderen Genen direkt beeinflußt werden und wie der Stoffwechsel der Pflanzen insgesamt verändert wird.

Genmanipulierte Pflanzen können daher niemals »sicher« sein. Denn ihre Auswirkungen auf unsere Umwelt und die menschliche Gesundheit sind viel zu komplex, um von den Wissenschaftlern vorhergesagt werden zu können. Werden genmanipulierte Pflanzen angebaut, wird die Natur als Versuchslabor mißbraucht. Hinzu kommt, daß es kaum Forschung zu den durch genmanipulierte Pflanzen verursachten Risiken gibt. Die Gentechnik-Industrie investiert ihre Forschungsgelder fast ausschließlich in die Erforschung der agroökonomischen Leistung ihrer Pflanzen.

So treten immer wieder nicht geahnte Eigenschaften bei gentechnisch veränderten Pflanzen auf. Beispiel: die genmanipulierten, so genannten *Roundup-Ready*-Sojabohnen von Monsanto. Bei intensiver Hitze platzten und knickten die Stengel der genmanipulierten Sorten.[13] Es wird vermutet, daß die bis zu 20% höhere Lignifizierung (Verholzung) von *Roundup Ready*-Sojabohnen darauf zurückzuführen ist, daß das eingeführte bakterielle Enzym ungeplante Wirkungen auf den sekundären Stoffwechsel ausübt.

5. Genmanipulierte Pflanzen gefährden die biologische Vielfalt

Die Gentechnik-Industrie benutzt die Entwicklungsländer nicht nur zur Akzeptanzschaffung ihrer Pflanzen. Die Länder des Südens sollen ebenfalls als Märkte für genmanipulierte Produkte erschlossen werden. Für den Anbau von genmanipulierten Pflanzen gibt es in zahlreichen Entwicklungsländern jedoch keinerlei Überwachungssysteme oder gesetzliche Rahmenbedingungen, wie sie nach internationalen Abkommen wie dem *Cartagena Protokoll zur biologischen Sicherheit* (Biosafety-Protokoll) notwendig sind. Das so genannte Biosafety-

---

[13] Coghlan, A: Splitting Headache. New Scientist, 20 Nov. 1999.

Protokoll, das von über 100 Ländern unterzeichnet wurde, ist das erste international verbindliche Abkommen, das Staaten das Recht einräumt, sich aus Gründen der Vorsorge gegen die Einfuhr genmanipulierter Organismen zu entscheiden. Es verlangt von den Ländern aber auch, Schutzmaßnahmen zu treffen, um die biologische Vielfalt vor möglichen negativen Auswirkungen gentechnisch veränderter Organismen zu bewahren. Das Protokoll erkennt dabei ausdrücklich an, daß genmanipulierte Organismen Risiken für die menschliche Gesundheit und die Umwelt bergen können. Im Rahmen des Biosafety-Protokolls haben die Vereinten Nationen 38,4 Millionen Dollar bereit gestellt, um in 112 der ärmeren Länder entsprechende Fachkräfte auszubilden.[14] So soll gefördert werden, daß auch dort die Risiken genmanipulierter Organismen für die menschliche Gesundheit und die Umwelt beurteilt werden können und entsprechende Maßnahmen ergriffen bzw. Gesetze verankert werden können. Nach Einschätzungen der entwicklungspolitischen Organisation Action Aid sind die bereitgestellten Ressourcen jedoch zu gering, um die notwendigen Maßnahmen durchzuführen.[15]

Doch selbst in Ländern, die bereits entsprechende Gesetze erlassen haben, zeigt sich immer wieder, daß genmanipulierte Pflanzen keine Ackergrenzen kennen und sich in die Umwelt und die Nahrung ausbreiten. So reisen selbst in Europa, wo genmanipulierte Pflanzen bisher nicht, mit der Ausnahme von Spanien, kommerziell angebaut werden, die Skandale um ungewollte Ausbreitung und fehlende Kontrolle der Gentechnik nicht ab. Jüngstes Beispiel: In Piemonte/Italien wurden in der Anbausaison 2003 Maisfelder von einer Gesamtfläche von fast 400 Hektar mit Gentechnik verunreinigt. Vermutlich gelangten die genmanipulierten Pflanzen über eine Durchmischung des Saatguts der Firma Pioneer/DuPont auf die italienischen Äcker. Die Verunreinigung wurde bei Routineuntersuchungen der Felder entdeckt. Die Bezirksregierung ordnete die sofortige Zerstörung der Maisfelder an.

Wie wenig sich die Auskreuzung genmanipulierter Pflanzen tatsächlich kontrollieren läßt und welche Auswirkungen dies auf die Umwelt und Menschen haben kann, belegt auch das Beispiel Mexiko:

Bereits im Januar 1999 warnte Greenpeace die mexikanische Regierung vor der Gefahr, einheimischer Mais könnte durch genmanipulierte Sorten verunreinigt werden. Mexiko ist das Ursprungsland des Maises. Es besteht in Mexiko daher ein vorläufiges Verbot zum Anbau genmanipulierter Pflanzen. Es wurde von der mexikanischen Regierung erlassen, um die einheimischen Mais-Sorten vor einer Verunreinigung mit fremden Genen zu schützen. Dennoch gelangte genmanipulierter Mais über US-Importe ins Land und konnte sich vermutlich unkontrolliert ausbreiten. Im Jahr 2001 veröffentlichte die mexikanische Regierung und Wissenschafter der Universität Berkeley/USA Untersuchungen, die be-

---

[14] UNEP:,Treaty on international trade in GMOs to become law. Presseerklärung vom 13. Juni 2003.
[15] Action Aid: GM Crops – going against the grain, Mai 2003.

legen, daß indigene Maissorten im mexikanischen Bundesstaat Oaxaca mit Gentechnik verunreinigt wurden.[16] Im Jahr 2002 ergaben weitere Test der mexikanischen Regierung, daß in 15 von 22 Gemeinden, wo Proben genommen wurden, gentechnische Verunreinigungen vorkamen. In elf der Gemeinden lag der Grad der Verunreinigung zwischen drei und 13%, an vier Orten war die Verunreinigung jedoch wesentlich höher – zwischen 20 und 60%. Die genmanipulierten Pflanzen haben sich auf den mexikanischen Feldern ausgebreitet. Doch das tatsächliche Ausmaß der Verunreinigung kann niemand abschätzen.

Jährlich werden von den USA mehr als fünf Millionen Tonnen Mais nach Mexiko importiert, darunter auch genmanipulierter Mais. Es handelt sich hierbei um noch keimfähige Maiskörner, die eigentlich zur Herstellung von Lebensmitteln oder als Futtermitteln verwendet werden sollen. Doch mexikanische Bauern unterscheiden nicht zwischen Maiskörnern, die zur Aussaat oder zur Weiterverarbeitung bestimmt sind. Auf diesem Weg gelangten wahrscheinlich der genmanipulierte Mais auf die mexikanischen Felder.

Maispflanzen produzieren eine große Menge Pollen, ca. 175 Kilogramm pro Hektar. Der meiste Pollen bleibt im Umfeld von 200 Metern. Dennoch kann der Pollen zum Beispiel über Bienen mehrere Kilometer transportiert werden.

Mexikanische Landwirte tauschen auch ihr Maissaatgut. Werden die einheimischen Sorten mit Gentechnik verunreinigt, gelangen sie über den Tauschhandel auf zahlreiche Äcker in der Nachbarschaft, aber auch in andere Regionen. Die unkontrollierte Ausbreitung ist daher Realität und kein Gedankenspiel.

Mexiko ist das Zentrum der Mais-Vielfalt. Hier entstand der Mais, und hier gibt es die größte Vielfalt. Maissorten, die über Tausende von Jahren von den Vorfahren der indigenen Bevölkerung gezüchtet wurden und wilde Verwandten des Maises. Der mexikanische Bundesstaat Oaxaca ist eine der Regionen, in denen der Mais seinen Ursprung hat. Die Verschmutzung einheimischer Pflanzen durch genmanipulierten Mais ist daher besonders dramatisch und kann schwerwiegende Konsequenzen für unsere Welternährung haben. Alle unsere landwirtschaftlichen Nutzpflanzen wurden vor Tausenden von Jahren von ihren wilden Verwandten gezüchtet. Eine Vielfalt von pflanzen-genetischem Material ist deshalb für unsere Landwirtschaft unverzichtbar um neue Pflanzen zu züchten, die sich dem sich ändernden Klima, Schädlingen, Krankheiten und sich veränderten Umweltbedingungen anpassen können. So sagt Jack Harlan, ein berühmter Botaniker:

»genetische Vielfalt steht zwischen uns und einer katastrophalen Hungersnot wie wir sie uns nicht vorstellen können«.[17]

---

[16] Quist, D./ Chapela, I.: Transgenic DNA introgressed into traditional maize landraces in Oaxaca, Mexico. Nature, 414, 2001, S. 541-543.
[17] Harlan, J.R.: Genetic Resources in Wild Relatives of Crops, Crop Science, May-June 1976, S. 330.

Viele der großen Epidemien in der Geschichte der Landwirtschaft lassen sich auf Uniformität der angebauten Pflanzen zurückführen. Als sich etwa in Irland 1846 die Kraut- und Knollenfäule bei Kartoffeln ausbreitete, wurden große Teile der Ernte vernichtet. Über eine Million Menschen starben bei der folgenden Hungersnot. Die Ursache war, daß der Kartoffelanbau in Europa nur auf wenigen genetisch identischen und damit gleich anfälligen Sorten beruhte.

Die industrielle Landwirtschaft hat bereits maßgeblich dazu beigetragen, daß 75% unserer Nahrungsmittel-Pflanzen verloren gingen.[18] In Indien gab es einst 30 000 kultivierte Reissorten, heute spielen für die Ernährung nur noch zehn davon eine Rolle. Die hochgezüchteten Pflanzen der Industrie sind empfindlich und benötigten aufwendige und teure »Pflege«, wie den verstärkten Einsatz von chemischen Düngern oder Pestiziden sowie intensive Bewässerung.

Um den Hunger in den Ländern des Südens zu bekämpfen, kann deshalb nicht das uniforme, genmanipulierte Saatgut der Industrie die Lösung sein.

6. Genmanipulierte Pflanzen bringen höhere Erträge und benötigen weniger Pestizide – Fehlanzeige!

Die Verunreinigung der biologischen Vielfalt durch Gentechnik ist womöglich das schwerwiegendste Problem, aber bei weitem nicht das einzige. Auch die von der Industrie gemachten Versprechungen, genmanipulierte Pflanzen führten zu höheren Erträgen und weniger Pestizideinsatz, hat sich vielerorts nicht bewahrheitet.

99% der weltweit kommerziell angebauten Gen-Pflanzen, basieren auf lediglich zwei Gen-Konstrukten. So entwickelte die Gentechnik-Industrie die so genannten Herbizid resistenten (HR) Pflanzen, die gegen bestimmte Pflanzenvernichtungsmittel immun sind. Dabei handelt es sich überwiegend um genmanipulierte Soja, Raps, Mais und Baumwolle.

Zum anderen werden so genannte Bt-Pflanzen, meist Mais und Baumwolle, vermarktet. Diesen wurde das Bakterium *Bacillus Thuringiensis* (Bt) eingebaut. Die Pflanzen produzieren ein Gift, das auf bestimmte Insekten wie zum Beispiel den Maiszünsler oder den Baumwollkapselbohrer tödlich wirkt.

Diese Bt- und HR-Pflanzen wurden für die industrielle Landwirtschaft entwickelt. Sie benötigen ein stabiles Klima und aufwendige Pflege wie regelmäßige Bewässerung und Düngemittel. An den Bedürfnissen des durchschnittlichen Kleinbauers aus den Entwicklungsländern gehen sie vorbei. Dies zeigt besonders eindrucksvoll das Beispiel der Bt-Baumwolle in Indien.

---

[18] Genetic Resources Action International (GRAIN) : Destroying Agricultural Biodiversity – The Erosion of our Genetic Resources;
http://216.15.202.3/themes/dsp_theme.cfm?theme_id=103.

7. Ein Reinfall: Genmanipulierte Baumwolle in Indien

Im März 2002 genehmigte die indische Regierung den Anbau von genmanipulierter Bt-Baumwolle in fünf Staaten im Süden des Landes. Das genmanipulierte Saatgut wird von der indischen Saatgutfirma Mahyco (Maharashtra Hybrid Seeds Company) vertrieben in Zusammenarbeit mit dem US Gentechnik-Konzern Monsanto. Die so genannte Bt-Baumwolle produziert ein Gift, das den Schädling Baumwollkapselbohrer töten soll. Für das genmanipulierte Saatgut mußten die Landwirte den fünffachen Preis (verglichen mit herkömmlichen Saatgut) bezahlen. Doch die erste kommerzielle Anbausaison (Juli – Dezember 2002) brachte nicht die von der Firma versprochenen Ernte-Erfolge. Vielmehr entpuppte sich der Anbau der teuren Gen-Pflanzen für viele Bauern als totaler Reinfall. So verkündeten offizielle Stellen des indischen Bundesstaates Andhra Pradesh, die Erträge der genmanipulierte Baumwolle entsprechen nicht den Erwartungen. Zeitungen des Bundesstaates Gujarati berichteten, daß die Gen-Baumwolle an starkem Befall des Baumwollkapselbohrers leide. Zudem war die Baumwolle besonders anfällig für die Kräuselkrankheit (leaf curl virus) und für Wurzelfäule. Aufgrund der großen Trockenheit erlitt die Bt-Baumwolle in dem Staat Madhya Pradesh größeren Schaden als die herkömmlichen Baumwollsorten. [19] Die Leidtragenden waren und sind die indischen Bauern. Sie haben ihr Geld in die teure Bt-Baumwolle investiert und müssen nun herbe Ernteausfälle hin nehmen. Landwirte klagten zudem darüber, daß die Gen-Pflanzen zwar zu Beginn der Anbausaison wenig vom Kapselwurm befallen wurden, der Befall aber später einsetzte und dann um so stärker war. Auch war die Bt-Baumwolle weiterhin anfällig für andere Schädlinge. Die Landwirte konnten daher den Einsatz von Pestiziden nicht verringern

Eine der Ursachen, warum die genmanipulierte Baumwolle in Indien zu herben Ernteverlusten der Bauern führte, lag darin, daß die indischen Bauern den hohen Ansprüchen der Gen-Baumwolle nicht genügen können. Denn Bt-Baumwolle benötigt aufwendige und anspruchsvolle Pflege wie eine intensive und regelmäßige Bewässerung. Die künstliche Bewässerung führt vielerorts zu Trinkwasserverknappung und zur Versteppung sowie Versalzung der Böden. Trauriges Beispiel ist der Aralsee in Usbekistan, der aufgrund der intensiven Bewässerung der dortigen Baumwollfelder ein Drittel seiner ursprünglichen Größe eingebüßt hat. In Indien wird nur circa 40% der angebauten Baumwolle künstlich bewässert. Insbesondere den Kleinbauern stehen teure und aufwendige Bewässerungssysteme meist nicht zur Verfügung. Sie sind vom Regen abhängig. Für ihre Landwirtschaft sind daher nicht empfindliche Gen-Pflanzen geeignet, sondern robuste Sorten, die auch bei verminderten und ausbleibenden Regenfällen stabile Erträge erzielen.

---

[19] Nature Biotechnology: Poor Crop Management plagues Bt cotton experiment in India, Vol. 20, Nov. 2002, S. 1069.

8. Schädlinge werden gegen Gifte resistent

Die genmanipulierte Bt-Baumwolle birgt weitere Probleme für Indien. Wissenschaftliche Studien zu Bt-Mais und Bt-Baumwolle belegen, daß die Schädlinge gegen das in die Gen-Pflanze eingebaute Gift immun werden können.[20]

Bt-Präparate werden bereits seit Jahren im Öko-Landbau und der konventionellen Landwirtschaft eingesetzt. Ohne jegliche Gentechnik kultiviert, können die Bt-Bakterien als Spray gezielt und zeitlich befristet gegen Schädlinge wie zum Beispiel den Maiszünsler eingesetzt werden, wird das Feld von dem Schädling befallen. Die herkömmlichen Bt-Sprays zersetzen sich innerhalb weniger Stunden auf den Feldern und hinterlassen keine Rückstände. Die giftigen Gen-Pflanzen hingegen stehen Monate lang auf dem Acker und geben das Gift kontinuierlich an Tiere und die Umwelt ab, auch wenn der Acker gar nicht von Schädlingen befallen ist. Werden Bt-Pflanzen großflächig angebaut, können Schädlinge Resistenzen gegen das Gift entwickeln. Die Pflanze verliert somit die gewünschte Wirkung. Um den nun resistenten Schädlingen Herr zu werden, müssen Landwirte andere, eventuell noch schädlichere Pestizide einsetzen. Wird das sanfte biologische Bt-Spray unwirksam, entstehen insbesondere den Öko-Bauern große Probleme.

Schon jetzt gibt es Resistenz-Probleme in Nordamerika, die auch von der Umweltbehörde der USA (Envrionmental Protection Agency – EPA) anerkannt werden. Deshalb entwickelte das EPA einen so genannten *Bt-Mais-Resistenz-Plan*. Darin wird festgelegt, daß Landwirte, die Bt-Mais anbauen, mindestens 20% ihrer Anbaufläche mit konventionellem Mais bepflanzen müssen, in Regionen in denen zusätzlich Baumwolle angebaut wird, sogar 50%.[21] Durch solche »Flucht-Zonen« für Schädlinge, soll eine Resistenzentwicklung verhindert werden. Doch in der Praxis ergeben sich noch ganz andere Probleme. So halten sich die US-amerikanischen Landwirte nicht an die Vorschriften. Laut einer Umfrage des EPA verletzen fast 30% der Bauern, die Gen-Mais in den USA anbauen, die Vorschriften.[22]

Ob sich mit solchen »Flucht-Zonen« die Resistenzbildung verhindern läßt ist fraglich. Doch in Indien wäre es der Mehrheit der Landwirte überhaupt nicht möglich, solche Zonen überhaupt anzupflanzen. Der Mehrheit der indischen Bauern steht nur eine sehr kleine Fläche zur landwirtschaftlichen Nutzung zur Verfügung. Teile davon als Rückzugsfläche für Schädlinge bereitzustellen, scheint unter diesen Umständen mehr als absurd. Werden in Indien genmanipu-

---

[20] Androw, D.A.: Resisting Resistance to Bt corn. In: Letourneau, D.K./ Burrows, B.E.: Gentetically engineered organisms: assessing environmental and human health effects, CRC Press UND.
Xue, D.: A summary of research on the environmental impacts of bt cotton in China, Greenpeace, 2002.

[21] Agriculture Biotechnology Stewardship Technical Committee: Bt Corn Insect Resistance Management Grower Survey, 2002.

[22] Associated Press: Farmes violating biotech corn rules, 31. Januar 2001.

lierte Bt-Pflanzen angebaut, werden die Landwirte schnell mit Schädlingen zu kämpfen haben, die gegen das von der Pflanze produzierte Gift immun sind.

9. Nützlinge fallen den genmanipulierten Pflanzen zum Opfer

Verschärfen könnte sich das Problem dadurch, daß sich das in den Bt-Pflanzen eingebaute Gift durchaus auch auf Nützlinge tödlich auswirkt. So belegen Daten aus China, daß beim Anbau von Bt-Baumwolle auch natürliche Feinde des Baumwollkapselwurms durch das von den Pflanzen produzierte Gift sterben.[23]

Zu ähnlichen Ergebnissen kommen Untersuchungen zu Bt-Mais: Die Pollen des Bt-Mais können für die Larven des Monarchfalters tödlich sein. Dieses Ergebnis von Laboruntersuchungen wurde erstmals 1999 in dem Fachblatt »Nature« veröffentlicht. Darauf entbrannte ein heftiger Streit zwischen Kritikern und Befürwortern der Gentechnik, ob dies auch in freier Natur geschehen würde. Inzwischen gibt es kombinierte Feld- und Laboruntersuchungen, die die Gefährdung der Schmetterlinge belegen.[24] Zwei Studien aus der Schweiz belegen zudem, daß die Sterblichkeit der Larven von grünen Florfliegen zunahm, nachdem sie Maiszünsler, die Bt-Mais gefressen hatten, als Nahrung aufnahmen.[25]

Der indischen Regierung scheint der Skandal um die genmanipulierte Baumwolle eine Lehre gewesen zu sein. So wurde der beantragte Anbau von genmanipulierter Baumwolle im Norden des Landes von der indischen Zulassungsbehörde (GEAC) zurückgewiesen. Die bereits genehmigten Baumwollsorten sollen zudem stärker überwacht und ihre Leistung evaluiert werden.

10. Superunkräuter führen zu verstärktem Pestizideinsatz in Nordamerika

Über 70% der weltweit angebauten Gen-Pflanzen wurden gentechnisch so verändert, daß sie gegen bestimmte Herbizide resistent sind.[26] D.h. Landwirte können Agrarchemikalien auf ihren Feldern zur Unkrautbekämpfung ausbringen, ohne die Nutzpflanze zu zerstören. Ein damit verbundenes Problem für die Landwirte, aber auch für die Umwelt, sind die so genannten Superunkräuter. Erstmals wurden 1998 in dem kanadischen Bundesstaat Alberta Rapspflanzen

---

[23] Xue, D.: A summary of research on the environmental impacts of bt cotton in China, Greenpeace, 2002.

[24] Losey, J.E.: Transgenic pollen harms monarch larvae. Nature, Vol. 399, 20. Mai 1999, S. 314; Hansen & Obrycki: Oecologia, Vol. 125, Part 2, 2000, S. 241-248.

[25] Hillbeck, A./ Baumgartner, M. et al.: Effects of transgenic Bt corn-fed prey on mortality and development time of immature Chrysoperla carnea. Envrionmental Entomology, Vol. 27, No. 2, 1998, S. 480-487; Hilbeck, A./ Moar, W.J. et al.: Toxicity of Bt CrylAb Toxin to the Predator Chrysoperla carnea. Environmental Entomology, Vol. 27, No. 4, 1998.

[26] Clive, J.: Global Status of commercialised transgenic crops. ISAAA Briefs, No. 27, 2002.

entdeckt, mit einer so genannten Dreifach-Resistenz.[27] Ein Jahr später wurden diese Unkräuter bereits auf elf weiteren kanadischen Feldern gefunden.[28] Nach nur zwei Jahren Anbau von genmanipuliertem HR-Raps entstanden demnach in Kanada bereits Superunkräuter, die gegen gleich mehrere Herbizide immun sind. Denn kreuzen sich genmanipulierte Pflanzen, die Pflanzengiften widerstehen können, mit herkömmlichen Pflanzen, können sich die Resistenzen übertragen.

So widersteht zum Beispiel der Gen-Raps von Bayer/Aventis dem Firmenprodukt *Liberty* (Wirkstoff Glufosinat), während der Gen-Raps von Monsanto gegen das Herbizid *Roundup* (Wirkstoff Glyphosat) resistent ist. Resistenzen gegen unterschiedliche Pflanzenvernichtungsmittel sammeln sich schließlich in Pflanzen an (gene stacking) und machen sie immun gegen gleich mehrere herkömmliche Unkrautvernichtungsmittel. Wissenschaftler der kanadischen Royal Society befürchten daher, daß ausgewilderter, resistenter Raps zum größten Unkrautproblem Kanadas wird. [29] Werden Pflanzen gegen mehrere Vernichtungsmittel gleichzeitig immun, sind die Landwirte gezwungen stärkere, meist toxischere Wirkstoffe auf ihre Felder auszubringen, die die Umwelt zusätzlich belasten.

Die Superunkräuter sind nur die Spitze des Eisberges. Inzwischen sind zahlreiche andere Probleme durch HR-Pflanzen aufgetreten. So wurden im US-Bundesstaat Tennesse im Jahr 2002 nach Angaben von Unkraut-Wissenschaftlern der University of Tennesse ca. 200.000 Hektar mit Sojabohnen- und die gleiche Fläche mit Baumwollanbau von Glyphosat resistentem Kanadischen Berufkraut (conyza canadensis), auch Katzenschweif genannt, befallen.[30] Glyphosat ist ein Wirkstoff, den der Gentechnik-Konzern Monsanto in seinem Herbizid *Roundup* einsetzt. Passend zum Herbizid vertreibt Monsanto auch die genmanipulierten Pflanzen – *Roundup Ready*. Experten warnen nun vor einer Ausweitung des Problems. Kanadisches Berufkraut produziert pro Pflanze 25.000 bis 250.000 Samen, die sich durch Wind verbreiten können. Nach Ansicht von Experten der Universität Iowa ist die Anzahl der Felder mit genmanipulierten Pflanzen bereits gestiegen, auf denen verschiedene Spritzmittel angewendet werden müssen.[31] Für Landwirte werden daher bereits Listen mit Spritzmitteln veröffentlicht, die neben Glyphosat benutzt werden können, um die Unkrautplage in den Griff zu bekommen. Darunter auch Chemikalien, die für Mensch und Umwelt hochgiftig sind wie 2,4-D-Garmoxone und Paraquat. Monsanto selbst empfiehlt den Landwirten, bei der Aussaat von Roundup Ready Soja neben

---

[27] Hall, L./ Topinka, K. et al.: Pollen flow between herbicide-resistant Brassica napus is the cause of multiple-resistant B. napus volunteers. Weed Science, No. 48, 2000, S. 688-94.

[28] Orson, J.: Gene stacking in herbicide tolerant oilseed rape: lessons from the North American experience. English Nature Research Reports, No. 443, Januar 2002.

[29] Canadian Royal Society Expert Panel Report: Elements of Precaution: Recommendations for the Regulation of Food Biotechnology, 2001.

[30] Independent Science Panel: The Case for a GM-Free Sustainable World, June 2003.

[31] Harztler, B: Januar 2003.

Roundup auf die Äcker Atrazin anzuwenden. Eine Chemikalie, die aufgrund der Verschmutzung des Grundwassers in Europa längst verboten ist. Für Landwirte bedeutet dies nicht nur steigende Kosten, bei der Unkraut-Kontrolle, sie müssen eventuell auch Grundstücksverluste hinnehmen für die Äcker, auf denen resistente Unkräuter herrschen.

Für die Agrarindustrie ist die Chemie-Spirale kombiniert mit gentechnisch veränderten Pflanzen ein lukratives Geschäft. In den letzten 50 Jahren ist der Verbrauch von Pestiziden um die 26-fache Menge gestiegen.[32] Genmanipulierte Pflanzen verhelfen den Firmen dabei sogar zum doppelten Profit. Der Bauer, der das Gen-Saatgut kauft, wird von Monsanto verpflichtet auch gleich das dazugehörige Herbizid der Firma zu erwerben.[33] Da überrascht es nicht, daß beim Anbau von *Roundup Ready Soja* durchschnittlich 11,4% mehr Herbizide eingesetzt werden müssen als bei herkömmlichen Soja-Sorten.[34] Die vier großen Agrarkonzerne hatten im Jahr 2001 einen Umsatz von 21,6 Milliarden US-Dollar durch den Verkauf von Saatgut und Agrarchemikalien.[35]

Die in Nordamerika durch Anbau von genmanipulierten Pflanzen auftretenden Probleme sind deutliche Warnsignale. Es wird deutlich, daß mit der Gentechnik den Entwicklungsländern keine Lösungen, sondern Probleme auch noch teuer verkauft werden sollen.

11. Die Haftungsfrage ist noch ungeklärt

Bisher gibt es zudem weltweit keine klaren Haftungsregelungen. Wer bezahlt eigentlich für die durch gentechnisch veränderte Pflanzen auftretenden Probleme? Benutzt man den gesunden Menschenverstand, sollten auch die Verursacher, d.h. die Produkthersteller, die Verantwortung übernehmen. Am 10. Januar 2002 haben die Öko-Bauern des Dachverbands *Saskatchewan Organic Directive* (SOD) aus dem kanadischen Bundesstaat Saskatchewan Klage gegen die Konzerne Monsanto und Bayer/Aventis erhoben. Sie verlangen von den Gentechnik-Konzernen Schadensersatz. Denn durch die unkontrollierte Ausbreitung von genmanipulierten Raps können die Landwirte keine gentechnik-freie Ernte mehr garantieren. Viele Landwirte verzichten daher bereits vollständig auf den Anbau von Raps. Damit gehen ihnen jedoch eine für die Ökolandwirtschaft wichtige Fruchtfolge und Absatzmärkte verloren.[36] Ernteausfälle oder vermehrter Agrarchemikalieneinsatz, verursacht durch genmanipulierte Pflanzen, lassen sich an-

---

[32] McGinn: Phasing Out Persistent Organic Pollutants. State of the World 2000, Lester Brown, (Ed.), Worldwatch Institute, New York.
[33] Monsanto Technology Agreement.
[34] Vgl. Pengue, W: Cultivos Transgénicos? Hacia donde vamos?; Elmore, R. W et al.: Glyphosate-Resistant.
[35] AgriFutura: The Newsletter of Phillips McDougall – Agriservice, No. 29 March 2002.
[36] www.saskorganic.com

satzweise noch in Geld aufwiegen. Werden jedoch die biologische Vielfalt und Umwelt zerstört, läßt sich dies nicht mehr mit Geld bezahlen.

12. Monsanto vs. Percy Schmeiser

Welche absurden Formen die unkontrollierte Ausbreitung der Gentechnik annimmt, zeigt das Beispiel des kanadischen Landwirtes Percy Schmeiser. Er baut seit 40 Jahren auf seinen Feldern Raps an. Dabei verwendet er sein eigenes gezüchtetes Saatgut, das er von der Vorjahresernte zurückbehält. Schmeiser erlangte traurige Berühmtheit, als der US Gentech-Riese Monsanto ihn im August 1998 vor Gericht zerrte. Monsanto wirft ihm vor, genmanipulierten Raps des Konzerns angebaut zu haben, ohne die entsprechende Lizenzgebühr für die patentgeschützte Pflanze zu zahlen. Monsanto hatte das patentierte Gen in Rapssorten hineinmanipuliert, um sie gegen das ebenfalls von Monsanto hergestellte Herbizid Roundup resistent zu machen. Die Patentansprüche umfassen dabei jedoch nicht nur das jeweilige Gen, sondern alle Pflanzen, die dieses Gen in sich tragen. Um seine Patentansprüche durchzusetzen, engagierte Monsanto in Nordamerika sogenannte Gen-Detektive, die auf den Feldern der Bauern nach den patentierten Gen-Pflanzen fahnden.

Schmeiser bestreitet nicht die Verunreinigung mit Gen-Raps von über 130 Hektar seiner Ackerfläche. Doch er ist überzeugt, daß der Gen-Raps durch ungewollte Ausbreitung von benachbarten Äckern oder von vorbeifahrenden Getreidetransportern auf seine Felder gelangte. Schmeiser betont immer wieder, er wolle das Monsanto-Produkt gar nicht und konnte nachweisen, daß er seine Felder nicht mit Roundup behandelte. Außerdem klagte er Monsanto seinerseits an, seine Felder und sein seit 40 Jahren gezüchtetes Saatgut verunreinigt zu haben.

Am 21. Mai 2004 fällte der Oberste Gerichtshof in Kanada ein skandalöses Urteil. Nach Auffassung des Gerichts habe Schmeiser gegen die Patentansprüche von Monsanto verstoßen. Hier stellt die Rechtsprechung jeglichen gesunden Menschenverstand auf den Kopf: Genmanipulierte Pflanzen breiten sich ungewollt und unkontrolliert aus und zerstören Bauern, die auf gentechnikfreie Ware setzen, die Märkte. Doch die dafür verantwortlichen Konzerne übernehmen keine Haftung für die entstandenen Schäden ihrer riskanten Pflanzenkreationen. Vielmehr drohen sie den Landwirten mit einer Klageflut um für die ungewollten Pflanzen auch noch Patentgebühren zu erhalten. Die Landwirte haben dabei den doppelten Schaden: bei ihnen wachsen ungewollt genmanipulierte Pflanzen auf den Feldern, für die sie auch noch teuer bezahlen sollen.

13. Kontrolle und Macht statt Hilfe und Unterstützung

Ihr wahres Gesicht möchte die Gentechnik-Industrie gerne verheimlichen. Daß es ihnen jedoch nur um Profite und Marktanteile geht, zeigt sich spätestens beim

Thema Patente. Auf die Hauptnahrungspflanzen Reis, Mais, Weizen, Soja und Sorghum-Getreide wurden bereits mindestens 918 Patente erteilt. Ungefähr 70% der Patente befinden sich in den Händen der großen Konzerne wie Bayer, Du-Pont, Monsanto und Syngenta.[37]

Die Gentechnik diente der Industrie dabei als Türöffner. Bis 1980 konnten Lebewesen weltweit nicht patentiert werden. Erst mit dem Einzug der Bio- und Gentechnologie kam die Idee auf, lebende Materie als Erfindung der Industrie zu deklarieren. So wird zum Beispiel die Produktion genmanipulierter Pflanzen nicht als biologische, sondern als technische Methode definiert. Dabei werden nicht nur Patente zur Herstellung der Pflanze erteilt, sondern oft auch die Pflanzen selbst patentiert. Inzwischen werden in den Industrienationen sogar Patente auf konventionelle Pflanzen und Saatgut vergeben. Ob ölhaltiger Mais aus Lateinamerika, Basmati-Reis aus Südasien oder Weizen mit besonderer Backqualität aus Indien, die Agrarkonzerne patentieren alles, was Gewinne verspricht und ichnen globale Märkte sichert. Auf ein einziges Reiskorn können inzwischen einige Dutzend Patentansprüche fallen.

Die biologische Vielfalt ist bei der Industrie so begehrt, daß die genetischen Ressourcen bereits als »Grünes Gold« bezeichnet werden. Dabei gibt es ein starkes Gefälle zwischen Industrienationen und Entwicklungsländern. Während die Zentren der Pflanzen- und Tiervielfalt im globalen Süden liegen, sichern sich überwiegend multinationale Konzerne aus den Industrieländern die Patente und damit die Monopole. Dies ist nichts anderes als durch die Politik legitimierter Diebstahl: Biopiraterie.

Keep seeds in your hands, Sisters!

In vielen Ländern des Südens waren traditionell Frauen verantwortlich für das Konservieren und die Erhaltung der Keimfähigkeit des Saatgutes. Um die Keimfähigkeit zu optimieren, sind die richtige Pflege, Trockentechnik und Lagerung unterschiedlichen Saatgutes zu beachten. Das komplexe Wissen über die richtige Pflege wird von einer Generation an die nächste weitergegeben.

Durch eine Politik, die auf eine industrielle Landwirtschaft setzt und immer mehr Bauern auf Hochertragssorten umsteigen läßt, gerät diese Wissenschaft in Vergessenheit. Bauern werden vermehrt abhängig von dem Saatgut der Händler und sind auf das traditionelle Wissen der Frauen nicht länger angewiesen. Frauen verlieren dadurch ihre Stellung in der Familie und die bestehenden Machtstrukturen ändern sich weiter zu ihrem Nachteil.

Denn viele der heute patentierten Pflanzen werden von der lokalen Bevölkerung seit vielen Jahren angebaut, gepflegt und entwickelt. Nur ist von ihnen bisher niemand auf die Idee gekommen, sich darauf Patente zu sichern. Dies wäre zudem ein ungleicher Kampf. Um ein Patent zu erhalten, sind viel Geld und das nötige Know-How unabdingbar, sich im Bürokratie-Dschungel eines Patentver-

---

[37] Action Aid: Crops and Robbers, Oktober 2001.

fahrens zurechtzufinden. Ressourcen, die für große Konzerne leicht erschwinglich sind, für Kleinbauern aus den Entwicklungsländern jedoch unüberwindbare Hürden darstellen. Die Agrarkonzerne erhalten mit ihren Patenten hingegen ein Monopol auf Saatgut und landwirtschaftliche Züchtung. Sie erlangen die Macht, über unsere Nahrung zu bestimmen.

Traditionell wird in den sogenannten Entwicklungsländern Saatgut innerhalb der Familien und der Region gepflegt, gezüchtet, weitergegeben und gehandelt. Bei der Aussaat wird zu ca. 80% das aus der eigenen Ernte gewonnene Saatgut verwendet. Die Agrar-Multis wollen diese Unabhängigkeit aufbrechen und sich neue Absatzmärkte schaffen. Durch den Patentschutz auf Gene, Zellen, Pflanzen und Saatgut kann der Nachbau sowie die Aussaat des aus der Ernte gewonnenen Saatguts verboten werden. So wird ein traditionelles Recht der Landwirte von der Industrie unterlaufen. Mit der Folge, daß die Bauern vor jeder Aussaat ihr Saatgut teuer von den Agrarkonzernen kaufen müssen. Kosten, die sich viele nicht leisten können. Zudem führen solche Strukturen dazu, daß die Bauern Saatgut kaufen müssen, welches die Konzerne anbieten. Traditionelle Pflanzen verschwinden und werden durch Sorten der Industrie ersetzt.

Die Bauern geraten in eine Abhängigkeit und haben immer weniger Möglichkeiten, eine lokal angepaßte Landwirtschaft zu betreiben. In Brasilien, wo der Anbau genmanipulierter Pflanzen gesetzlich verboten ist, hat sich der Gentechnik-Konzern Monsanto bereits über 60% des konventionellen Saatguts für Mais gesichert.[38] Jetzt kämpft Monsanto in Brasilien vor Gericht, um den Anbau genmanipulierter Pflanzen durchzusetzen.

14. Erfolgsgeschichten nachhaltiger Landwirtschaft

Will man die Ernährung nachhaltig sichern, müssen soziale und ökologische Aspekte stärker berücksichtigt werden. Eine kurzlebige Steigerung der landwirtschaftlichen Erträge ist der falsche Weg. Denn ein zerstörtes Ökosystem wird die nachfolgenden Generationen nicht ernähren können. Statt uniformer Industrie-Rezepte bedarf es Lösungen, die den lokalen und kulturellen Bedingungen optimal angepaßt sind. Die nachhaltige Landwirtschaft bietet hier ein enormes Potenzial. Noch erhält es von der Politik oftmals nicht die nötige Unterstützung, doch viele Menschen in den Entwicklungsländern nutzen sie erfolgreich.

Auf internationaler und nationaler Ebene muß deshalb die unabhängige Forschung über eine nachhaltige Landwirtschaft im großen Stil gefördert werden. Die Bedürfnisse der Bauern müssen im Mittelpunkt stehen und aktiv in Forschung und Entwicklung einbezogen werden. Denn die lokale Bevölkerung kennt die regionalen Gegebenheiten am besten und kann auf traditionelles Wis-

---

[38] Wilkinson J./ Castelli P.: The internationalisation of brazil's seed industry: biotechnology, patents and biodiverstiy, Action Aid, Brasil 2000.

sen zurückgreifen. Gemeinsam mit unabhängigen Wissenschaftlern kann dieses Wissen genutzt werden, um neue Lösungen zu finden. Anstatt falsche Hoffnungen auf uniforme, von der Industrie kontrollierte Technologien zu setzen, müssen individuelle Lösungen für unterschiedliche regionale Zusammenhänge entwickelt werden, die es den Bauern ermöglichen, sich selbst zu ernähren.

Doch was versteht man eigentlich unter dem Begriff der nachhaltigen Landwirtschaft? Er ist zu einem Modewort geworden, das auch die Agrarindustrie für ihre Zwecke zu nutzen sucht. Eine nachhaltige Landwirtschaft, so wie wir sie verstehen, kombiniert Umweltaspekte mit sozialen Bedürfnissen der lokalen Bevölkerung. Dabei werden selbstverständlich auch wirtschaftliche Aspekte berücksichtigt. Eine für die Umwelt und Menschen verträgliche Landwirtschaft verzichtet weitgehend auf Agrarchemikalien. Dies bedeutet nicht einfach, Pestizide wegzulassen, sondern sie durch eine natürliche, nicht auf giftigen Chemikalien basierende Schädlingskontrolle zu ersetzen. Um eine optimale Bodenfruchtbarkeit zu erzielen, werden bei nachhaltiger Landwirtschaft keine chemischen Düngemittel ausgebracht, sondern Nährstoffkreisläufe und Bodenregeneration berücksichtigt. So bleiben sauberes (Trink)Wasser, eine Vielfalt an Pflanzen und Tieren sowie fruchtbare Böden erhalten. Gleichzeitig versorgt diese Form der Landwirtschaft die Menschen mit gesunder und abwechslungsreicher Nahrung.

Das Einbeziehen der Bauern in die Entwicklung und Forschung von landwirtschaftlichen Methoden ist dabei eine der tragenden Säulen nachhaltiger Landwirtschaft. Nur wenn lokale Gegebenheiten und soziale Strukturen berücksichtigt werden, wird es gelingen, daß sich die Menschen ihren Bedürfnissen entsprechend ernähren können.

Eine Studie der Universität von Essex[39], die von *Brot für die Welt* und *Greenpeace* in Auftrag gegeben wurde, belegt, daß in Afrika, Asien, Lateinamerika Bauern bereits erfolgreich nachhaltige Landwirtschaft betreiben – fast neun Millionen Landwirte bewirtschaften fast 30 Millionen Hektar. Nach Schätzungen der Autoren waren es vor einem Jahrzehnt lediglich 100.000 Hektar. Anhand von 208 ausgewählten Beispielen in 52 Ländern des Südens zeigt die Studie auch, daß sich landwirtschaftliche Erträge auch ohne Chemie und Gentechnik steigern lassen und dabei dauerhaft die natürlichen Ressourcen wie Wasser, Böden und die Vielfalt von Pflanzen und Tieren schützen und die Menschen darum mit einer gesünderen Nahrung versorgen. Die untersuchten Projekte setzen nicht auf monotone Fruchtfolgen, die anfällig für Krankheits- und Schädlingsbefall sind, sondern auf Mischkulturen und abwechslungsreiche Fruchtfolgen. In Thailands so genannten Heimgärten beispielsweise gibt es ganzjährig etwas zu ernten. Nützlinge halten hier die Schädlinge fern und verwelkende Blätter und ab-

---

[39] Pretty, J./ Hine, R.: Reducing Food Poverty with Sustainable Agriculture: A Summary of New Evidence. University of Essex, 2001.

gestorbene Pflanzen sorgen für einen nährstoffreichen Kompost: Ein komplexes Agrarökosystem, das den Bauern eine stabile Existenzgrundlage sichert.

15. Beispiel Nayakrishi Andolon (Neue Landwirtschaft) in Bangladesch

In Bangladesch organisieren sich 65.000 Bauernfamilien in der Bewegung »Nayakrishi Andolon« (Neue Landwirtschaft) und bestellen ihre Felder ohne Chemie. Wo früher Monokulturen die Anbauflächen prägten, werden jetzt viele Früchte im Wechsel angebaut: Zwiebeln, Knoblauch, Rettich, Linsen, Kartoffeln, Kürbisse, Zuckerrohr und Süßkartoffeln. Statt Kunstdünger sorgen stickstoffhaltige Hülsenfrüchte oder Wasserhyazinthen für einen nährstoffreichen und gesunden Boden. Werden zum Beispiel auf den Reisfeldern keine giftigen Chemikalien mehr ausgebracht, bieten diese zusätzlichen Lebensraum für beispielsweise Enten und Fische. Die Enten fressen dabei nicht nur schädliche Insekten, sondern ihr Kot dient den Fischen als Futter. Für die Menschen bedeuten die Tiere eine zusätzliche Nahrungsquelle.

Um die Unabhängigkeit der Landwirte und die Vielfalt der Pflanzen zu bewahren, hat das Saatgut einen hohen Stellenwert in den landwirtschaftlichen Gemeinschaft von *Nayakrishi Andolon*. Jeder Haushalt hat seine eigene kleine Sammlung, und in jedem Dorf gibt es eine gemeinschaftliche Saatgutsammlung. In der Saatgut-Zentrale von Nayakrishi Andolon in Tangail lagern rund 1.400 einheimische Pflanzenarten und -sorten wie Reis, Bohnen, Mais, Weizen, Chili, Senf etc. So wird sichergestellt, daß die Grundlage der Ernährung, aber auch das traditionelle Wissen bewahrt werden. Denn um die Keimfähigkeit des Saatguts zu optimieren, sind die richtige Pflege, Trockentechniken und Lagerung unterschiedlicher Sorten zu beachten. Das komplexe Wissen über die richtige Pflege wird von einer Generation an die nächste weitergegeben.

Durch eine Politik, die auf eine industrielle Landwirtschaft setzt und immer mehr Bauern auf Hochertragssorten umsteigen läßt, gerät diese Wissenschaft in Vergessenheit. Bauern werden vermehrt abhängig von dem Saatgut der Händler.

Die Studie von Pretty und Hine zeigt anhand zahlreicher Beispiele aus den Entwicklungsländern, wie die zukünftige Landwirtschaft entwickelt werden sollte. Die Autoren stellen aber auch fest, daß, obwohl die nachhaltige Landwirtschaft im letzten Jahrzehnt weltweit eine bemerkenswerte Zustimmung erfahren hat, nur wenige Länder diese Entwicklung aktiv politisch unterstützten. Nach Angaben des Pestizid Aktions-Netzwerk (PAN) hat sich zum Beispiel die deutsche Regierung zunehmend aus der globalen Pestizidproblematik zurückgezogen. Die Gesellschaft für technische Zusammenarbeit (GTZ), die die Projekte des Bundesministeriums für wirtschaftliche Zusammenarbeit und Entwicklung umsetzt, hat ihre Pestizid-Service-Abteilung sogar vollständig abgeschafft. Auch im BMZ selbst gibt es niemanden mehr, der für Pestizidexporte und Pestizideinsätze in den Entwicklungsländern zuständig ist. Obwohl heute nahezu jedes

Land beteuert, die nachhaltige Landwirtschaft zu unterstützen, gibt es bestenfalls erste Schritte bei der politischen Durchführung. Meist handelt es sich um verstreute Einzelprojekte. Die Umsetzung einer nachhaltigen Landwirtschaft auf breiter und globaler Ebene hat aber nur dann eine Chance, wenn eindeutige politische Taten und Agrarreformen folgen. Dabei müssen auch die »wahren« Kosten der Landwirtschaft in die Endpreise einfließen: Der Verbrauch und die Zerstörung von natürlichen Ressourcen müssen geahndet, deren Schutz und Aufbau hingegen gefördert werden.

Fast alle Geberorganisationen und Geberländer haben die Fördergelder für die Landwirtschaft und für die ländliche Entwicklung in den vergangenen Jahren drastisch gekürzt. Die größte und bedeutendste öffentliche Institution für Agrarforschung, die »Consultative Group on International Agricultural Research« (CGIAR), unter der 16 internationalen Agrarforschungszentren in allen Regionen der Welt zusammengeschlossen sind, arbeitet verstärkt mit privaten, multinationalen Unternehmen zusammen. Diese so genannten Public Private Partnerships (PPP) haben dazu geführt, daß Agrarkonzerne wie Bayer, Monsanto, Syngenta und DuPont die Forschungsagenda der CGIAR immer stärker bestimmen. Doch das wirkt sich nicht nur auf das Forschungsziel aus, sondern auch auf die Nutznießer. Dabei besteht ein klarer Konflikt zwischen den Geschäftsinteressen der Industrie und dem Ziel, die Ernährung in den Ländern des Südens dauerhaft zu sichern.

Sollte sozial und ökologisch verträgliche Landwirtschaft zukünftig eine zentrale Rolle in unserer Gesellschaft einnehmen, so die Schlußfolgerung der Wissenschaftler Pretty und Hine, bringe dies neue Sieger und Verlierer mit sich: Die Verlierer wären die Agrarkonzerne, die einen großen Teil ihres Markteinflusses einbüßen müßten.[40] Die Sieger wären neben den Kleinbauern des Südens all jene, die eine gesunde, aber auch sozial und umweltverträgliche Ernährung unterstützen.

So bemerkt Jules Pretty in der Zusammenfassung seiner Studie:

> »Gesteigerte Erträge sind nicht gleichbedeutend mit einer besseren Ernährungssicherung für die Menschen. Was zählt ist hingegen, wer die Nahrung produziert und wer Zugang zu der Technik und dem Wissen hat, das notwendig zur Produktion der Nahrung ist. Und vor allem, wer das Geld hat, sich dies alles zu leisten«.[41]

Will man die Welternährung sichern, muß man die sozialen und ökologischen Bedingungen einbeziehen. Eine kurzfristige Steigerung der Erträge, die auf Kosten der Umwelt und der Menschen geht, ist der falsche Weg. Ein zerstörtes Ökosystem wird die nachfolgenden Generationen nicht ernähren können.

---

[40] Ebd., S. 17.
[41] Ebd., S. 7.

Konrad Ott

Ehrfurcht vor dem Leben und »grüne« Gentechnik –
Versuch einer Verhältnisbestimmung[1]

Albert Schweitzer lebte lange genug, um Schrödingers Schrift »*Was ist Leben?*« (erstmals 1944 publiziert) und die Entdeckung der DNA durch Watson und Crick zu erleben (die wichtigsten Publikationen erschienen 1953 und 1954). Die frühesten Debatten über die mögliche technische Manipulation der Erbsubstanz und die Erzeugung gentechnisch veränderter Organismen überlappen sich mit den letzten Lebensjahren Schweitzers. Das berühmt-berüchtigte Ciba-Symposium fand 1962 statt. Schweitzer scheint hiervon allerdings keine Notiz mehr genommen zu haben. Meines Wissens hat sich Schweitzer in seinen Schriften nie zu diesem Themenkomplex der genetischen Manipulation geäußert, obschon dessen Relevanz für seine Ethik auf der Hand lag und liegt. Die Gentechnik ist das Musterbeispiel für die technologische Dimension der modernen Biologie. Sie wurde zudem seit ihren Anfängen wie kaum eine andere zivile Technologie außer der Atomkraft auf den moralischen Prüfstand gestellt. Der praktische Diskurs über die Gentechnik, dessen Anfänge sich bis in die 60er Jahre des vergangenen Jahrhunderts zurück verfolgen lassen, hat mittlerweile zur Herausbildung eines komplexen Argumentationsraumes geführt. Die Differenzierungen der Anwendungsbereiche (Gentechnik an Bakterien, Pflanzen, Tieren und am Menschen) verbieten ein pauschales Urteil über »die« Gentechnik.

Außer Frage stehen kann Schweitzers generell technikskeptische Haltung.[2] Es soll aber hier nicht darüber spekuliert werden, wie Schweitzer über die Gentechnik im Allgemeinen und über die sog. »grüne« Gentechnik im Besonderen hätte geurteilt haben können. Es ist statt dessen in systematischer Absicht nach den Argumenten zu fragen, aufgrund derer man im Lichte einer Ethik der Ehrfurcht vor dem Leben die Ablehnung der »grünen« Gentechnik womöglich rechtfertigen kann. Mich interessiert im Folgenden nur das Verhältnis zwischen der Begründung und den Grundprinzipien der Ethik Schweitzers und einem bestimmten Anwendungsfeld der Gentechnik, nämlich deren Einsatz im Bereich der

---

[1]   Für hilfreiche Kommentare bedanke ich mich bei Christian Bartolomäus u. Martin Gorke.
[2]   Altner, Günter: Naturvergessenheit. Grundlagen einer umfassenden Bioethik. Darmstadt 1991, S. 62.

Nutzpflanzen (»grüne« Gentechnik). Diese leitende Frage hat unterschiedliche
Aspekte: Wie begründet Schweitzer seine Ethik? Welche Konsequenzen für die
Beurteilung der »grünen« Gentechnik ergeben sich aus dieser Ethik? In welcher
Beziehung stehen umgekehrt die gentechnikkritischen Argumente zu Schweitzers Ethik? Daher kommt es mir auch darauf an, die Begründung dieser Ethik
näher zu betrachten, da die »grüne« Gentechnik nicht nur vom Grundprinzip der
Ehrfurcht vor dem Leben, sondern auch von den Voraussetzungen her betrachtet
werden kann, die Schweitzer zu dessen Begründung heranzieht. Dabei konzent-
riere ich mich im ersten Abschnitt im Wesentlichen auf *Kultur und Ethik*. Im
zweiten Abschnitt untersuche ich die kategorischen Argumente, die gegen die
grüne Gentechnik geltend gemacht werden. Ich möchte in diesem Zusammenhang zeigen, sich die kategorische Ablehnung dieser Technologie auch vom
Standpunkt physiozentrischer Ethikkonzepte nicht von selbst versteht. Im
Schlußabschnitt versuche ich eine Bestimmung des Verhältnisses zwischen
Schweitzers Ethik und grüner Gentechnik und lege meine eigene Position dar.
Nicht behandelt werden der Themenkomplex der humantoxischen und ökologi-
schen Risiken der grünen Gentechnik sowie politiknahe Fragen wie die nach der
»Koexistenz« unterschiedlicher landwirtschaftlicher Produktionsweisen, der
Kennzeichnung gentechnisch veränderter Nahrungsmittel oder der Ausgestal-
tung des Monitorings nach Inverkehrbringung von gentechnisch veränderten
Organismen.[3]

Albert Schweitzers Ethik und ihre Herleitung

1. Die erste Basisunterscheidung in »Kultur und Ethik«[4] trennt bekanntlich
Weltanschauung von *Lebensanschauung*.[5] Europa hat für Schweitzer während
seiner Geistesgeschichte (im Unterschied zu Asien) immer eine optimistische
Weltanschauung konzipiert und eine optimistische Lebensanschauung und eine
ihr entsprechende »tätige« Ethik in dieser eingeschlossen.

> »Die Geschichte der abendländischen Philosophie ist die Geschichte des Kampfes um die
> optimistische Weltanschauung«. (S. 12)

Daraus ergab sich besagte optimistische Ethik tätigen Schaffens und der daran
anknüpfende Gedanke eines wissenschaftlich-technischen und eines moralisch-

---

[3] Vgl. hierzu ausführlich SRU: Umweltgutachten. Stuttgart 2004, Kap. 6.
[4] Schweitzer, Albert: Kultur und Ethik, mit Einschluß von Verfall und Wiederaufbau der
     Kultur. München 1960. Die folgenden Seitenangaben in Klammern beziehen sich auf die-
     ses Werk.
[5] Die Leitfrage der Weltanschauung lautet in etwa: Was ist das Wesen, der Endzweck oder
     der Sinn der Welt insgesamt, etwa das des Universums, der biologischen Evolution oder
     der menschlichen Geschichte auf diesem Planeten? Die Leitfrage der Lebensanschauung
     lautet: Was ist der Sinn meines Daseins? Wozu versuche ich, tätig schaffend in der Welt zu
     sein. Wozu all die Mühe?

sittlichen Fortschritts der Menschheit. Auch die übrigen Kulturideale sind für Schweitzer das Ergebnis der optimistisch-ethischen Weltanschauung. (S. 7) Diese aber ist für Schweitzer durch den Prozeß der Aufklärung in eine tiefe Krise geraten. Es gibt kein überzeugendes optimistisches, sinnstiftendes »Meta-Narrativ«, das Natur, Geschichte, Kultur, Individuum übergreift. Die Naturwissenschaften beschreiben ein wesentlich zielloses und wertfreies Universum (S. XIV). Der »umfassende, die Lebensanschauung organisch in sich begreifende Begriff von Weltanschauung (ist) aufzugeben« (S. 204 u.a.). Daher betont Schweitzer, daß wir eine Ethik (für Schweitzer synonym mit Moralität) nicht länger von Weltanschauungen erwarten dürfen. Wir müssen vielmehr das Schlepptau zwischen Weltanschauung und Lebensanschauung kappen. Somit fragt sich (S. 200), welchen Sinn dem Menschendasein zu geben ist, »wenn wir darauf verzichten müssen, den Sinn der Welt zu erkennen«. *Dies* ist die Ausgangsfrage, die zur Ethik der Ehrfurcht vor dem Leben führt.[6]

Wenn Gott tot und die »wahre Welt«, d.h. die transzendente Welt in Platonismus und Christentum, zur Fabel geworden ist (Nietzsche, *»Götzen-Dämmerung«*), können wir nicht ohne weiteres die jüdisch-christliche Morallehre beibehalten. Schweitzer nimmt die Herausforderung, die von der Philosophie Nietzsches ausgeht, an. Schweitzer weist Nietzsche sogar einen Platz »in der ersten Reihe der Ethiker der Menschheit« zu (S. 171). Die Problematik Nietzsches war es, eine höhere Lebensbejahung jenseits von gut und böse (aber nicht jenseits von gut und schlecht) denken zu wollen, aber gleichsam das Kind der Moralität mit dem trüben Bade der Ressentimentmoral auszuschütten. Nietzsche gelangt nicht aber zu einer wirklichen Neubegründung der Ethik, sondern langt Schweitzer zufolge »beim mehr oder weniger sinnlosen Sich-Ausleben« an.[7] In diesem Zusammenhang trifft Schweitzer die Unterscheidung zwischen *gesteigerter* und *höherer* Lebensbejahung. Nietzsche vertritt nur eine gesteigerte Lebensbejahung, Schweitzer visiert eine höhere an. Man kann Schweitzers Ethik daher auch als Antwort auf Nietzsches in Aussicht gestellte Umwertung aller Werte verstehen. (Daß der Nietzscheanismus niemals diese Antwort diskutiert hat, spricht gegen ihn.)

Ausgangspunkt der Lebensanschauung ist der elementare Wille zum Leben, den wir nicht theoretisch einsehen oder »beweisen« müssen, sondern den wir

---

[6] Insofern nimmt Schweitzer ein existentialistisches Motiv vorweg: Dem Leben in einer absurden Welt einen Sinn geben.

[7] Vgl. Schweitzer: Kultur und Ethik, S. 171. Dieses Urteil wird der Problematik des Spätwerkes und des Nachlaßes Nietzsches nicht gerecht. Es geht nicht um ein blindes Sich-Ausleben, sondern um gelingende Selbst-Transzendierung des Menschen. Größtmögliche Steigerung kraftvollen, gesunden menschlichen Lebens ist das, was Nietzsche in seiner angekündigten »Philosophie der Zukunft« vorschwebt. Darauf bezieht sich die »Umwertung aller Werte«. Insofern wollte Nietzsche in der Tat auf eine neue »Lehre« hinaus, die sich ansatzweise im »Zarathustra«, in den Spätschriften und den Nachlaßfragmenten findet. Diese Lehre ist aber, was hier nicht gezeigt werden kann, unter Nietzsches Prämissen aporetisch.

existentiell an uns selbst kennen. Wir finden den Willen zum Leben als Gegebenheit (heute würde man sagen, als »first-person evidence«) in uns selbst in
unseren Lebensvollzügen vor: in Lust und Schmerz, in Lachen und Weinen. Wir
finden, so Schweitzer, in uns selbst einen Drang, schaffend tätig zu werden, uns
mit der Welt aktiv und auch kämpferisch auseinanderzusetzen. Wir sind mit dem
Lebenswillen präreflexiv vertraut.

Aus dem berühmten Satz: »Ich bin Leben, das leben will, inmitten von Leben,
das Leben will« (S. 239), kann, sofern man ihn isoliert betrachtet, auch ein Sozi-
aldarwinismus des Fressens und Gefressen-Werdens gefolgert werden. Die blinde Lebensbejahung, die in der außermenschlichen Natur zu beobachten ist,[8] und
die elementare Lebensbejahung der Menschen ähneln sich nicht zufällig. In dieser Lebensbejahung zeigt sich der Mensch als »Teil der Natur«. Wie aber gelangt man vom eigenen Lebenswillen und von der ungeschönten Beobachtung
des spontanen, blinden Lebenswillens in der Natur zur Ehrfurcht vor dem Leben? Schweitzers Antwort: Indem man den Lebenswillen überwindet und ihm
dabei doch treu bleibt (S. 210). Dazu muß der Lebenswille denkend werden. Der
geistige Mensch erkennt in einem ersten Schritt die Verwandtschaft des natürlichen Menschen mit der animalischen Welt. Daraus folgt noch keine Ethik. In
der Ehrfurcht vor dem Leben muß der natürliche Lebenswille im hegelschen
Sinne aufgehoben werden. Deshalb *muß* man die »Halle« der Resignation (als
das Stadium der Negativität) durchschreiten, um in die Ethik eintreten zu können.

2. Eine zweite Basisunterscheidung Schweitzers trennt Grundeinstellungen
zur Welt: *optimistisch versus pessimistisch.* Optimismus und Pessimismus sind
für Schweitzer »Willensqualitäten« (S. 16). Beide Unterscheidungen (Lebensanschauung und Weltanschauung, Optimismus und Pessimismus) konstituieren eine
Quadrupelrelation mit vier Kombinationsmöglichkeiten. Eine *optimistische* Lebensanschauung ist in unserem Willen zum Leben in *naiver Form* angelegt. Die
ungetrübte Lebensfreude von Kindern und jungen Menschen ist paradigmatisch
hierfür. Diese Art der Lebensbejahung ist schön und beneidenswert, aber an sich
noch gedankenlos. Durch Reflexion, auch durch reale Schicksalsschläge und
Widerfahrnisse zerbricht dieser naive Optimismus.[9] Die reife Lebensanschauung, die von Weltanschauung entkoppelt wurde, tendiert daher dem Pessimismus zu. Die vollständig pessimistische Lebensanschauung wendet sich aber
letztlich vom Leben ab.[10] Nietzsches dionysischer Pessimismus und Schweitzers

---

[8]   »Die Natur kennt nur blinde Lebensbejahung« (ebd., S. 219).
[9]   Schweitzer kennt natürlich die Stellen im Psalter, in denen der Mensch mit einer Blume
      und mit Gras verglichen wird, über das der Wind geht (Ps. 90).
[10] So sah es auch Nietzsche, der in diesem Zusammenhang auch von »romantischem Pessi-
      mismus« und von der »europäischen Form des Buddhismus« sprach.

Ehrfurcht vor dem Leben gehen in der Ablehnung des »lebensmüden«[11] Pessimismus noch konform. Ihre Wege trennen sich, da Nietzsche bekanntlich eine »Umwertung der Werte« und eine »Züchtungslehre«, Schweitzer eine »Vertiefung der Ethik« avisiert.[12]

Ethik kennzeichnet sich für Schweitzer durch individuelle *Selbstvervollkommnung* und durch *Hingabe* an andere. Bereits Kant hatte eigene moralische Vollkommenheit und fremde Glückseligkeit als die beiden Ziele bestimmt, die zugleich Pflichten darstellen (Metaphysik der Sitten, Einleitung zur Tugendlehre). Wir müssen für Schweitzer, wenn wir diesen moralisch obligatorischen Zielen gerecht werden wollen, von der naiven zur vertieften Lebensbejahung gelangen und die Stufe der Resignation »aufheben«. Der Wille zum Leben muß reflexiv werden *und* dabei doch lebensbejahend bleiben.

Die Ethik soll uns ein »denknotwendiges« moralisches Prinzip liefern, das das *gesamte* Leben der sittlichen Person auszufüllen vermag. Der Ausdruck »denknotwendig« bezieht sich meines Erachtens nicht nur auf eine »innere Nötigung«, die von jedem Moralprinzip ausgeht, sondern auf dessen Begründung. Ein Moralprinzip muß bei all seiner notwendigen Allgemeinheit etwas »ungeheuer Elementares und Innerliches« sein (S. 26), das den Menschen, wenn es ihm ein für allemal »aufgegangen« ist, nicht wieder losläßt, und das ihn zum rechten Tun antreibt »wie die Schiffsschraube das Schiff«. Der gute Wille, so hat es Kant gelehrt, wird vom Kategorischen Imperativ so bestimmt wie ein Naturkörper vom Gesetz der Schwerkraft. Das Prinzip der Ethik sorgt also zugleich für die gehörige Motivation. Das Moralprinzip sollte daher rational einsichtig sein (»denknotwendig«); es ergreift zugleich existentiell und motiviert in hohem Grade (»innere Nötigung«). Die »innere Nötigung« ist aber eine Konsequenz der Einsicht in »Ideen«, die für das Denken im Willen zum Leben »gegeben« sind (S. 210).

3. Das Leben ist für Schweitzer etwas zutiefst Rätselhaftes und Unergründliches. Für die naive Natursicht *und* für die Biologie ist das Leben gleichermaßen unergründlich. Alle Erkenntnis der Natur ist von der Entschlüsselung des Rätsels des Lebens gleich weit entfernt. »Was aber Leben ist, vermag keine Wissenschaft zu sagen« (S. 238). Diese Überzeugung hat Schweitzer in seinem Hauptwerk (S. 238) und in den Predigten des Jahres 1919[13] im Bild vom Gelehrten und vom Landmann veranschaulicht. Das Geheimnis des Lebens ist für bei-

---

[11] Eine pessimistische Lebensanschauung müßte eigentlich zum Selbstmord führen. An einer Stelle werden das Problem des Suizids und die Ehrfurcht vor dem Leben in einen Zusammenhang gebracht (Schweitzer: Kultur und Ethik, S. 207). Die instinktive Ehrfurcht vor dem Leben erweckt einen instinktiven Widerwillen gegen den Suizid.

[12] Für die heutigen nietzscheanischen Bioethiker ist der Einsatz der Gentechnik von daher nicht nur zulässig, sondern sollte bedenkenarm voran getrieben werden (man denke nur an Sloterdijks Elmauer Rede).

[13] Schweitzer, Albert: Was sollen wir tun? 12 Predigten über ethische Probleme. Heidelberg 1986, S. 24.

de Personen »gleich unergründlich« und der Unterschied zwischen gelehrt und ungelehrt ist daher »ein ganz relativer« (S. 238). Sofern der Gelehrte seine Kenntnisse von einzelnen »Stückchen Ablauf von Leben« überschätzt, ist er aufgrund seiner Eitelkeit sogar unwissender als der, der sich vom Geheimnis erfassen, ja überwältigen läßt.[14] Ich behaupte, daß die Haltung der Ehrfurcht nicht zuletzt von dieser Annahme abhängt, d.h. diese einen begründenden Status hat.

Die Anschlußfrage lautet, ob diese Annahme Schweitzers temporal invariant zu verstehen ist, also sämtliche Fortschritte der biologischen Wissenschaften einschließt. Sofern Schweitzers Ethik auf dieser Behauptung beruht, muß sie temporal invariant gelten. Andernfalls wäre die Ethik hinfällig, sobald die Biologie sukzessive das »Rätsel« gelöst hätte. Diese Prämisse von der Rätselhaftigkeit ist gewiß nicht selbstverständlich, denn man kann einwenden, spätestens seit Watson und Cricks Einsichten in die Funktion und die strukturelle Anordnung der Erbsubstanz (Doppelhelix-Modell) oder auch seit den verbesserten Hypothesen über die Ursprünge biologischer Information sei das Rätsel des Lebens weitgehend gelöst worden. Die Gentechnik ist dann zu verstehen als die technologische Konsequenz einer »reifen« und bewährten wissenschaftlichen Theorie, die sich unterschiedlich »finalisieren« läßt. Befinden sich das naive Staunen vor dem Wundersamen natürlicher Phänomene und die gentechnische Übertragung von Erbinformation wirklich in Äquidistanz zum unergründlichen Geheimnis?[15] Nach üblicher Auffassung werden die Geheimnisse der Natur um so weniger rätselhaft, je mehr das naturwissenschaftliche Wissen zunimmt. Jede Kausalerklärung beseitigt ein Rätsel. Man hat aber auch Grund, der Auffassung Schweitzers beizupflichten, mit der Zunahme wissenschaftlicher Kenntnisse ändere sich an der Rätselhaftigkeit des belebten Seins nichts, vielmehr nähme diese zu.[16] Insbesondere negentropische (»ektropische«) Strukturen, vor allem lebende Organismen, sind ein Gegenstand des Erstaunens gerade für die, die die Gesetze der Thermodynamik kennen.

4. Wir staunen, so Schweitzer, über das unergründliche Rätsel des Lebens. Wenn man sich ins Leben vertieft, so ergreift es einen »plötzlich wie ein Schwindel«[17]. Mit dem Willen zum Leben sind wir innerlich unmittelbar vertraut und dennoch bleibt auch der Lebenswille in uns geheimnisvoll. Der Wille zum Leben ist vertraute *und* rätselhafte Gegebenheit in mir und zugleich auch

---

[14] Auf ähnliche Weise ist der nur buchgelehrte Theologe vom Geheimnis des Heiligen weiter entfernt als der Fromme, der von ihm ergriffen wird.

[15] Was heißt es überhaupt, wenn man sagt, die Wissenschaften haben etwas derart gut erklärt, es »kein Geheimnis« mehr ist? Emergente Eigenschaften sind bspw. so definiert, sie nicht aus den Eigenschaften von Systemen unterer Ebenen abgeleitet werden können, sondern sich »ereignen«.

[16] Dies könnte man an sog. Naturkonstanten, an der Schwerkraft, der Biosphäre in ihrer Geschichte, dem genetischen Code, an der Evolution der Lebensformen, an einzelnen Organen wie Augen und am Phänomen des Bewußtseins illustrieren.

[17] Schweitzer: Predigten, ebd.

rätselhafte Allgegenwärtigkeit außer mir. In dieser dialektischen Beziehung ist die Du-Erfahrung fremden Lebens immanent angelegt; denn so, wie mir meine Lebensäußerungen fremd werden können, können mir fremde Lebensäußerungen als vertraut erscheinen, als könnte ich sie empathisch und analogisch verstehen.

In allem Lebendigen steckt für Schweitzer ein geheimnisvoller Wille zum Leben. Es handelt sich um einen »unendlichen, unergründlichen, vorwärts treibenden Willen, in dem alles Sein gegründet ist«[18]. Er »trägt den Drang in sich, sich in höchstmöglicher Vollkommenheit zu verwirklichen« (S. 210). Vollkommenheit ist in jeder Form des Lebens realteleologisch angelegt: Baum, Qualle, Blume, Insekt, sogar im (unbelebten!) Kristall und in der Schneeflocke, die für Schweitzer in der warmen Hand »stirbt«[19]. Dies scheinen teleologisch-vitalistische Auffassungen, die zur Zeit Schweitzers vertreten wurden.[20] Hinter den vitalistisch klingenden Formulierungen steckt jedoch ein Gedanke, der das Verhältnis von Ethik und Mystik betrifft.[21]

Der Wille zum Leben muß »in uns mit sich selbst wahr« werden.[22] Man wird, so Schweitzer, wenn man sich seiner selbst als Manifestation des Willens zum Leben bewußt wird, immer stärker vom Geheimnis eines »universellen Willens zum Leben« erfüllt.[23] Es geht also nicht darum, das Geheimnis des Lebens wissenschaftlich zu erklären (was unmöglich ist), sondern man muß sich von ihm *immer mehr innerlich erfüllen lassen.*[24] Dies ist Schweitzers Begriff der (Denk-) Mystik, die daher zur Ethik gehört. Hier folge ich Günzlers Auffassung, wonach Schweitzer die Rationalität bis an ihre Grenzen treibt, um in einen trans-, aber keineswegs irrationalen Bereich zu gelangen, in dem die Beziehung zwischen Ich und Universum »tiefer« und »lebendiger« erfaßt wird.[25] Dabei ist es unerheblich, wie vertraut Schweitzer mit den Schriften der mittelalterlichen Mystiker war.[26]

---

[18] Schweitzer: Kultur und Ethik, S. 211.

[19] Schweitzer: Predigten, S. 25.

[20] Exemplarisch hierfür sind die Arbeiten von Hans Driesch, vgl. etwa noch Driesch, Hans: Das Wesen des Organismus. In: Driesch, H./ Woltereck, H. (Hrsg.): Das Lebensproblem. Leipzig 1931, S. 385-450.

[21] Ich möchte nicht in einer abwertenden Weise von Schweitzers »Mystik« sprechen, wogegen sich Günter Altner zu recht wendet (Altner: Naturvergessenheit, S. 52), sondern den Ort der »Denkmystik« in der Begründung aufzeigen.

[22] Schweitzer: Kultur und Ethik, S. 211.

[23] Ebd., ähnlich S. 238.

[24] An einer Stelle heißt es, das Sein denkt »in mir« ethische Ideale. Diesen werde ich »dienstbar« (ebd., S. 211).

[25] Vgl. Günzler, Claus: Albert Schweitzer. Einführung in sein Denken. München 1996; Schweitzer hat betont, Ethik immer auch »irrationalen Enthusiasmus als Lebensodem« braucht (Schweitzer: Kultur und Ethik, S. 228).

[26] Vgl. hierzu Werner, H. J.: Die Ethik Albert Schweitzers und die deutsche Mystik des Mittelalters. In: Günzler, Claus et al. (Hrsg.): Albert Schweitzer heute. Tübingen 1990, S. 196-226, der aufzeigt, bei welchen Denkfiguren der deutschen Mystik Schweitzer sich hätte Anregungen holen können. Hier finden sich auch erhellende Analysen über die Naturauffassung der deutschen Mystik.

Leben ist für Schweitzer ein Faszinosum. Das Lateinische »fascinans« ist, woran zu erinnern ist, bei Rudolf Otto ein Merkmal des Numinosen (»*Das Heilige*«). Das zweite Merkmal des Heiligen ist »tremendum«, d.h. etwas Furcht Einflößendes und (Ehr)Furcht Gebietendes, wobei »Furcht« im biblischen Sinne von »Gottesfurcht« zu verstehen ist. Ottos Analysen des Heiligen scheinen, so eine Hypothese, bei Schweitzer eine bislang nicht genügend gesehene Rolle zu spielen, die sich allerdings nicht belegen läßt. Verweise auf Otto finden sich in Schweitzers Hauptwerken meines Wissens nicht.[27] Es bestehen aber erstaunliche Parallelen zwischen Schweitzers Ehrfurcht und Ottos Bestimmungen des Heiligen.[28] Für Otto ist das Numinose zugleich »tremendum« und »faszinosum«. Beide Bestimmungen treten Otto zufolge »in eine seltsame Kontrastharmonie«[29], die unendliche Varianten und Nuancen aufweist (»schaudervoll«, »lockend«, »majestätisch«, »anziehend« usw.). Das Ergriffensein vom Heiligen wird für Otto in manchen Fällen zur »geadelten Mystik«[30], was sich mit Schweitzers Darlegungen über das mehrdeutige Verhältnis von Ethik und Mystik vergleichen ließe.[31] Dies kann hier leider nicht geschehen; festzuhalten ist nur, daß die Auffassung vom »Leben« als Ehrfurcht gebietendes Geheimnis für die Begründung von Schweitzers Ethik essentiell zu sein scheint. So verstehe ich Schweitzers Aussage, eine das Denken befriedigende Ethik müsse »aus Mystik geboren werden«.

Wenn dies zutreffen sollte, so ergibt sich daraus auch, daß Schweitzers Ethik nicht als Grundlage einer verbindlich begründbaren säkularen Bürgermoral dienen kann. Es ist daher auch fraglich, ob sich die staatliche Regulierungspraxis der grünen Gentechnik auf Schweitzers Ethik stützen kann.

5. Unter diesen Voraussetzungen erfaßt man anderes Leben nicht nur durch äußerliche Beobachtung und Analyse, sondern auch in Analogie zum Leben, das man selber ist.[32] Diese Perspektive ist eo ipso ethisch; sie mündet in eine »Du«-Erfahrung. »Überall, wo du Leben siehst – das bist du!«.[33] Vertrautheit, Rätselhaftigkeit, Faszinosum, Drang zur Vollkommenheit, »tat twam asi« – so sam-

---

[27] In der »Geschichte der Leben-Jesu Forschung« findet sich nur ein Hinweis auf Ottos Buch Otto, Rudolf: Das Heilige. Gotha [16]1927) über »Leben und Wirken Jesu nach historisch-kritischer Auffassung« (Schweitzer, Albert: Geschichte der Leben Jesu Forschung. Nachdruck der 7. Auflage. Tübingen 1984, S. 349).

[28] Das Motto über Ottos 1917 erschienenes Buch lautet: »Das Schaudern ist der Menschheit bestes Teil. Wie auch die Welt ihm das Gefühl verteure. Ergriffen fühlt er tief das Ungeheuere.«

[29] Otto: Das Heilige, S. 43, Trennstrich im Original.

[30] Ebd., S. 46.

[31] Schweitzer: Kultur und Ethik, S. 231ff.

[32] Ebd., S. 338.

[33] Schweitzer: Predigten, S. 25. Ein toter Käfer war ein Lebewesen, »das um sein Dasein rang wie du, an der Sonne sich erfreute wie du, Angst und Schmerzen kannte wie du, und nun nichts mehr ist als verwesende Materie – wie du über kurz oder lang sein wirst« (Schweitzer: Predigten, S. 24f).

meln sich Bestimmungen einer »Denkmystik«, aus denen schließlich der ethische Funke schlägt, der alles weitere von innen her erleuchtet: »Ehrfurcht vor dem geheimnisvollen Willen zum Leben, der in allem ist«.[34] Nicht der bloße, sondern der geheimnisvolle Wille erheischt Ehrfurcht.

Der Begriff der Ehrfurcht ist umfassender und mehrdeutiger als die (einander immanent zugeordneten) Begriffe des moralischen Eigenwerts und des moralischen Respekts. Er umfaßt mindestens drei Dimensionen: a) Staunen, b) Respekt bzw. Achtung, c) Verehrung, Scheu, »Furcht«.[35] Die zweite Dimension der Ehrfurcht wird auf Lebendiges angewendet. Daraus ergibt sich eine Position, die nach üblicher Terminologie »biozentrisch« zu nennen ist. Es ist allerdings aufgrund einiger Beispiele Schweitzers (Kristall, Schneeflocke) nicht einmal klar, ob Schweitzers Lebensbegriff nur das organismische Dasein umfaßt oder umfassender im Sinne einer Selbstorganisation von Materie zu verstehen ist.[36]

> »Ethik besteht also darin, daß ich die Nötigung erlebe, allem Willen zum Leben die gleiche Ehrfurcht entgegenzubringen wie dem eigenen. Damit ist das denknotwendige Grundprinzip des Sittlichen gegeben: Gut ist, Leben erhalten und Leben fördern, böse ist, Leben vernichten und Leben hemmen«.[37]

Der Ausdruck »gleich« zeigt einen Egalitarismus an. Schweitzer behauptet, dieses Prinzip sei »denknotwendig« im Willen zum Leben gegeben.[38] Von »Denknotwendigkeit« kann, wie häufig gesehen wurde, nicht die Rede sein, wenn man sich die Prämissenstruktur Schweitzers vor Augen führt:

(1) Die Ethik soll *elementar* und *innerlich* sein, sie soll uns ein *Prinzip* liefern, das das *gesamte* Leben der Person in alle Richtungen auszufüllen vermag.

(2) Ethik (Moralität) kennzeichnet sich durch individuelle *Selbstvervollkommnung* und durch *Hingabe* an andere.

(3) Wir müssen von der naiven zur vertieften Lebensbejahung gelangen und die Stufe der Resignation durchlaufen und integrieren (»aufheben«).

(4) Das Leben ist ein Numinosum/Mysterium. Auch die Wissenschaft kann dieses Geheimnis nicht ergründen.

---

[34] Schweitzer: Kultur und Ethik, S. 238. »Ehrfurcht vor dem Leben« (veneratio vitae) wird definiert als »Ergriffensein von dem unendlichen, unergründlichen, vorwärts treibenden Willen, in dem alles Sein gegründet ist« (Schweitzer: Kultur und Ethik, S. 211). Alles Erkennen ist »Staunen über das Rätsel des Lebens – *Ehrfurcht vor dem Leben*« (Schweitzer: Predigten S. 24). Hier wird noch direkter als in »Kultur und Ethik« das Staunen über das Rätsel mit dem Moralprinzip.

[35] Lienkamp, A.: Achtung und Ehrfurcht vor dem Leben: Von Albert Schweitzer zur Erd-Charta. In: Natur und Kultur, Jg. 4, Heft 1, 2003, S. 57. In den »Objekten« der Ehrfurcht könnten diese drei Dimensionen im Prinzip unterschiedlich akzentuiert werden (bspw. Staunen vor dem Lebendigen, Respekt vor der Würde des Menschen, Gottesfurcht), aber dieser Gedanke findet sich bei Schweitzer meines Wissens nicht.

[36] Diesen Hinweis verdanke ich Martin Gorke.

[37] Schweitzer: Kultur und Ethik, S. 239.

[38] Schweitzer: Kultur und Ethik, S. 236.

(5) Jedes Mysterium erheischt Ehr-Furcht. Ehrfurcht beinhaltet moralischen Respekt.

(6) Das Mysterium begegnet in allem lebendigen Einzeldasein.

(7) Hieraus ergibt sich eine analogisch-emphatische Wahrnehmung anderen Lebens.

(8) Das gesuchte Grundprinzip des Ethischen lautet: Hingebung an Leben aus Ehrfurcht vor dem Leben.

(9) soll das Ergebnis einer Schlußfolgerung sein. Versuche, diese Herleitung mit den Mitteln der Normenlogik zu formalisieren, erscheinen mir wenig aussichtsreich.[39] Ich weise nur darauf hin, daß die Begründung ohne die Prämissen 4 und 5 nicht auskommt. Diese aber sind keineswegs denknotwendig. Nur unter der (transrationalen) Prämisse 4 kann der Lebenswille die Lebensbejahung, die allgegenwärtig um ihn herum ist, in der Einstellung der Ehrfurcht *moralisch anerkennen.*[40] Dies heißt nicht, Schweitzers Ethik »irrational« wäre. Man *kann* sich diese denkmystische Prämissen durchaus zu eigen machen, aber man *muß* es auch als moralische Person nicht.

6. »Ehrfurcht vor dem Leben« ist ein Moralprinzip, das das ganze Leben erfüllen soll. Es gilt nunmehr, dieses Prinzip möglichst konsequent anzuwenden. Schweitzers Ethik ist eine strikte Gesinnungsethik, die so weit reicht, wie der Bereich des eigenen Handelns sich erstreckt. Die Ausdehnung dieses Bereiches kann man mitgestalten, etwa indem man sich die Gelegenheiten zur Hingabe an andere verschafft, wozu Urwaldhospitäler gut geeignet sind. Konsequenzen der Befolgung dieser Ethik für den Geschichts- und Weltverlauf sind »dahingestellt«. Bedeutungsvoll ist allein die Tatsache, daß etwas Seltenes und Kostbares in die Welt tritt: *die von der Ehrfurcht vor dem Leben erfüllte sittliche Person.*[41]

Zur Liebe zu Gott und zur Liebe zu den Menschen tritt das »Mittelstück«[42] der Liebe zur Kreatur. Auf den offensichtlichen Umstand, Schweitzers Prinzip nicht durchgängig befolgt werden *kann*, da dessen Adressaten leibliche Wesen sind, deren Stoffwechsel nicht ohne Zufuhr von organischem Material funktioniert, gehe ich nicht weiter ein. Für Schweitzer ist es ja gar nicht so schlimm, daß gegen das Prinzip verstoßen werden muß. Um so tiefer sitzt der ethische Stachel. Die Ethik der Ehrfurcht vor dem Leben gilt absolut und kategorisch. Sie duldet keine Kompromisse und bietet keine Vorrangregeln oder Abwägungskri-

---

[39] Dies wäre so, als wolle man Spinozas »Ethik« mit moderner Logik formalisieren.

[40] Schweitzer: Kultur und Ethik, S. 219.

[41] Wer von diesem Gedanken der Ehrfurcht vor dem Leben einmal ergriffen wird, den läßt er nicht mehr los. Die Bahn zur Selbstvervollkommnung durch Hingabe an Leben ist eröffnet. Man gewinnt eine neue, »vertiefte« Perspektive auf die Welt. Diese Perspektive ist ein Geschenk, für das man dankbar sein soll. Der Mensch »darf« zur Erkenntnis der Ehrfurcht vor dem Leben gelangen (Schweitzer: Predigten, S. 32).

[42] Schweitzer: Predigten, S. 25.

terien. Auf Anwendungsebenen wirkt sie sogar dezisionistisch. Sie nimmt, darin gut protestantisch, dem Individuum die Entscheidung und die Verantwortung hierfür nicht ab, sondern zwingt jeden einzelnen in jedem Augenblick, sich selbst zu *entscheiden*, ob er ethisch bleiben oder aber (größere oder geringere) Schuld auf sich nehmen will.

> »Nie dürfen wir abgestumpft werden. In der Wahrheit sind wir, wenn wir die Konflikte immer tiefer erleben. Das gute Gewissen ist eine Erfindung des Teufels«. »*Gut bleiben, heißt wach bleiben!*«.[43]

Die Fragwürdigkeit aller Kulturleistungen, die ohne Verletzung des Ehrfurchtsprinzips nicht denkbar sind, kommt dadurch zu Bewußtsein.

Ohne auf die Kasuistik einzugehen, ist nun zu fragen, ob sich auf der Basis der Ethik der Ehrfurcht vor dem Leben kategorische Argumente gegen die »grüne« Gentechnik, d.h. den Einsatz der Gentechnik im Bereich der Kulturpflanzen vorbringen lassen. Hier läßt Schweitzers Prinzip offenbar Deutungsspielräume. Es verbietet die Vernichtung und die Hemmung von Leben kategorisch. Es fordert, Leben zu erhalten und zu fördern. Daraus läßt sich eine ablehnende Haltung zu medizinischen Versuchen an höheren Tieren entwickeln.[44] Aber was geschieht in Praktiken wie Ackerbau, Forstwirtschaft, Züchtung, Kreuzung und, zuletzt, grüner Gentechnik? Es wäre zu einfach, unter Berufung auf Schweitzer die Bewertung der »grünen« Gentechnik zur höchstpersönlichen Entscheidung zu erklären. Schweitzers Geschichte vom Gärtner, der den Einsatz selbst von einfachen Maschinen verschmäht, um kein Maschinenherz zu bekommen[45], eignet sich kaum für eine ethische Bewertung der modernen Biotechnologie. Auch das Beispiel vom Schnitter, der tausende Blumen »zur Nahrung für seine Kühe« ummäht, sich aber davor hüten soll, auf dem Heimweg »in geistlosem Zeitvertreib eine Blume« zu »köpfen«, ist hierfür unergiebig. Man muß zwar immer prüfen, ob es wirklich notwendig ist, Leben zu schädigen, aber diese Prüfmaxime läßt sich nicht auf gentechnische Manipulation anwenden, da es durchaus fraglich ist, ob die Organismen hierdurch überhaupt geschädigt werden. In Angela Kallhoffs Buch über die »*Prinzipien der Pflanzenethik*« heißt es, daß biotechnische Veränderungen von Kulturpflanzen nicht zu beanstanden sind, wenn die hieraus resultierenden Exemplare gedeihen können.[46] Kallhoff vertritt eine biozentrische Position. Daher ist es keineswegs von vornherein ausgemacht, daß man unter dem Panier der »Ehrfurcht vor dem Leben« gegen die grüne Gentechnik zu Felde ziehen kann.

---

[43] Schweitzer: Kultur und Ethik, S. 249, ähnlich auch Schweitzer: Predigten, S. 30.
[44] Altner: Naturvergessenheit, S. 60.
[45] Schweitzer: Kultur und Ethik, S. 265.
[46] Kallhoff, Angela: Prinzipien der Pflanzenethik 2002, S. 142.

Kategorische Argumente gegen die »grüne« Gentechnik

Vorbehalte gegen gentechnisch veränderte Produkte sind in der westeuropäischen Bevölkerung verbreitet. Die faktische Akzeptanz, die diesen Produkten entgegen gebracht wird, ist nach wie vor eher gering. Die Feststellung mangelnder Akzeptanz besagt natürlich nichts über die Akzeptabilität dieser Produkte und die Verfahren ihrer Erzeugung. Aus Sicht der Deutschen Forschungsgemeinschaft[47] lassen sich diese Vorbehalte weniger sachlich als vielmehr sozialpsychologisch mit dem generellen Mißtrauen gegen neue Technologien erklären. Daher sollen im Folgenden die kategorischen Argumente skizziert werden, die *gegen* die »grüne« Gentechnik vorgebracht worden sind.[48] Konsequentielle Argumente möchte ich, wie eingangs gesagt, in diesem Aufsatz nicht behandeln. Dies nicht aus dem Grund, daß sie unbeachtlich wären (im Gegenteil!), sondern da hier schon aus Platzgründen nur untersucht werden kann, ob die kategorischen Argumente systematische Affinitäten zu Schweitzers Ethik aufweisen. Kategorische Argumente wollen zeigen, daß die »grüne« Gentechnik unabhängig von ihren Konsequenzen und unabhängig von jeder Nutzen-Risiko-Abwägung unerlaubt ist. Kategorische Argumente werden auch als »intrinsic concerns« bezeichnet[49]. Mögliche gute Folgen können die immanente Falschheit einer Handlungsweise, gegen die mindestens ein überzeugendes kategorisches Argument spricht, nicht »wettmachen«.[50] Kategorische Argumente lassen sich in mehreren Varianten vorbringen[51]:

(1) Es ist geboten, die Integrität eines pflanzlichen Genoms zu respektieren.

(2) Das Einbringen von Genfrequenzen einer Spezies in das Genom einer anderen Spezies übertritt eine moralische Schranke (»Artgrenze«).

(3) Die »Eingriffstiefe« der Gentechnik stellt eine neue Qualität in der Manipulation lebendiger Organismen dar und ist aufgrund dessen abzulehnen.

(4) Die »grüne« Gentechnik ist Ausdruck einer abzulehnenden »reduktionistischen« bzw. »technizistischen« Grundeinstellung gegenüber der Natur.

(5) Der Mensch dürfe nicht »Gott spielen«.

---

[47] DFG: Gentechnik und Lebensmittel. Weinheim 2001, S. 7.

[48] s. auch Ott, Konrad: Ethische Aspekte der grünen Gentechnik. In: Düwell, M./ Steigleder, K. (Hrsg.): Bioethik. Eine Einführung. Frankfurt/M. 2002, S. 363–370.

[49] Reiss, M.J./ Straughan, R: Improving Nature? The science and ethics of genetic engineering. Cambridge 1996, S. 49.

[50] Ach möchte diese kategorischen Argumente retten, indem er ihre *heuristischen* Funktionen betont. Sie dienen für Ach zur Dissensmarkierung und zur eudaimonistischen Thematisierung des Wertes von Natürlichkeit. Eine heuristische Deutung untergräbt jedoch die Kategorizität der Argumente. Ach, J.: Läßt sich die Gentechnik verantworten? In: Lege, J. (Hrsg.): Gentechnik im nicht-menschlichen Bereich – was kann und was sollte das Recht regeln? Dresden 2000, S. 89-100.

[51] Vgl. Straughan, Roger: Ethics, Morality and Crop Biotechnology. MS 1992.

(6) Die Instrumentalisierung von Pflanzen durch gentechnische Eingriffe verstößt gegen Verpflichtungen, die sich aus der Anerkennung eines moralischen Eigenwerts von Pflanzen ergeben.

Zu (1): In der ersten Variante muß begründet werden, daß jedem artspezifischen genetischen Programm eine »Integrität« zukommt, die es zu respektieren gilt, mit Schweitzer gesprochen: die Ehrfurcht erheischt oder gebietet. Es ist dabei nicht zulässig, eine Reihe von ähnlichen Begriffen (»Identität«, »Einmaligkeit«, »Einzigartigkeit«, »Individualität«, »Unverfügbarkeit«, »Integrität«, »Eigenwert«) zu bilden, um sich durch (geschickte) Verschiebungen dieser Begriffe im Text die moralische Bedeutung von gentechnischen Eingriffen in ein pflanzliches Genom allmählich zu erschleichen. Gegen diese »schleichenden« Übergänge vom Sein zum Sollen hat sich bekanntlich schon Hume verwahrt.

Holmes Rolston entwickelt das Integritäts-Argument folgendermaßen. Er geht von der Prämisse aus, die DNA eines Organismus sei normativ insofern, als sie unterscheide zwischen dem, was ist, und dem, was sein soll. Diese Prämisse findet sich mit näheren Erläuterungen in Rolstons Hauptwerk[52]. Allerdings hat diese Art der Normativität für Rolston mit Moral nichts zu tun. Die Prämisse besagt nur, daß Organismen »evaluative Systeme« sind. Darüber hinaus ist ein Organismus »integrated« und »vital«. Im Kontext des Abschnitts »Animal integrity/value« schreibt Rolston:

> »The integrity sought, the value defended is an ideal toward which a wild life is striving. In the language of the geneticists, the integrity lies in that phenotype producable by the normal genotype in a congenial environment«.[53]

Diese naturalistische Definition von Integrität läßt sich im Prinzip auf jeden Organismus anwenden. Die Frage, ob dieser Integritätsbegriff nun bereits eine moralische Bedeutung hat, bleibt unbeantwortet. »Integrität« ist für Rolston in etwa gleichbedeutend mit »adapted fitness«. Später argumentiert er, daß durch agrikulturelle Veränderungen die natürliche Integrität von Lebewesen eher zum Schlechteren hin verändert werde. Unter Rekurs auf einen berühmten Spruch von John Muir behauptet er am Beispiel von Schafen, daß Wildschafe »objektiv« mehr Integrität aufweisen als domestizierte Schafe:

> »(...) the wild sheep, honed to its strength, alertness, and endurance by the struggle for survival, has more integrity by an order of magnitude.«[54]

---

[52] Rolston, H.: Environmental Ethics. Philadelphia 1988, S. 98ff.
[53] Rolston, H.: What do we mean by the intrinsic value and integrity of plants and animals? In: Heaf, D., Wirz, J. (Hrsg.): Genetic Enginneering and the Intrinsic Value and Integrity of Animals and Plants. Dornach & Hafan 2002, S. 6. Das ist natürlich die Sprache Rolstons, nicht die »der« Genetiker, wie es häufig zu beobachten ist, daß umweltethische Behauptungen »den« Biologen oder »den« Ökologen in den Mund gelegt werden.
[54] Ebd., S. 9.

Dies gilt generell und die Reduktion natürlicher Integrität verstärkt sich bei transgenen Organismen vermutlich in aller Regel, obwohl das Gegenteil denkmöglich bleibt. Rolston zieht aus seinen Überlegungen jedoch zu recht keinen Schluß auf ein kategorisches Verbot der grünen Gentechnik. Er scheint nur die Wildpflanzen in ihrer natürlichen Integrität vor Gentransfer schützen zu wollen; den gentechnischen Eingriff in Kulturpflanzen, die bereits Produkte von Züchtungspraktiken sind, lehnt Rolston offensichtlich nicht per se ab. Dies liegt daran, daß Rolstons stark naturalistische Ethik den kultivierten Naturwesen nur wenig Bedeutung beimißt und diese teilweise wie technische Artefakte betrachtet. Dies hätte Schweitzer natürlich anders gesehen.

Das »Integritäts«-Argument enthält in jeder Variante das Problem, den Begriff der Integrität, der seine sinnvolle Bedeutung (seinen »Sitz im Leben«) auf der Ebene von Personen hat, auf genetische Programme oder deren Produkte zu übertragen. Wir sprechen unter bestimmten moralischen Maßstäben Personen ihre Integrität zu oder ab (»Ich halte P für eine durch und durch integre Person«). Genetische Programme sind, grob gesprochen, bewußtlos codierte Information. Sie geben »Anweisungen« für die Produktion von Proteinen, Hormonen usw. Ich kann diesen Programmen nicht auf gleiche Weise Integrität zu- oder absprechen wie Personen (»Ich halte das Genom des Cyanobakteriums für durch und durch integer«). Der Begriff der personalen Integrität setzt bewußtes Selbstverhältnis und seine Zuschreibung setzt moralische Maßstäbe voraus. Ich wüßte nicht, welche Maßstäbe bei einem solchen Urteil über genetische Integrität im Spiel sind. Lauteten die Maßstäbe, wie bei Rolston, »Natürlichkeit« oder »evolutionärer Erfolg«, so wären dies keine genuin moralischen Maßstäbe. Wenn also der Begriff der *personalen Integrität* moralisch relevant ist, und wenn es die *natürliche, evolutionär adaptive Identität* eines Genoms gibt, so folgt daraus für die moralische Beurteilung der »grünen« Gentechnik nichts, es sei denn, die natürliche Identität eines pflanzlichen Genoms könnte als eine Abart personaler Integrität verstanden werden. Dieses Verständnis erscheint mir kontraintuitiv.

Die Integrität eines Genoms, so könnte man sagen, erschließt sich nur in natur-hermeneutischer oder -phänomenologischer Zugangsweise. Für Rehmann-Sutter erschließt sich die Würde der Pflanzen nur in einer bestimmten Wahrnehmungshaltung (»perceptive attitude«).[55] In einem ähnlichen Sinne schreibt Hauskeller, die Integrität eines Wesens könne nur intuitiv erfaßt werden:

> »Even though we cannot define integrity and cannot always be sure that we have grasped what the integrity of a certain life form comprises, the concept represents something real.«[56]

---

[55] Rehmann-Sutter 2001.
[56] Hauskeller, M.: The relation between ethics and aesthetics in connection with moral judgements about gene technology. In: Heaf, D., Wirz, J. (Hrsg.): Genetic Enginneering and the Intrinsic Value and Integrity of Animals and Plants. Dornach & Hafan 2002, S. 102.

Dennoch sollten wir Hauskeller zufolge unsere Handlungen auch gegenüber Pflanzen an dieser vagen, aber keineswegs unsinnigen Idee ausrichten. Diese Ansätze sind als methodisch reflektierte abgeschwächte Varianten von Schweitzers »Numinosum«-Prämisse verstehbar. Akzeptiert man diese Argumente und lehnt auf ihrer Grundlage die grüne Gentechnik kategorisch ab, so hätte Schweitzer sie *a fortiori* ablehnen müssen.

Zu (2): Die zweite Variante kategorischer Argumente besagt, es sei unmoralisch, mit gentechnischen Mitteln die Artgrenze zu überschreiten. Dieses Argument muß – unter Vermeidung eines naturalistischen Fehlschlusses – die moralische Bedeutung der Artgrenze aufzeigen. (Auf die Problematik der diversen Artbegriffe gehe ich nicht ein.) Selbst wenn man sich für Arten- und Biotopschutz einsetzt, läßt sich daraus nicht ableiten, warum Nutzpflanzen nicht genetisch verändert werden dürfen. Argumentiert man mit der Gefährdung wild lebender Spezies durch transgene Nutzpflanzen, so trägt man ein Risikoargument vor. Impliziert nun vielleicht die Ethik der Ehrfurcht vor dem Leben, daß Artgrenzen als solche moralische Schranken sind? Das wäre zu zeigen. Sind Organismen oder sind, sagen wir grob, Fortpflanzungsschranken Gegenstand der Ehrfurcht? Zerstört oder hemmt die Überschreitung der Artgrenze Lebendiges auf eine Weise, die mit der Ehrfurcht vor dem Leben unvereinbar ist? An diesem Punkt sollte man sich nicht auf Intuitionen stützen.

Zu (3): Das Argument der »Eingriffstiefe« läuft auf das Verbot von schadenträchtigen und irreversiblen Eingriffen in natürliche Systeme hinaus. Es ist letztlich wohl kein kategorisches Argument, sondern ein Risikoargument. Es ist nicht ersichtlich, warum die spezifische Invasivität, die mit gentechnischen Eingriffen verbunden ist, *per se* einer moralisch relevanten Zäsur gleichkommen soll. Würde man argumentieren, diese Zäsur mit der Gentechnik gegeben sei, so wird das Argument zirkulär: Das kategorische Verbot der Gentechnik wird mit der Eingriffstiefe begründet und eine unzulässige Eingriffstiefe durch den Einsatz von Gentechnik definiert. Das Argument kann aber, sofern es als Risikoargument interpretiert wird, in Verbindung mit dem Vorsorgeprinzip anspruchsvolle Sicherheits- und Monitoringstrategien begründen. Das Argument der Eingriffstiefe hängt mit dem Problem mangelnder Ehrfurcht nicht direkt zusammen, sondern eher mit der Furcht vor Kausalketten, die anthropogen sind, aber von Menschen nicht wirksam kontrolliert werden können. Nur unter der Voraussetzung, daß Pflanzen einen moralischen Eigenwert haben, könnte man das Argument im Sinne eines Verbotes weitgehender Instrumentalisierung verstehen (s.u.).

Zu (4): Die vierte Variante macht geltend, Gentechnik sei Ausdruck einer technizistischen Haltung, in der belebte Natur nur noch als Material für den schrankenlosen Zugriff des Menschen erscheine – und diese Einstellung sei moralisch unangemessen. Schonendere und respektvollere Einstellungen bzw. Perspektiven seien der Natur gegenüber angebrachter. Roger Straughan bezeichnet dieses Argument als »disrespectfulness«-Argument[57], was bereits im Titel eine Verbindung zu Schweitzers Ethik herstellt. Dieses Argument wird von den Verbänden des ökologischen Landbaus vertreten.[58] Es hat drei unterschiedliche Aspekte.

So könnte es *erstens* sein, daß die grüne Gentechnik die Grundvoraussetzung der Ethik der Ehrfurcht vor dem Leben, nämlich den Sinn für das Rätselhafte und Numinose des Lebendigen, *ipso facto* aushöhlt und und das vermeintliche Wunder im nüchternen Licht biochemischer Analyse zeigt. Die Gentechnik selbst würde demnach der Grundeinstellung der Ehrfurcht entgegen arbeiten. Ehrfurcht vor einem genetischen Programm haben zu sollen, das man verändern kann, weil man seine Operationsweise analysiert hat, ist kaum noch begreiflich zu machen. *Kann* man gegenüber gentechnisch modifizierten Organismen Ehrfurcht haben?[59] Das Problem liegt darin, daß, wenn die Ehrfurcht auf der »Numinosum«-Prämisse beruhen sollte (s.o.), diese temporal invariant gelten muß. Demnach dürfte man sich, wenn man Schweitzer treu bleiben will, nicht von der Gentechnologie an der »Numinosum«-Prämisse irritieren lassen. Genau dies erscheint problematisch.

Zweitens könnte die Gentechnik als die Fortsetzung des modernen technologischen Bemächtigungsstrebens gegenüber der Natur betrachtet werden, das maßgeblich für die globale ökologische Krise verantwortlich zu machen ist. Dieses Argument macht allerdings eine kausal wirksame Verbindung zwischen Denkformen, Grundeinstellungen und Krisenphänomenen geltend. Dieser Nexus könnte durchaus vorliegen, müßte allerdings im Detail nachgewiesen werden. Es wäre alsdann zu zeigen, daß dieser Kausalnexus die grüne Gentechnik von vornherein derart prägt, daß deren Einsatz nur zur Perpetuierung oder gar zur Akzeleration der ökologischen Krise führen dürfte (Fortsetzung der Intensivlandwirtschaft, nächste »Grüne Revolution«, Invasivität transgener Organismen, ökologische Schäden, Nivellierung der genetischen Variabilität usw.). Diesem Argument würden diejenigen widersprechen, die eine Synthese aus ökologischem Landbau und grüner Gentechnik anstreben. Ihrer Auffassung zufolge wäre es falsch, die zukünftig möglichen positiven Einsatzmöglichkeiten der grünen Gentechnik durch ein derart pauschales Argument *a priori* auszuschließen.

Drittens könnte die mangelnde Ehrfurcht direkt in der analytischen und reduktiven Methode der Naturwissenschaft angesiedelt sein. Dieses Argument müßte allerdings die gesamte neue Biologie in Frage stellen, die über das cytologische Paradigma des 19. Jh. zu »tieferen« Analyseeinheiten wie dem Zellkern, den Chromosomen und schließlich der DNA vordrang. Allerdings stellt dieses Vordringen per se weder einen ontologischen, noch einen epistemologi-

---

[57] Straughan: Ethics.
[58] Beck, A./ Hermanoswki, R.: Warum keine Gentechnik im ökologischen Landbau. 2001; AGÖL et al. 1999.
[59] Vgl. hierzu Dobson, 1995, S. 231.

schen oder gar einen methodologischen Reduktionismus dar.[60] Die Vertreter dieses Arguments beachten die Unterscheidung verschiedener Reduktionismen zumeist nicht und verwenden statt dessen den Terminus »reduktionistisch« als negativ besetzten axiologischen Term. Die axiologisch konnotierte Unterscheidung zwischen »ganzheitlich« (gut) und »reduktionistisch« (schlecht) übersieht, daß es sich um komplementäre Perspektiven wissenschaftlicher Betrachtung handelt, die in den biologischen Wissenschaften zu unterschiedlichen Zwecken eingesetzt werden können. Die Verbände des ökologischen Landbaus verstehen diese Perspektiven jedoch als »gegensätzliche Grundprinzipien«, und erklären Gentechnik und ökologischen Landbau aus diesem Grund für miteinander unvereinbar.[61]

Zu (5): Das sogenannte »Playing-God«-Argument ist entweder nur metaphorisch (und damit auf andere Argumente bezogen) oder schöpfungstheologisch. Dieses Argument wird überwiegend als zu undifferenziert und als auch theologisch anfechtbar abgelehnt. Man kann dieses Argument auch als »Argument der heiligen Scheu« formulieren, wie es Jürgen Dahl in seinen »*Fußnoten zur ›Grünen Gentechnik‹*« getan hat.[62] Die »heilige Scheu« beruht auf der Intuition, daß es für das menschliche Tun Schranken gibt, die »sich ›von selbst‹ verstehen und keiner Rechtfertigung bedürfen«[63]. Dahl weigert sich, diese Intuition als ein Argument zu formulieren; stattdessen versteht er sie als Warnung vor Hybris und als »Beschwörung, es nicht zum Äußersten kommen zu lassen«[64]. Ein gesamtgesellschaftlich verbindliches Verbot einer Technologie kann in säkularen Staatswesen sicherlich nicht auf solche Weise gerechtfertigt werden.

Zu (6): Das Argument, das Schweitzers Ethik am ehesten entspricht, wurde, wie mir scheint, von Günter Altner vertreten. Ich möchte es hier idealtypisch skizzieren: Wir haben guten Grund, allen Lebewesen einen moralischen Eigenwert zuzuschreiben, d.h. guten Grund, das Inklusionsproblem biozentrisch zu lösen. Daraus ergibt sich ein Verbot der vollständigen Instrumentalisierung aller Lebewesen einschließlich der Pflanzen. Wenn man weiterhin mit Taylor die Regel der möglichst geringfügigen Verletzung von Prinzipien (»minimum wrong«) akzeptiert[65], muß man auch die Instrumentalisierung von Pflanzen möglichst gering halten. Diese Regel läßt sich auf Nutzpflanzen anwenden. Die »grüne«

---

[60] Zur Unterscheidung vgl. Bartels, S. 105ff.
[61] Vgl. AGÖL (Arbeitsgemeinschaft Ökologischer Landbau) et al.: Ökologischer Landbau und Gentechnik – ein Widerspruch! (1999 Positionspapier, S. 3).
        http://nrw.oekolandbau.de/einfuehrung/0202_alogpositionspapier.pdf (10.09.2003).
[62] Dahl, Jürgen: Fußnoten zur ›Grünen Gentechnik‹. In: Ingensiep, H.W./ Eusterschulte, A. (Hrsg.): Philosophie der natürlichen Mitwelt. Festschrift für Meyer-Abich. Würzburg 2002, S. 155-158.
[63] Ebd., S. 157.
[64] Ebd.
[65] Vgl. Taylor, P.: Respect for Nature. Princeton 1986.

Gentechnik kann zudem als eine – im Vergleich zu üblicher Pflanzennutzung – zu weitgehende und daher abzulehnende Form der Instrumentalisierung von Pflanzen gedeutet werden.

Das Argument setzt sich somit aus mehreren Komponenten zusammen. Wer die oberste Prämisse (moralischer Eigenwert für Pflanzen) ablehnt, muß das gesamte Argument ablehnen.

Zusammenfassung, Ergebnis und eigene Position

Es gibt somit mehrere Möglichkeiten, mit Schweitzer kategorisch gegen die »grüne« Gentechnik zu argumentieren:

(1) Die kategorische Ablehnung der grünen Gentechnik läßt sich direkt aus Schweitzers Moralprinzip ableiten. Hierzu muß man a) deren Begründung einschließlich der »Numinosum«-Prämisse akzeptieren und b) die Ableitung durchführen.

(2) Die kategorische Ablehnung der grünen Gentechnik läßt sich (ohne direkten Rekurs auf das Ehrfurchts-Prinzip) aus mindestens einem oder mehreren der in Abschnitt II genannten Argumenten überzeugend rechtfertigen.

(3) Die kategorische Ablehnung der »grünen« Gentechnik läßt sich aus Schweitzers Moralprinzip in Verbindung mit mindestens einem oder mehreren der in Abschnitt II genannten Argumenten überzeugend rechtfertigen. Die plausibelste Option hierfür wäre das sechste Argument.

Somit stellt sich heraus, daß man mindestens eine biozentrische Annahme für eine kategorische Ablehnung der »grünen« Gentechnik heranziehen muß. Billiger ist eine kategorische Ablehnung wohl nicht zu haben. Ich vertrete allerdings die Auffassung, daß nur abgeschwächte Formen der Biozentrik begründbar sind und sich die Biozentrik nicht als Grundlage einer politisch-rechtlichen Regulierungspraxis eignet. Dies möchte ich abschließend in aller Kürze darlegen.

Alle Begründungen der Biozentrik ruhen auf Voraussetzungen, die man auch vom moralischen Standpunkt aus nicht überzeugend finden muß. Das gilt für Versuche, telenomisches Verhalten als moralisch relevante Eigenschaft zu bestimmen, ebenso wir für weltanschauliche Ansätze[66]. Falls Schweitzers Begründung auf der »Numinosum«-Prämisse beruhen sollte (s.o.), gilt, man keinen Mangel an »moral sense« zeigt, wenn man sie zurückweist. Ich persönlich finde die Auffassung naturphilosophisch attraktiv, möchte sie aber niemanden aufzwingen. Daher folge ich John Wetlesen, der die verbreitete biozentrische Intuition in eine Ethik der Selbstachtung einfügt.[67] Das Streben nach Selbsterhaltung

---

[66] so etwa bei Taylor: Ebd.
[67] Wetlesen, John: The Moral Status of Beings who are not Persons: A Casuistic Argument. Environmental Values, Vol. 8, 1999, S. 287-3231999.

(Spinoza: conatus) gibt für Wetlesen ein normatives Kriterium.[68] Der »conatus« wird von Schopenhauer als »Wille zum Leben« bestimmt, und Schweitzer (s.o.) geht ebenfalls vom Lebenswillen aus, den wir in uns selbst vorfinden. Wetlesen akzeptiert die Prämisse Schweitzers, gibt dem Argument aber eine andere Wendung. Die Anerkennung des »conatus« steht nur im Kontext einer Konzeption moralischer Selbstachtung.[69] Der Anspruch auf allgemeine Verbindlichkeit dieses Kriteriums wird aufgegeben.

Wetlesen räumt freimütig ein, daß seine biozentrische Position nicht von der Frage zu lösen ist, »what kind of person I wish to be«[70]. Wetlesen konzediert, daß im Rahmen seiner Konzeption »a certain leeway of choice« bestehen bleibt.[71] Dies hätte zur Konsequenz, daß zwischen die streng moralischen Fragen und die Fragen des guten Lebens eine dritte Kategorie der Fragen persönlicher moralischer Selbstachtung eingeführt wird. Es gibt Gründe, so vorzugehen. Die Grenze zwischen den moralischen Fragen und den Fragen des guten Lebens ist nicht starr, sondern verschiebbar und wir verschieben diese Grenze in unserem moralischen Leben ständig. Dadurch ergeben sich Grenzfälle und Grauzonen, in denen wir uns selbst positionieren müssen, ohne daß wir intersubjektiv zwingende Gründe hierfür haben. Diese Positionierungen zählen zu unserer moralischen Identität, die von der intersubjektiv verbindlichen Moral, die wir uns strikt gegenseitig schuldig sind, durchaus abweichen kann, ihr aber natürlich nicht widersprechen darf. (Dies ist für mich der gute Sinne des Begriffs einer Individualethik.)

Der gradualistische Biozentrismus kann in diesem Sinne zur Komponente unserer moralischer Selbstachtung werden. Niemand ist daran gehindert, sich an Schweitzers Prinzip oder an Taylors Normen und Tugenden zu orientieren, wir sollten sie aber nicht allen anderen als strikte Pflichten auferlegen oder sie zur Grundlage rechtlicher Regulierung machen. Die Ehrfurcht vor dem Leben läßt sich nicht verrechtlichen, was niemand klarer gesehen hat als Schweitzer selbst.

Von der staatlichen Ordnung darf jedoch verlangt werden, daß sie die Wahlfreiheit der Produzenten und der Konsumenten, auch gentechnisch unveränderte Nahrungsmittel erzeugen und erwerben zu können, umfassend schützt, wie dies erfreulicherweise trotz heftigen Widerstands von der derzeitigen Ministerin für Verbraucherschutz, Ernährung und Landwirtschaft beabsichtigt wird.

---

[68] Baruch Spinoza hat allen Lebewesen einen »conatus« zugeschrieben. Dieser »conatus« ist »appetitus«; sofern er bewußt ist, wird er zum *Bedürfnis*, ist er rational, wird er zum *Willen*.

[69] »I acknowledge that there are certain similarities between myself and other organisms, such as the feelings that I have in common with animals and the conation that I have in common with all living organisms, and in so far as I endorse these properties as part of my practical personal identity, I have personal reasons for recognising their normative relevance« (Wetlesen: The Moral Status of Beings, S. 319).

[70] Ebd., S. 319.

[71] Ebd., S. 310.

Mathias Schüz

Unternehmerische Risiken der Gentechnologie im Spiegel der Ethik Albert Schweitzers

Unternehmen, die die Chancen der Gentechnologie gewinnbringend nutzen wollen, sollten schon aus Eigeninteresse die damit verbundenen Risiken verantworten. Denn sie haften für die Schäden, die sie – wo und wann auch immer – verursachen werden. Das kann die erhofften Gewinne sehr schnell zunichte machen und das Überleben des Unternehmens bedrohen. Es liegt also in ihrem eigenen Interesse, die komplexen Risiken der Gentechnologie genauer unter die Lupe zu nehmen. Die Ethik Albert Schweitzers kann sie darin unterstützen. Denn sie sensibilisiert für die Ethikrisiken, die aus den Aktivitäten des Unternehmens resultieren, und trägt dazu bei, daß die unternehmerische Verantwortung besser wahrgenommen wird.

Ziel des vorliegenden Beitrags ist es, die Aktualität der Ethik von Albert Schweitzer auch für Unternehmen darzulegen, insbesondere bei Entscheidungen auf dem Gebiet der Biotechnologie. Die Entscheidungshilfen, die Schweitzer auch heutigen Managern bieten kann, sollen im vorliegenden Beitrag durchsichtig gemacht werden.

Dazu wird im ersten Schritt der Zusammenhang von Technik, Ökonomie und Ethik verdeutlicht, im zweiten Schritt die Komplexität des unternehmerischen Risikos im Kontext der Gentechnologie herausgearbeitet und im dritten Schritt schließlich die ethische Verantwortung im Sinne Albert Schweitzers umrissen.

1. Technik, Ökonomie und Ethik

Vor einigen Jahren wurde einer Studentin trotz bester Gesundheit und bestandener Aufnahmetests der Zugang zu einer US-Elite-Universität verweigert. Man hatte bei einem Gentest ihre Veranlagung für eine tödliche Krankheit festgestellt. Die Investitionen seitens Hochschule und Staat in das aufwendige Studium, so sah die Universität voraus, lohne sich nicht.[1] Die Entscheidung der Hochschule belegt, daß ökonomisches Kalkül immer mehr unseren Alltag, ja sogar das Grundrecht auf Bildung, dominiert. Was Gewinne bringt, wird geför-

---

[1] Luik, Arno: Interview mit Erwin Chargaff. In: Stern v. 15.11.2001.

dert, was Verluste beschert, abgewehrt. Die Biotechnologie scheint, wie in unserem Beispiel, ein geeignetes Mittel der Technik zu sein, Gewinne kalkulierbarer und damit eine unsichere Zukunft beherrschbarer zu machen. Darüber hinaus verweist das Beispiel auch auf eine ethische Dimension. Denn offenbar verletzt die Entscheidung der Hochschule das Recht der Bewerberin auf Bildung und diskriminiert sie wegen ihres Gesundheitszustandes. So gibt es einen Zusammenhang zwischen Technik, Ökonomie und Ethik.

Technik

Albert Schweitzer sieht im Bestreben des Menschen, seine Umwelt technisch umzugestalten, letztlich eine ethische Intention zur Lebensförderung:

> »Alles Wirken des Menschen geht letzten Endes auf Erhaltung und Förderung von Leben, des eigenen und dessen, mit dem er sich verbunden erachtet. Die Macht der Umgestaltung des Seins, soweit er sie besitzt, hat für ihn keine Bedeutung an sich. Ob er sich noch primitivster Geräte bedient oder ob sein Wissen und Können ihn instand setzt, Berge abzutragen, Täler auszufüllen, Meere miteinander zu verbinden, räumliche Entfernungen in jeder Weise zu überwinden, Wärme und Kälte, Dunkel und Licht zu erzeugen, Stoffliches zu zerlegen und in anderer Weise wieder zusammzusetzen und überhaupt sich die geheimnisvollen Kräfte der Natur mehr und mehr dienstbar zu machen: Immer kann er sich mit der dadurch möglich gewordenen Betätigung nichts anders vornehmen als Zustände zu schaffen, die auf bessere Weise Erhaltung und Förderung von Leben ermöglichen.«[2]

Schweitzer zufolge intendiert jeder technische Eingriff in irgendeiner Form bessere Lebensverhältnisse, hat also gewissermaßen auch eine ethische Dimension, insofern er zumindest dem Leben ausgewählter Gruppierungen dient.

Die Technik stellt geeignete Mittel für die Erfüllung eines Zwecks zur Verfügung. Ein Kraftwerk ist das geeignete Mittel zur Produktion des Zwecks »Elektrizität«.

Während die Technik *beliebige* Mittel für die Erfüllung von beliebigen Zwecken einsetzt, läßt die Ökonomie idealerweise nur solche Mittel zu, deren Kosten geringer sind als der Nutzen des damit erreichten Zwecks. Das Kraftwerk sollte weniger kosten als der Verkauf der Elektrizität später wieder einbringt. Das Studium der Bewerberin darf nicht mehr kosten, als sie später als Hochschulabsolventin der Gesellschaft an Leistung wieder zurückgeben kann.

Die Ethik schränkt die Beliebigkeit der Mittel und Zwecke erheblich ein, indem sie nur solche Mittel und Zwecke wählt, die dem Zusammenleben einer Gruppe, der Menschheit, aller Lebewesen dienlich sind. So besteht zur Zeit in Deutschland ein Verbot zur Herstellung von embryonalen Stammzellen aufgrund einer bioethischen Empfehlung. Sowohl die Wahl der Mittel der Stamm-

---

[2]   Schweitzer, Albert: Die Weltanschauung der Ehrfurcht vor dem Leben – Kulturphilosophie III. Erster und zweiter Teil. Werke aus dem Nachlaß. Günzler, Claus/ Zürcher, Johann (Hrsg.). München 1999, S. 233.

zellenaufzucht als auch der Zweck zur Manipulation menschlicher Embryonen werden für gentechnische Experimente ausgeklammert.

Ökonomie

Das Problem der Ökonomie besteht darin, daß sie in der Gegenwart Investitionen tätigen muß, die erst in der Zukunft Ertrag bringen. Der Einsatz knapper Mittel ist also mit *Unsicherheiten* verbunden. Kein Unternehmer kann mit Sicherheit voraussagen, ob der erwartete »Return on Investment« mehr bringt, als der Einsatz der Mittel gekostet hat. Jeder Unternehmer möchte daher diese Unsicherheit verringern. Er möchte seine *Chancen*, mit seinen Aktivitäten einen Nutzen bzw. Gewinn zu realisieren, erhöhen und damit die *Risiken*, einen Schaden bzw. Verlust zu produzieren, verringern. Wenn ihm die Technik hilft, etwa mit Hilfe von Gentests die Zukunft kalkulierbarer zu machen, so lohnt sich für ihn ihr Einsatz. Es gibt also ein Geschäft mit dem Risiko.

Es bleibt aber auch das Risiko mit dem Geschäft. Der Einsatz von technischen Mitteln zur Realisierung eines Gewinns hat Neben-, Rück- und Fernwirkungen. Diese werden häufig gar nicht berücksichtigt, weil sie zu komplex, oft nur mittelbar oder erst in ferner Zukunft manifest werden. Der Einsatz von gentechnisch verändertem Saatgut soll die Resistenz der Pflanzen gegen Schädlinge erhöhen und damit das Risiko einer schlechten Ernte verringern. Die teuren Investitionen können sich nur die großen Landwirtschaften leisten. Die kleinen Bauern müssen ihre Betriebe aufgeben. Außerdem werden anfällige Monokulturen auf Kosten der Artenvielfalt gefördert. Die Auswirkung auf die langfristige Gesundheit der Konsumenten, ja auf künftige Generationen ist noch gar nicht erforscht.

Diese Risiken sind auch in ökonomischer Hinsicht problematisch. Denn gentechnisch veränderte Pflanzen bringen auf Dauer weniger Erträge, kranke Konsumenten reagieren mit Schadenersatzforderungen und Boykotten, die verarmte Landbevölkerung hat keine Mittel mehr zu konsumieren. Die involvierten Unternehmen verlieren ihre Kundschaft und damit ihre künftigen Erträge. Soll ein Unternehmen nicht nur kurzfristig Gewinn realisieren, sondern auch an einem langfristigen Überleben interessiert sein, so müßte es alle ausgeblendeten Risikofaktoren in ihr ökonomisches Kalkül einbeziehen.

Dies läßt sich auch am Beispiel unserer Studentin belegen. Denn sie könnte trotz aller genetischen Risiken eines frühzeitigen Todes in kürzester Zeit eine geniale Erfindung machen oder Kommilitonen durch ihr soziales Verhalten zu Höchstleistungen inspirieren oder gar entgegen der Wahrscheinlichkeit ihres frühzeitigen Todes doch viel länger überleben. Dann hätte sie sehr wohl sehr viel mehr zurückgegeben, als sie genommen hat. Die kurzsichtige und nur scheinbar ökonomisch begründete Entscheidung der Universität, sie als Studentin zurückzuweisen, kann also aufgrund der entgangenen Gewinnchancen ausgesprochen unökonomisch sein.

Ethik

Die Ethik kann ökonomische Entscheidungen im Hinblick auf die langfristigen Folgen positiv beeinflussen. Denn sie handelt vom »guten Auskommen miteinander«. Eine Gesellschaft, in der alle gut miteinander auskommen, ist auch ökonomisch viel gesünder als eine Gesellschaft, in der wenige auf Kosten vieler profitieren.[3] Denn hier sorgt die Kaufkraft der vielen für ein gesundes Wachstum der Unternehmen. Henry Ford hatte dies erkannt und seinen Mitarbeitern viel höhere Löhne bezahlt als die Konkurrenz, gleichzeitig mit Einführung des Fließbandes die Kosten der Produktion erheblich gesenkt, so daß nun alle seine Mitarbeiter sich selbst ein Auto leisten konnten. Das war das Geheimnis seines frühen Erfolges.

Die Ethik kann den Blick für die kostspieligen Neben-, Fern- und Rückwirkungen einer unternehmerischen Entscheidung frei machen und die Kriterien dafür liefern, welche Handlung sich auch langfristig für alle »lohnt«. Sie gibt an, welche Zwecke nicht nur dem Unternehmen dienlich sind, sondern auch der Gesellschaft, der Natur, dem Leben schlechthin. Aus diesem Grund ist es sinnvoll, ethische Überlegungen in ökonomische Entscheidungen mit einzubeziehen.

Ethik darf allerdings nicht zu einem nützlichen Instrument der Ökonomie degradiert werden. Sie sorgt nicht wie diese für das »gute Auskommen« der Unternehmen bei Einsatz knapper Mittel. Sie sorgt vielmehr dafür, daß Lebewesen miteinander gut auskommen können. Was immer dem guten Auskommen miteinander dient, ist gut, was ihm widerstrebt, böse. Wenn ökonomisches Handeln nun zu einem besseren Auskommen aller mit allen beiträgt, so ist dies sicherlich auch in ethischer Hinsicht als gut zu bezeichnen. Dies ist aber nicht zwangsläufig.

Es gibt verschiedene ethische Ansätze, je nachdem, was man unter »gutem Auskommen miteinander« versteht. »Gutes Auskommen« kann z. B. darin gesehen werden, das Überleben, die Gesundheit oder Würde eines Menschen zu sichern. Das »Miteinander« kann sich auf die Nächsten, Fernsten, alle Menschen oder Tiere, ja auf alle Lebewesen und künftige Generationen beziehen. Im einen Fall stehen nur Menschen unter ethischem Schutz, im anderen alle Lebewesen. Albert Schweitzers »Ehrfurcht vor dem Leben« gehört sicherlich zu den am weitesten gefaßten ethischen Ansätzen, die je formuliert wurden. »Gutes Auskommen miteinander« bedeutet für ihn, daß wir als ethische Akteure mit *allen* Lebewesen auskommen und ihnen mit Ehrfurcht begegnen sollen.

Man könnte nun einwenden, daß ein so emotionsgeladener Begriff wie »Ehrfurcht« im rationalen Kalkül der Ökonomie nichts verloren hat. Das Gegenteil ist der Fall. Denn Ehrfurcht hat es mit der höchsten Wertschätzung gegenüber einer verehrten Person, Gottheit oder Lebensform zu tun, die einerseits Distanz schafft und zugleich die Nähe sucht. Sie kann sich sogar auf Gegenstände bezie-

---

[3] Deshalb wohl sah schon Aristoteles Ökonomie, Politik und Ethik in der praktischen Philsophie vereint.

hen. Analog basiert erfolgreiches unternehmerisches Handeln auf gefühlsbetonter Wertschätzung. Der Preis eines Produktes oder einer Dienstleistung ergibt sich aus der Wertschätzung, die ein Kunde dafür empfindet. Mit dem Kauf möchte er die Distanz zum gewünschten Gegenstand in Nähe verwandeln. Wie ließe sich sonst die Psychologie der Werbung erklären, die gerade die Emotionen des potentiellen Käufers anspricht und ihn zu einem Geschäftsabschluß bewegen will? Außerdem belegen Untersuchungen, daß viele Entscheidungen im Unternehmen mehrheitlich »aus dem Bauch« getroffen werden. Nur selten basieren sie alleine auf rationalem Kalkül. Sympathien und Antipathien steuern häufig die Prozesse in Unternehmen mit.

Wenn Entscheidungsträger in sich »Ehrfurcht vor dem Leben« empfinden könnten, dann würden sie neben ihren eigenen Interessen gleichermaßen auch die Interessen aller anderen achten, die von ihrer Entscheidung betroffen sind. Dann könnten sie auch die negativen bzw. positiven Folgen ihres Handelns auf das Leben wahrnehmen und die vielen Risiken anders bewältigen, als dies ohne diese Sensibilität für den Wert des Lebens geschähe.

Albert Schweitzer hat uns nicht nur die Augen geöffnet für die Allverbundenheit des Lebens. Er hat uns auch ein ethisches Kalkül an die Hand gegeben, das durchaus im Wirtschaftsleben angewendet werden kann. Weil sein Ansatz alles Leben unter ethischen Schutz stellt, eignet er sich in besonderem Maße zur ethischen Beurteilung der Biotechnologie, die ja das Leben schlechthin zum Gegenstand hat und technisch zum Nutzen des Menschen verändern will. Doch bevor Schweitzers Ansatz näher vorgestellt wird, soll die Komplexität des Risikos mit der Gentechnologie für Unternehmen näher beleuchtet werden.

2. Das Risiko mit gentechnischen Produkten

Wenn ein Unternehmer ein neues Produkt vermarkten will, so muß er prüfen, ob die damit verbundenen Gewinnchancen größer sind als die Verlustrisiken, sonst läuft er Gefahr, die Zukunft seines Unternehmens aufs Spiel zu setzen. Solche Chancen und Risiken sind unter Berücksichtigung aller Neben-, Fern- und Rückwirkungen alles andere als leicht zu berechnen.

Die Dialektik von Chance und Risiko

Die Höhe eines Risikos ist nicht objektiv gegeben. Ein Risiko gibt Auskunft über die Höhe eines möglichen Schadens in der Zukunft, eine Chance über die Höhe eines möglichen Nutzens. Ob ein Ereignis oder Sachverhalt für jemanden einen Schaden oder Nutzen darstellt, hängt von seinen Wertvorstellungen ab. So ist das gentechnisch veränderte Getreide für den Hersteller nützlich, wenn es ihm den ökonomischen Wert des Gewinns erfüllt, für den Verbraucher hingegen schädlich, wenn es den ethischen Wert der Gesundheit verletzt.

Der Streit um die Gentechnologie ist also nicht einfach lösbar, indem man sich auf die Seite der Befürworter oder der Gegner schlägt. Beide Parteien können Argumente für Chancen und Risiken geltend machen. Die einen sehen im Verzicht das Risiko, weiterhin den zerstörerischen Kräften der Natur hilflos ausgeliefert zu sein. Die anderen befürchten mit dem Einsatz der Gentechnologie erhebliche Risiken für die Zukunft allen Lebens. Wo die einen Chancen sehen, identifizieren die anderen Risiken und umgekehrt.

Auch im Spiegel der Ethik Albert Schweitzers wird die Entscheidung nicht leicht fallen. Für ihn ist die Ethik »eine unberechenbare Ellipse, deren Brennpunkte, Selbsterhaltung und Aufopferung, sich ständig gegeneinander verschieben.«[4] Sollen wir uns mit Hilfe der Gentechnik gegen Umweltverschmutzung, Krankheit und Tod schützen, und damit neue Risiken heraufbeschwören? Albert Schweitzer ist sich dieses Dilemmas bewußt, das im Spannungsfeld zwischen Selbsterhalt und Miterhalt entsteht:

> »Gar oft kann das Helfen des Menschen in nichts anderem bestehen, als daß er ein Wesen vernichtet oder schädigt, um ein anderes zu erretten oder zu fördern. Nach welchen Grundsätzen für und wider Partei ergreifen? ... Ethisches Verhalten ... bedeutet *auch ein willkürliches und in sich widerspruchsvolles Eingreifen in das Naturgeschehen.* Dies [ist] das Unheimliche«[5].

Immer wieder macht Schweitzer die Dialektik von gut und böse, wohl und übel zu schaffen:

> »Wir können nicht begreifen, daß Schöpferisches sich zerstört und Zerstörendes sich *schöpferisch* auswirkt, Sinnloses in Sinnvollem und Grausiges in Herrlichem enthalten ist.«[6]

So muß auch der Unternehmer bei seinem Versuch, mit Hilfe eines Produktes z. B. eines Medikamentes die Lebensqualität von Menschen in der Zukunft zu verbessern, immer auch Risiken eingehen. Denn die Produktion verlangt den Einsatz *knapper* Ressourcen etwa in Form von langen Tierversuchsreihen oder den Abbau seltener Rohstoffe.[7]

Das Geschäft mit dem Risiko

Aufgrund unzulänglicher Lebensbedingungen strebte die Menschheit schon immer danach, ihre Gegenwart im Vorgriff auf die Zukunft zu sichern und dabei zugleich die Zukunft in der Gegenwart positiv zu beeinflussen. So besteht jedes

---

[4]   Schweitzer: Kulturphilosophie III. Erster und zweiter Teil, S. 220.
[5]   Ebd. S. 224.
[6]   Ebd. S. 210.
[7]   Die Dialektik von Risiko und Chance hat seinen Grund in der Knappheit der Ressourcen, die von der entropischen Struktur des Wirklichen herrührt. Bei unbegrenzt vorhandener arbeitsfähiger Energie in der Natur gäbe es auch keinen Zwang zur Wirtschaftlichkeit. Näheres dazu bei Schüz, Mathias: Risiko – Werte – Verantwortung. Dimensionen des Value Managements. München 1999, S. 51ff.

unternehmerische Wagnis darin, unter Einsatz knapper Ressourcen Gewinne zu erzielen. Dazu bedarf es aber eines Gespürs für Entwicklungen in der Zukunft.

Thales von Milet bewies bereits im 6. Jahrhundert v. Chr. den ökonomischen Nutzen von Prognosen. Mit Hilfe der Astrologie sah er einmal eine günstige O-livenernte voraus und kaufte deshalb alle verfügbaren Olivenpressen rechtzeitig für wenig Geld auf. Als dann die gute Ernte tatsächlich eintrat, konnte er die Pressen teuer verpachten.[8]

In der Neuzeit wird die Zukunft mit Wahrscheinlichkeitsrechnungen und statistischen Analysen prognostizierbar gemacht. Das rationale Kalkül zu Chancen und Risiken einer zukünftigen Entwicklung war geboren. Was für die Risikoforschung zunächst nur von theoretischem Interesse war, brachte bald auch hier einen ökonomischen Nutzen mit sich.

Einer der ersten systematischen Nutznießer war die Versicherungswirtschaft. Die sog. »Sterblichkeitstafeln« von Kollektiven halfen bereits im England des 18. Jahrhunderts die Prämien der Lebensversicherer genauer zu kalkulieren. Rechenfehler zu ihren Gunsten verhalfen ihnen allerdings zu enormen Gewinnen. Die Sterblichkeit war in Wirklichkeit viel niedriger als vorausberechnet, daß so die Prämieneinnahmen unnötig hoch waren. Das falsch kalkulierte Risiko erwies sich als Geschäft für die Versicherungsunternehmen – nicht so für die staatliche Rentenversicherung. Denn sie mußte entgegen den Prognosen viel länger Renten zahlen.[9] Was des einen Gewinn ist, ist häufig des anderen Verlust.

Auch die Gentechnik verspricht, Risiken zu mindern und Chancen zu vermehren, also die Zukunft zum Nutzen der Menschheit zu beeinflussen. Denn sie behauptet, vitale Grundbedürfnisse des Menschen auf dem Gebiet der Gesundheit, Ernährung und Fortpflanzung befriedigen zu können. Sie trage dabei erheblich zum Schutz ökonomischer Investitionen bei. Krankheits- und Todesrisiken könnten frühzeitig erkannt und verringert, die Welternährung sichergestellt, genetische Fehler korrigiert werden. So könnten z. B. bei genauerer Kenntnis des Todesrisikos die wenig aussichtsreichen Kandidaten von großen Investitionen ausgeschlossen bleiben. Das spart wie im obigen Fall der Studentin viel Geld.

Die ökonomischen Chancen der Gentechnik

Nach Aussagen von Makroökonomen hat die Gentechnik große Chancen, sich in Zukunft auf dem Markt zu behaupten.[10] Die Chemieindustrie hat sich offenbar schon seit einigen Jahren darauf eingestellt. Unternehmen wie Novartis und A-

---

[8] Aristoteles: Politik, 1259a7ff.
[9] Bernstein, Peter L.: Wider die Götter – Die Geschichte von Risiko und Risikomanagement von der Antike bis heute. München 1997, S. 167f.
[10] Besonders Innovationsschübe auf dem Gesundheitssektor haben die größte Chance, den offenbar jetzt zu Ende gehenden großen Konjunkturzyklus des Informationszeitalters, den sog. fünften Kondratieff, abzulösen und einen sechsten Konjunkturzyklus einzuleiten. Vgl. Nefiodow, Leo A.: Der sechste Kondratieff – Wege zur Produktivität und Vollbeschäftigung im Zeitalter der Information. St. Augustin ⁵2001.

ventis fokussieren ihre Aktivitäten auf den sog. Life Science-Bereich. Sie haben sich von der Spezialitätenchemie verabschiedet und investieren große Summen in die Forschung der Biotechnologie. Man unterscheidet von *älteren* biotechnologischen Verfahren wie Brot-, Bier- und Käseherstellung die *moderne* wie Penicillinproduktion und *neue* Biotechnologie, die auf der Nutzung der DNA beruht. Im Jahr 2000 manipulierten 1300 US-amerikanische und mehr als 1500 europäische Unternehmen das Erbgut von Lebewesen, um für sie nützliche Eigenschaften zu erzeugen. Zwanzig Jahre zuvor existierte die Branche noch gar nicht.

Weltweit wurden 30 Mrd. US-Dollar mit dieser Technologie umgesetzt. Zwischen 1990 und 2000 wurden 20% des US-Risikokapitals, des sog. venture capitals, in Biotechnologie-Firmen investiert. Die Biobranche erfuhr in diesem Zeitraum einen rasanten Aufschwung, der zugleich mit rapide wachsenden Forschungs- und Entwicklungsaufwendungen verbunden ist.[11]

Die Erwartungen des Marktes waren sehr hoch. Mit dem Börsencrash, der im Frühjahr 2000 einsetzte und auf Raten im Jahr 2003 seinen Höhepunkt erreichte, kam auch die Biotechnologie-Branche unter Druck. 60% der kleinen Biotechnologie-Unternehmen in den USA mußten aufgeben. Deutsche Biotech-Firmen hatten im Jahr 2002 bis zu 80% Kursverluste hinzunehmen.[12] Allerdings sind von den 350 deutschen Biotech-Firmen lediglich 32% mit Risikokapital finanziert, d.h. mehr als zwei Drittel sind börsenunabhängig. Aber auch sie müssen ihre Investitionen gegenüber ihren Kapitalgebern zunehmend rechtfertigen.[13]

Investitionsschutz durch Patente

Vor diesem Hintergrund wird verständlich, daß die Investoren alles daran setzen, ihre Investitionen angesichts unkalkulierbarer Zukunftsmärkte abzusichern. Die Patentierung gentechnisch veränderter Organismen war hierzu ein entscheidender Schritt. Sie sollte die Rechte auf geistiges Eigentum nun auch auf Lebewesen audehnen.

Bereits 1971 stellte Ananda Chakrabarty von General Electric den Antrag, seine Erfindung erddölabbauender Mikroorganismen patentieren zu lassen. 1980 wurde vom Obersten Bundesgericht der Vereinigten Staaten das erste Patent auf eine gentechnologisch hergestellte Lebensform erteilt.[14] Das Europäische Patentamt genehmigte 1992 das Patent auf die sog. Krebsmaus, in deren Genom eine erhöhte Krebsanfälligkeit eingebaut wurde.

---

[11] Ebd. S. 114f.
[12] »Experten erwarten Krisenjahr für die Biotech-Branche«, in: ftd.de vom 30.12.2002.
[13] Ernst & Young: »Per Aspera ad Astra – Der steinige Weg zu den Sternen. Deutscher Biotechnologie-Report 2004. In: www.de.ey.com.
[14] Riffkin, Jeremy: Das biotechnische Zeitalter – Die Geschäfte mit der Gentechnik. München 2000, S. 78f.

Sachrechtliches Eigentum an Tieren war seit jeher möglich und in unserer Rechtsordnung unbestritten. Doch anders als beim Kauf eines Tieres wird durch die Patentierung unter Umständen eine ganze Spezies monopolisiert.

So besitzt nun die Firma Du Pont als Inhaberin des »Krebsmaus«-Patentes nicht nur das exklusive Nutzungsrecht auf die von ihr »hergestellten« Krebsmäuse, sondern auch auf alle von anderen Firmen »hergestellten« Krebsmäuse und deren Nachkommen für die nächsten zwanzig Jahre.[15]

Für Handelszwecke besteht keinerlei Notwendigkeit mehr, zwischen lebenden und unbelebten Objekten zu unterscheiden. Damit ist das juristische Fundament für die Privatisierung und Umverteilung des genetischen Gemeinbesitzes mit Aussicht auf Milliardengewinne gegeben. Der eingeforderte und bewilligte Patentschutz auf entschlüsselte oder veränderte DNA-Sequenzen ist also ökonomisch bedingt und soll die getätigten Investitionen schützen.[16]

Kritiker halten diese Entwicklung für äußerst problematisch. Es bleibe umstritten, ob gentechnologisch veränderte Gene, Zellen, Gewebe, Organe und Organismen wirklich als menschliche Erfindungen gelten können oder ob sie im Grunde nur Entdeckungen der Natur sind, die der Mensch wie bei Züchtungen geschickt modifiziert hat. Um eine Erfindung patentieren zu lassen, müsse der Erfinder nachweisen, daß sie neu und nicht trivial ist und sich nicht zwangsläufig aus Bestehendem ergibt. Kein Molekularbiologe habe jemals ein Gen, eine Zelle usw. schaffen, allenfalls manipulieren können.

Auch Albert Schweitzer würde eine solche Instrumentalisierung von Lebewesen ablehnen. »Ehrfurcht vor dem Leben« bedeutet ja gerade die Würde, also die prinzipielle Unantastbarkeit aller Lebewesen anzuerkennen. im Einzelfall auch bei Schweitzer zum Zwecke der Erhaltung etwa der menschlichen Gesundheit andere Lebewesen geopfert werden müssen, ist unbestreitbar. Dann muß aber, wie wir noch sehen werden, ein Ausgleich geschaffen werden. Die Patentierung transgener Tiere durch einzelne Firmen zwecks Gewinnsicherung eines einzigen Unternehmens kann wohl kaum wieder ausgeglichen werden. Einmal in die Welt gesetzt, werden noch unzählige Generationen von Krebsmäusen in die Welt hineingeboren – einzig dafür, daß sie zu Forschungszwecken Krebsgeschwüre ertragen müssen.

Das Risiko mit dem Geschäft

Doch wie groß ist das Risiko einer kostspieligen Fehlentwicklung der Gentechnik? Wie die Sterblichkeitstafeln sagen genetische Risikoprognosen nichts über den konkreten Einzelfall aus. Sie sind niemals zwingend, denn Abweichungen von der wahrscheinlichen Entwicklung sind jederzeit möglich. Gerade die Vari-

---

[15] Koechlin, Florianne: Tierpatente sind unethisch. In: NZZ v. 21. Juni 1993 und NZZ-Fokus Nr. 3: Gentechnologie September 1997, S. 75.

[16] Einsele, Arthur: Pharmaindustrie für umfassenden Patentschutz. In: NZZ v. 21. Juni 1993, und in: NZZ-Fokus: Gentechnologie Nr. 3, September 1997, S. 73f.

abilität des Phänotyps ist Grundlage der biologischen Evolution. Was in einer bestimmten Umwelt ein Fehler ist, kann in einem anderen Kontext ein enormer Überlebensvorteil sein. Ein spezielles Gen für Adipositas (Fettleibigkeit) ist in einer Überflußgesellschaft sicherlich ein Fehler, in Zeiten von Hungersnöten hingegen von Nutzen. Diese Zusammenhänge haben Biologen dazu veranlaßt, neben Mutation und Selektion noch das Prinzip der »Fehlerfreundlichkeit« als Motor der Evolution zu postulieren.[17]

Könnte es nicht sein, daß die bösen Gene im komplexen Geflecht auch ihre guten Seiten haben, wenn sie vielleicht resistent gegen Radioaktivität machen oder in einer veränderten Umwelt die Überlebenschancen erhöhen? Biologische Fehler sind, so eine Erkenntnis des Biologen Ernst Ulrich v. Weizsäcker, allenfalls in bestimmten Hinsichten schlecht, sie sind unter Umständen die Bausteine für neue erfolgreichere Lebensformen. In diesem Sinne ist die biologische Evolution »fehlerfreundlich«: Das, was in einer bestimmten Umwelt ein Risiko darstellt, wird von der Evolution deshalb gerade nicht ausselektiert, weil es unter anderen Umweltbedingungen eine Chance zum Überleben bietet. Fehler sind in Wirklichkeit der Motor der Evolution.[18] Sie künstlich zu eliminieren, kann irreversible Schäden hervorrufen.

Genau aus diesem Grund ist das Geschäft mit der Gentechnologie sehr riskant. Denn es sollen Fehler aus dem Erbgut eliminiert werden, die in einer anderen Umweltsituation gar keine Fehler sein müssen, sondern vielleicht sogar einen Überlebensvorteil darstellen. Im Laufe der Millionen Jahre der biologischen Evolution hat der Genom-Pool eine Vielzahl an rezessiven, also nicht ausgeprägten Eigenschaften angesammelt, die irgendwann in der Vergangenheit einmal einen Überlebensvorteil brachten, heute vielleicht nicht mehr gebraucht werden oder sogar störend sind, in der Zukunft bei geänderten Umweltbedingungen aber sehr wohl wieder lebensnotwendig sein könnten.

Solche rezessiven Merkmale eliminieren zu wollen wäre genauso töricht wie die Streichung aller Artikel einer großen Enzyklopädie, die nur selten oder gar nicht gelesen werden. Auf diese Weise würde man sich die Zukunft verstopfen. Denn vielleicht enthält gerade der wegrationalisierte Begriff in der Zukunft wertvolle Informationen. Nachhaltigkeit setzt das Vorhalten möglichst großer Informationsmengen voraus. Was aber, wenn man doch einmal auf den seltenen Begriff zurückgreifen muß? Die ökonomische Einsparung ist hier nicht angebracht, weil die eingeschränkte Variabilität mit größten Risiken für das Überleben verbunden ist. So bedeutet auch die drastische Reduktion der Arten ein ungeheures Risiko für die Zukunft der Menschheit.

Albert Schweitzer hat diesen Zusammenhang der Ökologie schon in den zwanziger Jahren des vorigen Jahrhunderts erkannt und auf den Punkt gebracht:

---

[17] v. Weizsäcker, Ernst Ulrich: Geringere Risiken durch fehlerfreundliche Systeme. In: Schüz, Mathias (Hrsg.): Risiko und Wagnis – Die Herausforderung der industriellen Welt, Bd. 1, S. 110ff.
[18] Ebd. S. 108f.

»Wer von uns weiß, was das andere Lebewesen an sich und im Weltganzen für eine Bedeutung hat?«[19]

Im hochkomplexen Geflecht der Ökologie hat jedes Lebewesen eine Nische,
die – für uns nicht immer einsichtig – zum Erhalt des Ganzen beiträgt. Man
könnte Schweitzers Aussage sogar auf einzelne Gene herunterbrechen: »Wer
von uns weiß, was das spezielle Gen an sich und im ganzen Genompool für eine
Bedeutung hat?« Wir wissen eben nicht, welche Bedeutung die Basenpaare der
DNA in Wirklichkeit haben. Die von Forschern und der Industrie schöngerede-
ten und propagierten Chancen der Gentechnik basieren nämlich auf dem Mythos
vom entschlüsselten Erbgut.

Der Mythos vom entschlüsselten Erbgut

Die Genforschung ist erst ganz am Anfang eines wirklichen Verständnisses der
Genetik des Lebens. Vor etwa 3 Jahren kursierte in den Medien das Schlagwort
von der »Entschlüsselung des menschlichen Erbguts«. Das seit 1990 weltweit
gestartete sog. Human-Genom-Projekt wurde mit 3 Milliarden US$ finanziert
und war das teuerste Projekt in der Geschichte der Biologie.

Man verspricht sich, durch die Genom-Analyse genetische Defekte aufdecken
und durch Austausch mit gesunden Genen reparieren zu können. Mit solchen
Versprechungen versuchte man die Investitionen zu rechtfertigen.[20] So warb
1993 die Deutsche Chemieindustrie in einem Anzeigentext mit folgenden Worten:

»Der Wert der Gentechnik im Kampf gegen wichtige Menschheitsprobleme wie Hunger,
unheilbare Krankheiten, Epidemien oder Umweltschäden kann gar nicht hoch genug eingeschätzt werden.«[21]

---

[19] Schweitzer, Albert: Aus meinem Leben und Denken, in: Grabs, Rudolf (Hrsg.): Albert
Schweitzer – Gesammelte Werke in fünf Bänden. Berlin/ Zürich 1974, S. 242.
[20] Wann immer neue Technologien auftauchen, suchen ihre Väter nach finanziellen Mitteln,
um ihre Fortschrittsideen zu realisieren. Im Kampf um knappe finanzielle Ressourcen
scheuen sie dabei nicht vor leeren Versprechungen zurück. So wurde die friedliche Nutzung der Kernenergie in den fünfziger und sechziger Jahren des letzten Jahrhunderts mit
allen rhetorischen Mitteln den Steuerzahlern schmackhaft gemacht. Die unterentwickelten
Völker würden endlich ihre Energiebasis erhalten; Wüsten könnten durch Entsalzen des
Meerwassers bewässert, Urwälder oder arktische Gebiete mit Hilfe von Elektrizitätswerken
erschlossen werden; Schiffahrt und Luftfahrt würden auf den neuen Brennstoff übergehen;
ein halbes Kilo davon würde künftig ein Flugzeug achtmal um die Erde treiben. So lauteten damals die Versprechungen der Politiker. Mit fast 300 Milliarden DM wurde seither
die Kernenergie von den deutschen Steuerzahlern subventioniert; von den Versprechungen
ist nicht viel übrig geblieben. Weder wurden die Investitionen der Bevölkerung zurückge-
zahlt noch gab es Strom zum Nulltarif. Im Gegenteil wir müssen uns alle mit den Folgelasten herumschlagen. Den undichten »Sarkophag« von Tschernobyl wollte ein russischer
Atomphysiker am liebsten »mit Raketen auf den Mond schießen« (so Arsenij Beresin, zit.
n. Klaus Franke: »Die Welt wird zum Labor«, in: Der Spiegel, H. 8, 1993, S. 131.)
[21] Zit. n. ebd. S. 130.

Die in Aussicht gestellten Chancen der Gentechnik, gegenwärtige Übel der Menschheit zu besiegen, basieren allein auf dem Glauben, das Erbgut des Menschen entschlüsselt sei. Doch was heißt hier Entschlüsselung? Man hat nichts anderes als die Reihenfolge der vier Grundbausteine der DNS abgeschrieben. Das wäre genauso, als ob der Entdecker einer Keilschrifttafel die Zeichen darauf abmalt und dann behauptet, er habe sie damit nun entschlüsselt. Den Sinn, die Bedeutung der Zeichen hat er noch lange nicht verstanden. Nichts anderes hat aber das Human Genom Projekt geleistet. Man weiß, an welcher Stelle des DNS-Stranges welche Basen sitzen und weiß, wo sich Gene, d. h. Träger eines Merkmals oder einer Funktion im lebenden Organismus, befinden und wo nicht. Nur 3% aller abgeschriebenen Basen hat man allerdings als Gene bisher identifizieren können, über die Funktion der restlichen 97% weiß man so gut wie nichts.

Genauso wenig weiß man über die Funktion der 140.000 menschlichen Gene. Jedes einzelne Gen repräsentiert die Bauanleitung zur Herstellung eines Eiweißmoleküls, sei es für die Hormone oder Enzyme, für den Aufbau von Haaren oder Nägeln, Antikörper im Immunsystem, Transportmoleküle für Sauerstoff oder Signalstoffe im Gehirn.

Von den rund 100.000 Eiweißmolekülen kennt man bisher nur eine kleine Zahl. Hinzu kommt, daß die Proteine nicht nur miteinander wechselwirken, sondern auch mit der Erbsubstanz selbst. Und wenn man noch die Einflüsse der sozialen und natürlichen Umwelt sowie der Psyche hinzunimmt, geht die Zahl der möglichen Interaktionen ins Unermeßliche. Letztlich steht alles mit allem in Verbindung. Eine monokausale Funktionszuschreibung der Gene ist daher illusorisch.[22]

Woher nehmen dann die High-Tech-Genetiker das Recht, gute von bösen Genen zu unterscheiden, nur weil sie bei bestimmten Erbkrankheiten beteiligt sind? Mit welchem Recht glauben Molekularbiologen, den Ursprung von sozialem Verhalten wie Aggressivität oder Homosexualität im genetischen Code nachgewiesen zu haben? Der Schritt ist dann nicht weit eine »Genetik krimineller und antisozialen Verhaltens« zu formulieren, wie sie 1995 auf einem Symposium der »Ciba-Foundation« diskutiert wurde.

Genanalysen haben mittlerweile ergeben, daß die Erbanlagen des Menschen – sehr viel mehr als bisher angenommen – selbst einfacheren Lebewesen verblüffend gleichen – von der Maus, über die Fruchtfliege bis hinunter sogar zur Bierhefe. Daraus folgt, daß die augenfälligen Unterschiede zwischen Mensch und Schimpanse nicht auf den 2% Abweichungen im Erbgut beruhen können. Außerdem kann die Genetik keinerlei Aussagen über das Wesen des Bewußtseins mit all seinen Erinnerungen, Wünschen, Ängsten und Ideen machen. Der Biologe Richard Strohmann von der Universität Berkeley folgert daher:

---

[22] Vgl. Neffe, Jürgen: Die Entzauberung des Lebens.In: Der Spiegel, Nr. 2, Hamburg 1999, S. 113.

»In der Biologie braut sich ein grundlegender Paradigmenwechsel zusammen. (...) Das Maß an Komplexität, das wir in lebenden Systemen finden, läßt sich nicht auf ihre Bestandteile und deren Dynamik reduzieren.«[23]

Mit einer solchen – leider immer noch seltenen – Selbstbescheidung stünde die moderne Biologie etwa dort, wo die moderne Quantenphysik in den zwanziger Jahren des letzten Jahrhunderts ihre prinzipiellen Grenzen erkennen konnte.[24] Damit wäre sie erkenntnistheoretisch einen großen Schritt weiter gekommen und würde ihre Allmachtsphantasien wenigstens theoretisch zugunsten einer Selbstbescheidung einschränken. Die Biologie würde sich wieder anderen Zugangsweisen zum Leben öffnen.

Halten wir fest: Die Risiken der Gentechnologie sind nicht nur an den negativen Folgen festzumachen, sondern auch an ihren erkenntnistheoretischen Annahmen und ihrer Methodik. Beruhen nämlich die Erkenntnisse der Gentechnologie auf einer allzu reduktionistischen Weltsicht, so besteht die Gefahr, wie im Materialismus des 19. Jahrhunderts den Menschen und sein Verhalten auf das Zusammenspiel von Eiweißmolekülen zurückzuführen. Die Versuchung ist dann groß, ohne Rücksicht auf Neben-, Fern- und Rückwirkungen durch Austausch von DNA-Sequenzen unerwünschte Eigenschaften zu eliminieren.

Falsche Annahmen der Gentechniker über die Wirklichkeit implizieren auch falsche Angaben über Chancen und Risiken. Diese sind nicht objektiv gegeben, sondern hängen von der jeweiligen Interessenlage ab. So kommt es, daß die Befürworter andere Risiken sehen als ihre Gegner. Es gibt also nur eine Möglichkeit, die Risikokonflikte zu lösen: durch ethische Rücksichtnahme auf die Interessen aller Betroffenen.

Wie eine solche Rücksichtnahme aussehen kann, hat Albert Schweitzer sowohl theoretisch begründet als auch praktisch vorgelebt.

3. Unternehmerische Verantwortung nach Albert Schweitzer

Wie eingangs zitiert, sieht Albert Schweitzer in jedem Handeln, also auch im unternehmerischen Handeln, den Zweck, etwas zum Erhalt von Leben beizutragen. Die Verengung des Handelns auf den einzigen Zweck des Selbsterhalts führt dazu, daß anderes Leben in Mitleidenschaft gezogen wird. Wenn ein Unternehmen ausschließlich darauf aus ist, Gewinne zu machen ohne Rücksicht auf

---

[23] Zit. n. ebd. S. 113. Vgl. Jacob, Francois: Die Maus, die Fliege und der Mensch. Berlin 1998, S. 163ff.

[24] Jeremy Rifkin sieht in der Theorie der Molekularbiologie einen in der Wissenschaftsgeschichte immer wieder auftretenden Versuch, die Natur so umzugestalten, daß sie unseren Bedürfnissen entspricht. Dabei werde ein »winziger Aspekt der natürlichen Realität« zu einer »allumfassenden Theorie aufgebläht« (Rifkin: Das biotechnische Zeitalter, S. 311). »So fungieren die Konzepte der Natur als eine Art psychisches Ritual, mit dem die Menschen ihr Gefühl für die natürliche Welt abtöten und diese zum gefälligen Verzehr vorbereiten« (ebd.).

Verluste bei anderen, so handelt es nicht nur unethisch, sondern auf Dauer sogar unökonomisch. Denn es muß mit Gegenwehr der Ausgebeuteten rechnen und die Schuld, die es mit seinen Aktivitäten verursacht hat, irgendwann wieder sühnen.

Schuld und Sühne – Grundbegriffe des gesunden Wirtschaftens

»Schuld« und »Sühne« sind die wesentlichen Grundbegriffe in Albert Schweitzers Ethik der Ehrfurcht vor dem Leben. Sie mögen in unseren Ohren altertümlich klingen. Hinter ihnen verbirgt sich jedoch ein entscheidender Mechanismus, der auch im Wirtschaftsleben von ungeheurer Bedeutung ist.

Es handelt sich dabei um den Begriff der Reziprozität, wie sie z. B. in der Goldenen Regel zum Ausdruck:

»Alles nun, was ihr wollt, daß euch die Leute tun sollen, das tut ihnen auch!« (Mt 7,12).

Alles menschliche Handeln verlangt nach fairer Gegenleistung und ausgleichender Gerechtigkeit. Ohne sie wird die Austauschbeziehung zur »Ausbeutung«. Der Ausgebeutete wird dann seine Machtmittel mobilisieren und eine Revolution anzetteln. Eine faire Austauschbeziehung minimiert das Risiko einer solchen kostspieligen Gegenreaktion.

Der Begriff der Schuld darf nicht nur moralisch verstanden werden. Er hat auch eine ontologische Dimension, ist also im Sein selbst verankert. Noch die Griechen gebrauchten für »Schuld« ein Wort (»aitia«), das zugleich auch »Ursache« bedeutete.

Der von Albert Schweitzer so häufig gebrauchte Begriff »Sühne« mag uns heute noch mehr als »Schuld« moralinsauer aufstoßen. Er bringt aber von seiner ursprünglichen Bedeutung her all das zum Ausdruck, was auch im heutigen Wirtschaftsleben von größter Bedeutung ist. Denn »Sühne« stammt vom althochdeutschen Wort »suona«, was soviel wie »Urteil, Gericht, Versöhnung« bedeutet und das dazu gehörige Verb »sühnen« bzw. »suonen« soviel wie »versöhnen, zur Sühne bringen, ausgleichen«, aber auch »Ersatz zahlen«[25]. Der Schadenersatz spielte gerade in der mittelalterlichen Rechtsprechung eine große Rolle, wurde doch sogar Totschlag und Mord mit Ersatzzahlungen gegenüber den Angehörigen des Opfers gesühnt.

Analog gilt der gleiche Zusammenhang bei sozialen Systemen. Auch Kollektive werden gegenüber dem Ganzen schuldig und schulden ihm Ausgleich. Unternehmen *schulden* einen angemessenen Ausgleich für die Leistungen, die die verschiedensten Gruppierungen ihm gegenüber erbracht haben, oder für die Schäden, die sie anderen zugefügt haben.

---

[25] Kluge, Friedrich: Etymologisches Wörterbuch. Berlin/ New York [25]1975, S. 763.

Die Ansprüche der Stakeholder

Überhaupt basieren alle Prozesse des modernen Wirtschaftslebens letztlich auf Ersatzzahlungen, sprich: Sühneleistungen. Eine unternehmerische Leistung wird von einem Kunden in Anspruch genommen, dafür schuldet dieser die Zahlung eines Preises. Dieser wechselseitige Austausch von Leistungen und Ersatzleistungen meist in Form von Geldzahlungen, ist nicht nur die Grundlage der Geschäftsbeziehung zwischen Lieferant und Kunde. Ein Unternehmen hat die Ansprüche vieler externer wie interner Gruppierungen auszugleichen.

Man nennt solche Gruppierungen Stakeholder, weil deren Interessen auf dem Spiel stehen (»stake« = Hölzchen im Spiel). Denn sie erbringen Leistungen und haben deshalb einen Anspruch auf Gegenleistung. So vertraut der Anwohner einer Fabrikanlage darauf, daß diese seine Gesundheit nicht gefährdet. Er investiert Wohlwollen und Toleranz gegenüber der Anlage und verlangt dafür eine Gegenleistung. Das Unternehmen soll genügend in die Sicherheitsstandards der Anlage investieren, so daß seine Gesundheit nicht gefährdet ist. Auch die Natur »investiert« mit ihren Rohstoffen in das Unternehmen und kann daher einen schonenden und nachhaltigen Umgang mit ihr »erwarten«.

Sollte das Unternehmen den Ansprüchen seiner Stakeholder nicht gerecht werden, muß es damit rechnen, diese eine Sühneleistung einfordern. Andernfalls werden sie ihre Machtmittel einsetzen, um ihre Ansprüche durchzusetzen. Der Anwohner kann eine Bürgerinitiative oder eine Sammelklage einreichen, die Natur kann mit Katastrophen reagieren.

Unternehmen haben also nicht nur das Risiko, ökonomische Fehlentscheidungen zu treffen, sondern auch das Risiko, daß sie durch ihre Aktivitäten gegenüber ihren Stakeholdern schuldig werden. In diesem Falle müssen sie Sühne leisten oder aber mit Gegenwehr rechnen. Viele Unternehmen leiden und litten an ignorierten Ansprüchen ihrer Stakeholder. Die ökonomischen Folgen sind oft um ein Vielfaches höher als wenn sie gleich deren Interessen gewahrt hätten.

Verantwortungsloses versus verantwortliches Handeln in der Gentechnik

»Schuld« und »Sühne« sind Merkmale der *Verantwortung*, insofern erstere zur Anklage, letztere zur ausgleichenden Gerechtigkeit führt. Vielleicht ist die Fähigkeit zur Schuld und Sühne eine Grundbefindlichkeit des Menschen, die ihn von anderen Lebewesen unterscheidet. Es gibt häufig keine *äußere* Instanz, die Schuld an- und Sühne einklagen würde. Die Instanz, die hier wirkt, ist hingegen unmittelbar ein Begleitumstand der Allverbundenheit und universellen Verflochtenheit des Seienden: Alles hängt mit allem zusammen und wirkt *auf alles* zurück. Der dafür sensibilisierte Blick erkennt, daß jedes Handeln – über welche Umwege auch immer – sich selbst trifft. Es liegt also im höheren Eigeninteresse, seine Mitverursachung einzusehen und im Gegenzug für positiven Ausgleich zu sorgen, der ja dann ebenfalls positiv wieder auf einen zurückwirkt.

Wie sehr unternehmerische Entscheidungen verantwortungsvoll oder verantwortungslos mit den entsprechenden Folgen getroffen werden, zeigt das Beispiel der sog. »grünen Gentechnik«. Hier werden »Pflanzen für die Zukunft« designt: Gewächse, die mit Hilfe neuer Gene keine Pestizide mehr benötigen, die Rohstoffe für die Pharmaindustrie liefern oder Treibstoff für Autos, Rapsöl mit erhöhtem Anteil an gesunden ungesättigten Fettsäuren oder hohem Vitamin E-Anteil.[26] Man verspricht mit solchen Produkten, Hunger und Armut insbesondere in Entwicklungsländern lindern zu können. Die verheißene »grüne Revolution« scheint also durchaus im Geiste von »Ehrfurcht vor dem Leben« vorangetrieben zu werden. Doch werden die weitreichenden Risiken solcher Entwicklungen auch verantwortungsvoll mit ins Kalkül gezogen?

In einem konkreten Fall ist man offensichtlich mit den Risiken eher verantwortungslos umgegangen. Die Firma Monsanto pflanzte in das Erbgut von Sojabohnen ein Gen ein mit der Eigenschaft, resistent gegen das ebenfalls von Monsanto hergestellte Herbizid Roundup™ zu sein, das auf den Wirkstoff Glyphosat basiert. Der Verkauf der sog. Roundup-Ready™ Sojabohnen brachte der Firma bisher 5 Milliarden US$ Gewinn. Allein in Argentinien wurde seit 1996 über die Hälfte des verfügbaren Ackerlandes mit den neuen Pflanzen kultiviert. Das gegen das Herbizid resistente Saatgut sollte die Ernteerträge von Soja erhöhen. Denn nun konnte das Pflanzenschutzmittel bedenkenlos eingesetzt werden, ohne die Pflanze zu zerstören.

Doch wie verantwortungsvoll war Monsanto in diesem Fall? Betrachtet man die Interessen einiger Stakeholder, so hat Monsanto sicherlich gegenüber den Aktionären mit exorbitanten Gewinnen ihre Verantwortung wahrgenommen. Auch die Interessen ihrer Kunden, vornehmlich Großgrundbesitzer, blieben zunächst gewahrt. Denn nur sie konnten sich das teure Produkt leisten. Etwa 160.000 Kleinbauer mußten im Gegenzug ihre Betriebe aufgeben. Sie sind bereits in die Städte geflüchtet und erhalten dort Armenspeisung auf Sojabasis. Doch mit der Sojapflanze sind inzwischen auch die Großgrundbesitzer nicht mehr glücklich. Abgesehen davon, daß die Sojapflanze von immer schlechterer Qualität ist als ihre unmanipulierten Vorgänger, müssen die Bauern nämlich heute längst zusätzlich noch andere Gifte spritzen, weil sich immer mehr Pflanzen ausbreiten, die gegen Glyphosat resistent sind. Die Monokulturen haben die bestehenden landwirtschaftlichen Strukturen zerstört. Fast alle traditionellen Getreidearten und Produktionsmethoden sind verloren gegangen. Auch für die Volkswirtschaft Argentiens hat sich der Soja-Anbau nicht gelohnt. Früher konnte die argentinische Landwirtschaft das Vielfache des Landesbedarfs an Getreide, Gemüse, Milch und Fleisch exportieren, die dem Land heute fehlen.

Die indische Bürgerrechtlerin Shiva kämpft mit Nichtregierungsorganisationen, den sog. NGOs, wie Brot für die Welt, Misereor, Greenpeace gegen die global operierende Gentech-Industrie, die, wie sie sagt, »mit allen Mitteln, die

---

[26] Martens, Heiko et al.: Blockierter Fortschritt. In: Der Spiegel, Nr. 41, 2004, S. 116 f.

Welt von ihren gentechnisch veränderten Pflanzen abhängig« machen will. Bauern, die einmal umgestiegen seien, müßten die kommerziellen, häufig mit Lizenzgebühren belegten Sorten foran immer und immer wieder kaufen. Denn das gentechnisch veränderte Saatgut ist unfähig zur Fortpflanzung.[27]

Firmen wie Monsanto werben ihre Kunden mit humanitären Absichten und bieten ihnen zum Einstieg ihre Technologie umsonst an. So heißt es auf der Homepage von Monsanto: »Dieses Teilen ist langfristig in unserem Interesse, weil diese Bauern künftig zufriedene Kunden werden könnten.«[28]

Es ist abzusehen, daß solche Methoden nicht allzu lange Erfolg haben werden, wie ähnliche Fälle belegen[29]. Denn wenn weltweit NGOs sich zusammenschließen und zu Boykotts aufrufen, die Bauern sich organisieren und beispielsweise, wie kürzlich in Kanada geschehen, Sammelklagen einreichen, so können die kurzfristig generierten Gewinne von großen Verlusten abgelöst werden. Die begangene Schuld wird dann gezwungenermaßen zur Sühneleistung führen.

Damit soll keinesfalls bestritten werden, daß es Produktentwicklungen auf gentechnischer Basis gibt, die durchaus Leiden in Drittweltländern lindern können. Der Einsatz und die Entwicklung solcher Produkte sollte aber gemeinsam mit den Betroffenen geprüft und die möglichen Folgen offen diskutiert werden. Vielleicht gibt es dann Lösungen, bei denen die gewachsenen Strukturen nicht zerstört, sondern mit den neuen Produktlinien harmonisch ergänzt werden. Das erfordert aber einen offenen Dialog mit allen Stakeholdern, einschließlich aller involvierten NGOs.

Albert Schweitzers Ethik kann dabei hilfreich zum Dialog beitragen. Ihre Stärke liegt auch darin, daß sie die jeweiligen Vorteile eines deontologischen, situativen und utilitaristischen Ansatzes in sich vereint. Denn mit ihrem Prinzip »Ehrfurcht vor dem Leben« ist sie deontologisch, weil sie den Menschen dazu verpflichtet, prinzipiell kein Lebewesen als höherwertig vor anderen auszuzeichnen. Doch berücksichtigt sie auch, daß der handelnde Mensch bei vielen Entscheidungssituationen in den Konflikt gerät, Leben nur auf Kosten von anderem Leben erhalten zu können. Deshalb fordert sie erstens den einzelnen zu einer Art utilitaristischem Kalkül auf, die Summe aller Folgen der jeweiligen Entscheidung zu bedenken und die Wahl zu treffen, bei der per Saldo am meisten Leben gefördert und am wenigsten Leben vernichtet wurde. Zweitens soll er

---

[27] Bethge, Philip: Satt durch Designer-Pflanzen? In: Der Spiegel, Nr. 38, 2004, S. 180. Vgl. Lappé, Marc/ Bailey, Britt: Machtkampf Biotechnologie – Wem gehören die Lebensmittel? München 2000, S. 75ff.

[28] Zit. n. Bethge: Satt durch Designer-Pflanzen?, S. 182.

[29] Die Firma Nestlé hatte mit solchen Methoden bisher ihre größte Niederlagen hinnehmen müssen. Auch sie hatte in Drittweltländern einstmals kostenlos Produkte verteilt, um ihre Kundschaft davon abhängig zu machen. Es handelte sich um Milchpulver, das junge Mütter von der Last des Stillens befreien sollte. Die Folgen waren eine erhöhte Säuglingssterblichkeit in diesen Ländern aufgrund mangelnder hygienischer Verhältnisse und Unterernährung, weil die Mütter später gezwungen waren, die teuren Produkte zu rationieren, sowie jahrelange kostspielige Boykotts und internationale Ächtungen von Nestlé. Vgl. Schüz, M.: Risiko – Werte – Verantwortung, S. 138ff.

dann die Schuld, die er dabei auf sich geladen hat, durch Sühneleistungen wenigstens im Ansatz wo und wie auch immer wieder ausgleichen. Hierbei ist Kreativität gefordert. Denn nicht jeder hat die gleichen Mittel für Sühneleistungen an der Hand. Jeder kann nur gemäß seinen Fähigkeiten und seiner Situation einen Ausgleich schaffen und entsprechend sein Handeln verantworten.

Noch ist es auch für Monsanto nicht zu spät, im Sinne Schweitzers ihre Schuld durch Sühneleistungen auszugleichen. Die Firma könnte z. B. einen Teil der Gewinne dafür verwenden, den verarmten Bauern in Argentinien – etwa in Form von günstigen Krediten – wieder Anbaumöglichkeiten von traditionellen Nutzpflanzen zu bieten. Die Bauern hätten wieder Arbeit und könnten die Kredite sukzessive wieder zurückzahlen. Die Volkswirtschaft würde davon profitieren und Monsanto hätte auf diese Weise bewiesen, daß man Unternehmen nicht nur dazu da sind, Profite für sich zu generieren, sondern zugleich auch dem Allgemeinwohl zu dienen.

II.

Gentechnik in der Biomedizin

und Menschenwürde

Ulf Grawunder

Humanmedizinische Möglichkeiten der modernen Gentechnik, insbesondere der Stammzellforschung

Der nachstehende Beitrag hat zum Ziel, den gegenwärtigen biologisch-medizinischen Sachstand zu den Möglichkeiten der Stammzellforschung und der modernen Gentechnik im Humanbereich in einigen wesentlichen Grundzügen darzustellen. Um dies in der gebotenen Bündigkeit leisten zu können, beschränke ich mich auf die wichtigsten Aspekte der adulten und embryonalen Stammzellforschung, inklusive der Möglichkeiten des therapeutischen Klonens, als auch auf die Bereiche der Präimplantationsdiagnostik (PID) und der Pränataldiagnostik (PND), die in den letzten Jahren vermehrt ins Zentrum des öffentlichen Interesses getreten sind. Es ist beabsichtigt, vor allem eine dem wissenschaftlichen Sachstand adäquate Argumentationsbasis zu liefern, ohne die eine Diskussion ethischer Konsequenzen aus den oben genannten Forschungsbereichen nicht angemessen geführt werden kann. Ethische Fragestellungen werden bei der biologisch-medizinisch ausgerichteten Darstellung zwar begleitend ins Spiel gebracht, ohne dadurch der weiterführenden ethischen Diskussion, wie sie in den übrigen Beiträgen des vorliegenden Sammelbandes zu Wort kommt, vorgegriffen werden soll.

1. Frühe Stadien der menschlichen Embryonalentwicklung – von der Zygote zur Blastozyste, Quelle von ES-Zellen

Das Wunder des Lebens beginnt mit der Verschmelzung einer weiblichen und männlichen Keimzelle, d.h. der Vereinigung einer reifen Eizelle (Oozyt) und eines Spermiums. Das Resultat dieser Verschmelzung ist die sogenannte Zygote (befruchtete Eizelle), die eine einzigartige Kombination von je 23 Chromosomen des mütterlichen und väterlichen Erbgutes enthält. Man bezeichnet diese Zygote als totipotent, da von ihr ausgehend alle verschiedenen Zelltypen eines Individuums entstehen können.

Die frühesten Stadien der Embryonalentwicklung nach der Befruchtung eines Oozyten finden im Eileiter (Oviduct) statt, in dem der frühe Embryo von den Eierstöcken (Ovarien) zur Gebärmutter wandert. Beim Menschen findet die Implantation des Embryos in die Gebärmutter nach ca. 8-9 Tagen statt, und man

spricht daher bei den frühen Phasen der Embryonalentwicklung von Präimplantations-Embryos. Am 2. Tag nach der Befruchtung findet die erste Zellteilung
statt, gefolgt von weiteren zwischen den Tagen zwei und fünf, bis sich am 5.
Tag eine sogenannte Blastozyste entwickelt hat – ein flüssigkeitsgefüllter Zellball von ca. 100-200 Zellen mit einer zusätzlichen Ansammlung von Zellen im
Inneren des Zellballs, die als innere Zellmasse (engl.: inner cell mass, ICM) bezeichnet wird. Werden aus der ICM Zellen entnommen, können aus diesen embryonale Stammzellen etabliert werden, die sich für lange Zeiten in Zellkultur (*in
vitro*) vermehren lassen.

2. Präimplantations- und Pränataldiagnostik (PID und PND)

Die frühe Embryonalentwicklung von der Befruchtung bis hin zur Blastozyste
kann im Rahmen der *In-vitro*-Fertilisation (IVF) auch außerhalb des mütterlichen Körpers vonstatten gehen. Nach der IVF werden Embryos zwischen Tag 2-
3 (Zwei- oder Vier-Zell-Stadium) und Tag 5 (Blastozystenstadium) in die Gebärmutter implantiert. Daraus ergibt sich die Möglichkeit, den Präimplantationsembryos ohne deren Zerstörung einige wenige Zellen für genetische Untersuchungen zu entnehmen (Prä-Implantations-Diagnostik, PID, siehe nachstehende
Abb. 1). Werden per IVF mehrere Embryos erzeugt, können solche für die Implantation und das Austragen selektiert werden, die bestimmten genetischen Kriterien (i.d.R. ein »normaler« Chromosomensatz) entsprechen – ein künstlicher
Eingriff, der ethisch problematisch ist und daher in verschiedenen Ländern gesetzgeberisch unterschiedlich gehandhabt wird.

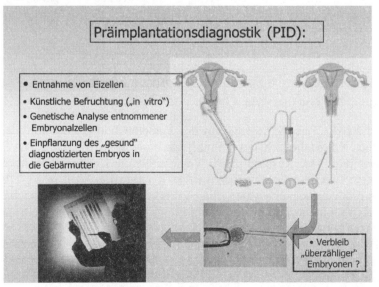

Abb. 1: Schematische Darstellung des Ablaufs der Präimplantations-Diagnostik (PID).

Eine genetische Analyse und Selektion von sich entwickelnden Embryos vor der Implantation ist in seiner Konsequenz durchaus vergleichbar mit der Fruchtwasseruntersuchung (Amniozentese) bei Schwangeren, bei der vom Foetus ins Fruchtwasser abgegebene Zellen ebenfalls auf genetische Kriterien untersucht werden. Die Amniozentese gehört somit zur Pränataldiagnostik (PND). Beim Vorliegen schwerer chromosomaler Anomalien (z.B. Trisomie 21, die Ursache des Down-Syndoms) können die Eltern entscheiden, ob gegebenenfalls ein Schwangerschaftsabbruch in Frage kommt. Immerhin kann in 97% der Fällen die Besorgnis der Schwangeren entkräftet werden, und es werden nur in 3% der Fälle genetische Defekte diagnostiziert.

Die Problematik der PID und PND sei an einem Beispiel illustriert, das als der sog. »Lübecker Fall« Mitte der 90er Jahre bekannt wurde: Ein Ehepaar mit einem an Mukoviszidose erkrankten Kind hatte bei zwei weiteren Schwangerschaften jeweils eine Fruchtwasseruntersuchung durchführen lassen, die in beiden Fällen positiv ausfiel, d.h. beide Foeten waren mit dem entsprechenden Gen belastet. Mukoviszidose beruht auf einem Defekt am 7. Chromosom, der zu einer Lungenerkrankung führt (Ansammlung von zähem Schleim in den Bronchien mit häufigen Infektionen), verbunden mit einer deutlich verminderten Lebenserwartung. Um nun das Risiko einer weiteren Schwangerschaftsunterbrechung zu umgehen, wollte das Ehepaar eine PID durchführen lassen. Dieser Antrag wurde aus rechtlichen Gründen abgelehnt. Die PID ist zwar in 10 EU-Staaten zulässig, aber in Deutschland bisher verboten.

Es bleibt aber festzustellen, daß sowohl bei der PID als auch bei der PND eine »genetische Selektion« vorgenommen wird, die über Sein- oder Nichtseinkönnen von menschlichem Leben entscheidet. Bei alledem darf nicht übersehen werden, daß auf diesen Wegen nur ein Bruchteil der – wenn auch häufigsten – genetisch bedingten Krankheiten, von denen Hunderte bekannt sind, zu diagnostizieren sind. Dementsprechend ist trotz Anwendung einer PID oder PND nicht auszuschließen, daß dennoch ein behindertes Kind zur Welt kommt.

3. Embryonale Stammzellen

Stammzellen sind allgemein über zwei Eigenschaften definiert. Erstens, sich für lange Zeiträume selbst erneuern zu können – mindestens für die Lebensdauer eines Individuums, oft jedoch auch darüber hinaus, was sich durch serielle Transplantationen von Stammzellen in verschiedene Individuen zeigen läßt. Die zweite funktionelle Eigenschaft von Stammzellen ist ihre Fähigkeit, sich in viele verschiedene Zelltypen eines Gewebes oder eines Individuums entwickeln (differenzieren) zu können. Stammzellen, die nur bestimmte Zelltypen beispielsweise eines bestimmten Gewebes ausbilden, bezeichnet man als pluripotente Stammzellen. Embryonale Stammzellen (ES-Zellen) können praktisch in jeden Zelltyp differenzieren, weshalb sie – ähnlich wie die Zygote – auch als totipotent bezeichnet werden.

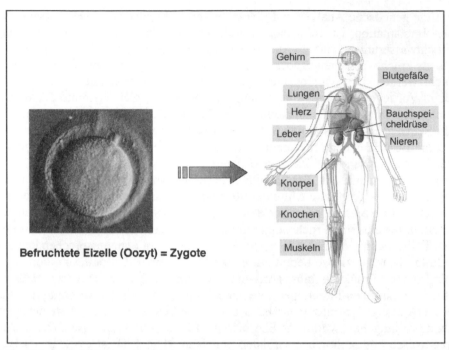

Abb. 2: Aus der befruchteten Eizelle (Zygote) können alle Zell- und Gewebetypen des Körpers entstehen. Diese Zelle ist somit »totipotent«.

Embryonale Stammzellen (ES-Zellen) können, wie bereits zuvor geschildert,
aus der ICM einer Blastozyste gewonnen werden. In der Regel geht dies mit der
Schädigung oder der Zerstörung des Blastozysten-Embryos einher. Während in
Deutschland die Gewinnung neuer ES-Zellen aus humanen Blastozysten nach
dem Embryonenschutzgesetz verboten ist, existiert in anderen Ländern, z.B. in
Großbritannien oder Israel, diesbezüglich eine permissive Gesetzgebung. Forschung mit humanen ES-Zellen ist in Deutschland nur unter bestimmten Bedingungen und Auflagen erlaubt, womit sich die sogenannte destruktive Embryonenforschung regional verlagert.

Die Deutsche Forschungsgemeinschaft (DFG) spricht sich für eine rechtliche
Zulassung des Imports von embryonalen Stammzellen aus mit dem Hinweis auf
die Möglichkeit, schwere Leiden frühzeitig zu erkennen und heilen zu können.
Andere lehnen Forschungen an humanen ES-Zellen strikt ab und verweisen auf
die ethisch unbedenkliche Möglichkeit der Erforschung sog. adulter Stammzellen (siehe weiter unten).

Bereits vor mehr als 20 Jahren gelang es, ES-Zell-Linien von Mäusen in Zellkultur zu etablieren[1]. Die überwältigende Mehrheit der Erkenntnisse und For-

---

[1] Martin: Isolation of a pluripotent cell line from early mouse embryos cultured in medium
conditioned by teratocarcinoma cells, Proc. Natl. Acad. Sci. 78, 1981, S. 7634-7638.

schungsarbeiten resultierte aus der Arbeit mit solchen murinen (von der Maus abstammenden) ES-Zellen. Im Gegensatz dazu gelang es erst 1998, erste humane ES-Zell-Kulturen zu generieren.[2] Diese Verzögerung ist einerseits natürlich durch die ethischen Bedenken zu begründen, welche die Arbeit an menschlichen Embryos mit sich bringt, aber auch durch die Tatsache, daß sich murine und humane ES-Zellen in ihrer Zellbiologie und somit in ihren Zellkultur-Erfordernissen signifikant unterscheiden. Murine embryonale Stammzellen lassen sich vergleichsweise einfach kultivieren, mit einer im Vergleich zu anderen Säugerzellen enorm schnellen Teilungsrate von 1 Zellteilung pro 18-22 Stunden. Sie tun dies in der Regel für viele Jahre unter Beibehaltung ihrer funktionellen Eigenschaften und ihre Pluripotenz. Demgegenüber proliferieren *in vitro* kultivierte menschliche ES-Zellen erheblich langsamer.

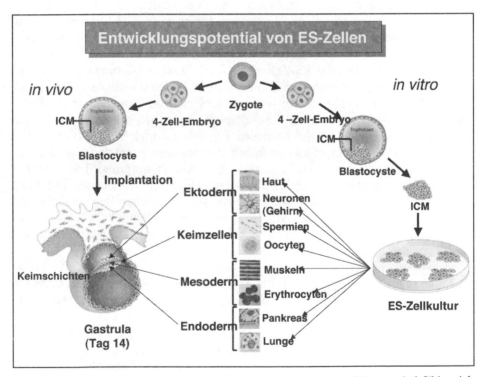

Abb. 3: ES-Zellen, die für lange Zeit in Zellkultur vermehrt werden können, sind fähig, sich in viele verschiedene Zelltypen eines Organismus zu entwickeln, d.h. in Zellen aller drei verschiedenen Keimschichten.

---

[2] Thomson et al.: Embryonic stem cell lines derived from human blastocysts, Science 282, 1998, S. 1145-1147.

Die Tatsache, daß man murine ES-Zellen einerseits relativ einfach kultivieren und andererseits sehr effizient genetisch modifizieren kann[3], hat dazu beigetragen, daß murine ES-Zellen heutzutage fast routinemäßig in der Grundlagenforschung eingesetzt werden, um mit ihnen genetisch modifizierte Mausstämme herzustellen. Hierzu werden durch Mikromanipulation genetisch modifizierte ES-Zellen in die ICM einer Blastozyste injiziert und diese in die Gebärmutter einer hormonbehandelten (pseudoschwangeren) Maus implantiert. Aus der Blastozyste mit den genetisch veränderten ES-Zellen entwickeln sich sogenannte chimäre Mäuse, deren Gewebe teilweise aus den injizierten ES-Zellen besteht, teilweise aus den ursprünglichen Blastozysten-Zellen. Wenn nun die mutierten ES-Zellen zur Entwicklung der Reproduktionsorgane (Ovarien und Testis) beitragen, können die genetischen Mutationen über die Keimbahn an die Nachkommen weitergegeben und vererbt werden. Über einfache Verpaarungen können solche Mutationen dann homozygot gezüchtet werden (d.h. sowohl das mütterliche, als auch das väterliche Chromosom tragen dann die Mutation), um beispielsweise die physiologischen Konsequenzen einer gezielten Mutation zu analysieren.

Neben der Fähigkeit der ES-Zellen, nach Injektion in Blastozysten potentiell alle Gewebe- und Zelltypen eines Individuums bilden zu können, lassen sich ES-Zellen auch in Zellkultur (*in vitro*) in verschiedene Gewebetypen differenzieren. Dabei ist es mit murinen ES-Zellen gelungen, *in vitro* Zellen von Organen zu generieren, die in der normalen Embryonalentwicklung in definierten Zellschichten (Keimschichten) des frühen Implantationsembryos (Gastrula, vgl. obige Abb. 3) entstehen. Diese Keimschichten werden aufgrund ihrer anatomischen Lage im Embryo als Endo-, Ekto- und Mesoderm bezeichnet. Die Möglichkeit, aus ES-Zellen *in vitro* weiter spezialisierte Gewebezellen verschiedenster Organe zu generieren, weckt die Hoffnung, diese Zellen für die Therapie degenerativer Erkrankungen einzusetzen, bei denen Zellen ihre Funktionsfähigkeit verlieren oder absterben (siehe therapeutisches Klonen, weiter unten).

In neuesten Forschungsarbeiten mit Maus-ES-Zellen konnte gezeigt werden, daß sich aus ES-Zellen in Zellkultur sogar Oozyten und Spermien generieren lassen, was die theoretische Möglichkeit eröffnet, aus ES-Zellen komplette Individuen zu erzeugen.[4]

Die Möglichkeiten, ES-Zellen für die Therapie humaner degenerativer Krankheiten einzusetzen, illustriert die nachstehende Abbildung 4. Eine große Volkskrankheit ist beispielsweise die *Diabetes mellitus* (Zuckerkrankheit), bei der Patienten nicht mehr oder nur noch sehr schlecht in der Lage sind, Glucose aus ihrem Blut zu resorbieren. Die Resorption von Glucose aus dem Blut wird

---

[3] Thomas & Capecchi: Site-directed mutagenesis by gene targeting in mouse embryo-derived stem cells, Cell 51, 1987, S. 503-512.

[4] Hübner et al.: Derivation of oocytes from mouse embryonic stem cells, Science 300, 2003, S. 1251-1256; Toyooka et al.: Embryonic stem cells can form germ cells in vitro, Proc. Natl. Acad. Sci. USA 100, 2003, S. 11457-11462.

über das endokrine Hormon Insulin reguliert, welches von spezialisierten Zellen, den ß-Zellen der Langerhansschen Inseln, in der Pankreas (Bauchspeicheldrüse) abgesondert werden kann. Steigt der Blutzuckerspiegel z.B. nach der Nahrungs-aufnahme, wird vermehrt Insulin von der Pankreas ins Blut abgegeben, was die Glucose-Resorption aus dem Blut, z.B. von Muskelzellen, aktiviert. Bei der Di-abetes vom Typ I (oft auch juvenile Diabetes genannt), kommt es meist durch autoimmune Reaktionen zur Zerstörung der ß-Zellen der Langerhansschen In-seln, so daß am Ende überhaupt kein Insulin mehr produziert werden kann. Bei der Diabetes vom Typ II (auch Altersdiabetes) wird entweder weniger Insulin von der Pankreas produziert oder das Insulin bewirkt nicht mehr die effiziente Resorption der Blutglucose.

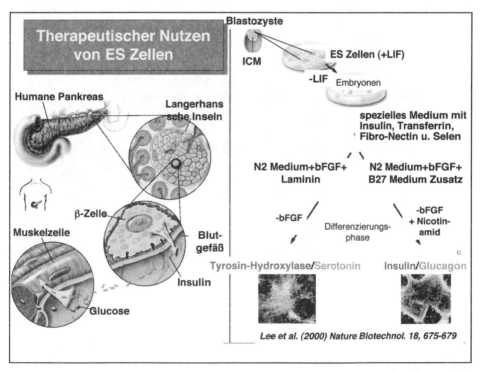

Abb. 4: Mittels verschiedener Zellkulturbedingungen lassen sich Maus-ES-Zellen in spezialisierte Gewebezellen differenzieren, die in verschiedenen degenerativen Erkrankungen zugrunde gehen, so z.B. in Insulin produzierende Zellen, die denen der β-Zellen der Bauchspeicheldrüse (Pankreas) ähnlich sind, oder in Dopamin und Serotonin produzierende Nervenzellen (Neuronen).

Im Labor ist es beispielsweise der Arbeitsgruppe von Ron McKay (NIH, Bethesda, USA) im Jahr 2000 gelungen, aus murinen ES-Zellen durch eine Fünf-Schritt-Differenzierungs-Prozedur Insulin produzierende ß-Insel-Zellen in Zellkultur zu gewinnen.

ES-Zellen könnten auch für Patienten mit Parkinson von therapeutischen Nutzen sein, da für diese Krankheit der Verlust Dopamin produzierender Neuronen verantwortlich ist. Mit einer leichten Variation der letzten Schritte des beschriebenen Verfahrens konnten ebenfalls Dopamin und Serotonin produzierende Zellen mit eindeutig neuronalen Eigenschaften generiert werden.[5]

Nachstehend eine Liste von Zelltypen, die man bereits aus ES-Zellen der Maus und des Menschen in Zellkultur generieren konnte. Die Liste ist sicherlich nicht vollständig und kann gegenwärtig und in naher Zukunft mit Sicherheit erweitert werden (Abb. 5).

Aus ES-Zellen *in vitro* generierte Zelltypen

Murin	Human
Neuronen (Nervenzellen)	Neuronen (Nervenzellen)
Astrozyten	
Oligodendrozyten	
Chondrozyten (Knorpelzellen)	
Osteoblasten (Knochenzellen)	Osteoblasten (Knochenzellen)
Adipozyten (Fettzellen)	
Muskelzellen	Muskelzellen
Kardiomyozyt (Herzmuskelzellen)	Kardiomyozyt (Herzmuskelzellen)
Keratinozyten (Haut)	Keratinozyten (Haut)
Melanozyten (Haut)	
Hämatopoietische Stammzellen	Hämatopoietische Stammzellen
B-Lymphozyten	
Makrophagen	Makrophagen & Granulozyten
Mastzellen	
Dendritische Zellen	
Endothelzellen	
Pankreas-Zellen	Pankreas-Zellen

Abb. 5: Vergleichende Gegenüberstellung von Zelltypen bei Maus und Mensch, die aus ES-Zellen erzeugt werden können.

---

[5] Lee et al.: Efficient generation of midbrain and hindbrain neurons from mouse embryonic stem cell, Nat. Biotechnol. 18, 2000, S. 675-679.

4. Adulte Stammzellen

Obwohl Stammzell-Forschung oft mit der Forschung an (menschlichen) Embryonen assoziiert wird, gibt es darüber hinaus vielfältige Stammzell-Forschungsrichtungen, die sich mit der Charakterisierung und der Entwicklung von sogenannten adulten Stammzellen beschäftigen, die sich aus Organen oder Geweben erwachsener (oder verstorbener) Personen isolieren lassen. Es handelt sich um teilungsfähige Zellen, die laut der DFG in bislang 20 Organen des Körpers und im Nabelschnurblut von Neugeborenen gefunden wurden.

Beispielsweise sind neuronale Stammzellen im Gehirn identifiziert worden, die in Neuronen, Astrozyten und Oligodendrozyten differenzieren können, oder hämatopoietische Stammzellen aus dem Knochenmark, aus denen sich alle Zellen des Blutes bilden können. Ebenso im Knochenmark findet man mesenchymale Stammzellen, aus denen mindestens Knorpel-, Knochen- und Fettzellen entstehen können.

Adulte Stammzellen können im Vergleich zu embryonalen Stammzellen in der Regel nur in verschiedene Zelltypen eines bestimmten Organs differenzieren (sie sind daher lediglich »pluripotent«). Überdies kommen adulte Stammzellen nur in sehr geringer Frequenz in verschiedenen Geweben vor, und es gelingt mit Ausnahme einiger Sonderfälle (beispielsweise im Fall der sogenannten mesenchymalen Stammzellen, siehe unten) kaum, diese Zellen in Zellkultur zu halten oder zu amplifizieren.

Sofern es allerdings gelänge, solche adulten Stammzellen in Zellkultur routinemäßig zu vermehren, könnte man Stammzellen individuell für sogenannte autologe Transplantationen einsetzen, so es nicht zu unerwünschten Abstoßungsreaktionen der transplantierten Zellen kommen würde.

Noch vor einigen Jahren war es gängige Lehrmeinung, daß adulte Stammzellen eines Gewebes lediglich in Zellen desselben Gewebes differenzieren können. Ende der neunziger Jahre wurden jedoch eine Reihe von Arbeiten in den renommiertesten wissenschaftlichen Journalen publiziert, in denen gezeigt wurde, daß Stammzellen auch in Zelltypen eines anderen Gewebes (entweder von der gleichen oder sogar einer anderen Keimschicht) differenzieren konnten (siehe nachstehende Abb. 7).[6] Diese Eigenschaft wird gemeinhin als Plastizität von Stammzellen bezeichnet.

Beispielsweise konnte gezeigt werden, daß hämatopoietische Stammzellen aus dem Knochenmark von Mäusen nach Transplantation im Gehirn transplantierter Mäuse in Zellen differenzieren, die Neuronen spezifische Proteine exprimieren, und reziprok neuronale Stammzellen, die in Zellkultur expandiert wer-

---

[6] Vgl. Brazelton et al.: From marrow to brain: expression of neuronal phenotypes in adult mice. Science 290, 2000, S. 1775-1779; Bjornson et al.: Turning brain into blood: A hematopoietic fate adopted by adult neural stem cells in vivo. Science 283, 1999, S. 534-537; Shih et al.: Identification of a candidate human neurohematopoietic stem-cell population. Blood 98, 2001, S. 2412-2422.

den konnten, nach Transplantation hämatopoietische Zellen generieren konnten. Nach wie vor besteht allerdings viel Skepsis bezüglich einer möglichen Plastizität adulter Stammzellen, einerseits weil einige der Studien von anderen Gruppen nicht reproduziert werden konnten (oder können), oder weil andere Erklärungsmöglichkeiten teilweise nicht rigoros ausgeschlossen werden können (z.B. Kontamination, Fusion von Stammzellen mit somatischen Zellen). In einem ziemlich aktuellen Paper von einem der international renommiertesten Stammzell-Labore wird zumindest die Effizienz der Stammzell-Plastizität angezweifelt.[7] Allerdings bleibt zu bemerken, daß ein »Absence of Proof« kein »Proof of Absence« ist.

Trotz dieser Skepsis scheint eine neuere Studie mit mesenchymalen Stammzellen, die aus dem Knochenmark gewonnen werden können und sich in Knorpel-, Knochen- und Fettzellen entwickeln können, zu beweisen, daß diese Zellen selbst nach vielen Wochen in Zellkultur in der Lage sind, sich in praktisch jeden Gewebetyp zu entwickeln. Dies wurde in einer Studie der Arbeitsgruppe von Catherine Verfaillie (Minneapolis, Minnesota, USA) gezeigt, bei der diese Zellen von Mäusen in die innere Zellmasse von Blastozysten injizierten und daraus chimäre Mäuse entstanden, bei denen ein genetischer Marker dieser Zellen in vielen verschiedenen Gewebetypen nachgewiesen werden konnte.[8]

Ein weiterer Anwendungsbereich adulter Stammzellen ist die somatische Gentherapie. Hierbei werden Stammzellen eines bestimmten Gewebetyps von Patienten, die einen definierten genetischen Defekt aufweisen, entnommen und *ex vivo* genetisch modifiziert, in dem beispielsweise eine intakte Gen-Kopie eines defekten Enzyms in die Zellen übertragen wird. Werden solch »gentherapierte« Zellen in den Patienten zurückgegeben, können sie sich in »gesunde« Gewebezellen entwickeln, ohne daß diese genetischen Veränderungen in die Keimbahn der Patienten gelangen, weil sie sich eben nur in definierte Gewebezellen und nicht in Keimzellen (Spermien oder Oozyten) entwickeln.

Die somatische Gentherapie wurde bereits erfolgreich bei der Therapie schwerer kombinierter Immundefizienzen eingesetzt, z.B. ausgelöst durch eine Mutation in einer gemeinsamen γ-Kette verschiedener Interleukin-Rezeptoren, oder einer Mutation im Gen des Enzyms Adenosin Desaminase (ADA). Diese Mutationen führen dazu, daß sich aus hämatopoietischen Stammzellen (Stammzellen des blutbildenden Systems) keine B-und T-Lymphozyten bilden können, die für einen spezifischen Immunschutz notwendig sind. Ohne eine durch B-und T-Lymphozyten vermittelte Immunität wäre ein Mensch in einer normalen Umgebung nicht lebensfähig und solche Patienten sterben ohne Therapie in der Regel vor dem Erreichen des ersten Lebensjahres an Infektionskrankheiten, die ein normales Immunsystem leicht in Schach halten kann.

---

[7]   Vgl. Wagers et al.: Little evidence for developmental plasticity of adult hematopoietic stem cells. Science 297, 2002, S. 2256-2259.

[8]   Jiang et al.: Pluripotency of mesenchymal stem cells derived from adult marrow, Nature 418, 2002, S. 41-49.

Durch das Einschleusen einer intakten Kopie des gemeinsamen γ-Ketten-Gens in hämatopoietische Stammzellen immundefizienter Patienten ist es französischen Wissenschaftlern und Medizinern um Alain Fischer vom Hospital Necker, Paris, Frankreich, schon vor einigen Jahren gelungen, eine Immundefizienz komplett zu heilen.[9] Allerdings haben neuerliche Komplikationen Aufsehen erregt, als festgestellt wurde, daß bei zwei durch somatische Gentherapie therapierten Patienten Leukämie (Blutkrebs) aufgetreten ist, ausgelöst durch die Aktivierung sogenannter Proto-Onkogene beim Prozeß der Gentherapie, ein Ereignis, welches in hunderten von gentherapierten Patienten zuvor noch nie beobachtet wurde.[10] Derzeit werden verbesserte Verfahren des Gentransfers erprobt, die solchen seltenen Komplikationen vorbeugen sollen.

Angesichts der vielen sicher noch unausgeschöpften und unbekannten Regenerationsmöglichkeiten sollten statt an embryonalen Stammzellen die entsprechenden Forschungen an adulten Stammzellen, die ethisch unbedenklich sind, intensiviert werden.

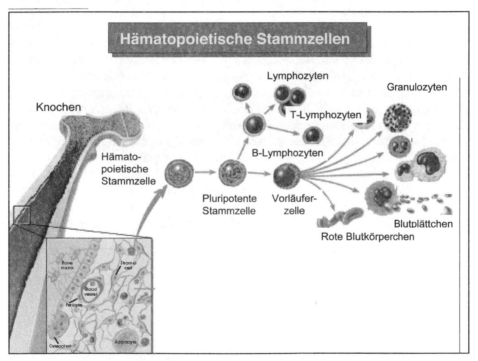

Abb. 6: Darstellung einer Generierung verschiedener Blutzellen aus einer Stammzelle, die dem Knochenmark entnommen wurde.

---

[9] (Cavazzano-Calvo et al.: Gene Therapy of Human Severe Combined Immunodeficiency (SCID)-X1 Disease, Science 288, 2002, S. 669-672.
[10] Hacein-Bey-Abina et al.: LMO2-associated clonal T cell proliferation in two patients after gene therapy for SCID-X1, Science 302, 2003, S. 415-419.

Ein Beispiel adulter Stammzellen, die bereits routinemäßig für die Therapie verschiedener Krankheiten eingesetzt werden, sind die hämatopoietischen Stammzellen. Diese generieren sämtliche Zellen des Blutes (siehe vorstehende Abb. 6), d.h. Erythrozyten (rote Blutkörperchen, die für den Sauerstofftransport verantwortlich sind), Thrombozyten (Blutplättchen, notwendig für die Blutgerinnung), Leukozyten (weiße Blutkörperchen, die für Immunfunktionen zuständig sind). Leukozyten enthalten Granulozyten und Lymphozyten, bei denen man T- und B-Lymphozyten unterscheidet, die von zentraler Bedeutung für das hochspezifische adaptive Immunsystem sind.

Hämatopoietische Stammzellen findet man in sehr geringer Frequenz (ca. 1 in 10.000 bis 1 in 20.000) im Knochenmark. In den letzten Jahren wurde bekannt, daß Nabelschnur-Blut ebenfalls einen erhöhten Stammzellenanteil aufweist. Die absolute Menge der Stammzellen reicht allerdings nicht für die Transplantation erwachsener Personen aus. Aus diesem Grund ist es ein großes (bislang unerreichtes) Ziel der Grundlagenforschung, blutbildende Stammzellen in Zellkultur vermehren zu können.

Für die Therapie von hämatologischen Erkrankungen führt man bereits seit längerer Zeit Knochenmarks-Transplantationen durch, bei denen diese Stammzellen übertragen werden. Beispielsweise bei Leukämie-Patienten, bei denen das maligne, erkrankte hämatopoietische System durch gezielte Chemotherapie und Bestrahlung zerstört wurde. Bei Knochenmarks-Transplantationen ist es wichtig, Knochenmark von einem histokompatiblen Spender zu transplantieren, damit einerseits das transplantierte Knochenmark nicht von verbliebenen Immunzellen abgestoßen wird und damit die Immunzellen des Transplantats nicht die anderen Organe des Empfängers angreifen. Um letztere Komplikationen zu vermeiden, wurden in jüngerer Zeit vermehrt autologe Stammzell-Transplantationen durchgeführt. Hierbei werden die Stammzellen dem Knochenmark der zu behandelnden Patienten entnommen und mit einem speziellen Wachstumsfaktor in das Blut dieses Patienten mobilisiert, wo sie über bestimmte Oberflächenmarker isoliert werden können.

5. Therapeutisches Klonen

Im Gegensatz zur Mehrzahl der adulten Stammzellen können ES-Zellen, wie bereits erwähnt, in Zellkultur in verschiedenste Gewebetypen differenzieren. Allerdings ist diese Eigenschaft nur von begrenztem therapeutischen Nutzen, da eine direkte Transplantation undifferenzierter ES-Zellen in einen Organismus zur Bildung von Teratomen, d.h. gutartigen Tumoren, führt, nicht aber zur Differenzierung in gewünschte Gewebezellen. Auch wenn dieses Problem durch eine kontrollierte In-vitro-Differenzierung der ES-Zellen gelöst werden kann, weisen die verschiedensten etablierten ES-Zell-Linien natürlich definierte Gewebeverträglichkeitsmarker auf, die nicht notwendigerweise mit denen eines Patienten kompatibel sind. Um ES-Zellen klinisch für individuelle Patienten nutzen zu können, müßten ES-Zellen individuell korrekte Gewebeverträglichkeitsmarker aufweisen, damit die Zellen nicht vom Immunsystem als fremd erkannt und abgestoßen werden. Individuell immun-kompatible ES-Zellen lassen sich jedoch über die Methode des therapeutischen Klonens herstellen, welche bei verschiedenen Tierarten bereits erfolgreich durchgeführt wurde, die aber erst vor kurzem mit menschlichen Zellen gelungen ist (siehe unten).

Hierbei wird das genetische Material einer aktivierten Eizelle gegen das einer beliebigen Körperzelle ausgetauscht. Dafür wird zunächst der Zellkern der Eizelle durch Mikromanipulation entfernt und der isolierte Kern einer beliebigen anderen Zelle (der gleichen Art !) in die Eizelle transferiert (Kern-Transfer, siehe nachstehende Abb. 7). Die entkernte Eizelle, der für sich selbst gesehen nur ein halbes Genom enthält (nämlich den haploiden Chromosomensatz der Mutter), ist offensichtlich in der Lage, den transferierten diploiden Kern einer anderen Zelle in einen Grundzustand zurückzusetzen, so daß sich das Genom des transferierten Kerns wie das kombinierte Genom der mütterlichen Eizelle und eines väterlichen Spermiums verhält.

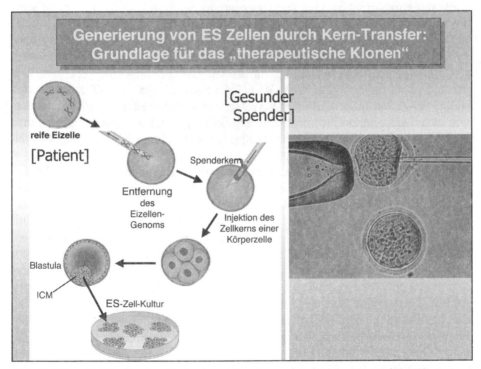

Abb. 7: Die reife Eizelle einer Patientin wird entkernt und mit dem Genom (Zellkern) eines gesunden Spenders bestückt. Aus dieser synthetisierten Zelle lassen sich gesunde Gewebe züchten.

Eine große Hürde bei diesem Ansatz ist jedoch die Tatsache, daß die Zellkerne somatischer Zellen in komplett anderer Konfiguration vorliegen als beispielsweise die Kerne von ES-Zellen oder der einer Zygote. In somatischen Zellkernen sind bestimmte Genbereiche abgeschaltet oder unterliegen einer bestimmten Regulation, was sich darin äußert, daß die »Kompaktheit« der Chromosomen regional variiert oder die DNA in bestimmten Regionen bio-chemisch modifiziert ist. Darüber hinaus weisen somatische Zellen verkürzte Telomeren (Chromosomen-Enden) auf, die zu einer verfrühten Seneszenz (Altern) der Zellen führen können. Dennoch scheinen Oozyten verschiedener Spezies in der Lage zu sein, Kerne somatischer Zellen wieder zurückzuprogrammieren, so daß aus Oozyten nach Kerntransfer wieder Embryonen werden können. Diese Zellen können sich dann in Zellkultur gegebenenfalls bis zum Blastozystenstadium entwickeln, aus denen man wieder ES-Zellen isolieren konnte. Der Kerntransfer von ES-Zellkernen scheint gegenüber dem Kerntransfer somatischer Zellen erfolgreicher zu sein, was darauf hindeutet, daß ES-Zellen bereits eine Grundkonfiguration des Chromatins aufweisen, die eher mit der frühen Embryonalentwicklung kompatibel ist. Der Transfer somatischer Zellkerne in entfernte Oozyten ist die Grundlage des therapeutischen Klonens.

Ziel des therapeutischen Klonens ist es, bestimmtes gesundes Organgewebe zu gewinnen, das sich bei einer Transplantation in den Empfängerorganismus als immunkompatibel erweist, d.h. das übertragene Fremdgewebe als quasi körpereigenes akzeptiert wird. Wenn es gelingen sollte, über Kern-Transfer hergestellte ES-Zellen in Zellkultur in verschiedene Gewebezellen zu differenzieren, wie es teilweise schon für »normale« ES-Zellen gezeigt worden ist, könnte man in der Zukunft spezifische Gewebe maßgeschneidert für jeden Patienten herstellen (siehe nachstehende Abb. 8).

Vor kurzem gelang es einer Gruppe von südkoreanischen Forschern um Dr. Shin Yong Moon (Seoul) zum ersten mal, mittels somatischem Kern-Transfer eine humane ES-Zell-Linie zu etablieren.[11] Bei dieser Studie wurden 242 Oozyten von 16 freiwilligen Spendern verwendet, in welche die Zellkerne somatischer Zellen jeweils derselben (!) Frauen transferiert wurden, aus denen sich am Ende 20 in Blastozysten entwickelten, von denen lediglich eine einzige ES-Zell-Linie etabliert werden konnte. Diese ES-Zell-Linie erwies sich als pluripotent und zeigte auch andere Charakteristika humaner ES-Zellen. Dennoch demonstriert dieses Beispiel, trotz des immensen Aufsehens, die diese Studie erregt hat, daß das therapeutische Klonen noch in den Kinderschuhen steckt. Derzeit wird intensiv daran gearbeitet, auch Zellkerne beliebiger Patienten in entfernte humane Oozyten zu transferieren, und daraus Blastozysten entstehen zu lassen, was eine notwendige Voraussetzung für die Gewinnung »geklonter« ES-Zellen und das therapeutische Klonen ist.

---

[11] Hwang et al.: Evidence of a pluripotent human embryonic stem cell line derived from a
      cloned blastocysts, Science 303, 2004, 1669-1674.

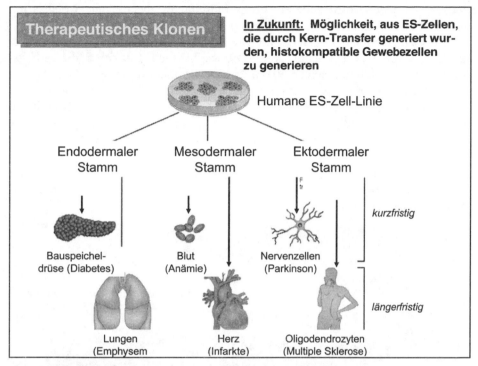

Abb. 8: Perspektiven einer Organgewinnung mittels therapeutischen Klonens.

6. Reproduktives Klonen

Mit sehr viel weiter reichenden Konsequenzen ist schließlich das reproduktive Klonen verbunden, welches u. a. bereits an Schafen, Rindern, Schweinen, Katzen, Ziegen und Kaninchen mit Erfolg praktiziert wurde.[12] Daß eine solche uniforme Art der Fortpflanzung auf den Menschen keine Anwendung finden soll, darüber scheint sich die Weltgemeinschaft einig. Eine entsprechende Beschlußvorlage für ein weltweites Klon-Verbot wird zur Zeit bei der UN beraten. 46 Staaten fordern ein Verbot, die USA und Costa Rica sind hier federführend. Beim reproduktiven Klonen werden die über somatischen Kern-Transfer von Oozyten hergestellten Blastozysten nicht für die Gewinnung von ES-Zellen verwendet, sondern die Blastozysten werden in pseudoschwangere Rezipienten implantiert und bis zur Geburt ausgetragen. Auf diese Weise läßt sich also theo-

---

[12] Vgl. Wilmut, Ian et al.: Dolly. Der Aufbruch ins biotechnische Zeitalter. München/Wien 2001.

retisch von jeder Körperzelle ein neues Individuum »herstellen«, welches mit der ursprünglichen somatischen Zelle genetisch identisch ist.

Das erste Tier, welches durch die Methode des somatischen Kern-Transfers geklont wurde, war das Schaf Dolly. Die wegweisenden Arbeiten der Arbeitsgruppe von Ian Wilmut, seinerzeit am Roslin Institute, Edinburgh, U.K., wurden 1997 in Nature veröffentlicht[13] (siehe auch folgende Abb. 9). Im Gegensatz zu dem inzwischen normalen Verfahren des Kern-Transfers durch Entkernung und Injektion eines somatischen Zellkerns wurde bei der Klonierung, die zu Dolly führte, ein entkernter Oozyt mit einer in Zellkultur kultivierten Milchdrüsen-Zelle aus dem Euter eines adulten Schafs elektrofusioniert. Der sich daraus entwickelnde Embryo wurde in die Gebärmutter eines weiblichen pseudoschwangeren Schwarzkopf-Schafes implantiert, welches das gesunde Schaf Dolly zur Welt brachte.

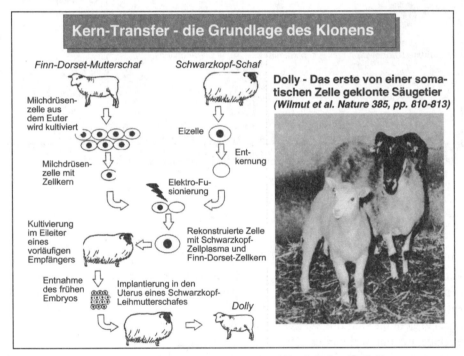

Abb. 9: Schematische Darstellung der Entstehung des Klon-Schafes »Dolly«

Inzwischen wurden mittels Kerntransfer auch bei anderen Spezies erfolgreich Tiere von somatischen Zellen »geklont«, obwohl es einige Spezies gibt, bei denen die Methode noch nicht erfolgreich angewandt werden konnte (siehe unten

---

[13] Wilmut et al.: Viable offspring derived from fetal and adult mammalian cells, Nature 385, 1997, S. 810-813.

Abb. 10). Es bleibt jedoch zu bemerken, daß auch bei den Spezies mit erfolgreichen Klonierungsversuchen die Effizienz des Verfahrens sehr bescheiden ist. Für ein erfolgreiches Klonierungsexperiment braucht man oft hunderte von Oozyten, von denen sich letztendlich nur wenige in implantierbare Embryos entwickeln.

Zudem gibt es bei geklonten Nachkommen oftmals embryonale oder perinatale Letalität. Ebenfalls beobachtet man häufig eine erhebliche Vergrößerung der Plazenta bei Foeten klonierter Tiere, obwohl die Vaskularisierung der Plazenta durchaus normal erscheint. Auch bei Lebendgeburten klonierter Tiere sind häufig Komplikationen zu beobachten, die oft nur zu einer kurzen Lebensdauer der Tiere führen, wie respiratorische Defekte oder kardiovaskuläre Anomalien, vergrößerte innere Organe, strukturelle Hirnanomalien etc. (eine Auswahl siehe nachstehende Abb. 10).

In einer Analyse von 335 geborenen geklonten Tieren der Spezies Rind, Schaf, Ziege, Schwein und Mäusen traten in 76 Tieren (23%) die oben beschriebenen oder ähnliche Komplikationen auf. Im Fall des Schafs Dolly ist ebenfalls zu bemerken, daß ein Zwillingsschaf bereits embryonal verstarb, während Dolly ebenfalls eine verkürzte Lebensspanne aufwies und bereits 2003 nach 6 Jahren an einem Lungenleiden, welches in der Regel nur ältere Schafe (die in der Regel mindestens doppelt so alt werden) betrifft, verstarb.

Klonieren von Säugetieren

● **Erfolgreich klonierte Säugetiere (Stand Nov 2003):**
    -> **Schafe, Rinder, Mäuse, Schweine, Ziegen, Kaninchen, Katzen**

● **Erfolglose Klonierungsversuche mit Säugetieren (Stand Nov 2003):**
    -> **Ratten, Rhesus-Affen, Hunde**

● **häufig beobachtete Komplikationen:**

● hoher Prozentsatz embryonaler, perinataler und neonataler Lethalität
● respiratorische Defekte, kardiovaskuläre Anomalien
● überdurchschnittliches Geburtsgewicht (large offspring syndrome)
● vergrösserte Organe
● strukturelle Hirnanomalien
● Verdauungsstörungen
● Immundefekte
● Obesity (Fettleibigkeit)
● verkürzte Lebensspanne

Abb. 10: Übersicht über bisherige Klonierungsversuche und der dabei aufgetretenen Komplikationen

Die verkürzte Lebensspanne geklonter Tiere könnte darauf zurückzuführen sein, daß die Zellkerne somatischer Zellen bereits »gealtert« sind und sich dies nicht durch einen Kern-Transfer komplett zurücksetzen läßt.

Aus diesem Grund ist es nicht nur ethisch unvertretbar, sondern auch unter rein pragmatischen Zweckmäßigkeitserwägungen höchst fragwürdig, Tiere oder gar Menschen mittels Kern-Transfer reproduktiv klonen zu wollen!

Trotz der vielen Hindernisse, die sich der gentechnischen Modifikation des menschlichen Genoms unter therapeutischen Aspekten entgegenstellen, hat die biomedizinische Technik inzwischen Möglichkeiten erschlossen, die noch vor wenigen Jahrzehnten für undurchführbar gehalten wurden. Es besteht kein Zweifel, daß wir an der Schwelle unabsehbarer Weiterentwicklungen stehen, die mit nicht minder weitreichenden Risiken, aber auch Chancen verbunden sind. Wissenschafts- und Technologieentwicklung sowie Wirtschaft und Politik stehen im Spannungsfeld mit gesellschaftlich-politischen und religiös-weltanschaulichen Maßgaben in einer historisch beispiellosen *Multi*lemmasituation, wie sie nachstehende Grafik (Abb. 11) verdeutlicht.

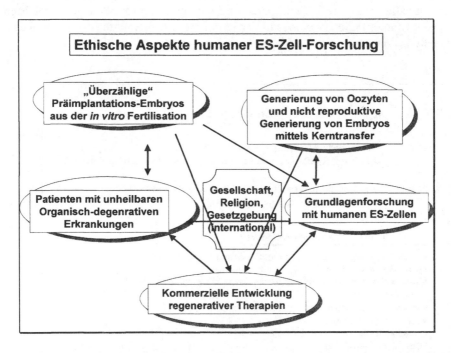

Abb. 11:Darstellung des ethischen Spannungsfeldes, in das die embryonale Stammzellforschung und Gentechnik eingebunden ist.

Im Geflecht sich ergänzender und gleichermaßen widerstreitender Interessen, Erwartungen und Befürchtungen Einzelner wie gesellschaftlicher Gruppen und

Institutionen sind massive Konflikte strukturell vorprogrammiert. Sicher scheint nur, daß es keine für alle Beteiligten zufriedenstellende Lösungen geben kann.

Die ethische Grundfrage, an deren Beantwortung jeder aus seiner spezifischen Rolle heraus je unterschiedlichen Anteil hat, ist unumgänglich: Dürfen wir alles machen, was technisch machbar ist? Gerade auch Albert Schweitzer, der diese Frage immer wieder aufgeworfen hat, muß mit seiner Ethik der Ehrfurcht vor dem Leben angesichts der Brisanz aktueller Entwicklungen als einsamer Rufer in der Wüste gelten. Wo und wie angesichts grenzüberschreitender biotechnischer Möglichkeiten und Tabubrüche ethisch begründete Grenzziehungen vorgenommen werden müssen, kann weder den in der Genforschung tätigen Wissenschaftlern, noch der Politik oder dem einzelnen Bürger allein überlassen bleiben. Wohlfeile Patentrezepte zur Lösung der vielschichtigen Probleme wird es nicht geben können. Hier muß ein umfassender ethischer Diskurs auf allen gesellschaftlichen Ebenen, aber auch die notwendigen gesetzgeberischen Entscheidungsprozesse einsetzen. Zu beidem will der vorliegende Beitrag eine sachhaltige Basis bieten.[14]

---

[14] Als informative Internet-Adressen seien abschließend genannt: Links:
http://stemcells.nih.gov/stemcell/scireport.asp
http://stemcells.nih.gov/index.asp
http://www.nzz.ch/dossiers/2001/biomedizin/index_artikel.html
http://www.interpharma.ch/de/
http://www.bioethics.gov/

Barbara Maier

Unsere Empfindsamkeit für und unsere Sorge um das Leben von Menschen auf dem Hintergrund moderner Biotechnologien

1. Ethik

Nachdenken

Ethik beginnt mit Nachdenken, vertieftem, praxisorientiertem Denken, das zum Erleben und Handeln führt. Dabei ist es wichtig, daß

> »ethische(s) Denken ... nicht in abstraktes Denken verfällt, sondern elementar bleibt, indem es Hingebung an die Welt auffaßt als Hingebung des menschlichen Lebens an alles lebendige Sein, zu dem es in Beziehung treten kann.
> Ethik entsteht dadurch, daß ich die Weltbejahung, die mit der Lebensbejahung in meinem Willen zum Leben natürlich gegeben ist, zu Ende denke und zu verwirklichen versuche. Ethisch werden heißt wahrhaft denkend werden.«[1]

Von Denken können wir nur sprechen, wenn *wir selber denken*. Ich setze mich kritisch mit Fragen und Problemen auseinander, ich übernehme nicht einfach vorgegebene Standpunkte. Dazu A. Schweitzer: »Das Ethische (aber) kommt nur im Einzelnen zustande«. (S. 59)

Schweitzers Denken ist radikal individualethisch und gesellschaftskritisch.

> »Der Zusammenbruch der Kultur ist dadurch gekommen, daß man der Gesellschaft die Ethik überließ. Erneuerung der Kultur ist nur dadurch möglich, daß die Ethik wieder die Sache der denkenden Menschen wird, und die Einzelnen sich in der Gesellschaft als ethische Persönlichkeiten zu behaupten suchen«. (S. 351f)

Er legt seiner Ethik ein allgemeines, allen eben gemeinsames Prinzip zu Grunde, die Ehrfurcht vor dem Leben. Schweitzer kritisiert zu Recht, daß *man* zu rasch in die Diskussion moralischer Konflikte verfällt, weil gewöhnliche Ethik, wie er sie bezeichnet, kein Grundprinzip des Ethischen besitzt. Ein solches ist aber unabdingbare konzeptuelle Voraussetzung der Analyse von Konflikt- und Widerspruchssituationen (vgl. S. 337f). Durch das ethische Grundprinzip,

---

[1] Schweitzer, Albert: Kultur und Ethik, mit Einschluß von Verfall und Wiederaufbau der Kultur. München 1960, S. 328; aus diesem Buch wird im folgenden zitiert (in Klammern).

das uns in Erkenntnis wie Haltung (Gesinnung) sensibilisiert und herausfordert, erleben wir überhaupt erst Konflikte, verstehen wir sie erst als solche, versuchen wir, sie zu lösen.

>In der Wahrheit sind wir, wenn wir die Konflikte immer tiefer erleben. Das gute Gewissen ist eine Erfindung des Teufels«. (S. 340)

Nicht die Konflikthaftigkeit unseres Denkens und Handelns ist unser ethisches Problem, sondern die Gedanken- und Handlungslosigkeit und ganz besonders ein »gutes« Gewissen (als Konstrukt unserer Gesellschaft). Wenn Inkonsistenzen und Widersprüche nicht wahrgenommen werden, nicht geachtet wird auf das, was sich störend, befremdend querlegt, sind wir für ethische Fragen nicht mehr offen. Wir haben Antworten, noch bevor wir uns Fragen gestellt haben.

Moral und Ethik

Lassen Sie uns Moral und Ethik nicht wie üblich als Synonyme verwenden, sondern in spezifischer Weise voneinander differenzieren.[2] Moral soll als Summe der Wertvorstellungen in Gesellschaften und ihren Binnenbereichen, in die wir sozialisiert worden sind, definiert werden. So kann z.B. von einer »Binnenmoral« der Medizin, also den Wertvorstellungen im medizinischen System, der Wissenschaft wie ihrer Praxis, gesprochen werden. Moral ist das uns allen (nur allzu) Vertraute, das wir gewohnt, für das wir »betriebsblind« geworden sind, in das wir privat wie professionell »hineingewachsen« sind. Ethik können wir als Kritik von Moral begreifen. Ethik ist demnach ein Angriff auf das (allzu) Vertraute, das sogenannte »Normale«, nie Hinterfragte. Ethik ist Kulturkritik, Wissenschaftskritik, Kritik medizinischer Alltagspraxis wie ihrer theoretischen Voraussetzungen.

Doch auch wenn wir uns um eine ethische Analyse bemühen, tun wir das nicht vom Standpunkt eines unbeteiligten Beobachters aus. Wir alle wurden inkulturiert, (un)moralisch sozialisiert, sind (allzu) vertraut mit den Werten der Gesellschaft, in der wir leben.

Außerdem gilt zu bedenken: In das Moralische (in das Gewohnte) geht ein, daß man für die Befolgung dessen, was den gängigen Moralvorstellungen entspricht, Beifall bekommt, teilen doch so viele Menschen die gängigen (un)moralischen Sicht- und Handlungsweisen. Moral ist in diesem Sinn Appell an die Masse (und ihre Macht). Dazu A. Schweitzer:

>Mit drei Gegnern hat sich die Ethik auseinander zu setzen: mit der Gedankenlosigkeit, mit der egoistischen Selbstbehauptung und mit der Gesellschaft«. (S. 338)

---

[2] Maier, B.: Vertrautes und Fremdes in der ethischen Perspektive. Zweiwert- und emotionsgeladene moralische Begriffe. In: Psychosomatische Gynäkologie und Geburtshilfe. Beiträge der Jahrestagung 2002 der DGPFG. Gießen 2003, S. 291-296.

Ethische Analyse orientiert sich an vernünftigen Argumenten, an absehbaren Folgen. Sie arbeitet kontextbezogen und prüft, ob sich vertraute moralische Prinzipien auf besondere, konkrete, eben jeweils andere Situationen und andere Menschen anwenden lassen. Ethische Analyse ist in ständiger Weiterentwicklung, sich mit dem Zuwachs an Wissen und Können verändernd, dynamisch und offen für Korrekturen.

Auch Zivilcourage und die Bereitschaft, sich den gesellschaftlichen Folgen ihrer Ausübung zu stellen, sind Ausdruck ethischer Haltung, die als solche nicht selten mit »moralischem Verdikt« bestraft wird. Moral im unreflektierten alltäglichen Sinn kann extrem »unmoralisch«, auf jeden Fall unethisch sein. Wertwörter werden in Diskussionen eher miß- als gebraucht. Gut, schlecht, richtig, falsch, muß, sollte, dürfte etc. sind vage und unbestimmt, und sie sind emotionsgeladen.[3] Bei Schweitzer bleiben sie nicht vage, nicht unbestimmt.

> »Die Ethik der Ehrfurcht vor dem Leben erkennt keine relative Ethik an. Als *gut* läßt sie nur *Erhaltung und Förderung von Leben* gelten. *Alles Vernichten und Schädigen von Leben*, unter welchen Umständen es auch erfolgen mag, bezeichnet sie *als böse*«. (S. 339f)

Die Umstände scheinen aber hier keine maßgebliche Rolle zu spielen, zumindest nicht im Prinzip. Für menschliches Tun, das hinter dem »Sollen« zurückbleibt, zeigt er jedoch an anderen Orten seiner Schriften viel Verständnis (siehe dazu ausführlich im letzten Kapitel).

2. Erkenntnis

Erkennen, das bewegt ...

Die Erkenntnis »*Ich bin Leben ... inmitten von Leben, das leben will*«[4] bewegt, sie involviert, sie macht empathisch. Eine solche Erkenntnis hat Konsequenzen: einmal empfindsam geworden für mein wie das Leben von anderen Menschen, von Tieren, von aller Kreatur, bedeutet sie uns, Sorge zu tragen für unser eigenes Leben wie das unserer Mitmenschen, für das Leben der Tiere und Pflanzen und für unsere Umwelt.

> »Alles wahre Erkennen geht in Erleben über. Das Wesen der Erscheinungen erkenne ich nicht, sondern ich erfasse es in Analogie zu dem Willen zum Leben, der in mir ist. So wird mir das Wissen von der Welt zum Erleben der Welt«. (S. 329f)

Aus dem Erleben als Mitleiden, Mitfreuen und Mitstreben ergibt sich jene Verantwortung, die dem Mitleiden, Mitfreuen und Mitstreben entspricht. Sie ist

---

[3]   Shibles, W.: Ethics as open-context terms. Philosophical Pictures. Dubuque/Iowa 1972, S. 51-64.

[4]   Schweitzer, A: Die Ehrfurcht vor dem Leben. Grundtexte aus fünf Jahrzehnten. Bähr, H.W. (Hrsg.). München ⁸2003, S. 111.

Antwort in Form von Hingabe an das Leben. Ethik ist »Verhalten in der Gesinnung der Ehrfurcht vor dem Leben« (S. 332).

> »Mitleid ist zu eng, um als Inbegriff des Ethischen zu gelten. Es bezeichnet nur die Teilnahme mit dem leidenden Willen zum Leben. Zur Ethik gehört aber das Miterleben aller Zustände und Aspirationen des Willens zum Leben, auch seiner Lust, auch seiner Sehnsucht, sich auszuleben, auch seines Dranges nach Vervollkommnung«. (Ebd.)

Wie verschieden auch die Formen und Ausprägungen des Lebens sein mögen – wir leben und wollen (wie immer sich dieses »Wollen« äußern kann) leben. Die Erkenntnis ist zugleich auch Anerkenntnis und Promotion anderer, die leben wollen wie ich. »Wir leben in der Welt und die Welt lebt in uns.«[5]

Diese dynamische Einsicht vermittelt unbedingtes Interesse an den Menschen (mich selbst eingeschlossen) und der Welt. Interesse bedeutet im buchstäblichen Sinn des Wortes dabei sein, Partei sein für das Leben und seine Entfaltung. Sie erlaubt uns gar nicht mehr, uns auf uns selbst zurückzuziehen. Sie bezieht uns auf die Welt, die Menschen, die Tiere, die Pflanzen ...

> »Durch Beziehung auf die Welt Unruhe haben, wo wir durch Zurückziehen auf uns selber Ruhe haben könnten: dies ist's, was uns die tiefere Welt- und Lebensbejahung auferlegt«. (S. 298)

Wahrnehmen und Denken sind die Voraussetzungen für Erkennen, dieses wiederum für Ethik. Ethik ist nach Schweitzer »voraussetzungsloses Vernunftdenken« (S. 91). Was immer die Voraus-Setzungen von gesellschaftlich-kulturell konstituierter Moral sein mögen, sie müssen vernünftigen Einsichten standhalten, ansonsten aber weichen.[6] Wir wollen, wir sollen die Wirklichkeit erkennen, so wie sie ist, wie sie sich entfaltet, und in dieser Erkenntnis unsere Ideale verwirklichen. Wir sollen unser Leben, unsere Welt gestalten, wie sie kraft unserer Vernunftideale sein soll. Nur so kommen wir nach Schweitzer in ein »normales Verhältnis zur Wirklichkeit« (S. 51). Was immer unter »normal« zu verstehen ist, es kann hier als »unverstellt«, weder von den Tatsachen diktiert, noch von gesellschaftlich ge(ver)formten Meinungen oktroyiert, aufgefaßt werden. Es kann als ursprüngliches Verhältnis von Wahrnehmung und Sorge verstanden werden.

Der Begriff »Leben«

»Leben« ist ein sehr allgemeiner, von allem, was lebt, abgeleiteter Begriff. Phänomenologisch ist der Satz *»Ich bin Leben«* schwer nachvollziehbar. »Ich bin« bedeutet ja schon, ich lebe. Das Verb *leben* zu substantivieren, bedeutet von seiner Dynamik und Konkretheit zu abstrahieren. Ich lebe, meine Katze lebt, die Rosen in meinem Garten leben. Abstraktion ist nach Schweitzer der Tod jeder Ethik (vgl. S. 325). Leben ist als Substantiv abstrakt. Nur als Verb ist es konkret.

---

[5] Ebd., S. 34.
[6] Ebd., S. 45.

Um konkret zu bleiben, müssen wir wissen: Von wessen Leben ist die Rede? Es lebt nicht das Leben, sondern ein Mensch, ein Tier, ein Embryo. Leben braucht ein Subjekt, das lebt. Wer (welche Person, welcher Mensch?) oder was (welches Tier, welche Pflanze) lebt?

Ich bin nicht Leben, ich lebe nicht das Leben – was ist das überhaupt, *das* Leben? Vielmehr, ich lebe – und um mich herum, mit mir und manchmal auch gegen mich leben andere: Menschen, Tiere, Pflanzen. Wir haben etwas gemeinsam: *wir leben.*

Der Respekt vor dem Leben in all seinen Formen ist ethisch Grund legend, einen Grund, einen festen Boden unter unsere Füße legend. Er kann aus meiner Sicht aber nicht als gleicher Respekt für alle Formen von Leben aufgefaßt werden. Obwohl Schweitzer dies zwar theoretisch postuliert, kann er es in der Praxis nicht so einfach durchhalten. Gründe für die Verletzung des Prinzips werden in der Tragik unseres Lebens geortet (vgl. S. 348).

Schweitzer differenziert den Begriff Leben nicht. Er ist mit seinem vagen Begriff von Leben in guter Gesellschaft. R. M. Rilke schreibt in einem seiner Gedichte:

»Ich lebe mein Leben in wachsenden Ringen, die sich über die Dinge ziehen«.[7]

Der Begriff »Leben« wird bei Schweitzer trotz seiner Ablehnung des Abstrahierens oft abstrakt verwendet, allerdings in anderer Weise als in der Bioethik unserer Tage. Er gebraucht ihn generalisierend wie auch vage, so er manchmal nur mehr formal und dann auch inhaltsleer erscheint. Schweitzer scheint sich dieses Abstraktionismus irgendwie bewußt zu sein, wenn er schreibt:

»Alles Tiefe ist zugleich ein Einfaches und läßt sich als solches wiedergeben, wenn nur die Beziehung auf die ganze Wirklichkeit gewahrt ist. Es ist dann ein Abstraktes, das von selbst vielgestaltiges Leben gewinnt, sobald es mit den Tatsachen in Berührung kommt«. (S. 21)

Das Abstractum Leben – herausgezogen, herausfiltriert aus den vielfältigen Formen von Leben und seiner Entfaltung – wird erst wieder konkret, wenn es mit der Wirklichkeit in Berührung kommt. Warum aber den Umweg des Abstrahierens und sekundären Rekonkretisierens gehen? Phänomenologisch können wir einen direkten Weg beschreiten. Wir beschreiben Menschen, Tiere, Pflanzen, in der Bioethik z.B. auch Embryonen, wie sie sich uns zeigen, sich vor uns entfalten, ohne vorher Abstracta bereit zu halten, die sie uns in ihrer Wirklichkeit eher verstellen.

Greif- und erlebbar wird Leben nicht als substantivierte Abstraktion, sondern im Leben, wenn wir leben, sprachlich als Verb. Konstruktionen wie »das Leben lebt« oder »ich lebe mein Leben« sind quasi Fehl- und Zirkelschlüsse, die keinen Fortschritt im Denken und Erleben bringen. Was es heißt zu leben, wird nur

---

7 Rilke, R. M.: Die Gedichte. 1. Buch. Das Buch vom mönchischen Leben. Frankfurt a.M./ Leipzig 1998 (1899), S. 199.

existentiell erfaßbar, wenn ich lebe, in Denken, Empfinden und Handeln lebendig verstehe, andere Menschen leben, Tiere und Pflanzen leben, und wir alle irgendwie auch leben wollen. Nur so wird der abstrakte Begriff konkret, im Kontext unserer Erfahrung, in der wir fragen: wer lebt, wie lebt er, wo, unter welchen Umständen, mit welchen Zielen ...? Leben ist gegeben. Leben ist aufgegeben, es zu verstehen, es zu gestalten; – dabei gilt:

»Ich bin Leben ... inmitten von Leben, das leben will«. Was und in welcher Weise können wir über unser, über »das Leben« wissen?

> »Weil das Leben letzter Gegenstand des Wissens ist, wird das letzte Wissen notwendigerweise denkendes Erleben des Lebens«. (S. 70)

Leben, der Wille zu leben, ist nicht nur etwas aller Kreatur Gemeinsames, er verbindet uns Menschen untereinander und auch mit den Tieren, Pflanzen, mit unserer belebten Umwelt. Was bedeutet der Begriff in der Bioethik, in den Biotechnologien? Ist Leben auf den bio-logischen Begriff gebracht, damit reduziert? Bei A. Schweitzer heißt leben, leben wollen, i.e. jedem Leben der Wille zum Leben inhärent ist. Der Wille gehört quasi zum Leben. Davon ist in einer rein biologischen Auffassung nicht die Rede.

Interessanterweise ist bei Schweitzer nie vom Wert des Lebens[8] die Rede, weder als subjektiver Wert noch als objektiv gefaßter Wert.[9] Der Wille zum Leben enthebt es einer solchen Bewertung.

»Der Wille zum Leben«

> »Wie in meinem Willen zum Leben Sehnsucht ist nach dem Weiterleben und nach der geheimnisvollen Gehobenheit des Willens zum Leben, die man Lust nennt, und Angst vor der Vernichtung und der geheimnisvollen Beeinträchtigung des Willens zum Leben, die man Schmerz nennt: also auch in dem Willen zum Leben um mich herum, ob es sich mir gegenüber äußern kann oder ob es stumm bleibt«. (S. 330f)

Sehnsucht nach Weiterleben, Lust als Wille zum Leben und Angst vor Vernichtung wie vor Beeinträchtigung durch Schmerz sind die Kriterien für den Lebenswillen und gleichzeitig sein Ausdruck. Den Willen, den Wunsch, die Sehnsucht nach Leben erfahre ich in mir und schließe per analogiam, alles, was lebt, leben will. Leben wollen setzt denken und wollen können voraus, sich seines Lebens bewußt sein zu können, zu verstehen, ich lebe und leben will. Daß auch nicht personales Leben ohne Selbstbewußtsein leben will, ist personalisierende Rede. Daß in der Natur allenthalben zu beobachten ist, daß Tiere, Pflanzen, die Bäume meines Waldes darum »kämpfen« – um in personalisierender Sprache zu

---

[8] Vgl. Harris, J.: Der Wert des Lebens. Eine Einführung in die medizinische Ethik. Berlin 1995.

[9] Vgl. Nida-Rümelin, J.: Wert des Lebens. In: Ders. (Hrsg): Angewandte Ethik. Die Bereichsethiken und ihre theoretische Fundierung. Ein Handbuch. Stuttgart 1996, S. 832-861.

bleiben – zu überleben, ihr Leben zu verteidigen und zu behalten, sei unbenommen.

Zu Schweitzers Lebensanschauung gelangen Menschen, die das Leben bewußt betrachten. Er transponiert die anthropomorphisierende Rede vom Lebenswillen auf alle Ebenen des Lebens. Wie weit reicht unsere Sprache? Was erreicht, was bewirkt unsere Sprache?

Beschreiben, definieren, erklären sind Bedingungen der Annäherung an die Wirklichkeit. Aber ebenso wichtig ist die kritische Untersuchung unserer Sprache und der Auswirkungen unseres sprachlichen Handelns.

3. Hingabe und Handeln

Hingabe

Das »Grundprinzip des Ethischen« ist die »Hingebung an Leben aus Ehrfurcht vor dem Leben«. (S. 328) Dies ist die Antwort auf die Erkenntnis, die zum Handeln auffordert.

»Ehrfurcht vor dem Leben« ist nicht kontemplativ konzipiert.[10] In der Kontemplation zu bleiben, wäre geradezu unethisch. Schweitzers Ethik ist »tätige Selbstvervollkommnung von Mensch zu Mensch« (315), aber auch Sorge um die gesamte Kreatur. Zu einer Zeit, in der »das Leben« wie nie zuvor disponibel geworden ist, aber auch entwicklungsfähig und entfaltbar wie nie zuvor, ist es um so wichtiger zu wissen, wo Chancen sind und Gefahren lauern.

Handeln

Verantwortung als Antwort auf die Erkenntnis von »*Ich bin Leben ... inmitten von Leben, das leben will*« ist primär persönlich konkret und erst sekundär kollektiv allgemein. Ich bin verantwortlich für alles in meinen Bereich tretende Leben wie auch für mein eigenes *(*vgl. S. 327). Meine Verantwortung ist Antwort auf meine Erfahrung von Sehnsucht nach dem Weiterleben, von Lust am Leben und der Angst vor seiner Vernichtung oder seiner Beeinträchtigung durch Schmerz und Leid (vgl. S. 351). Diese Einsicht, die mein Denken und dem entsprechend mein Handeln durchdringt, hat radikale persönliche Konsequenzen.

> »Ehrfurcht vor dem Leben, die ich meinem Dasein entgegenbringe, und Ehrfurcht vor dem Leben, in der ich mich hingebend zu anderm Dasein verhalte, greifen ineinander über«. (S. 337)

---

[10] Schweitzer: Die Ehrfurcht vor dem Leben, S. 46.

Die Sorge um mein Leben impliziert die Sorge um das Leben anderer Menschen wie um die gesamte Kreatur. Einmal sensibel geworden, was es bedeutet zu leben, was es bedeutet, sich entfalten zu dürfen wie bedroht zu sein, heißt offen geworden zu sein für Solidarität wie Verantwortung.

> »Nach der Verantwortung, die ich in mir erlebe, muß ich entscheiden, was ich von meinem Leben, meinem Besitze, meiner Zeit, meiner Ruhe hingeben muß und was ich davon behalten darf«. (S. 342)

Und zwar in all meinen Lebensbereichen, als Ärzt/in, als Forscher/in, als Vater, als Mutter, ... als Mensch. Das ist meine ganz persönliche Entscheidung – in Abhängigkeit von meiner Sensibilität und Sorge, die es mehr und mehr verstehend tiefer zu entfalten gilt. Gesellschaftliche Leitlinien, eine gewisse allgemeine Moral wären dazu nicht geeignet, sie blieben zu oberflächlich, nicht wirklich kontextsensitiv.

> »Die gewöhnliche Ethik (in der von mir vorgeschlagenen Definition wäre hier Moral der entsprechende Begriff) sucht Kompromisse. Sie will festlegen, wieviel ich von meinem Dasein und von meinem Glück dahin geben muß, und wieviel ich auf Kosten des Daseins und Glücks anderen Lebens davon behalten darf. Mit diesen Entscheiden schafft sie eine angewandte, relative Ethik« (eben Moral). (S. 339; Klammerzus. v.m.)

Meine persönliche Ethik kann nur absolut sein, sie kann sich auf nichts Weiteres zurückziehen, sie folgt keinen gesellschaftlichen Imperativen,

> »sie ist von Grund aus subjektiv, weil sie jedem von uns die Verantwortung zugesteht, zu entscheiden, wieweit er in der Aufopferung gehen will.«[11]

4. Die Tragödie

Unser Schicksal ...

Ehrfurcht vor dem Leben bedeutet zu wissen, daß ich Leben bin, inmitten von Leben, das leben will.[12] Gleichzeitig lebe ich im Konflikt. Um leben zu können, ist es oft unumgänglich, Leben zu zerstören.

> »Der Kampf ums Dasein ist ein doppelter. Der Mensch hat sich in der Natur und gegen die Natur und ebenso unter den Menschen und gegen die Menschen zu behaupten.« (S. 35)

Das ist tragisch und zwingt uns zur Auseinandersetzung. Es berechtigt uns aber in keiner Weise, leichtfertig mit »dem Leben«, den Menschen, den Tieren und Pflanzen umzugehen. Nur wenn notwendig (i.e. eine Not gravierender, weil Leben bedrohender Art wendend), kann es erlaubt, ja sogar geboten sein, »Leben« zu zerstören.

---

[11] Ebd., S. 107.
[12] Vgl. Schweitzer: Die Ehrfurcht vor dem Leben, S. 111.

Fällt die embryonale Stammzellforschung, die u.U. Heilung für viele chronisch Kranke verspricht, unter eine solche Notwendigkeit? Fällt die Präimplantationsdiagnostik, die Paaren mit einer problematischen familiären genetischen Disposition zu gesunden Kindern verhelfen kann, darunter?

Oder verletzen sie aufgrund der mit ihnen implizierten Vernichtung von Embryonen die Ehrfurcht vor dem Leben? Anders gefragt: erlaubt die »Ehrfurcht vor dem Leben« eine Güterabwägung? Ist im Fall von embryonaler Stammzellforschung ein Abwägen zwischen dem Leben von kranken Menschen und dem Leben von Embryonen gestattet?

Mitleben, Mitleiden, Mitfreuen, ... mit Menschen mit chronischen Erkrankungen oder mit Embryonen? Mitfühlen können wir nur mit denen, die Gefühle haben. Das ist nicht nur logisch konsistent, sondern auch genuin einfühlsam. In Analogie dazu wären Tierversuche, die Tiere leiden machen, nur unter der Notwendigkeit zu tolerieren, andernfalls Leben rettende Erkenntnisse nicht gewonnen werden könnten. Denn Tiere empfinden Schmerz. Das kann von Embryonen nicht behauptet werden, obgleich sie »Leben« sind, ... eine menschliche (zur Spezies Mensch gehörige) Form von Leben, die sich zu einem Menschen entwickeln kann.

> »Nun aber sind wir alle dem rätselhaften und grausigen Schicksal unterworfen, in die Lage zu kommen, *unser Leben nur auf Kosten anderen Lebens erhalten zu können* und durch Schädigen, ja auch durch Vernichtung von Leben, fort und fort schuldig zu werden.«[13]

Das vor Augen, ist es denkbar, daß wir respektieren, was wir zerstören[14], daß wir uns die Sensibilität bewahren für das, was ein Embryo ist, aber um höherer Güter willen[15], auf der Suche nach Hilfe für kranke, leidende und sterbende Menschen, seine Zerstörung in Kauf nehmen. Es ist unser »Schicksal«, Prioritäten setzen zu müssen, um in Humanität und Verantwortung handeln zu können.

Embryonale Stammzellforschung

Diese Problematik wird an den modernen Biotechnologien und ihren interventionellen Möglichkeiten besonders deutlich, z.B. an der Frage der Zulässigkeit von embryonaler Stammzellforschung. Wir *könnten* »Leben« erhalten, konkret das Leben kranker und leidender Menschen verbessern, chronisch kranke Menschen vielleicht sogar heilen – wenn wir einen bestimmten Preis, den des »Schuldigwerdens« an der Vernichtung von »Leben«, nämlich dem von Embryonen zu »bezahlen« bereit sind. Ein Embryo lebt – auch in der Petrischale. Einen Embryo beforschen bedeutet, diesen Embryo vernichten. Diese Vernichtung von Embryonen *könnte* als Erkenntnisgewinn der Stammzellforschung nach der-

---

[13] Ebd., S. 22.
[14] Meyer, J.M./ Nelson, J.L.: Respecting What We Destroy: Reflections on Human Embryo Research, *Hastings Center Report* 31(1) 2001, S. 16-23.
[15] Merkel, R.: Forschungsobjekt Embryo. Verfassungsrechtliche und ethische Grundlagen der Forschung an menschlichen embryonalen Stammzellen. München 2002, S. 10.

zeitigem Wissen vielen kranken Menschen helfen, ihr Leiden lindern, ihr Leben retten.[16] Haben betroffene kranke Menschen, gegenwärtige und zukünftige Patienten, ein Anrecht darauf, daß diese Forschung betrieben wird, mehr noch, daß sie jetzt betrieben wird, ohne Verzögerung?[17] Können wir sicher sein, was diese Forschung bringt? Natürlich nicht. Forschung ist ergebnisoffen – würden wir ihre Resultate kennen, wir bräuchten nicht zu forschen. Doch selbst wenn embryonale Stammzellforschung nicht jene erhofften Ergebnisse bringen sollte, ist die berechtigte Hoffnung den Versuch wert. Ergebnisse bekommen wir nur, *wenn* wir forschen.

Deskriptiv läßt sich feststellen: das »Leben« eines Embryos ist aktuell und qualitativ ein anderes als das eines (chronisch kranken) Menschen. Lehrt uns die Ehrfurcht vor dem Leben, daß alles Leben gleich, eben abstrakt bloß Leben sei, unabhängig davon, ob es sich um das Leben eines kranken Menschen oder »das Leben« (man ist hier intuitiv eher versucht zu sagen die Vitalität) einer Blastocyste handelte?

Einen Embryo nicht in eine Gebärmutter zu transferieren, könnte mit A. Schweitzer sprechend, ein »Versäumnis in dem Bestreben« dieses *Leben* »auf seinen höchsten Wert zu bringen« (S. 331) darstellen, nämlich dem Embryo nicht die Möglichkeit zu geben, sich weiter zu entwickeln und zu entfalten, i.e. zu einem Menschen zu werden. Aus »Eigenem«, ohne entsprechende Umweltbedingungen, kann er seine Potenz gar nicht »leben«. Gerade dabei stehen oft praktische Hindernisse im Weg. Es kann nur eine bestimmte Anzahl von Embryonen in die Gebärmutter einer Frau transferiert werden, denn höhergradige Mehrlinge gefährden die gesamte Schwangerschaft wie die schwangere Frau.

»Überzählige Embryonen« – die es nicht geben sollte, de facto (und mit einseh- und verstehbaren Gründen) aber gibt – fallen ohne Chance auf einen etwaigen Transfer in eine Gebärmutter, der Vernichtung anheim. Sollten sie dann nicht gerade unter Berücksichtigung der Ehrfurcht vor allem Leben (insbesondere dem kranker Menschen) der Forschung, und pro futuro kranken Menschen dienen können?[18] Medizinische Forschung ist nichts Eigendynamisches, nicht etwas, das sich jenseits medizinisch-therapeutischer Ziele entwickeln würde, vielmehr ist sie mit medizinischer Praxis in der Tragik des Schweitzerischen Einleitungsstatements zu diesem Kapitel gefangen.

Lassen wir den Arzt noch einmal zu Wort kommen:

>»Wo ich irgendwie Leben opfere oder schädige, bin ich nicht in der Ethik, sondern ich
>werde schuldig, sei es egoistisch schuldig, zur Erhaltung meiner Existenz oder meines

---

[16] Ethical Issues in Human Stem Cell Research. Vol.1 *Report and Recommendations of the National Bioethics Advisory Commission.* Rockville/ Maryland 1999; Gearhart, J. D.: New Potential for Human Embryonic Stem Cells, *Science* 282, 1998, S. 1061-1062; Thomson, J.A. et al.: Embryonic Stem Cell Lines Derived from Human Blastocysts, *Science* 282, 1998, S. 1145-1147.

[17] Merkel: Forschungsobjekt Embryo, S. 259.

[18] Weissmann, J. L.: Stemcells – Scientific, Medical, and Political Issues, *New England Journal of Medicine* 346 (2), 2002, S. 1576-1579, 1578.

Wohlergehens, sei es unegoistisch schuldig, zur Erhaltung einer Mehrzahl anderer Existenzen oder ihres Wohlergehens«. (S. 348)

Der Ausdruck »unegoistisch schuldig« ist ethisch besonders interessant. Bedeutet er nicht etwa, daß es geboten sein kann, aus Altruismus schuldig werden zu müssen? Unegoistisch schuldig würden die »Embryonenforscher«, wenn sie Embryonen mit dem Ziel, Einsichten in Krankheitsprozesse und therapeutische Möglichkeiten zu finden, zerstören, um damit kranken Menschen zu helfen. Schuld hat in dieser Dimension eine tragische Komponente. Auf Embryonenforschung aufgrund von Überzeugungen nach der problematischen Gleichung »Leben von Embryonen = Leben von kranken Menschen«, zu verzichten, kann uns ebenso mit Schuld – wenngleich aus anderer Quelle – beladen.[19] Merkel geht einen Schritt weiter und macht deutlich, daß auch die Verzögerung der Forschung auf diesem Gebiet ein moralisches Problem darstellt. Bezahlt wird nämlich nicht, so Merkel (sic), mit Zumutungen an die Geduld der Forscher, sondern möglicherweise mit großen Opfern an Menschenleben und Schicksalen.[20]

Der Schwangerschaftsabbruch

Nehmen wir zur Illustration des Gesagten ein weiteres Beispiel aus dem medizinethischen Bereich, den mit der Debatte um die Embryonenproblematik oft assoziierten Schwangerschaftsabbruch. Die Debatte verläuft zwischen den Positionen »Pro-Choice« und »Pro-Life«[21], wobei letztere Bezeichnung euphemistisch in die Irre führt. Während »Pro-Choice« auf Entscheidungsmöglichkeit der betroffenen Frau bei Schwangerschaftskonflikten in verschiedenen Formen (die Frau kann das Kind nicht bekommen – aus nur von ihr und vor ihr zu rechtfertigenden Gründen, das Kind stellt aufgrund von schwerer Behinderung eine Bedrohung für ihr und das Leben ihrer Familie dar) abzielt, soll es nach »Pro-Life« eine solche gar nicht geben. Das »Leben« ist unantastbar, die Folgen des Erhalts des Lebens eines Embryos, eines Feten sind auf diesem Hintergrund für sie irrelevant (»Sanctity of Life«). Diese Folgen haben im Vergleich kein Recht auf Berücksichtigung, die davon Betroffenen sind in gleicher Weise entrechtet. Abwägungsprozesse werden nicht erlaubt. Ich habe die Schwangerschaft auszutragen, auch wenn mein und das Wohlergehen meiner Familie durch meine Schwangerschaft bedroht (»medizinisch-mütterliche Indikation«) oder durch eine schwere Schädigung des Kindes extrem gefährdet wäre (Zumutbarkeit). Medizinische Indikationen, aber auch die mütterliche Entscheidung bezüglich der Zumutbarkeit (in den ersten zwölf Wochen der Schwangerschaft) stellen für »Pro-Choice«-Anhänger die Eckpfeiler von Abwägungsprozessen dar, die unser Le-

---

[19] McGee, G./ Caplan, A.L: The Ethics and Politics of Small Sacrifices. In: Stem Cell Research. Kennedy Institute of Ethics Journal 9 (2), 1999, S. 151-158.

[20] Merkel: Forschungsobjekt Embryo, S. 259.

[21] Vgl. Cozic, Ch. P./ Tipp, St. L. (Hrsg.): Abortion. Opposing Viewpoints. Opposing Viewpoints Series. Greenhaven Press, 1991.

ben gestalt-, leb- und bewältigbar machen. Das Leben der schwangeren Frau, ihres Partners sowie ihrer Familie wird in Relation auf das des Embryos und Feten
hin betrachtet. Leben zu erhalten bleibt das Ziel, aber nicht um den Preis lebens-
vernichtender Implikationen auf der Seite jener, die entscheiden müssen, wie sie
ihr Leben bewältigen können.

Wenn Leben ohne jegliche Differenzierung als sakrosankt betrachtet wird,
können die Implikationen eines solchen Vorgehens unmenschlich sein. Es sind
sozialethische Argumente, die nach dem Motto verwendet, oft auch mißbraucht
werden, daß einzelne Betroffene, meist noch ohne jede Solidarität, gezwungen
werden sollen, gemeinschaftliche Idealvorstellungen wie die Unantastbarkeit des
Lebens auf der Basis der Zerstörung ihres eigenen zu realisieren.[22] Wir werden
das im Weiteren konkret erörtern; – um leben zu können, müssen wir manchmal
auch Leben vernichten, verweigern, »Schuld« auf uns laden. Dazu bedarf es
»guter« Gründe, die sich in der Realisierung von Konsequenzen als solche ausweisen lassen müssen. Schwangerschaftsabbruch ist ein tragischer Konflikt um
Leben und Lebensbewältigung.

Ethik angesichts unserer Tragödie

Der Widerspruch zwischen unbedingten (bedingungslosem) Sollen und beding-
tem (eben von bestimmten Bedingungen abhängigem) Können wird mit und in
A. Schweitzer (S. 348f) deutlich:

> »Ethik geht nur so weit als die Humanität, das heißt die *Rücksicht* (H.v.m.) auf die Exis-
> tenz und das Glück des einzelnen Menschenwesens geht. Wo die Humanität aufhört, be-
> ginnt Pseudoethik«.

Gerade aus »Ehrfurcht vor dem Leben« gebietet Humanität empfindsam zu
sein und sorgsam im Umgang mit dem Leben von Menschen, besonders wenn
sie leiden, krank, in einer Lebenskrise sind und unseres Mitleidens, Mitfühlens
sowie unserer Hilfe bedürfen. In und aus dieser Widersprüchlichkeit heraus ist
die »Hingabe an den Nebenmenschen« (S. 307) lebendige personale Beziehung,
die ihn/sie als Menschen mit Möglichkeiten und Grenzen, dessen, was er/sie
vermag und was er/sie nicht mehr bewältigen kann, ernst nimmt.

Schweitzer empfindet die Widersprüchlichkeit unseres, auch in bester Absicht
oft problematischen Handelns. Er hat sie aber nicht durchanalysiert.

> »Die Notwendigkeit, Leben zu vernichten und Leben zu schädigen, ist mir auferlegt«.
> (S. 339)

Ich würde gerne ›auferlegt auf der Basis von Abwägungsprozessen mit Blick
auf die Konsequenzen‹ hinzufügen.

---

[22] Vgl. dazu auch Markl, H.: Freiheit, Verantwortung, Menschenwürde. Warum Lebenswissenschaften mehr sind als Biologie. In: Geyer, Ch. (Hrsg.): Biopolitik. Die Positionen.
Frankfurt/M., 2001, S. 185.

Schweitzer bringt andere Beispiele als wir heute auf dem Hintergrund moderner Biotechnologen anführen könnten. Um mein Dasein zu erhalten (und als Ärztin das meiner Patienten), muß ich mich des Daseins, das es schädigt, erwehren: »ich werde zum Massenmörder der Bakterien, die mein Leben gefährden können.« (S. 339) Wir ernähren uns von Tieren und Pflanzen, gehen unseren Weg oft, indem wir andere Menschen durch unsere Rivalität, unseren Neid, unsere Eifersucht, ... schädigen (wir dabei gleichzeitig uns selbst). Es geht aber nicht nur um Töten, um aktives Schädigen, sondern ebenso um ein Herabmindern von Entfaltungsmöglichkeiten, um »Sterben lassen«, »Dahinsiechen lassen«, obwohl wir etwas dagegen tun könnten. Mangelndes Interesse haben wir an Mitmenschen, wenn wir mit ihnen nicht solidarisch sind, wenn wir darin versagen, »dem Menschen, der einen Menschen braucht, sich als Mensch zu geben.« (S. 346) Dies zeigt sich in der konkreten Situation des einzelnen wie in weitreichenden politisch-gesellschaftlichen Entscheidungen z.B. im Verbieten von embryonaler Stammzellforschung. Forschung wäre als ein Projekt, in dem Menschen für Menschen arbeiten, vergleichbar mit Lambarene als Hilfe von Menschen für Menschen.

Ans Wunderbare grenzt die Erkenntnis: »Ich bin Leben ... inmitten von Leben, das leben will.«[23] Gleichzeitig müssen wir (an)erkennen: Wir sterben als Leben inmitten von Leben, das stirbt. Wir Menschen sterben, Tiere und Pflanzen sterben. Und damit nicht genug, wir müssen oft auch noch entscheiden, welches »Leben« leben darf, welches sterben muß. Das ist unsere Tragödie. Wir können ihr nicht entgehen, wir können nur akzeptieren, was ist. Und sofern es in unserer Entscheidung liegt, können wir in der Entscheidungsfindung sorgfältig abwägend vorgehen. (S. 35) Das Lebenskonzept müssen wir dabei als ein Konzept differenzieren, das zwischen »having a life« (ein Leben haben, wie das für Personen gilt) und »being alive« (am Leben sein, was z.B. für Tiere, Pflanzen, auch für Embryonen gilt) zu unterscheiden vermag, um nicht einem einseitigen Biologismus zu verfallen.

5. Die Ethik der Ehrfurcht vor dem Leben angesichts moderner Biotechnologien

Wir können A. Schweitzers Ethik nicht einfach auf die Fragen, die moderne Biotechnologien aufwerfen, applizieren, so als hätte er uns seine Sicht dazu diktiert. Seine Überlegungen können uns aber helfen, die Probleme deutlicher, tiefer und ganzheitlicher zu erfassen, als wir es vielleicht gewöhnt sind und ethische Lösungsansätze mit Hilfe seiner humanistischen Perspektiven zu formulieren.

---

[23] Schweitzer: Die Ehrfurcht vor dem Leben, S. 111.

Reproduktionsmedizinische Interventionen

In-vitro-Fertilisation (IVF) sowie Intracytoplasmatische Spermieninjektion (ICSI) gehören mittlerweile zu den etablierten und häufig genutzten Methoden der medizinisch-assistierten Erfüllung eines Kinderwunsches. Was gibt es Schöneres, als sich ein Kind zu wünschen, ihm das Leben schenken und bei seiner Entwicklung und Entfaltung helfen zu dürfen? Der Kinderwunsch wird per se als positiv und seine Erfüllung somit fraglos jeder Unterstützung würdig betrachtet.

Der Weg zur Erfüllung eines Kinderwunsches ist oft dornig und mit Problemen gepflastert. Für die Kinder wünschende Frau ist das Downregulations- und Stimulationsprogramm für IVF/ICSI-Behandlungen anstrengend und belastend, erst recht die Follikelpunktion, aber auch der Embryotransfer und vor allem die Wartezeit bis zur nächsten Menstruation oder dem so ersehnten Eintreten einer Schwangerschaft. Embryonen werden transferiert, gibt es überzählige, werden sie in Österreich sowie in vielen anderen europäischen Staaten kryokonserviert. Nach Ablauf der Konservierungsfrist müssen sie vernichtet werden. Aufgrund der Gefährdung der Schwangeren wie der Schwangerschaft durch eine höhergradige Mehrlingsschwangerschaft sollten nur maximal drei Embryonen transferiert werden. Der nunmehr, wenn von den Bedingungen her möglich, übliche Blastocystentransfer (am 5.Tag nach Punktion) senkt die Häufigkeit von Mehrlingsschwangerschaften, da weniger, aber »ausgereiftere« Embryonen transferiert werden können. Sind »überzählige« Embryonen entstanden, ist ihr »Schicksal« in den verschiedenen Ländern Europas unterschiedlich. In Österreich können sie für ein Jahr kryokonserviert und danach der Frau, von der die Eizelle stammte, transferiert werden, in Großbritannien können sie bis zum 14. Tag mit Informed consent des Paares, das keine weiteren Kinder plant, beforscht werden, in Deutschland gibt es keine »überzähligen« Embryonen (nur kryokonservierte »Vorkernstadien«, im Befruchtungsprozeß gestoppte »Nahezu-Embryonen«, aber nicht im Sinne des Embryonenschutzgesetzes).

Embryonen leben, auch Embryonen im Reagenzglas. In Deutschland befinden sich solche im Vorkernstadium und werden deshalb nicht als Embryonen sui generis bezeichnet.

Embryonen fallen im Rahmen der reproduktionsmedizinischen Interventionen auch der Vernichtung anheim, im Rahmen der Kinderwunscherfüllung, im Rahmen einer Leben schenkenden und Leben entfaltenden Medizin.

Darf in Kauf genommen werden, um einem Kind das Leben zu schenken, daß Embryonen »instrumentalisiert« werden und etliche in ihrer Potenz sich nicht entfalten dürfen? Auch hier sind wir in der von A. Schweitzer beschriebenen Konfliktsituation, Leben zu vernichten, nicht zur Entfaltung gelangen zu lassen, um anderen Lebens willen. Kritisch muß auch hier wieder nachgefragt werden: welches Leben um welchen Lebens willen? Um ein Kind zu bekommen, sollten maximal zwei bis maximal drei Embryonen, mehr aber nicht, transferiert werden. Sogenannte überzählige, nicht transferierte Embryonen bekommen keine

Chance, ihre Lebensmöglichkeiten zu entfalten. »Selbständig« können sie das natürlich auch nicht.

Auch Spermien und Eizellen leben, Spermien bewegen sich, sie haben eine gewisse, wenngleich auch keine selbständige Potenz. Auch Spermien werden »verschleudert«, bekommen, weil sie überschüssig vorhanden sind, keine Chance zu ihrer maximalen Potenzentfaltung.

Leben interagiert mit anderem Leben. Wir Menschen greifen – in zunehmend größerem und auch gefährlicherem Handlungsspielraum – ein. Nicht alles Leben kann in gleicher Weise gefördert und entfaltet werden. Ist es dann nicht sinnvoll, zu Beginn restriktiver zu handeln, um nicht später bereits weiter entfaltete Formen von Leben zu gefährden? Z. B. die Feten einer höhergradigen Mehrlingsschwangerschaft und vor allem die austragende Frau?

Grundsätzlich erhebt sich die Frage: Können wir Kinderwunscherfüllung über assistierte Fortpflanzungshilfe mit diesen Implikationen überhaupt akzeptieren? Die Verwirklichung dessen, was für sie Glück ist, muß der Frau und dem Mann, die aus Eigenem nicht zu einem Kind kommen können, als ethische Persönlichkeiten zur Entscheidung und Übernahme von Verantwortung aufgegeben bleiben. Sie sollen bestimmen dürfen, welche Entfaltung von Leben unter Inkaufnahme welcher Implikationen für sie als Frau und Mann tragbar scheint.

Spannungsfelder zwischen Individual- und Sozialethik? Die Beispiele von Pränataldiagnostik (PND) und Präimplantationsdiagnostik (PID)

> »Mit dem subjektiv-enthusiastischen Wesen der Ethik hängt zusammen, daß es nicht gelingen will, die Ethik der ethischen Persönlichkeit in eine brauchbare Ethik der Gesellschaft überzuführen.« (S. 312)

Warum nicht? Auf den ersten Blick scheint sich eine tragfähige Sozialethik als die Summe aus verantwortlichen und sozial verträglichen Individualethiken wie von selbst zu ergeben. Auf den zweiten Blick werden gravierende Spannungen deutlich. Sie können in den bioethischen Diskursen über PND und PID nachvollzogen und anhand der Erfahrungen Betroffener konkretisiert werden.

Es gibt widerstreitende Auffassungen zwischen »Pro-Life« und »Pro-Choice« Anhängern nicht nur über den Schwangerschaftsabbruch als solchen, sondern auch über Pränatal- und mehr noch über die bisher in Deutschland und Österreich verbotene Präimplantationsdiagnostik. Während »Pro-Choice« für PND und damit für die freie Wahl der Abklärung und (konsekutiv im Fall eines zu erwartenden schwer behinderten Kindes) auch für die Option eines Schwangerschaftsabbruchs eintritt, steht »Pro-Life« für den unbedingten, quasi bedingungslosen Schutz des Ungeborenen, über dessen Leben nicht individualethisch, also durch die betroffene Schwangere und ihren Partner entschieden werden soll. Die Gesellschaft sollte nach »Pro-Life« Vorstellungen den Schutz des Ungeborenen notfalls auch gegen die Interessen der individuell konkret betroffenen Eltern durchsetzen können. Konflikte sind hier vorprogrammiert.

Für Schweitzer steht das Individuum mit seinem rationalen ethischen Ent-
scheidungspotential im Vordergrund, auch mit seinem Recht auf Entfaltung und
Glück. Der/die konkrete Einzelne ist für sein Leben kompetent – was und wieviel er/sie sich zumuten kann, was über seine Kräfte geht, liegt auch in ihrem
bzw. seinem Entscheidungsspielraum. Wer PND/PID verbieten möchte, muß
sich fragen lassen, welches Recht er dazu hat.[24] Nach Schweitzer ist

> »die Ethik der ethischen Persönlichkeit persönlich, unreglementierbar und absolut. Die von
> der Gesellschaft für ihr gedeihliches Bestehen aufgestellte ist überpersönlich, reglementiert
> und relativ.« (S. 312)

Das scheint radikal auf den Kopf zu stellen, wofür »Pro-Life« argumentiert,
über Leben, egal um welches Leben es sich handelt, nicht diskutiert werden
könne, daß es diesbezüglich keine Wahlfreiheit von einzelnen geben könne,
auch wenn noch so einschneidende Konsequenzen für das Leben betroffener
Personen auf dem Spiel stehen.

Wenn Schweitzer nachsetzt, daß sich die Einzelpersönlichkeit nicht der Moral
der Gesellschaft ergeben darf, sondern sich fortwährend mit ihr auseinandersetzen muß, sich gegen sie auflehnen soll, weil sie zu niedrig eingestellt sei (S.
312), so scheint dies gerade für die uns hier interessierende Problematik zu ver-
wirren. Die »Pro-Life« Sicht, PND/PID Befürworter moralisch zu niedrige Ansprüche an die Individuen stellen, weil dabei Selbstverwirklichung (Zumutbarkeit) vor Lebensermöglichung rangiert, wird durch ihn, was die Problematik und
die Spannungen zwischen Individual- und Sozialethik betrifft, auf den Kopf gestellt.

»Ehrfurcht vor dem Leben« – geht für »Pro-Life« faktisch auf ein Verbot von
PND/PID hinaus – ohne weitere Fragen stellen zu dürfen. Ehrfurcht vor dem
Leben soll »Leben« absolut unantastbar machen. Um welches Leben es sich
handelt und angesichts welcher Konsequenzen so gehandelt (oder eben nicht gehandelt) werden soll, danach wird nicht gefragt. Nicht immer kann ich Leben
erhalten, fördern, entfalten – weil ich dazu nicht immer fähig bin, weil mir dazu
manchmal Kraft, Ressourcen, Unterstützungspotentiale fehlen. Entscheidungen
bleiben spannungsgeladen, sie sind nicht dogmatisch programmierbar.

*Der Embryo – menschliches Leben. Zur Problematik der ›Moralisierung‹ des
Embryos.*

Viele Kontroversen der »Ehrfurcht vor dem Leben« scheinen sich an der Frage
nach der Ehrfurcht vor dem Beginn bzw. Anfang des menschlichen Lebens zu
entzünden. Dieser, so meinen diejenigen, die sich als genuin ehrfürchtig erachten, sollte menschlichem Zugreifen völlig entzogen bleiben. Der Embryo ist für
sie – wie alles (menschliche) Leben – sakrosankt. Die Moralisierung, die mit

---

[24] Vgl. Renesse, M. v.: Verbieten hilft nicht. Wer die PID verhindern will, muß sich fragen
      lassen, welches Recht er dazu hat. In: Geyer, Ch. (Hrsg.): Biopolitik, S. 107-111.

vagen, aber ameliorativen wie pejorativen Wertbegriffen, wie z.B. *gut, böse, sollte, darf nicht,* etc. operiert, emotionalisiert. Wir sind uns meist weder darüber klar, was Gefühle, Emotionen überhaupt sind noch was sie bewirken, und deshalb einer solchen Moralisierung wie Emotionalisierung ausgeliefert. Gefühle sind nach der kognitiv-emotiven Theorie Assessments, Annahmen, die körperliche Empfindungen hervorrufen.[25] Diese Annahmen müssen auf ihre Adäquatheit ethisch kritisch untersucht werden. Nur dann werden sie nicht vorschnell und kritiklos moralisieren und emotionalisieren, was in der gegenwärtigen Debatte leider allzu häufig der Fall ist.[26]

Wie alle fundamentalistischen Überzeugungen ist auch diese in Gefahr, unmenschliche Folgen herauf zu beschwören, obgleich oder gerade weil sie fordert, den Menschen im Embryo unbedingt zu schützen. Sie schützt den Embryo. Ist dieser bereits Mensch? Er ist menschliches Leben mit Potential. Das, woraus sich etwas Neues entwickelt, ist nicht identisch mit dem Neuen selbst. Dies gilt auch für den Menschen.[27] Um dieses zu entfalten, benötigt er Voraussetzungen.

Dabei ist noch nicht einmal der Konfliktfall angedacht, wo menschliches Leben als Leben von Personen Vor-/Nachrang vor Embryonen haben soll.

Wenn wir der lebensweltlichen Erfahrung Sinnprimat einräumen, unsere Erfahrung als praktische, von moralischen Vorstellungen bereits durchsetzte, begreifen, werden wir uns eingestehen müssen: Es gibt keine ontologiefreie Rede von Person[28], ich möchte in diesem Zusammenhang hinzufügen: auch keine ontologiefreie Rede vom Embryo.

Wir sprechen von »biologischem Leben« (tautologisch im Sinne von »being alive«), von personalem Sein ... Nach Kuhse sind es individuelle Menschen und nicht das menschliche Leben (was wäre das überhaupt?), die Träger von moralisch relevanten Eigenschaften sind.[29] Biologisches Leben erweist sich als ein in dieser Hinsicht reduziertes Abstractum, in unserer Alltagssprache auch als das »nackte« Leben bezeichnet.

Die Lehre vom werdenden menschlichen Leben (gemeint sind damit Embryonen und Feten in ihren verschiedenen Entwicklun daß das Leben ist, nur wir werden und vergehen ... Der Embryo wird nicht nur »ontologisiert«, sondern gleichzeitig »moralisiert«, mit verschiedenen Wertvorstellungen belegt.

Zur »Moralisierung« des Embryos kommt es, wenn ...

---

[25] Vgl. Shibles, W.: Emotion in Aesthetics. Dordrecht/ Netherlands, 1995; ders.: Ethik für alle. Mainz 1999.

[26] Vgl. Geyer (Hrsg.): Biopolitik.

[27] Markl: Freiheit, Verantwortung, Menschenwürde, S. 181.

[28] Pöltner, G.: Ontologie des Werdens. Anfragen an übliche Problemformulierungen. In: On Cultural Ontology. Religion, Philosophy and Culture. Essays in Honor of Wilhelm Dupre. Uitgeverij Shaker Publishing, Maastricht 2002, S. 251-288, 253.

[29] Kuhse, H./ Singer, P.: Individuals, humans, persons. Questions of life and death. Beiträge zur Angewandten Ethik 1. Academia, St. Augustin, 1994, S. 169ff, 59.

(ein) Embryo(nen) IN VITRO in eine Gebär-Mutter (nicht) transferiert werden sollte(n). (Überzählige Embryonen nach IVF/ICSI entstehen, Embryonen mit problematischer genetischer Disposition bei PID gefunden werden);

(ein) Embryo(nen) IN VIVO aus einer Gebär-Mutter (nicht) entfernt werden sollte(n) (z. B. beim Schwangerschaftsabbruch);

(ein) Embryo(nen) ohne das Ziel, je in eine Gebär-Mutter transferiert zu werden, hergestellt werden (könnten), z.B. für Forschungszwecke.

»Vor jeder Moralisierung des Embryos« (Einbettung in ein inkulturiertes Wertesystem) sollten wir uns fragen: Was ist ein Embryo? Eine Antwort, die deskriptiv gegeben wird, lautet: das Ergebnis der Vereinigung von Ei- und Samenzelle, von Befruchtung, ein 2-, 4-, 8-Zeller, eine Blastocyste, ... Damit ist noch nichts über das Wie der Entstehung, ob in vivo, in vitro etc. ausgesagt. Auch ein SCNT-Embryo ist deskriptiv ein Embryo, er ist aber nicht aus der Verschmelzung von Ei- und Samenzelle hervorgegangen. Er entstand asexuell durch den Transfer eines somatischen Kerns in eine Eizelle. Er ist therapeutisch oder reproduktiv zielgerichtet geklont worden. Ontisch ist er ein Embryo, aber ein Embryo mit völlig anderer Ontologie und anderer, dieser entsprechenden Moralisierung.

Person ist jemand, der rational denken kann, Ichbewußtsein besitzt, Zukunftsperspektiven hat ..., nur so jemand kann Furcht vor dem Tod entwickeln, nur so jemand ist verletzbar ...[30] Nur eine Person sagt: »Ich bin Leben ... inmitten von Leben, das leben will«. Weder »sagt« ein Embryo ich, noch ist er verletzbar. Wie kann er dann überhaupt in diese Richtung moralisiert werden? Weil er das Potential besitzt, eine Person zu werden?

Die sogenannte Anerkennungstheorie[31] besagt, daß wir geneigt sind, auch auf erst zukünftige Entwicklungen hin, quasi im voraus, anzuerkennen. Wir befinden uns als Menschen immer schon in einem Geflecht wechselseitiger Anerkennung, wir wurden in ein solches hinein geboren, sind in ihm aufgewachsen, ... als Kinder z.B. wurden wir asymmetrisch anerkannt. Aber auch Kinder, auch Neugeborene sind mit Embryonen nicht vergleichbar.

Sind Potentialität und genetische Identität für eine derartige Anerkennung wirklich genug? Der Anfang menschlichen Lebens entzieht sich lebensweltlich einer exakten Definition. Wo sollen wir unseren Anfang, den Ursprung unseres Daseins begreifen, im Kinderwunsch, in der Konzeption, in der Einnistung des Embryos in die Gebärmutter, in der Ausbildung seiner Gehirnstrukturen oder in der Geburt? Wo doch keine Wissenschaft je meinen Anfang, bestenfalls immer

---

[30] Merkel: Forschungsobjekt Embryo, S. 135-139: Ein Grundrechtsschutz, wie er nur für Personen besteht, setzt deren Verletzbarkeit voraus.
[31] Habermas, J.: Die Zukunft der menschlichen Natur. Frankfurt/M. 2001, S. 120.

nur einen Anfang, quasi die Abstraktion eines Anfangs erreicht.[32] Auch der Beginn menschlichen Lebens wie der des einzelnen Menschen ist nicht einfach fest zu machen, sein Ursprung, sein Angefangenhaben wird im Werden, in seiner Entfaltung offenbar. Nicht der Mensch, nicht das menschliche Leben, sondern eine konkrete Person hat einen Anfang, ein Du, das sich in seinem Anfang anderen, seinen Eltern verdankt. Die Frage nach den verschiedenen markanten Punkten eines Beginns ist naturwissenschaftlich nach biologischen Kriterien immer deutlicher beantwortet worden. Die Frage nach dem Anfang verbirgt sich solchen Kategorien.[33]

Nehmen wir an, es sei »gut«, Leben hervorzubringen. Davon ist bei A. Schweitzer nirgendwo explizit die Rede. Bei ihm geht es vielmehr darum, bereits existierendes Leben zu erhalten, zu fördern, auf seinen höchsten Wert zu bringen. Es ist nicht primär unsere Aufgabe, Leben hervorzubringen, aber für das hervorgebrachte Leben Sorge zu tragen, ist unsere Pflicht. Ist es besser, »Leben« dort nicht hervorzubringen, wo dieses Sorgen nicht gewährleistet werden kann?

Uns ist die Möglichkeit gegeben, den Anfang von anderen Menschen zu ermöglichen ... Kinder zu haben, Eltern zu sein.[34]

Mit den neuen biotechnologischen Methoden können wir Leben kreieren, das sich nicht weiter fortpflanzen, sondern genuin der Forschung und vielleicht der Therapie kranker Menschen dienen soll. SCNT-Embryonen z.B., die durch den Transfer eines Zellkerns einer Körperzelle in das Cytoplasma einer entkernten Eizelle entstehen, könnten für therapeutische Zwecke im Sinne von Gewebe oder Organersatz verwendet werden[35]. SCNT-Embryonen sind Embryonen, die in ihrem genetischen Potential dem entsprechen, von dem der Zellkern einer Körperzelle stammt. Dieser Umstand könnte für Transplantationszwecke genutzt werden, aber auch Fortpflanzung wäre technisch nicht ausschließbar. Was würde Ehrfurcht vor solch kreiertem Leben beinhalten? Würde sie bedeuten, SCNT-Embryonen erst gar nicht herzustellen? Oder würde sie bedeuten, solcherart hergestellte Embryonen zum Dienst an kranken Menschen zu verwenden und zu diesem Zweck zu erlauben, was in die Tragik unseres Daseins fällt, »Leben zu vernichten, um anderes Leben zu erhalten«?[36] Pointierter ausgedrückt, Leben zu kreieren, um es zu vernichten, um anderes Leben zu erhalten.

Klonen ist Hervorbringung von Leben, genetisch »fast gleichem«, zeitversetztem Leben. Sogenanntes therapeutisches Klonen zielt auf die Herstellung von Organen oder Geweben zum Ersatz für funktionsloses oder eingeschränkt funk-

---

[32] Maier, B.: Ethik in Gynäkologie und Geburtshilfe. Entscheidungen anhand klinischer Fallbeispiele. Berlin u.a., 2000, S. 26.
[33] Ebd., S. 28.
[34] Wucherer-Huldenfeld, A. K.: Ursprüngliche Erfahrung und personales Sein. Ausgewählte philosophische Studien: Anthropologie, Freud, Religionskritik. Böhlau. Wien u.a., 1994.
[35] McLaren, A.: Ethical and social considerations of stem cell research. In: *Nature* 414/ Nov 2001, S. 129-131.
[36] Schweitzer: Die Ehrfurcht vor dem Leben, S. 108.

tionstüchtiges Gewebe oder Organe ab.[37] Reproduktives Klonen, man kann Embryonen, Tiere (Dolly), vielleicht könnte man auch Menschen klonen, ist grundsätzlich abzulehnen. Die Konsequenzen der Herstellung von Menschen und Tieren durch Klonierung sind nicht absehbar, jedenfalls vielfach deletär für solchermaßen Hergestellte. Reproduktives Klonen hat kein menschliches, kein humanes Ziel. Wozu also und woraufhin sollte es angesichts der Probleme und Konsequenzen für »Geklonte« angewandt werden? Es gibt keinen humanen Grund, Menschen zu klonen, es gibt keinen Grund zu riskieren, daß solcherart entstandene Menschen ein gepeinigtes Leben führen, weil man versuchen wollte zu klonen. Solche Experimente am Menschen, präziser formuliert, der Mensch als Experiment verstoßen offensichtlich gegen die Ehrfurcht vor dem Leben, gegen (Mit)Menschlichkeit und Würde.

6. Der Fortschritt in Wissenschaft und Technik – ein Fortschritt in der Ethik?

Fortschritt und Ethik

Sind Fortschritt und Ethik voneinander unabhängige Bereiche, treten sie gar nicht oder zumindest nicht als gleichwertige Partner in Beziehung, so Ethik dem Fortschritt hinterher hinkt, ohne Chance, ihn einzuholen oder gar in Auseinandersetzung mit ihm zu treten?

Wissenschaft und Ethik sind zu beider gedeihlicher Entfaltung gut beraten, mit- und nicht gegeneinander zu arbeiten. Wissen ist die Basis jeder ethischen Analyse. Der Fortschritt der Wissenschaft besteht darin, »Erscheinungen des Lebens« genauer zu beschreiben und zu verstehen, sowie Lebensmöglichkeiten und Entfaltungsweisen, die verschiedentlich genutzt werden könnten, zu finden. Biotechnologien zielen mit ihrem Interventionspotential auf biologische Dimensionen, beeinflussen dabei aber gleichzeitig (unser) Leben und machen es zu einem bisher nicht gekannten Grade disponibel. Das gilt nicht nur für den biologischen, den naturwissenschaftlichen Bereich. Biotechnologische Erkenntnisse wie dadurch mögliche Handlungsoptionen haben einen eminenten Einfluß auf unseren Begriff von Leben in biologischer, kultureller und soziologischer Hinsicht.

Wir erkennen genauer, was in naturwissenschaftlichen Prozessen abläuft, wissen besser, wie »Leben« entsteht, sich entfalten kann und vergeht. Wir gestalten zunehmend intensiver unser und das Leben unserer Mitmenschen sowie unsere Umwelt. Halten wir in unserer Sensibilität für Leben und in unserer Sorge um Leben, also in unserer ethischen Auseinandersetzung damit Schritt? Biologische

---

[37] Vgl. Evers, K.: European Perspectives on Therapeutic Cloning, *New England Journal of Medicine* 346 (20), S. 1579-1582.

Befunde sind die Basis ethischer Überlegungen. Sie versehen uns mit jenem notwendigen Wissen, auf dem eine vernünftige Analyse basieren sollte. Sie stehen gleichzeitig in kulturellen Bezügen, aus denen heraus sie gedeutet und verstanden werden.[38] Diese Deutungen müssen kritisch untersucht werden. Dem von den Konsequenzen zu befürwortenden Auftrag zu unbedingtem Heilen, der Promotion und Entfaltung verletzten Lebens stehen Auffassungen gegenüber, die den Preis der Zerstörung menschlicher Embryonen für etwaige therapeutische Zwecke als zu hoch erachten, auch Auffassungen, die keine Güterabwägung erlauben wollen. Bei Lebacqz ist ein Überblick zu gängigen Auffassungen beider Extrem- sowie auch Zwischenpositionen nachzulesen, die hier zu behandeln, meinen vorgegebenen Rahmen sprengen würde.[39] Wird im Fall der Priorität des Heilens vor der Nichtantastbarkeit von Embryonen eine Güterabwägung erlaubt, ja sogar als notwendig erachtet, so wird dagegen aus der Position der Heiligkeit jeder Form menschlichen Lebens das Leben eines Embryos gleichwertig mit dem Leben eines chronisch kranken Menschen gesetzt. Dabei ist Leben eben »bloß« Leben – ohne die unmenschlichen Folgen zu bedenken, die einer solchen dogmatischen Sicht entspringen.

Viele Menschen in Europa und den USA denken so, dies ist die Moral weiter Teile ihrer Gesellschaft. Und viele tun dies, ohne die Konsequenzen zu analysieren. A. Schweitzer bringt das Problem auf den Punkt:

»Der Fortschritt der Ethik besteht darin, daß wir uns entschließen, pessimistisch von der Ethik der Gesellschaft zu denken.« (S. 314)

Aber nicht nur ein Diktat der Gesellschaft, auch ein Diktat des Machbaren wäre problematisch. Ethik setzt sich aufgrund von Idealen, vernünftigen Idealen mit den Fortschritten auseinander.[40] Diese Ideale entstammen einer humanistischen Sicht von Mensch und Welt. Die Gefährdung der Anpassung der Ideale an Tatsachen, das Sollen an das Sein, muß im Fokus ethischer Auseinandersetzung bleiben.

»Sanft redet das Erkennen auf unser Wollen ein, sich auf die Tatsachen herabzustimmen.« (S. 305)

Ein kreatives, eigenverantwortlich gestaltetes Leben kann nicht tatenlos von Tatsachen beherrscht werden. Wir müssen die Realität zu verbessern versuchen, arbeiten an dem, was tatsächlich, aber lebensverneinend ist und unser wie anderer Menschen Leben gefährdet.

»Statt Vernunftideale zu denken und es zu unternehmen, die Wirklichkeit nach ihnen umzugestalten, wollten wir, von eitlem Wirklichkeitssinn betört, mit der Wirklichkeit ent-

---

[38] Geyer (Hrsg.): Biopolitik, S. 11.

[39] Vgl. Lebacqz, K.: On the Elusive Nature of Respect. In: Holland, S. u.a. (Hrsg.): *The Human Embryonic Stem Cell Debate: Science, Ethics and Public Policy*, Cambridge/ Massachusets; London/ England 2001, S. 149-162.

[40] Schweitzer: Die Ehrfurcht vor dem Leben, S. 48.

nommenen, herabgesetzten Idealen auskommen. Damit verloren wir jegliche Macht über die Tatsachen.« (S. 101)

Ethisch verhalten wir uns, wenn vernünftige Einsichten unser Denken und Handeln bestimmen. Denn:

>»Wenn die Ideale nicht mehr der Vernunft, sondern der Wirklichkeit entnommen werden, gelangen wir in eine Humanitätslosigkeit.«[41]

Denken in den Dimensionen dessen, »was die Welt im Innersten zusammenhält« ist nicht weit verbreitet, auch bei Forschern und Wissenschaftlern nicht.

>»Heute hat das Denken nichts mehr von der Wissenschaft, weil diese ihm gegenüber selbständig und indifferent geworden ist. Fortgeschrittenstes Wissen verträgt sich jetzt mit gedankenlosester Weltanschauung.« (S. 58)

Das macht Forschung und Wissenschaft in der Öffentlichkeit suspekt. Wenn Forscher (philosophische) Denker sind, kann ihnen auch ethisch, und nicht bloß wissenschaftlich vertraut werden.

Auch Diktate des Notwendigen und Zweckmäßigen können »moralisch« verkleidet als gerechtfertigt erscheinen. Notwendigkeit und Zweckmäßigkeit, insofern sie zur Schädigung oder Vernichtung von Leben führen, müssen in einer Auseinandersetzung um den Konflikt von »ethisch bleiben« (Leben erhalten, Leben fördern) und »Schuld auf sich laden« (Leben vernichten, Leben schädigen) bewußt gemacht werden. (S. 247f, 339) Wenn z. B. kranke Menschen heilen, ihr Leiden lindern, ihre Lebenschancen verbessern im Konflikt mit verbrauchender Embryonenforschung (der Vernichtung von Embryonen, dem Versagen weiterer reproduktiver Entfaltung, der Verweigerung der Chance, sich zu einem Menschen zu entwickeln) stehen, scheint der Problemfall überpersönlicher Verantwortung, die auch Schuld auf sich nehmen beinhaltet, gegeben. Auch hier kann es keinen relativen Ausgleich geben, auch keinen politisch relativen wie die Einführung embryonaler Stammzelllinien aus dem Ausland.[42]

Ist *Welt*anschauung als Basis für Forschung und Wissenschaft genug? Brauchen Forscher nicht auch jene *Lebens*anschauung, die sensibilisiert und besorgt macht? Besorgt um das Leben in seinen verschiedenen Ausdrucksformen? (S. 338) Besorgt um den einzelnen Menschen? Wir beziehen unsere Lebensanschauung nicht aus der Anschauung der Welt. Würde sie bloß von dort kommen, wir sähen darin nur ein Abbild des Vorgegebenen, eine genuin ethische Auseinandersetzung wäre unmöglich. (S. 296)

Wir lernen von Schweitzer, daß Weltanschauung und Lebensanschauung zwei verschieden dimensionierte Anschauungen sind. Unsere Lebensanschauung stammt aus unserem Willen zum Leben und geht über unsere Anschauung von der Welt hinaus. (S. 296f)

---

[41] Ebd., S. 65.
[42] Kreß, H.: Das Stammzellgesetz von 2002. Tragfähiger Kompromiß zur Forschung an embryonalen Stammzellen? In: Der Gynäkologe 7, 2003, S. 590-595.

Was führt zur ethischen Auseinandersetzung? Sensible Wahrnehmung dessen, was Realität ist und lebendiges Interesse an der Verwirklichung dessen, was sein soll. Dabei sollen, ja dürfen wir uns nach A. Schweitzer nicht schonen:

>Durch Beziehung auf die Welt Unruhe haben, wo wir durch Zurückziehen auf uns selber Ruhe haben könnten: dies ist's, was uns die tiefere Welt- und Lebensbejahung auferlegt.« (S. 298, vgl. 302)

Was sein soll, begreifen wir durch die Erkenntnis des Willens zum Leben. In der biomedizinischen Forschung scheint Leben mehr denn je verfügbar geworden, die entsprechende Ehrfurcht vor dem Leben schon allein aus diesem Grund erschwert, zumal die Verführungen zu groß sind. Der Zugriff auf Leben wird mit der Möglichkeit des Übergriffs assoziiert. Wir leben in einer Situation, in der Leben im Litteralsinn zuhanden zu sein scheint. Gleichzeitig bleiben wir, bleibt unser und das Leben unserer Mitmenschen wie das Leben aller Kreatur bedroht. Eine ethische Aufarbeitung solcher Dimensionen gibt zu bedenken:

>Von der Welt weiß der Mensch nur, alles, was ist, Erscheinung vom Willen zum Leben ist, wie er selber. Mit dieser Welt steht er im Verhältnis sowohl der Passivität wie der Aktivität. Einerseits ist er dem Geschehen unterworfen, das in dieser Gesamtheit von Leben gegeben ist; andererseits ist er fähig, hemmend oder fördernd, vernichtend oder erhaltend auf Leben, das in seinen Bereich kommt, einzuwirken.«[43]

Forscher wie Ärzte tragen persönliche wie überpersönliche Verantwortung, die beiden Dimensionen können konfligieren.[44] Als Ärztin bin ich primär meiner konkreten Patientin und ihrem Wohlergehen verpflichtet, als Forscher meinem direkten Probanden. Gleichzeitig gibt es aktuelle wie zukünftige Patient/innen, die (wenngleich auch nur vielleicht) von Forschung profitieren (werden). Dahin geht unsere überpersönliche Verantwortung und daraus resultieren Lebenskonflikte (S. 347):

>Je umfassender das Wirken eines Menschen ist, desto mehr kommt er in die Lage, seiner überpersönlichen Verantwortung etwas von seiner Menschlichkeit opfern zu müssen.«

Ein konkretes Beispiel: Embryonale Stammzellforschung

In der Stammzellforschung geht es um die etwaige Linderung bzw. Heilung von chronisch kranken Menschen. Ist der Preis dafür, Abstriche vom Prinzip der Ehrfurcht vor *(allem)* Leben zu machen, zu hoch? Welches Leben wird dabei geschädigt? Schweitzer durchschaut die Situation und weiß um die Notwendigkeit der Übernahme von Schuld:

---

[43] Schweitzer: Die Ehrfurcht vor dem Leben, S. 154.
[44] Lenk, H./ Maring, M.: Wer soll Verantwortung tragen? Probleme der Verantwortungsverteilung in komplexen Systemen. In: Bayertz, K. (Hrsg.): Verantwortung: Prinzip oder Problem? Darmstadt 1995, S. 241-286.

»Nun aber sind wir alle dem rätselhaften und grausigen Schicksal unterworfen, in die Lage zu kommen, unser Leben nur auf Kosten andern Lebens erhalten zu können und durch Schädigen, ja auch durch Vernichtung von Leben, fort und fort schuldig zu werden.«[45]

Und wenn es sich nicht »bloß« um unser eigenes Leben, sondern um das Leben kranker Mitmenschen handelt, die unserer Hilfe, Sorge, unseres Forschens für eine bessere Zukunft bedürfen, wie stellt sich dieses Schuldigwerden dar? Von Gegnern der embryonalen Stammzellforschung wird versucht, die Forschung mit adulten Stammzellen als gleichwertige Alternative darzustellen. Das ist sie nicht. Sie weist in ihren Erkenntnispotentialen sowie auch in den Möglichkeiten der Gewinnung suffizienter therapeutisch relevanter Mengen deutliche Restriktionen auf, so daß auf die embryonale Stammzellforschung wissenschaftlich nicht verzichtet werden kann.[46] Bei embryonaler Stammzellforschung werden Embryonen zerstört. Ihre Entfaltungspotenz, die sie vielleicht bei Transfer in eine Gebär-Mutter hätten, wird negiert. Ohne Gebär-Mütter werden sie sich nicht zu Menschen entwickeln, obgleich sie bereits *Leben* sind, *Leben* in vitro. Doch selbst wenn ein Embryo keine Gebär-Mutter »finden« sollte (»er kann sie auch nicht »suchen«), verbietet uns seine »Würde«, ihn zu »instrumentalisieren«, so die Gegner embryonaler Stammzellforschung. Sie nehmen für ihn in Anspruch, was A. Schweitzer etwa so ausdrückte: »... daß nie ein Mensch als Menschending den Verhältnissen geopfert werden soll.« (S. 359) Dabei muß rückgefragt werden: Ist der Embryo ein Mensch? Etwa in dem Sinne, in dem wir evidence-based Menschen erkennen? Kann er somit als Menschending den »Verhältnissen« geopfert werden? Gilt das Opfer, das er nicht bringt, da er keine Opfer bringen kann, weniger zugunsten irgendwelcher Verhältnisse, dem Drang zu forschen, dem Wunsch von Wissenschaftlern berühmt zu werden, als vielmehr zugunsten chronisch kranker Menschen? Aktiv sich in der Welt zu beteiligen, Sorge zu tragen für Mitmenschen wie für sich selbst, ist für Schweitzer ethisches »Gebot«:

> »In keiner Weise erlaubt die Ehrfurcht vor dem Leben dem Einzelnen, das Interesse an der Welt aufzugeben. Fort und fort zwingt sie ihn, mit allem Leben um ihn herum beschäftigt zu sein, und sich ihm verantwortlich zu fühlen. Wo Leben in Betracht kommt, dessen Entwicklung durch uns beeinflußt werden kann, geht unsere Beschäftigung mit ihm und unsere Verantwortung gegen es nicht nur darauf, wir seine Existenz erhalten und fördern, sondern auch darauf, daß wir es in jeder Hinsicht auf seinen höchsten Wert zu bringen suchen.« (S. 353)

Das ist nicht immer so eindeutig möglich, wie es sich hier liest. Embryonale Stammzellforschung verbraucht Embryonen, *Leben* in einem unbestimmten Sinn (deskriptiv-naturwissenschaftlich als Blastocysten, morphologisch als »Zellhaufen«, physiologisch als Mensch de potentia, religiös als Person, ...) um Leben in ganz bestimmten Sinne zu erhalten, zu fördern, um kranke Menschen heilen zu

---

[45] Schweitzer: Die Ehrfurcht vor dem Leben, S. 22.
[46] Vgl. Ethical Issues in Human Stem Cell Research.

können. Das Leben chronisch kranker Menschen mit dem Willen zum Leben, mit Lust, Schmerz und der unsäglichen Angst vor seiner Vernichtung steht in Abwägung zu dem von Embryonen, die ohne diese Gedanken, Empfindungen und Äußerungen »leben«. Wenn Leben in jeder Hinsicht auf seinen höchsten Wert gebracht werden soll (in gesunder Lebensentfaltung, in Bildung, in Humanität, i.e. im menschlichen Umgang miteinander, in Solidarität), dann ist Kranke heilen, eines der obersten Gebote der *Ehrfurcht vor dem Leben* und dem eines humanistischen Menschenbildes.

Forschen und Welt »anschauen« sollten keine zwei voneinander getrennten Dimensionen darstellen. Sie sind beide Teile eines vertieften Menschen- und Weltbildes, einer Kultur, die der Entfaltung von Menschen und der Verbesserung ihrer Lebensbedingungen dient. Schweitzer fragt:

»Welcher Art aber muß die denkende Weltanschauung sein, damit Kulturideen und Kulturgesinnungen in ihr begründet sein können?«

Und er antwortet:

»Optimistisch und ethisch. Optimistisch ist diejenige Weltanschauung, die das Sein höher als das Nichts stellt und so die Welt und das Leben als etwas an sich Wertvolles bejaht. Aus diesem Verhältnis zur Welt und zum Leben ergibt sich der Trieb, das Sein, soweit es von uns beeinflußbar ist, auf seinen höchsten Wert zu bringen. Daraus entsteht dann die auf die Verbesserung der Lebensverhältnisse der Einzelnen, der Gesellschaft, der Völker und der Menschheit gerichtete Tätigkeit, aus der sich die äußeren Kulturerrungenschaften, die Herrschaft des Geistes über die Naturkräfte und die höhere soziale Organisation, ergeben.« (S. 71f)

Die therapeutischen Zielvorstellungen der Stammzellforschung gehen in diese menschliche Richtung in der Suche nach Hilfe für kranke, leidende, sterbende Menschen.

7. Ethik als Humanität, als Empfindsamkeit für und Sorge um das Leben von Menschen

»Wo das Bewußtsein schwindet, daß jeder Mensch uns als Mensch etwas angeht, kommen Kultur und Ethik ins Wanken.« (S. 28)

Mitmenschlichkeit ist Ziel ethischen Denkens und Handelns, ... als Mensch für Menschen da zu sein, gleichzeitig sich selbst als Mensch zu kultivieren.

»Ethik ist die auf die innerliche Vollendung seiner Persönlichkeit gerichtete Tätigkeit des Menschen.« (S. 71f)

Der Fortschritt in unserem Leben ist die Vollendung des Individuums[47] in allen Dimensionen seines Daseins. So betont Schweitzer:

---

[47] Schweitzer: Die Ehrfurcht vor dem Leben, S. 66.

»Gelten lassen wir nur, was sich mit der Humanität verträgt. Die Rücksicht auf das Leben und auf das Glück des Einzelnen bringen wir wieder zu Ehren.« (S. 352)

Ziel humaner Selbstverwirklichung ist die Entfaltung des einzelnen Menschen:

»Alles, was Mensch ist, ist bestimmt, in eigener, denkender Weltanschauung wahrhaftige Persönlichkeit zu werden.« (S. 71)

Schweitzersche Ethik ist primär Individualethik. Als solche ist sie altruistisch und solidarisch, ohne dabei sich selbst vergessen zu müssen oder sich gar aufgeben zu sollen. Sie zielt auf Sensibilität für und Sorge um unsere Mitmenschen, uns selbst und unsere Welt. Da Menschen sich bewußt sein können, daß sie leben, haben sie die Aufgabe, dieses ihr eigenes Leben zu kultivieren, sensibel zu sein für Sorgen und Probleme anderer Menschen, behilflich zu sein bei der Entfaltung eines erfüllten Lebens, wie auch empfindsam zu sein gegenüber allen Kreaturen. Dadurch schaffen sie eine »humanere« individuelle wie gesellschaftliche und auch ökologische Wirklichkeit. Die Gestaltung des Lebens unter humanen, menschlichen Gesichtspunkten kommt für Schweitzer vor jeder Verwirklichung von Prinzipien, vor jeder gesellschaftlichen Zweckorientierung.

»Humanität besteht darin, daß nie ein Mensch einem Zweck geopfert wird. Die Ethik der ethischen Persönlichkeit will die Humanität wahren. Die von der Gesellschaft aufgestellte ist dazu unvermögend.« (S. 313)

»Wo die Humanität aufhört, beginnt Pseudoethik« (S. 349), besonders dort, wo rigide gesellschaftliche Moralvorstellungen zu inhumanen Folgen für konkrete Menschen führen. Humanität und Ethik sind austauschbare Begriffe. Sie haften gleichsam füreinander. Wir müssen unsere Grundsätze, unsere Ideale auf der Basis von Humanität beurteilen, um sie als ethische ausweisen zu können.

»So bringen wir die Grundsätze, Gesinnungen und Ideale in Auseinandersetzung mit der Humanität. Damit gestalten wir sie vernunftgemäß, denn nur das wahrhaft Ethische ist wahrhaft vernunftgemäß.« (S. 325)

Dazu müssen sie vernünftig sein, mit unserer Ratio einzusehen sein und von den Folgen ihrer Verwirklichung menschlich zu bewältigen sein. Menschlichkeit in unserer Gesinnung läßt uns adäquat handeln, da

»die Ehrfurcht vor dem Leben, als etwas, das dem Denken immer gegenwärtig ist, das Beobachten, Überlegen und Entschließen des Menschen stetig und nach allen Seiten durchdringt.« (S. 338)

Der menschliche, der humane Mensch wird tun, was menschlich, was human ist.

»Darum hat der in überpersönlicher Verantwortung wirkende Mensch sich nicht nur dem durch ihn zu verwirklichenden Erfolge, sondern auch der zu schaffenden Gesinnung verantwortlich zu fühlen.« (S. 351)

Denn nicht bloß am Erfolg ist ablesbar, in welcher Gesinnung jemand gehandelt hat. Der ethisch denkende und handelnde Humanist

»sät wie einer, der nicht darauf zählt, die Ernte zu erleben.« (S. 304)

Ethik wie Wissenschaft und Forschung haben zu klären, worauf sie letztlich hinarbeiten: Wer werden wir sein (wollen) und wie werden wir unsere Welt gestalten (wollen)? Durch die Ehrfurcht vor dem Leben werden wir andere Menschen.[48] Welche? Menschliche, humane, ethisch denkende und handelnde Persönlichkeiten, die sich nicht gesellschaftlich fixierten Moralvorstellungen beugen, sondern selber denken, selber handeln, selber Verantwortung tragen, Menschen, die empfindsam sind, Menschen, die sich sorgen um andere Menschen, um sich selbst, wie um die Welt.

Das bedeutet nach H. Lenk, der die wichtigsten Merkmale der Humanität in dreizehn Punkten zusammengefaßt hat, inhaltlich Folgendes: »Das menschliche Maß beachten« (gegen das Klonen von Menschen), »die Bedingtheiten und Beschränktheiten hinsichtlich der Behandlung und Achtung von anderen und uns selbst berücksichtigen«, »die menschliche Person ganzheitlich erfassen« (gegen das Klonen von Menschen), personal argumentieren (das Heilen von kranken Menschen steht über Embryonenschutz), »Freiraum gestatten«, »Gerechtigkeit als Fairneß« auffassen, »Mitmenschlichkeit« in den Mittelpunkt stellen, »uns nicht nur als erkennende, sondern auch als mitfühlende, mitteilende, mitleidende Wesen auffassen«, »in bezug auf eine lebenswerte Umwelt« denken, »eigene Verantwortlichkeit im Handlungsbereich wahrnehmen (zu erkennen und auszuüben)«, verstehen, »daß die Achtung gegenüber anderem existierendem Leben auch Teil meiner Selbstachtung ist«, »humane Selbstkultivierung« üben, Wohlverhalten gegenüber uns selbst und anderen Menschen und allen Lebewesen anstreben.[49]

Humanität – wie der Begriff impliziert – beinhaltet die menschliche Erkenntnis, daß »ich Leben bin ... inmitten von Leben, das leben will« und läßt entsprechendes Erleben, tätige Hingabe und verantwortungsvolles Handeln folgen. Sie ermöglicht, der biomedizinischen Forschung ein menschliches Gesicht zu geben.[50]

8. Eine persönliche Bemerkung

Alles, was zählt, ist *leben*, zu werden, was wir bestenfalls sein können. Worum wir uns bemühen, ist Leben zu erhalten und zu entfalten, d.h. es in seinen reichsten Möglichkeiten zu verwirklichen.

Dazu eine persönliche Bemerkung: A. Schweitzer, genauer gesagt, sein Leben durch ihn selbst erzählt, war mir schon in meiner Jugend bekannt, seit dieser Zeit habe ich ihn als ganz besonderen Menschen bewundert. Vielleicht hat er

---

[48] Ebd., S 21.
[49] Lenk, H.: Konkrete Humanität. Vorlesungen über Verantwortung und Menschlichkeit. Frankfurt/M. 1998, S 90ff; vgl. Schweitzer: Die Ehrfurcht vor dem Leben, S. 99.
[50] Perry, D.: Patients' Voices: The Powerful Sound in the Stem Cell Debate. In: Science 287, Feb. 2000, S. 1423.

auch meine Entscheidung, nach abgeschlossenem philosophischen Doktoratsstudium, Medizin zu studieren und Ärztin zu werden, beeinflußt. Ich bin damit sehr glücklich geworden.

In einem Buch, das sich mit seinem Denken und Handeln auseinandersetzt, einen Beitrag schreiben zu dürfen, erfüllt mich mit Freude. Mein kritisches Nachdenken über ihn ist ganz speziell von der Ehrfurcht vor *seinem* Leben geprägt.

Ernst Luther

Der Traum vom »geklonten Paradies« im Licht Albert Schweitzers Ethik der Ehrfurcht vor dem Leben

»Versuchen wir nun, Bruder Mensch, von dem Denken der Menschheit Kenntnis zu nehmen und uns mit dem Durcheinander der Wege, die es einschlug, und der Ergebnisse, zu
denen es gelangte, zurechtzufinden.«[1]

1. Die Vision vom geklonten Paradies

1998 erschien die deutsche Übersetzung des Buches »Das geklonte Paradies.
Künstliche Zeugung und Lebensdesign im neuen Jahrtausend« vom amerikanischen Biologen Lee M. Silver. Darin schrieb er:

»Wenn Eltern das Recht haben, mehr als 100.000 Dollar für eine exklusive Privatschulbil-
dung auszugeben, warum sollten sie dann nicht das Recht haben, denselben Beitrag zu investieren, um sicherzugehen, ihr Kind einen ganz bestimmten Gensatz erbt?«[2]

»Lebensdesign«, das bedeutet, daß Leben nach Maß, körperlich und geistig
nach einem bestimmten genetisch ausgesuchten Programm. Idealmänner als
Samenspender, Idealfrauen als Eizellspenderinnen und Leihmütter zum Austragen des Kindes – alles das ist bereits heute im Internet in den USA abzufragen.
Inzwischen wird auch – man darf wohl sagen marktschreierisch – verkündet,
daß nach dem Prinzip der Herstellung des Schafes »Dolly« Kinder als identi-
sches Maß einer vorgegebenen Person »geklont« wurden.

Zugleich melden sich prominente Forscher wie Watson, Collins u.a. zu Wort
und erklären, der Mensch werde sich gänzlich von den Schranken der Biologie
befreien. Der italienische Arzt Severino Antinori, der 1994 einer 62-Jährigen zu
Mutterfreuden verhalf, wollte schon 50 Paare (darunter 2 deutsche) für Klonver-
suche ausgewählt haben und »vielleicht schon 2002« den ersten Klon vorstellen.

Aber – so sagen viele Kollegen von Lee Silver – das ist alles absurde Phantasie. Nur die Medien fallen darauf herein. Die genetischen Grundlagen geben be-

---

[1] Schweitzer, Albert: Die Weltanschauung der Ehrfurcht vor dem Leben. Kulturphilosophie
    III. Erster und zweiter Teil. Günzler, Claus/ Zürcher, Johann (Hrsg.). München 1999,
    S. 196.
[2] Silver, Lee M.: Das geklonte Paradies. Künstliche Zeugung und Lebensdesign im neuen
    Jahrtausend. München 1998, S. 298.

stenfalls Anlagen, alles andere entscheidet sich in der sozialen und kulturellen Entwicklung. Und die Verkünder von geklonten Babys sind nur »Scharlatane und Geschäftemacher«; denn sie haben bisher jeden Existenzbeweis vermissen lassen. Da die Erfolgsquote nur 0,1% betrage, sieht z.B. der Biologe und zeitweilige Präsident der Max-Planck-Gesellschaft Hubert Markl keine Gefahr, daß solche Versuche von verrückten Gynäkologen oder Reproduktionsbiologen heimlich in Hinterzimmern durchgeführt werden.[3]

Aber – so halten wir entgegen – warum dann internationale Deklarationen und einen Beschluß des Deutschen Bundestages zur Ächtung des Klonens? Warum das große Interesse in der Öffentlichkeit und die Kongresse zu diesem Thema ? Warum die fast unüberschaubar zunehmende Literatur?

Wir werden sehen, daß Klonen und Klonen unterschiedlich bewertet wird, wenn es um das sogenannte »therapeutische« Klonen in Abgrenzung zum »reproduktiven« Klonen geht. Ist dieses Streben »Leben nach Maß« ethisch vertretbar? Das ist eine mindestens ebenso wichtige – wenn nicht noch wichtigere – Frage, als die nach der Machbarkeit.

Drei Gründe sollen angeführt werden, die es angezeigt sein lassen, sich in den Schriften Albert Schweitzers Rat zu holen, wenn es um die ethische Bewertung der neuen Prozesse in der Medizin und Genetik geht. Viele Schriften Schweitzers zur Biologie und Ethik sind uns erst seit wenigen Jahren durch die Herausgabe der Nachlaßbände bekannt. Deshalb liegt in der Nutzung dieser Schriften der besondere Wert.[4]

Ein *erster* Grund ist der Vergleich zwischen der Wende vom 19. zum 20. Jahrhundert mit der Wende vom 20. zum 21. Jahrhundert; denn in beiden Wendezeiten spielt die Biologie eine herausragende Rolle als Orientierungswissen für soziale Entwicklungen und weltanschauliche Überzeugungen. *»Biologie und Menschenbild«* wird deshalb der erste Abschnitt überschrieben.

Ein *zweiter* Grund ist die Suche in beiden Wendezeiten nach einem ethischen Grundbegriff. Im Mittelpunkt steht die Frage nach dem Wesen des Lebens, sowohl nach dem menschlichen Individuum und seinem Schutz, als auch nach der Ehrfurcht vor dem Leben überhaupt. Gegenwärtig ist mit der Forschung an menschlichen Embryonen die Frage ihres Schutzes Gegenstand heftiger Grundsatzdebatten. Wann beginnt individuelles menschliches Leben? Ab wann ist es schützenswert? Oder bis wann kann es nur als ein »Zellhaufen« betrachtet werden, bei dem bestenfalls Rücksicht auf die Eigentümer oder Pietät, wie bei einem Toten angebracht ist? Kann Menschenwürde in diesen Streitfragen ein ethischer und rechtlicher Grundbegriff für Entscheidungen sein? Wenn auch gegenwärtig die »rote Gentechnik« (die Gentechnik im medizinischen Bereich) im

---

[3] Markl, Hubert: Schöner neuer Mensch? München/ Zürich 2002, S. 85.
[4] Für anregende Hinweise danke ich herzlich dem Mitherausgeber des Nachlaßbandes zu den Straßburger Vorlesungen, Herrn Johann Zürcher. Er machte mich auch darauf aufmerksam, in den noch in der Edition befindlichen Nachlaßschriften zum Konvolut »Wir Epigonen« eine Fülle weiterer Erkenntnisse zu erwarten sind.

Mittelpunkt des Interesses steht und die »grüne Gentechnik« (die Gentechnik bei Pflanzen) anscheinend mehr Akzeptanz findet, so geht es in der weltanschaulichen Debatte doch ebenso um das Leben der Tiere und Pflanzen. Albert Schweitzers jahrzehntelange Suche nach dem Grundbegriff des Ethischen ist uns im folgenden Abschnitt Anregung, zu prüfen, welcher Zusammenhang zwischen der Ethik der Ehrfurcht vor dem Leben und der Heraushebung der Menschenwürde als ethischem Grundbegriff besteht. Der Abschnitt lautet demzufolge: *Die Suche nach einem ethischen Grundbegriff.*

Ein *dritter* Grund ist die aktuelle Debatte darüber, ob die neuen Möglichkeiten der Präimplantationsdiagnostik, der Stammzellforschung und der Nutzung genetischer Daten die Hoffnungen erfüllen, gesunde Kinder (nach Maß), gesundes Gewebe für Herz-, Muskel- und Nervenkranke (nach Maß) zu erzeugen und frühzeitig in das Auftreten genetischer Erkrankungen (maßgerecht) einzugreifen, oder ob sich der neue Fortschritt auch als eine Selektion unerwünschten Lebens und die Diskriminierung von Menschen erweist. Es wird das diskutierte Menschenbild mit der gesellschaftlichen Realität konfrontiert. Dies soll im Abschnitt über *die kritische Befragung des Fortschritts* bedacht werden.

Es dürfte dann kaum noch ein Zweifel übrig bleiben, wie wichtig für die heutige Zeit das geistige Erbe Albert Schweitzers ist.

> »Durch die Biologie wird das Denken genötigt, sich viel ernstlicher als bisher mit der Frage abzugeben, ob der Mensch sich in seinem Wirken ein anderes Ziel setzen dürfe als das von der Natur verfolgte.«[5]

2. Biologie und Menschenbild

Heutzutage wird vielfach auf drei große Veränderungen im Denken der Menschen verwiesen: Die Astrophysik von Kepler und Kopernikus führte zum Verlust der Erde als Mittelpunkt der Welt und lenkte das naturwissenschaftliche Denken auf ein Menschenbild, des Individuums, das seine Naturkräfte entdeckte (oder wieder entdeckte: Renaissance). Die Evolutionstheorie Darwins führte zum Verlust des Menschen als Gottes Ebenbild und regte ein Menschenbild an, das sich von der Religion und Theologie löste, sein irdisches Glück und seine Freiheit in den Mittelpunkt rückte. Die moderne Gentechnologie ermöglicht den Vergleich genetischer Strukturen vom Menschen und vom Wurm, sie macht die Natur des Menschen manipulierbar und befindet sich erneut in Gefahr, zwischen »lebenswertem« und »lebensunwertem« Leben zu unterscheiden, um letzteres in der Planung vom »Leben nach Maß« zu selektieren.

Auf die Frage, ob das »biologische Jahrtausend« angebrochen sei, antwortete der Arzt und Naturwissenschaftler Jens Reich:

---

5   Schweitzer: Kulturphilosophie III. Erster und zweiter Teil, S. 335.

»Ich denke schon, daß es diesmal sehr ernst ist. Aller Fortschritt der Vergangenheit, von der Zähmung des Feuers bis zur Entwicklung des Supercomputers, betraf unser Verhältnis zur Natur. Wir waren handelndes Subjekt, und die Natur war Gegenstand, war Objekt. Das Ziel war die Befreiung des Menschen aus den Zwängen des Naturzusammenhangs. Wozu wir uns jetzt anschicken, ist nicht die Zähmung der unbelebten und belebten Natur ringsum – nein, wir beginnen, uns selbst, unseren Körper, unser Gehirn, als biologische Wesen zu entwerfen, nach technisch meßbaren Kriterien zu modellieren. Wir greifen in die Grundvoraussetzungen unseres Daseins ein, wollen uns selbst und nicht mehr nur unsere Umwelt planen, wollen gründlich heilen, den Körper verbessern, wenn möglich optimieren.«[6]

Die Idee einer Planung und Optimierung des Menschen ist nicht neu, wir finden sie in der Antike bei Platon, im Mittelalter bei Thomas Morus und in der Neuzeit von der französischen Revolution bis zu Huxleys »Schöne neue Welt«. Und doch hat jede Zeit ihre speziellen Wesenszüge für ein bestimmtes Menschenbild hervorgebracht. Wir wollen uns auf den Vergleich der Jahrhundertwende, die Schweitzer erlebte, mit unserer Zeit beschränken.

In einem 1944 verfaßten Manuskript »über die auf den Menschen angewandte Biologie« schreibt Schweitzer:

»Das Ideal, zu dem das biologische Denken in Bezug auf den Menschen gelangt, ist seinem Wesen nach dunkel und widerspruchsvoll und vermag dem Menschen nichts von ihm zu seiner Verwirklichung zu Unternehmendes zu gebieten. In jeder Hinsicht ist dieses der Biologie entlehnte Ideal dem Wesen und der Brauchbarkeit nach dem Ideal, das der Mensch in sich trägt – dem des zu erstrebenden tiefsten, völligsten Menschentum – unterlegen und kann nicht gegen es aufkommen.«[7]

Und im anschließend folgenden Teil über »Das biologische Denken« heißt es:

»Unter dem Eindruck der biologischen Betrachtungsweise geht die Ethik aber nicht nur des Humanitätsideals, sondern mehr oder weniger auch des ganzen Gebietes der Individualethik – des ethischen Verhaltens von Mensch zu Mensch – verlustig. Von Bedeutung ist der neuen Anschauung zufolge ja eigentlich nur die Sozialethik, das Verhalten der einzelnen zur Gesellschaft als solcher. Von der Art, in der diese Vielen dem Gesamtorganismus angehören und in ihm aufgehen, hängt es ab, ob und in welchem Maße in diesem eine sich ihnen mitteilende Steigerung des Lebens stattfinden kann.«[8]

Vor welchem historischen Hintergrund kommt Schweitzer zu diesen Wertungen? Auf einige wenige Prozesse in der Medizin soll hier verwiesen werden, weil sie sehr folgenträchtig waren und immer noch die gegenwärtige Diskussion beeinflussen. Da ist zuerst die naturwissenschaftliche Entwicklung in der Medizin vom 19. zum 20. Jahrhundert zu nennen, die zu den Hoffnungen führte, daß nun die Krankheitsursachen entdeckt und die Krankheiten ausgeschaltet werden können – sei es durch Impfungen, Medikamente oder Operationen. Die natur-

---

[6] Reich, Jens: »Es wird ein Mensch gemacht«. Möglichkeiten und Grenzen der Gentechnik. Rowohlt Berlin 2003, S. 7
[7] Schweitzer, Albert: Die Weltanschauung der Ehrfurcht vor dem Leben. Kulturphilosophie III. Dritter und vierter Teil. Günzler, Claus/ Zürcher, Johann (Hrsg.). München 2000, S. 313.
[8] Ebd., S. 315.

wissenschaftlich orientierte Medizin kannte sehr bald nur den »Fall«, aber nicht mehr den Menschen als Subjekt und rief die verschiedensten Gegenrichtungen hervor: Psychoanalyse, Sozialmedizin, medizinische Anthropologie u.a.m.[9]
Fernerhin bildete sich aus der Evolutionstheorie und der beginnenden Genetik die Vorstellung von biologisch minder- und höherwertigen Menschen heraus. Dieses zu steuern, die minderwertigen Menschen in ihrer Zahl zu reduzieren, ist das Programm der Eugenik[10], das sich mit der Vorstellung von niederen und höheren Rassen verbindet. Schließlich ergab sich aus den Erfahrungen in der Medizin, daß nicht alle Krankheiten zu beseitigen sind und so bildete sich die Unterscheidung zwischen »heilbaren« und »unheilbaren« Menschen heraus. Das wird zuerst in der Psychiatrie praktiziert. Es kommt zunächst zur Überlegung, wie man auf freiwilliger Weise »minderwertige« und »unheilbare« Menschen dazu bringen kann, sich nicht zu vermehren; später ist die Zwangssterilisation die Methode der Eugenik und für die »Unheilbaren« oder die, deren Leben als »nicht lebenswert« bezeichnet wurde, haben seriöse Professoren und Ärzte die Idee des »Gnadentodes«, der »Euthanasie«, wieder in Erinnerung gerufen.[11]

Um die Wende vom 19. zum 20. Jahrhundert war die Eugenik in der Philosophie und Politik als »freiwillige« Gesellschaftsplanung ein charakteristisches Merkmal des Zeitgeistes und in Natur- und Geisteswissenschaften bis in die Arbeiterbewegung hinein weit verbreitet.[12] In einer seiner Vorlesungen im Jahr 1912 hat Schweitzer über Lamarckismus und Darwinismus gesprochen und bekannt: »... an der Richtigkeit der Deszendenzlehre überhaupt kann längst nicht mehr gezweifelt werden.«[13] Die Problematik der Bewertung des Lebens wird ihm bereits bewußt und auch die Gefahren des biologischen Menschenbildes. Aber, obwohl er – wie noch zu zeigen ist – bereits hier die Idee der Ehrfurcht vor dem Leben entwickelt, sieht er noch keinen Ausweg aus dem Dilemma:

»Eine Hemmung des Denkens über das Leben liegt auch in der *Gefährdung des Einzellebens* durch materielle Schädigung; in jedem Fortschritt liegt zugleich eine Gefährdung (durch Maschinen etc.); wenn man dem Gedanken Auge in Auge gegenüber steht, ein Platzen einer Arterie in Folge einer Infektionskrankheit u.s.w. aus einem wirklich lebenden höheren Wesen ein vegetierendes machen kann, irgend eine Vererbung dasselbe zur Folge haben kann, wenn man die Mauern der Irrenhäuser betrachtet, dann steht man vor etwas Ungeheurem; denn das Denken über das Leben geht nicht in der Allgemeinheit auf, son-

---

[9]   Vgl.: Luther, Ernst: Über die gesellschaftlichen Wurzeln der psychosomatischen Medizin. Wiss. Ztschr. Martin-Luther-Universität Halle-Wittenberg, Math. Nat. Reihe, X/5, Halle 1961; ebenso: Ernst Luther: Historische und erkenntnistheoretische Wurzeln der medizinischen Anthropologie Viktor von Weizsäckers. Wiss. Beitr. D. Martin-Luther-Universität 1967/12 (R5) Halle (Saale) 1967.

[10] Eugenik, 1883 von F. Galton geprägter Begriff, benennt das Ziel, die Menschheit nach Erfahrungen aus der Tierzucht einer Veredelung und Höherentwicklung zuzuführen.

[11] Euthanasie, in der Antike ursprünglich guter Tod.

[12] Vgl.: Schwartz, Michael: Sozialistische Eugenik. Eugenische Sozialtechnologien in Debatten und Politik der deutschen Sozialdemokratie 1890 – 1933. Bonn 1995.

[13] Schweitzer, Albert: Straßburger Vorlesungen. Gräßer, Erich/ Zürcher, Johann (Hrsg.). München 1998, S. 692.

dern gibt jedem Leben in dem Maße, als es höher entwickelt ist, eine universelle kosmische Bedeutung an sich. Das Individuum als solches interessiert und wird zum Problem, und die Betrachtung der gesamten Materie des Lebens hilft nicht darüber hinaus.«[14]

Wie stark Schweitzer zu dieser Zeit selbst noch vom eugenischen Denken beeinflußt ist, zeigt sich in der nächsten Vorlesung vom 27. Februar 1912. Im Zusammenhang mit Darlegungen zu Ethik und Freiheit sagte er:

»Ich rede nicht vom philosophischen Problem der Willensfreiheit, sondern ich meine als *ersten* Anstoß das physiologische Problem, das in der Bedeutung der *Vererbung* liegt, insofern durch die Produktion des Lebens Existenzen entstehen, die von vorn herein von der Entwicklung zum höheren Leben ausgeschlossen sind, und eine verlorene Masse bilden, weil sie keine normalen Instinkte haben und keine normale Erkenntnis, um den Weg des Willens zum höheren Leben zu finden.«[15]

In seinen Predigten des Jahres 1919 über die ethischen Probleme und speziell über die Ehrfurcht vor dem Leben gibt er ein klares Bekenntnis, daß die Ehrfurcht vor dem Leben auch dem leidenden Menschen zukommt:

»Die Ehrfurcht vor dem höchsten Leben gebietet uns, auch das sinnlose und qualvolle Menschenleben nicht aufzuheben. Wenn ich ein Tier sehe, das leidet, darf ich ihm Erlöser sein, indem ich seinem Dasein ein Ende setze. Bei dem leidenden Menschen, auch wenn ich weiß, daß sein Dasein nur noch Leiden ist, darf ich es nicht. Ich soll es nicht einmal um eine Stunde verkürzen.«[16]

In der Zeit 1944 und 1945 kommt Schweitzer auf dieses Thema immer wieder zurück und vertieft seine Überlegungen zum Einfluß der Biologie auf das Menschenbild. In einem Abschnitt »Biologie und Pseudobiologie« betont er:

»Alle namhaften Vertreter der biologischen Wissenschaften sehen davon ab, verallgemeinernde Behauptungen über die Höherentwicklung des Lebens aufzustellen. Sie verwahren sich dagegen, daß philosophische Theorien dieser Art als Ergebnisse der Biologie ausgegeben werden und gar auf den Menschen Anwendung finden sollen.«[17]

Es ist anzunehmen, daß Schweitzer von der unter den Bezeichnungen »Gnadentod« und »Euthanasie« im Nationalsozialismus durchgeführten Mordaktion »T 4« nicht informiert war; zumindest geht aus den Nachlaß-Schriften kein Hinweis darauf hervor.[18]

Wie im Abschnitt über die kritische Befragung des Fortschritts noch zu zeigen ist, verbindet Schweitzer Höherentwicklung des Lebens und Fortschritt mit der »inneren« Kultur, der geistigen Entwicklung und der Ethik. In unserer Zeit

---

[14] Ebd., S. 696.
[15] Ebd., S. 710.
[16] Schweitzer, Albert: Predigten 1898 – 1948. Werke aus dem Nachlaß. Brüllmann, Richard/ Gräßer, Erich (Hrsg.). München 2001, S. 1256.
[17] Schweitzer: Kulturphilosophie III. Dritter und vierter Teil, S. 329.
[18] Vgl. Klee, Ernst (Hrsg.): Dokumente zur »Euthanasie«. Frankfurt/M. 1985; Vgl. auch: Scholz, Ruth: Die Diskussion um die Euthanasie. Zu den anthropologischen Hintergründen einer ethischen Fragestellung. Münster u.a. 2002.

ist das Thema Höherentwicklung des Lebens durch einige grundlegende Entdeckungen in der Genetik, der Medizin und Bioinformatik verbunden.

In der zweiten Hälfte des vergangenen Jahrhunderts haben Biologie und Medizin auf drei Gebieten eine tiefgreifende Wandlung erfahren: Auf dem Gebiet
der Genetik begann 1953 mit der Entdeckung der Struktur der DNA durch Watson und Crick die molekulare Biologie oder »synthetische Biologie«, durch die
zum einen die gentechnische Insulinproduktion und Diagnostik der Sichelzel-
lenanämie und zum anderen die »Riesenmaus« möglich wurde.[19] In der Reproduktionsmedizin ermöglichte die Einführung der In-vitro-Fertilisation (IVF) das
»Baby ohne Sex«.[20]

Die Organtransplantation ermöglichte seit 1960 die ersten Nierentransplanta-
tionen in Europa, 1967 wurde die erste Herztransplantation vorgenommen.[21] Die
Erwartungen auf die Heilung von Krankheiten, auf das Ende einer kinderlosen
Ehe und auf unbegrenzten Organersatz wurden konfrontiert mit der Furcht vor
neuen Eugenik-Strategien, vor der Verletzung der Menschenrechte und Menschenwürde von Frauen und Behinderten, von Kranken und Sterbenden.

Viele Fragen, die uns heute bewegen, bestimmten bereits die Diskussionen
der 70er und 80er Jahre. Sie hatten zuerst in den USA und den Niederlanden mit
der Bildung von Ethik-Kommissionen und medizin-ethischen Zentren begonnen,
führten zu Wissenschaftspositionen und Gesetzentwürfen und fanden in der
Bundesrepublik im Januar 1987 ihren ersten Abschluß mit dem Bericht der Enquete-Kommission des 10. Deutschen Bundestages zum Thema: »Chancen und
Risiken der Gentechnologie«.[22]

Im Prozeß dieser Debatten fand im September 1986 in Tübingen eine Tagung
zu ethischen und rechtlichen Fragen der Gentechnologie und der Reproduktionsmedizin statt. H. T. Engelhardt Jr. aus Texas sprach zum Thema: Gentherapie an menschlichen Keimzellen: »Kann und soll die ›Schöne Welt‹ verhindert
werden?« Am Schluß seines Vortrages meinte er:

> »Das Fazit solcher Überlegungen ist, daß es keine absoluten moralischen Grundlagen gibt,
> die uns als Personen davon abhalten könnten, unsere Natur als Menschen zu verändern,
> und die Möglichkeit solcher Veränderungen real ist und nicht notwendigerweise als Grund
> dafür betrachtet werden muß, eine Technologie abzulehnen, die uns eine ›Schöne Welt‹

---

[19] Hobom, Gerd: Gentechnologie: Von der Analyse des Vererbungsvorgangs zur synthetischen Biologie. In: Braun, V./ Mieth, D./ Steigleder, K. (Hrsg.): Ethische und rechtliche Fragen der Gentechnologie und der Reproduktionsmedizin. München 1987, S. 15ff.

[20] Unter In-vitro-Fertilisation -IVF-, auch als »extrakorporale Befruchtung« bezeichnet, versteht man die Vereinigung der Eizelle mit einer Samenzelle außerhalb des Körpers. Die Einführung des Embryos in die Gebärmutter wird als Embryotransfer -ET- bezeichnet. 1978 wurde als erstes solches Kind Louise Brown geboren, am 16.4.1982 das erste Kind in der BRD.

[21] Oduncu, Fuat S./ Schroth, Ulrich/ Vossenkuhl, Wilhelm (Hrsg.): Transplantation. Organgewinnung und -allokation. Göttingen 2003, S. 15ff.

[22] Catenhusen, Wolf-Michael/ Neumeister, Hanna (Hrsg.): Chancen und Risiken der Gentechnologie. Dokumentation des Berichts an den Deutschen Bundestag. Bonn 1987.

bringen könnte, in der wir viele der biologischen Hindernisse beseitigen könnten, die einer Verwirklichung unserer Ziele als Personen im Wege stehen.«[23]

Engelhardt übernimmt hier die von John Locke und dem australischen Philosophen Peter Singer getroffene Unterscheidung von Mensch und Person, nach der eine Person als »ein denkendes intelligentes Wesen, das Vernunft und Reflexion besitzt ...«[24], bestimmt wird. Für Singer hat das die Konsequenz, daß z.B. ein Schimpanse von ihm als Person angesehen wird, aber – so schreibt er in seinem Buch »Praktische Ethik« – » etwa die Tötung eines Schimpansen schlimmer ist als die Tötung eines schwer geistesgestörten Menschen, der keine Person ist.«[25]

Die Trennung von Mensch und Person – das wird sich noch zeigen – ist ein Grundproblem der Aberkennung von Menschenwürde und ein Freibrief für Selektionen. 1990 verschärfte sich die Diskussion um den Umgang mit Embryonen bei der IVF und hatte das Embryonenschutzgesetz (1.1.1991) zur Folge. Die europäische Konsenssuche hatte ihren Abschluß im April 1997 mit dem bis heute (Sommer 2003) umstrittenen und in der BRD nicht unterzeichneten »Übereinkommen zum Schutz der Menschenrechte und der Menschenwürde im Hinblick auf die Anwendung von Biologie und Medizin«.[26]

Aus dem Streit um die Wertung dieses Abkommens, das – nach dem ersten Entwurf – auch kurz »Bioethik-Konvention« genannt wird, wurde im März 2000 die Enquete-Kommission »Recht und Ethik der modernen Medizin« des Deutschen Bundestages gebildet. Ihre Arbeit wird in der 15. Legislaturperiode in der Enquete-Kommission Ethik und Recht der modernen Medizin weitergeführt. Unter der Verantwortung der Bundesregierung wurde vom Bundeskanzler der »Nationale Ethikrat« gegründet.

---

[23] Engelhardt jr., H. Tristam: Gentherapie an menschlichen Keimbahnzellen: Kann und soll die »Schöne neue Welt« verhindert werden? In: Braun et al., S. 261f.
Vgl. zu dem Thema auch: Bender, Wolfgang et al. (Hrsg.): Eingriffe in die menschliche Keimbahn. Naturwissenschaftliche und medizinische Aspekte. Rechtliche und ethische Implikationen. Münster 2000; weiterhin: Engels, Eve-Marie: Ethische Aspekte der Transplantations- und Reproduktionsmedizin am Beispiel der Forschung an humanen embryonalen Stamm- und Keimzellen. In: Nova Acta Leopoldina NF 82, (2000) Nr. 315, S. 159ff.

[24] Singer, Peter: Praktische Ethik. Stuttgart 1984, S. 106. Sowohl auf dieser Seite wie auch auf zahlreichen anderen dieses Buches beruft sich Singer auf Locke.

[25] Ebd., S. 135; Vgl. zu dieser Thematik: Braun, Kathrin: Menschenwürde und Biomedizin. Zum philosophischen Diskurs der Bioethik. Frankfurt am Main 2000; eine umfangreiche Auseinandersetzung mit der »neuen Bioethik« führt Lohner in seiner Habilitationsschrift: Lohner, Alexander: Personalität und Menschenwürde. Eine theologische Auseinandersetzung mit den Thesen der »neuen Bioethiker«. Regensburg 2000.

[26] Das Übereinkommen zum Schutz der Menschenrechte und der Menschenwürde im Hinblick auf die Anwendung von Biologie und Medizin – Übereinkommen über Menschenrechte und Biomedizin – des Europarates vom 4. April 1997. In: Behindertenbeauftragter des Landes Niedersachsen (Hrsg.): Die Bioethik-Konvention. Ein Angriff auf die menschliche Würde. Schriftenreihe Bd. 22. Hannover 1998.

Was ist der Grund, daß das Interesse und der Streit um die Menschenrechte und die Menschenwürde im Hinblick auf die Anwendung in Biologie und Medizin so eskalierte?

Ein erster Grund besteht in der qualitativen Veränderung in der Biologie und Medizin durch die besondere Vernetzung der weiter fortgeschrittenen Entdeckungen in der Genetik mit neuen Methoden in der Reproduktionsmedizin und Techniken des Transfers bzw. der Transplantation. Die Vernetzung von Gentechnik und Reproduktionsmedizin führte zur Präimplantationsdiagnostik, die im Unterschied zur In-vitro-Fertilisation nicht nur ein Kind, sondern ein gesundes Kind ermöglichen kann.[27]

Die Vernetzung von Gentechnik und Reproduktionsmedizin mit der Transplantationstechnik führte zur somatischen Gentherapie und Vorstellungen von einer Keimbahntherapie, zu therapeutischem und reproduktivem Klonen und der Erzeugung von Stammzellen, womit die Erwartungen verbunden sind, Krankheiten wie Parkinson, Chorea Huntington, Herzinfarkt, Krebs u.a. nicht nur frühzeitig zu diagnostizieren, sondern auch ihr Entstehen zu verhindern, bzw. sie zu heilen. Allerdings wird nicht selten in der Debatte unterschlagen, daß von vielen Experten für die Realisierung der Erwartungen ein Zeitraum von mehr als zehn Jahren kalkuliert wird.[28]

Das Kernproblem lautet: soll die PID, das Klonen, der Keimbahneingriff und die Produktion embryonaler Stammzellen weiterhin – entsprechend den Bestimmungen des Embryonenschutzgesetzes – verboten bleiben, verstoßen diese Techniken gegen die Menschenwürde oder nicht?

Unter der Clinton-Regierung wurde in den USA die Regelung gefunden, daß die staatliche Förderung dieser Techniken untersagt ist, private Institutionen im Grunde freie Hand für die Forschung und Anwendung haben. Unter der Bush-Regierung wurde die staatliche Förderung der Forschung mit menschlichen Embryonen neu bestimmt und insbesondere ein Gesetz zum Verbot des Klonens von Menschen verabschiedet.[29] Die Regelung ist in den Bundesstaaten der USA unterschiedlich; einige verbieten Leihmutter-Praxis, andere erlauben sie. Im Internet kann für Eizellspende, PID und Leihmütter geworben werden. Die PID als

---

[27] Die Präimplantationsdiagnostik -PID- ist eine in Deutschland noch verbotene diagnostische Technik, bei der einem in vitro gezeugten Embryo nach den ersten Zellteilungen eine oder mehrere Zellen entnommen und auf genetische Abweichungen oder Anlagen untersucht werden. Bei Feststellung einer schweren genetisch bedingten Erkrankung wird keine Implantation vorgenommen, der Embryo stirbt ab. Da die Abkürzung PID auch anderweitig besetzt ist, wird in der internationalen Literatur die Abkürzung PGD (preimplantation genetic diagnosis) verwendet.

[28] Vgl. Oduncu, Fuat S./ Schroth, Ulrich/ Vossenkuhl, Wilhelm (Hrsg.): Stammzellenforschung und therapeutisches Klonen. Göttingen 2002.

[29] Enquete-Kommission Recht und Ethik der modernen Medizin. Stammzellforschung und die Debatte des Deutschen Bundestages zum Import von menschlichen embryonalen Stammzellen. Deutscher Bundestag (Hrsg.). Berlin 2002, S. 167ff; künftig zitiert: EKREM, Stammzellforschung.

eingegrenzte Maßnahme, wie sie in Deutschland diskutiert wird, ist längst kein Thema mehr.

Einige europäische Länder haben eingegrenzte Maßnahmen wie PID und therapeutisches Klonen gesetzlich zugelassen oder nicht verboten. Die Regelungen sind sehr unterschiedlich und die Auffassungen – auch in den Ländern, die sie zulassen – sehr kontrovers.[30] Mit der Haltung, wir wollen keine amerikanischen Verhältnisse, aber eine begrenzte Zulassung, streiten in der Bundesrepublik sowohl Forscher als auch Ärzte, Politiker und betroffene Paare. Der Philosoph Julian Nida-Rümelin hat am 3.1.2001 im Berliner Tagesspiegel erklärt:

>»Die Achtung der Menschenwürde ist dort angebracht, wo die Voraussetzungen erfüllt sind, daß ein menschliches Wesen entwürdigt werde, ihm seine Selbstachtung genommen werden kann. Daher läßt sich das Kriterium Menschenwürde nicht auf Embryonen ausweiten. Die Selbstachtung eines menschlichen Embryos läßt sich nicht beschädigen.«

Dem folgte eine heftige Debatte in der Öffentlichkeit, in der auf die Konsequenzen für die Beurteilung Neugeborener, geistig Behinderter und Koma-Patienten verwiesen wurde. Später verteidigte Nida-Rümelin seine Position, schränkte aber ein:

>»Das Klonen von Menschen bedroht in der Tat die Menschenwürde. Daher ist vor einer Technologie zu warnen, die den Weg dazu bereitet.«

Dieser Standpunkt ist in der Literatur weit verbreitet.[31] Seit längerer Zeit finden wir – insbesondere in der Politik und Rechtsphilosophie – die Auffassung, daß der Begriff Menschenwürde »nicht interpretiert« werden könne (Theodor Heuss) oder zu einer Art »Totschlagargument« verwendet werde, so der Strafrechtler und Rechtsphilosoph Ulfrid Neumann:

>»Dort, wo man sich im Disput um die rechtliche oder moralische Bewertung menschlicher Handlungen auf den Gesichtspunkt der Menschenwürde berufen kann, ist der Streit entschieden, sind Kompromisse weder nötig noch auch nur möglich.«[32]

Ob die genannten Techniken gegen die Menschenwürde verstoßen oder nicht, kann nicht allein durch die naturwissenschaftlichen Sachkenntnisse beantwortet werden. Hier ist nach dem Wesen der Menschenwürde im Zusammenhang mit der historischen Entwicklung des Menschenbildes und der Formulierung der Menschenrechte zu fragen und eine Aussage über die Ziele, Mittel und Folgen der genannten Techniken zu treffen.

Wir brauchen also zum einen den Dialog zwischen den Frauen und Männern aus den Gebieten der Naturwissenschaft, Medizin und Ethik und zum anderen die Einbeziehung der Öffentlichkeit, insbesondere der Behindertenverbände, da

---

[30] Enquete-Kommission Recht und Ethik der modernen Medizin Schlußbericht Deutscher Bundestag (Hrsg.). Berlin 2002, S. 63ff; künftig zitiert: EKREM, Schlußbericht.

[31] Düwell, Marcus/ Steigleder, Klaus (Hrsg.): Bioethik. Eine Einführung. Frankfurt/M. 2003.

[32] Neumann, Ulfried: Die »Würde des Menschen« in der Diskussion um Gentechnologien und Befruchtungstechnologien. Zit. n. Körner, Uwe: Die Menschenwürde des Embryo. Dortmund 1999, S. 34.

Menschen mit Behinderungen sich vor allem hier als von einer Gesellschaft nicht erwünscht ansehen.

Es gehörte deshalb zu einer der vorrangigen Aufgaben der Enquete-Kommission »Recht und Ethik der modernen Medizin«, in öffentlichen Anhörungen und einer Dialogveranstaltung zum Problem der rechtlichen und ethischen Aspekte dieser Techniken Stellung zu nehmen. In den Mittelpunkt des Diskurses wird notwendigerweise immer das Ziel der Forschung und Praxis im Verhältnis zu den Menschenrechten und der Menschenwürde stehen.[33]

> »Ich suche Menschen, die mit mir über die Frage des Sittlichen nachdenken wollen. Zu ihnen rede ich als zu unbekannten Vertrauten.
> Daß ich damit eine Vermessenheit begehe, weiß ich wohl. Läßt sich über Ethik noch etwas Neues beibringen? ... Wir müssen es hoffen, wenn wir nicht an dem Schicksal der Menschheit verzweifeln wollen.«[34]

3. Die Suche nach einem ethischen Grundbegriff

Die Suche nach dem ethischen Grundbegriff begann bei Albert Schweitzer früher als allgemein bekannt. Noch besser werden wir darüber informiert sein, wenn die Nachlaßbände über die 1899 geplante Schrift »Wir Epigonen« erscheinen werden.

In Schweitzers Selbstdarstellungen und bei den Autoren, die seiner Autobiographie folgten, bleibt die Zeit zwischen 1899 und 1915 für die Ethik ausgeblendet. In dieser Zeit scheint nichts auf ein kontinuierliches Suchen nach der Antwort auf die Fragen, die ihn 1899 so aufwühlten, hinzuweisen. Der profunde Kenner der Werke Albert Schweitzers Claus Günzler schreibt in seinem Buch »Albert Schweitzer – Einführung in sein Denken«:

> »Den Ethiker Schweitzer gibt es – jedenfalls im philosophischen Sinn des Wortes – erst ab 1915.«[35]

Wie alle anderen Autoren war Günzler auf die Selbstdarstellung von 1929 angewiesen, worin Schweitzer von einer Fahrt auf dem Ogowe im September 1915 berichtet, wie am Abend des dritten Tages »urplötzlich das Wort ›Ehrfurcht vor dem Leben‹« vor ihm stand, ein Wort, das er nach eigenem Bekunden zuvor »nie gehört, nie gelesen, nie gebraucht« habe und ergänzt:

> »Nun wußte ich, wie ich Ethik begründen und mit Welt- und Lebensbejahung zusammenbringen könne.«[36]

---

[33] EKREM Schlußbericht, S. 21 ff.
[34] Schweitzer, Albert: Kultur und Ethik in den Weltreligionen. Körner, Ulrich/ Zürcher, Johann (Hrsg.) München 2001, S. 290.
[35] Günzler, Claus: Albert Schweitzer – Einführung in sein Denken. München 1996, S. 9.
[36] Schweitzer, Albert: Aus meinem Leben. Selbstdarstellungen und Erinnerungen. Berlin 1988, S. 43.

Dem Ogowe-Erlebnis war, wie Schweitzer in seiner Selbstdarstellung aus-
führt und in einem Brief an einen amerikanischen Studenten 1963 wiederholt,
»von 1900 an« ein Ringen um eine Kulturkritik unter dem Arbeitstitel »Wir Epigonen« vorausgegangen. Erst 1915 sei mit der Entdeckung des Begriffs der
»Ehrfurcht vor dem Leben« eine Basis gefunden, nicht nur pessimistisch getönte
Fortschrittskritik zu betreiben, sondern eine »aufbauende« Kulturkritik zu leisten, d.h. den Grundbegriff der Kultur als Ausdruck einer »Welt-und Lebensbejahung« mit der Ethik zu verbinden.

Erst seit 1998 haben wir mit der Veröffentlichung des Nachlaßbandes über
die Straßburger Vorlesungen die Möglichkeit, seinen Denkprozeß vor der Zeit in
Lambarene genauer zu verfolgen und stoßen auf die große Überraschung, daß
die Idee der Ehrfurcht vor dem Leben zu dieser Zeit in ihren Grundzügen bereits
ausgearbeitet war. Man kann über die Gründe, warum Albert Schweitzer sich an
seine eigenen Gedanken über die Ethik und die Ehrfurcht vor dem Leben nicht
mehr erinnerte, nur spekulieren: Die Vorlesungen vom Februar 1912 liegen in
der Zeit der unmittelbaren Vorbereitung der Reise nach Lambarene, die für den
Sommer nach der Hochzeit geplant war. Am 1. Januar 1912 sind Albert und Helene als Verlobte im Günsbacher Gästebuch eingetragen.[37]

Über alle Querelen zwischen Schweitzer und der Pariser Mission hinaus gibt
Gustav Woytt eine ausführliche Information auch über die politischen Verhältnisse zur Zeit der Marokko-Krise 1911:

> »Schweitzer verfolgte diese Krise mit großer Sorge, sein Zorn richtete sich gegen die Brü-
> der Mannesmann, die er als die Hintermänner der deutschen Kolonialpolitik ansah.«[38]

Im Mai 1912 spitzten sich die Beziehungen zwischen Schweitzer und der Pariser Mission aufs Äußerste zu und hatten ernsthafte gesundheitliche Folgen; er
war noch zu seiner Hochzeit krank und reiseunfähig. Später hat er über diese
Zeit immer geschwiegen.

Auch Verena Mühlstein berichtet über diese für Schweitzer schwere Zeit und
erst im Februar 1913 feststand, daß »es Lambarene sein wird«, wo Albert
Schweitzer Gastrecht auf einer Missionsstation im Kongo erhält.[39] Die Umstände zwischen dem Februar 1912 und der Abreise nach Afrika am 22. März 1913
sind also alles andere als günstig für eine Erinnerung an die wissenschaftlichen
Probleme. Wahrscheinlich liegt hier der entscheidende Grund, daß Schweitzer
an diese Zeit und diese Umstände sich nicht erinnerte und sie verdrängte.

Hier soll nun auf die Kontinuität des Prozesses von »Wir Epigonen« zu »Kultur und Ethik« eingegangen werden. Die besagten Vorlesungen über »Die Ergebnisse der historisch-kritischen Theologie und der Naturwissenschaften für

---

[37] Woytt, Gustav: Albert Schweitzer und die Pariser Mission. In: Albert-Schweitzer-Studien,
Richard Brüllmann (Hrsg.). Bern/Stuttgart 1989, S. 173.
[38] Ebd., S.171.
[39] Mühlstein, Vera: Helene Schweitzer Bresslau – Ein Leben für Lambarene. München 1998,
S. 140.

die Wertung der Religion«, die letzten vier Vorlesungen im Wintersemester 1911/12, obgleich nur 30 Druckseiten im Umfang, enthalten doch den Keim aller in Kultur und Ethik dargestellten Auffassungen, von der Ehrfurcht vor dem Leben über die philosophische Auseinandersetzung mit der Geschichte und Gegenwart von Ethik und Religion bis hin zur Analyse von Kultur und Fortschritt.[40] Aus der Fülle der von ihm dargestellten Themen seien nur einige herausgegriffen:

In der Vorlesung vom 13. Februar 1912 behandelt Schweitzer das Problem, wie »aus der Einheit der einfachen Zelle die ungeheure Mannigfaltigkeit der Lebensformen« entstanden ist. Das in den Vorlesungen mehrfach besprochene Verhältnis von Wissen und Glauben wird für ihn durch das Geheimnis des Lebens bestimmt:

> »Was Leben ist, ist uns nicht nur ein Rätsel, sondern ein Geheimnis – wir kennen es nur durch Intuition und sind unendlich weit davon entfernt, es etwa mit den von uns beherrschten Naturkräften herstellen zu können. Daher die Ehrfurcht vor dem Leben, von der auch der überzeugteste Materialist beseelt ist, wenn er es vermeidet, den Wurm auf der Straße zu zertreten oder Blumen zwecklos abzupflücken. Und diese Ehrfurcht ist der Grundton aller Kultur – in ihr liegt die Größe der indischen Kultur. Dem zwischen Steinwänden aufgewachsenen Städter ist es sehr erschwert, zur wahren Humanität zu gelangen: er hat nie mit der Natur gelebt, deren Einheit nie in sich empfunden, er weiß nichts vom Seufzer der Kreatur!«

Es müßte eigentlich immer fort weiter zitiert werden, um alle die bekannten Gedanken späterer Zeit zu erschließen; so wie hier das Beispiel mit dem sinnlosen Abpflücken von Blumen, dem Vergleich zur indischen Kultur, der Frage nach der Wurzel wahrer Humanität und der Einheit von Mensch und Natur. Die Vorlesung endet mit dem Spannungsfeld:

> »... auf der einen Seite das Gefühl von der Heiligkeit alles Lebendigen – auf der andern die Notwendigkeit, die Verantwortung auf uns zu nehmen, daß wir als höhere Wesen gegebenenfalls über andere Wesen hinweg schreiten; das höhere Leben erweist sich darin als höher, daß es über den blinden Drang der Selbsterhaltung hinauskommt und nur Leben zerstört mit dem Gefühl der Verantwortung gegen das Ganze.«[41]

Die nächste Vorlesung vom 22. Februar 1912 vertieft diesen Gedanken durch »das weitere Sinnen über das Leben«. Neben den bereits erwähnten Darlegungen zu Leben und Tod stehen im Mittelpunkt seine kritischen Bemerkungen zur Resignation

---

[40] »Die Ergebnisse der historisch-kritischen Theologie und der Naturwissenschaft für die Wertung der Religion« (Die vier letzten Vorlesungen, Wintersemester 1911/12) In: Schweitzer, Albert: Straßburger Vorlesungen. Gräßer, Erich/ Zürcher, Johann (Hrsg.). München 1998, S. 692 -723.
Dem Text liegt eine maschinengeschriebene Abschrift zugrunde, Albert Schweitzer vermerkt auf dem handschriftlichen Titelblatt: »Von einem Hörer mir geschenkt«.

[41] Ebd., S.693f.

als »nur passive Freiheit, ... aber das, was wirklich lebensspendend ist, liegt höher: uns nämlich gerade aus dem Unterworfensein unter den Ereignissen die Freiheit komme; und wir dies täglich neu und tiefer erfassen, das heißt reif werden.«[42]

Und wieder folgt in der bekannten Bildersprache Schweitzers ein Beispiel, das uns sofort an die Schrift Kultur und Ethik erinnert:

»Wie die Eisschollen, die sich um ein Polarschiff legen, dieses nicht erdrücken, sondern es herausheben, so es sich über sie legt, durch den Druck, der es vernichten sollte, so ist es mit dem wahren Willen zum Leben und den Ereignissen. Erst durch den Druck der Ereignisse, durch alle Hemmungen, die es erlebt, wird der Mensch frei.«[43]

In der Vorlesung vom 27. Februar beginnt Schweitzer mit einer ausführlichen Darlegung zur Frage »Was ist nun Ethik?« Für ihn handelt es »sich darum, das Wesen der Ethik aus dem Begriffe des Lebens zu erfassen.«[44] Geschichtlich beginnt er mit »drei großen Meistern«: Sokrates, Kant und Nietzsche, wobei zu dieser Zeit letzterer »vielleicht der größte Ethiker ist«. Schweitzer sieht in Auffassungen wie daß »gut ist, was der Gesamtheit nützt, schlecht, was ihr schadet, ... keine Ethik, das ist Legalität«. Für die Moralität ist Freiwilligkeit notwendig:

»Ethisch wird ein Subjekt nicht dadurch, daß es in einer ethischen Gesellschaft geboren oder erzogen wird, sondern ethisch wird es erst in dem Maße, als es selber in seiner Einzelexistenz bereit ist, in der Gesamtexistenz aufzugehen.«[45]

In seiner letzten Vorlesung vom 29. Februar 1912 geht Schweitzer auch auf den Begriff der Würde ein. Er verbindet ihn vor allem mit der Demut, wie Jesus sie gepredigt hat und sieht

»das Tragische im Leben des Apostel Paulus ..., daß er da und dort in der Hingebung an seine Gemeinde seine Würde preis gab und dadurch in ihre Gewalt kam und über sie die Autorität nicht behielt, die er behalten mußte.«[46]

Wie zu sehen, ist hier der Begriff der Würde noch an eine Qualität gebunden, die man erwirbt oder verliert. Der innere Zusammenhang von Menschenbild, Menschenrecht und Menschenwürde entsteht in einem geschichtlichen Prozeß von der Antike bis in die Gegenwart als Auseinandersetzung um die Frage: Was ist der Mensch? Was unterscheidet den Menschen von den Tieren und von Sachen? Aus den Anfängen der geschriebenen Geschichte wird deutlich, daß z.B. die jüdisch-christlichen Auffassungen den Menschen als Geschöpf Gottes, als sein Ebenbild ansehen (Genesis 1, 26-27). Zur Zeit der antiken Sklaverei wird das Menschenbild differenziert zwischen Freien als Personen und Sklaven als Sachen. Im übrigen wurde die Differenzierung auch in den mosaischen Gesetzen getroffen, Exodus 21, 20-21, und später auf Anders- oder Nicht-Gläubige übertragen. Die Differenzierungen zwischen dem werdenden menschlichen Leben

---

[42] Ebd., S. 700f.
[43] Ebd., S. 701.
[44] Ebd., S. 703.
[45] Ebd., S. 705.
[46] Ebd., S. 713.

und dem Menschen als Person hat in der christlichen und jüdischen Geschichte zu unterschiedlichen Auffassungen geführt. Den krassen Unterschied sieht man heute in der Zulassung der verbrauchenden Forschung an Embryonen in Israel mit Zustimmung des obersten Rabbi.

Der Würde-Begriff ist hier ein Zuteilungsbegriff, der an eine Qualität (biologisches Stadium, Glaube, Rasse, Schicht) oder Leistung (Fähigkeit) gebunden ist. Es wird hier die Menschenrechte und Menschenwürde besitzende Person vom Menschen abgetrennt. Je nach kultureller Entwicklung können Ungeborene, Sklaven, Leibeigene, Frauen, Anders- oder Nichtgläubige zu Sach- oder Unwerten erklärt und selektiert werden.

Menschenrechte sind deshalb Antworten auf Unrechtserfahrungen, so das Verbot und die moralische Ächtung der Sklaverei. Die Forderungen nach Toleranz gegenüber Anderen, Gleichheit und Gerechtigkeit für alle Menschen sind wesentliche Ergebnisse der Auseinandersetzung um das Menschenbild.[47]

Im Artikel 1 der Menschenrechtserklärung von 1789 findet dieser Denkprozeß einen Höhepunkt:

»Alle Menschen sind und bleiben von Geburt frei und gleich an Rechten.«[48]

Die diesem Geist verbundene philosophische Begründung der Menschenwürde wird in der Diskussion überwiegend auf I. Kant (1724 – 1804) zurückgeführt. Sein aufklärerisch-universalistischer Begriff von Menschenwürde wendet sich gegen eine Zuteilung von Würde durch Leistung. In seiner »Kritik der praktischen Vernunft« schrieb er:

»Der Mensch ist zwar unheilig genug, aber die Menschheit in seiner Person muß ihm heilig sein. In der ganzen Schöpfung kann alles, was man will, und worüber man etwas vermag, auch bloß als Mittel gebraucht werden; nur der Mensch, und mit ihm jedes vernünftige Geschöpf, ist Zweck an sich selbst. Er ist nämlich das Subjekt des moralischen Gesetzes, welches heilig ist, vermöge der Autonomie seiner Freiheit.«[49]

Obwohl Kants Idee der Menschenwürde eine starke humanistische Komponente hat, ist sie auch in vieler Hinsicht zu kritisieren. Die Heraushebung der Autonomie durch Vernunft trennt er von der Natur des Menschen und so kommt es auch zur minderen Achtung des ungebildeten Volkes, der Dienerschaft. Seine Abwertung des Strebens nach Glück wurde von Schiller in einem Epigramm ironisiert:

»Gern dien' ich den Freunden, doch tu ich es leider aus Neigung, und so wurmt es mich oft, daß ich nicht tugendhaft bin.«[50]

Kants Gedanken von der Autonomie des Menschen, frei und moralisch entscheiden zu können, ist aber nicht die einzige Ableitung der veränderten

---

[47] Reuter, Hans-Richard (Hrsg.): Ethik der Menschenrechte. Tübingen 1999, S. 11f.
[48] Büchner-Uhder, Willi: Menschenrechte – eine Utopie? Leipzig u.a. 1981, S. 22f.
[49] Kant, Immanuel: Kritik der praktischen Vernunft. Leipzig 1956, S. 122.
[50] Schiller, Friedrich: Sämtliche Werke. Berliner Ausgabe, Bd. 1. Berlin/Weimar 1980, S. 341.

Menschenrechtsauffassung. Bereits vor ihm – und darauf verwies der englische
Medizinethiker R. Gillon – hat unter dem Einfluß der englischen bürgerlichen
Revolution John Locke (1632 – 1704) das Menschenrecht konsequent auf die
Interessen des Bürgertums zugeschnitten. Locke verteidigte die Rechte »Leben,
Freiheit, Besitz« als von Gott gegebene Menschenrechte und forderte seine
Zeitgenossen auf, diese, wenn notwendig, mit Gewalt zu verteidigen. Gillon
verweist darauf, daß Lockes Erklärung vom Recht auf Eigentum als Kurzfas-
sung für Leben, Freiheit und Besitz oft als eine »kapitalistische« Inanspruch-
nahme kritisiert wurde.[51]

Fast 100 Jahre nach Locke und Kant hat J. St. Mill (1806 – 1873) wesentlich
die Idee der Menschenrechte beeinflußt, indem er den Respekt vor der Freiheit
und Würde mit dem Streben nach maximalem Glück für eine maximale Zahl
von Individuen verband. Der Umkehrschluß, daß eine Minderheit damit leben
müsse, daß ihr das Glück verwehrt bleibt, liegt auf der Hand.

In den frühen Schriften von Karl Marx (1818 – 1883) finden wir nicht nur
wesentliche Kritikpunkte am Menschenbild von Locke, Kant und Mill, sondern
auch ein den veränderten gesellschaftlichen Bedingungen eigenständiges. Hier
seien skizzenhaft einige Aussagen zusammengefaßt: Das bürgerliche Menschenrecht ist ein »auf sein Privatinteresse und seine Privatwillkür zurückgezogenes
und vom Gemeinwesen abgesondertes Individuum« bezogen. Das Menschenrecht verlangt deshalb die »menschliche Emancipation«.[52] Das menschliche Wesen ist ein Naturwesen, das Ziel ist die Aufhebung des Widerstreits des Menschen mit der Natur, zwischen Individuum und Gattung.[53] Die menschliche Gesellschaft bietet den Raum zur Entwicklung der Individualität. Der Reichtum der
sozialen Beziehungen bestimmt den Reichtum der Persönlichkeit. Während die
niedrigste gesellschaftliche Stufe durch persönliche Abhängigkeitsverhältnisse
gekennzeichnet ist, wird im Kapitalismus persönliche Unabhängigkeit auf sach-

---

[51] Gillon, Raanan: Philosophical Medical Ethics. Chichester 1986, S. 55f.

[52] »Erst wenn der wirkliche individuelle Mensch den abstrakten Staatsbürger in sich zurücknimmt und als individueller Mensch in seinem empirischen Leben, in seiner individuellen
Arbeit, in seinen individuellen Verhältnissen *Gattungswesen* geworden ist, erst, wenn der
Mensch seine ›forces propres‹ als *gesellschaftliche* Kräfte erkannt und organisiert hat und
daher die gesellschaftliche Kraft nicht mehr in der Gestalt der *politischen* Kraft von sich
trennt, erst dann ist die menschliche Emancipation vollbracht.« Karl Marx: Zur Judenfrage.
In: Karl Marx Friedrich Engels Gesamtausgabe (MEGA) Berlin 1982, I, 2, S. 162f. Ebenso
Karl Marx: »Die einzig *praktisch* mögliche Befreiung Deutschlands ist die Befreiung auf
dem Standpunkt *der* Theorie, welche den Menschen für das höchste Wesen des Menschen
erklärt.« In: Zur Kritik der Hegelschen Rechtsphilosophie. Einleitung. In: MEGA, I, 2,
S. 182.

[53] »Der *Communismus* als *positive* Aufhebung des *Privateigenthums,* als *menschlicher
Selbstentfremdung* und darum als wirkliche *Aneignung* des *menschlichen* Wesens durch
und für d(en) Menschen; ... Dieser Communismus ist als vollendeter Naturalismus = Humanismus, als vollendeter Humanismus = Naturalismus, er ist die *wahrhafte* Auflösung
des Widerstreits des Menschen mit der Natur und mit d(em) Menschen, die wahre Auflösung des Streits zwischen Existenz und Wesen, zwischen Vergegenständlichung und Selb-
stbetätigung, zwischen Freiheit und Nothwendigkeit, zwischen Individuum und Gattung.«
Karl Marx: Ökonomisch-philosophische Manuskripte Heft III in: MEGA, S. 263.

licher Abhängigkeit gegründet und damit Entfremdung produziert.[54] Daraus entwickelt Marx seine Kritik an den gesellschaftlichen Verhältnissen:

> »Die Kritik der Religion endet mit der Lehre, daß der Mensch *das höchste Wesen für den Menschen* sei, also mit dem *categorischen Imperativ, alle Verhältnisse umzuwerfen,* in denen der Mensch ein erniedrigtes, ein geknechtetes, ein verlassenes, ein verächtliches Wesen ist«.[55]

Albert Schweitzer hat sich an vielen Stellen seiner Werke und Predigten mit Marx auseinandergesetzt. Dies zu würdigen, muß einer späteren Arbeit vorbehalten bleiben. Hier sollen zwei Gründe genannt werden, die Schweitzer gegen Marx anführt. Ein erster betrifft das Menschenbild von Marx, das Schweitzer als ein Bild vom »Arbeiter-Übermenschen« beschreibt:

> »Die biologische Betrachtungsweise macht vor dem Marxismus und seinem Ideal der Arbeiterbeglückung nicht halt. Für sie ist der zur höchsten Leistungsfähigkeit gelangende Arbeiter-Übermensch der Zukunft eine tragische Persönlichkeit wie der Übermensch Nietzsches.«[56]

Und in einer dazu gehörigen Anmerkung der Herausgeber wird auf eine Bleistiftnotiz verwiesen:

> »Und wie recht haben sie. Der Staatssklave, der nominell (durch Fiktion) Eigentümer der Betriebe ist.«

Ein zweiter Grund betrifft die Geschichtsauffassung von Marx, von der er als Fortsetzung der Ideen Hegels die automatische gesellschaftliche Entwicklung unterstellt:

> »Darum stellt er als Grundsatz auf, daß man nichts zu unternehmen habe, um bessere Verhältnisse zu schaffen, sondern die Dinge sich verschlimmern lasse, damit sie auf eine Revolution hintreiben, in der die bisherige wirtschaftliche und soziale Ordnung untergeht und eine neue, wie sie von der Industrialisierung gefordert ist, aufkomme.«[57]

Schweitzer legt durchaus den Finger auf eine Wunde im Marxismus, die die Entfaltung des Individuums, seine Freiheit, sein Verhältnis zum Staatseigentum und seinen Einfluß auf die gesellschaftliche Entwicklung betrifft.

Trotzdem fällt auf, daß die Formulierungen in den erwähnten Schriften, wie »Das Kapital« und das »Manifest der Kommunistischen Partei«, in denen gerade

---

[54] »Persönliche Abhängigkeitsverhältnisse (zuerst ganz naturwüchsig) sind die ersten Gesellschaftsformen, in denen sich die menschliche Produktivität nur in geringem Umfang und auf isolierten Punkten entwickelt. Persönliche Unabhängigkeit auf *sachlicher* Abhängigkeit gegründet ist die zweite große Form, worin sich erst ein System des allgemeinen gesellschaftlichen Stoffwechsels, der universalen Beziehungen, allseitiger Bedürfnisse, und universeller Vermögen bildet. Freie Individualität, gegründet auf die universelle Entwicklung der Individuen und die Unterordnung ihrer gemeinschaftlichen, gesellschaftlichen Produktivität, als ihres gesellschaftlichen Vermögens, ist die dritte Stufe.« Karl Marx: Grundrisse der Kritik der Politischen Ökonomie. Berlin 1974, S. 75.
[55] Marx, Karl: Zur Kritik der Hegelschen Rechtsphilosophie. Einleitung; S. 177.
[56] Schweitzer: Kulturphilosophie III. Dritter und vierter Teil, S. 314.
[57] Ebd., S. 197.

das Verhältnis von Individuum und Gesellschaft ganz anders dargestellt wird, als er es sieht, nicht erwähnt wurden. Bei den vielen Quellennachweisen ist keine Schrift von Marx dabei, so ist zu vermuten, daß er sich auf die im Verzeichnis angegebene Sekundärliteratur stützte. Marxkritiker werden sicher jener Einschätzung von Schweitzer zustimmen:

>»Karl Marx trägt die Schuld, daß die Arbeiter kein durchdachtes, sachliches Programm der zukünftigen Zustände besitzen und ein endloser Streit über das, was als der eigentliche Marxismus zu gelten habe, anhebt.«[58]

Die Verteidiger werden darauf antworten, daß Marx sich immer sehr zurückgehalten hat, Aussagen über die Zukunft nach einer kapitalistischen Gesellschaft zu treffen und der ganze Streit um den »eigentlichen Marxismus« daraus resultiert, daß aus einer wissenschaftlichen Analyse der Kapitalverhältnisse eine Herrschaftsideologie verschiedenster Interessengruppen wurde. An der humanistischen Grundidee, daß der Mensch das höchste Wesen für den Menschen sei und alle Verhältnisse geändert werden sollten, in denen der Mensch ein erniedrigtes, ein geknechtetes, ein verlassenes, ein verächtliches Wesen ist, kann auch in Zukunft festgehalten werden.

Gegenwärtig haben wir in der Grundtendenz zwei unterschiedliche Konzeptionen von den Menschenrechten und der Menschenwürde:

Die eine Linie verläuft über Locke, Kant, Mill und dem gegenwärtigen Utilitarismus zu der Auffassung, daß die Rationalität, die Freiheit, das maximale Glück, der Erfolg und der Besitz zur Grundlage des Menschenbildes dient. Diese Linie ermöglicht die Trennung von Mensch und Person, die Wertung nach Nützlichkeit, nach lebenswertem und lebensunwertem Leben.

Die andere Linie verläuft über Kant, die französische Revolution mit den Idealen von Freiheit, Gleichheit und Brüderlichkeit zu Marx, Jonas und Schweitzer; in ihr dominieren Mitmenschlichkeit und Solidarität. Diese zweite Linie findet sich in der »Allgemeinen Erklärung der Menschenrechte« von 1948, in der die politischen und sozialen Rechte als untrennbare Einheit mit der Menschenwürde gesehen werden; sie findet sich auch in kirchlichen Dokumenten zu den verschiedensten sozialen Problemen. Diese zweite Linie verteidigt die Menschenwürde als grundlegendes Wesensmerkmal alles menschlichen Lebens.

Im Grundgesetz Art. 1, 1 ist 1949 sehr bewußt unter dem Eindruck der Lehren aus dem Nationalsozialismus die Forderung formuliert worden:

>»Die Würde des Menschen ist unantastbar. Sie zu achten und zu schützen ist Verpflichtung aller staatlichen Gewalt.«

Die Unantastbarkeit der Menschenwürde, die schon bei Menschen mit schwerer geistiger Behinderung in Frage gestellt wurde, ist mit den neuen Möglichkei-

---

[58] Ebd., S. 198.

ten der Medizin zu dem Streitproblem geworden, inwiefern dem Embryo Menschenwürde zukommt (d.h. inhärent ist und nicht »zugesprochen« wird).[59]

> »Worin besteht nun die Entwicklung zum höheren Leben? Worin das, was wir Fortschritt nennen? Worin die Einheit der Kultur, der Ethik, der Religion, der sozialen Errungenschaften?«[60]

4. Die kritische Befragung des wissenschaftlichen, technischen, sozialen und moralischen Fortschritts

Auf die gestellten Fragen antwortet Schweitzer in seiner Vorlesung kategorisch:

> »Der Fortschritt des höheren Lebens in der Kultur ist Freiheit von der Natur. ... Also Kultur heißt, daß der Mensch den Umständen nicht mehr passiv unterworfen ist und andererseits, daß er aktiv wirken kann auch auf das Universum. Kultur heißt, von der Materie frei werden. – Nichts anderes sucht die Religion. Wenn Sie religiöse Schriften lesen, so werden Sie finden, daß das Wesen des religiösen Suchens immer gipfelt in dem Freiwerden von der Welt«[61]

Die kategorische Antwort, »Freiheit von der Natur« könnte in unserer Thematik über die Suche nach dem Kriterium für den technischen Fortschritt in der Medizin so verstanden werden, daß ja schließlich »Leben nach Maß« die ideale Freiheit von der Natur sei.

Tatsächlich finden wir aber in dem Gedanken der Freiheit von der Natur die Keimzelle des späteren Grundgedankens vom »Anderssein als die Welt«. Die Natur besitzt keine Ethik, dies ist eine ständige Mahnung Schweitzers. Das Anders sein als die Welt rührt aus der Situation der Verantwortung für die Welt, es ist die Antithese zum Weltgeschehen und das Ringen um eine Kultur auf der Grundlage der Humanität.[62]

Im Januar 1945 greift Schweitzer frühere Überlegungen über den Fortschritt in den Wissenschaften erneut auf und kommt direkt auf die unsere Thematik tangierende Frage nach den Zielen und Ergebnissen biologischer Experimente zu sprechen:

> »Welches wird einst das Endergebnis des im Gang befindlichen biologischen Experimentes sein? Die sich immer mehrenden Errungenschaften des Wissens und Könnens, auf die die ungünstige Gestaltung der Lebensbedingungen zurückgeht, lassen sich nicht aufhalten, (ihnen) Halt zu gebieten, steht nicht in unserer Macht. Die Schleuse, durch die sich die Wasser in unaufhaltsamen Strome ergießen, läßt sich nicht mehr schließen. Das, was die Natur uns bestimmt hat, müssen wir hinnehmen, indem wir uns bemühen, seine ungünsti-

---

[59] Vgl. EKREM Schlußbericht.
[60] Schweitzer: Straßburger Vorlesungen, S. 697.
[61] Eb., S. 698.
[62] Vgl. Luther, Ernst: Albert Schweitzers Ethik – Ein Streben nach dem »Anderssein als die Welt«. In: Brüllmann, Richard/ Schützeichel, Harald (Hrsg.): Leben in der Kultur. Beiträge zur Albert-Schweitzer-Forschung, Band 4. Weinheim 1995, S. 134–147.

gen Einwirkungen nach Möglichkeit aufzuhalten. Dies ist das (wahre) biologische Verhalten.

Die große Frage ist, ob die Menschen sich wieder auf den Wert des geistigen und ethischen Menschentums und geistiger und ethischer Kultur besinnen und gewillt sind, darum zu ringen, ihm auch in den für es so ungünstigen Verhältnissen treu zu sein. Ist der Wille dieser tiefsten Selbstbehauptung in uns und den Menschen der kommenden Generationen vorhanden, so kann es auch unter den gegebenen bedrohlichen Verhältnissen mit der Menschheit wieder aufwärts gehen. Wo nicht, so liefert der Mensch und die Menschheit sich wehrlos den sie so ungünstig beeinflussenden Daseinsbedingungen aus und werden zu dem, was diese aus ihnen machen.«[63]

Albert Schweitzer befindet sich bei seiner kritischen Betrachtung des Fortschritts als ein ständiger Mahner zwischen Resignation und Lebensbejahung. Es ist nicht verwunderlich, daß er sich in diesem Text mit Rousseaus berühmt gewordenen Traktat, ob die Künste und Wissenschaften zur Verbesserung der Sitten beigetragen hätten, auseinandersetzt. Wer die Biografie Rousseaus liest, findet in dem stark emotionalen Erlebnis, wie er zu seiner Antwort kam, eine starke Parallele zu Schweitzers Erlebnis auf dem Ogowe.[64]

Schweitzer sieht seinen wesentlichen Unterschied zu Rousseau darin, daß dieser zwar die Auseinandersetzung in Gang gebracht hat, aber »das wahre Menschentum bereits in dem Primitiven verkörpert sein läßt.«[65] Dem entgegnet er:

»Der wahre Kulturmensch ist der in geistiger und ethischer Hinsicht vorangekommene und veredelte Mensch, der sich in dieser seinem Wesen entsprechenden Höherentwicklung seine Natürlichkeit bewahrt hat«.[66]

Es ist Schweitzer oft zugesprochen worden, daß er fortschrittsfeindlich sei. Seine Skepsis gegen Maschinen war immer eine Sorge über die Ersetzung des Menschlichen und Ethischen durch Unmenschliches. Seine Kritik bleibt nicht bei einer Individualethik stehen, sie ist in ganzer Konsequenz Gesellschaftskritik. Als eines der markanten Beispiele sei aus einer Vorlesung aus dem Jahr 1934 zitiert, in der er sich mit der Rolle der Religion im Geistesleben dieser Zeit auseinander setzte:

»Es hat sich in den letzten Generationen etwas Unfaßbares ereignet: Durch seine Kenntnis ist der Mensch Herr der Naturkräfte geworden. Davon hat er unbestreitbare Vorteile. Aber diese Herrschaft wirkt sich nicht allein segensreich aus, sondern auch verderblich. Unser Wissen hat die Maschinen geschaffen, die den Menschen die Arbeit wegnehmen. Und eine zerstörende Macht ist den Menschen in die Hand gegeben. In unseren Städten werden Übungen angestellt, in denen auf ein Sirenensignal alle Lichter ausgehen und alle Leute sich in den nächsten Keller stürzen, wie die Mäuse auf den Feldern in ihre Löcher, wenn der Habicht kommt. Warum? Weil in der Luft ein Übermensch einherfliegt mit unermeßlicher

---

[63]   Schweitzer: Kulturphilosophie III. Dritter und vierter Teil, S. 339.
[64]   Vgl.: Luther, Ernst: Die Bewahrung des bürgerlich-humanistischen Ethos Albert Schweitzers. In: Luther, Ernst (Hrsg.): Beiträge zur Ethik in der Medizin. 2500 Jahre ärztlicher Eid. Jena 1983, S. 92–107.
[65]   Schweitzer: Kulturphilosophie III. Dritter und vierter Teil, S. 337.
[66]   Ebd., S. 338.

Kraft des Vernichtens und Zerstörens ... Was bedeutet dies? In so furchtbaren Zeiten leben wir, daß das, was die Apokalypse als furchtbarste Zeit (schildert), die einst über die Menschheit kommen würde, sich wie ein blasses Gemälde neben der Wirklichkeit ausnimmt, wie wir sehen. Nur durch ethische Ideale kann verhindert werden, daß der Mensch die furchtbare Gewalt, die er durch die Erkenntnis der Naturkräfte erhielt, nicht zur Vernichtung der Menschheit verwendet. Immer waren ethische Ideale notwendig, um den Menschen in dem wertvollen und rechten Tun zu erhalten. Heute, wo der Mensch tausendmal mächtiger ist als vorher und wo alle Probleme der Existenz des Menschen und der Gesellschaft ins Riesenhafte gewachsen sind, sind sie tausendmal notwendiger, wenn die Menschheit nicht geistig und physisch zugrunde gehen soll.«[67]

Schweitzers ethische Anforderungen, die sich in der Idee des Anderssein als die Welt und der Ehrfurcht vor dem Leben vereinigen, sind für uns heute Anregung zum Nachdenken, was sich seit dieser Zeit, als die Worte geschrieben und vorgetragen wurden, ereignet hat. Vieles wird aufgenommen werden, als sei es erst in diesen Tagen formuliert worden. Die Aktualität bekommen seine Ideen nicht durch die Wiederholung, sondern erst durch die Umsetzung in die gegenwärtige Problematik.

Lassen sich Diskussionen über den Schutz der Embryonen, über ihre Selektion, über das Streben, ein Leben nach Maß zu schaffen, mit den Befürchtungen Schweitzers über eine Gefahr für die Menschheit vergleichen? Die Sorge, daß der »imperfekte Mensch«, der Mensch mit Behinderung, nicht mehr erwünscht ist, individuelles menschliches Leben als Ersatzteillager für »perfektes Leben« geplant ist, erinnert an den Weg von der wenig kritischen Sicht auf die Anfänge der Eugenik bis zur planmäßigen Ausschaltung von »lebensunwertem« Leben. Immer in diesem geschichtlichen Verlauf – das soll nicht vergessen werden – ging es zu Beginn um »Helfen« und »Heilen« und immer waren die Ideen auch von seriösen Wissenschaftlern erdacht worden. Insofern ist Schweitzers Mahnung, ohne daß die ethischen Ideale technische Ziele in Vernichtungsstrategien umschlagen können, aktueller denn je.

Wenden wir uns den Forschungen an menschlichen Embryonen zu. Man kann dieses Thema rein naturwissenschaftlich angehen und kommt evtl. zu dem mit bloßem Auge unanschaulichen, 0,2 mm großen Zellgebilde. Dann ist die Schlußfolgerung vom »verwertbaren Zellhaufen« naheliegend. Eine bloße naturwissenschaftliche – besser gesagt biologistische – Sicht hat die Attraktivität, daß jede Anschaulichkeit vom Menschlichen fehlt. Dazu kommt, daß die Lebensfähigkeit dieser Zellgebilde nur unter bestimmten Bedingungen gegeben ist. Deshalb geht es bei der Diskussion um die Menschenwürde nicht nur um den Gegenstand selbst, sondern mindestens auch um seine Herkunft – also um die Einheit mit Frau und Mann; es geht darüber hinaus nicht nur um Ziele und Mittel der Eingriffe in Embryonen, sondern auch um die gesellschaftlichen Folgen.

---

[67] KEWR, S. 266f.

Man muß dieses Thema auch von Unrechtserfahrungen der Behinderten und vom Schutz des Lebens aus sehen und kommt unter Einschluß der naturwissenschaftlichen Erkenntnisse zu dem Ergebnis, daß die befruchtete Eizelle der Beginn des individuellen menschlichen Lebens ist.

Sie besitzt die Potenzialität zum menschlichen Individuum, die Identität der genetischen und phänotypischen Merkmale, und durch die Kontinuität der Entwicklung bis zur Geburt ist ihr Schutz notwendig. Aus sozialer Sicht ist der Embryo der schwächste Teil im menschlichen Entwicklungsprozeß und die Verführung, ihn als Sache zu verwerten, besonders groß.

Die Abgrenzung zur Vorstellung vom »Zellhaufen« ist ein notwendiges ethisches Argument; denn der Grad der Anschaulichkeit ist kein Argument. Neben der biologischen Sicht nimmt die soziale einen entscheidenden Platz ein: Der Mensch – in allen seinen Entwicklungsstadien – existiert immer in einer sozialen Beziehung; er ist Mutter, Vater oder Kind. Er ist Teil der Gesellschaft und immer in einem Verantwortungsverhältnis. Albert Schweitzer sagt dazu:

»Ich bin Leben, das leben will, inmitten von Leben, das leben will.«[68]

In unserer Thematik ist die soziale Beziehung zwischen heranwachsendem Leben und der Frau von besonderer Bedeutung. Beim Konflikt einer Frau, sich nicht für die Entwicklung der Leibesfrucht entscheiden zu können (oder zu wollen), kann als eine individuelle Entscheidung natürlich unterschiedlich bewertet werden, aber als gesellschaftliches Problem bleibt nur die Alternative, entweder Frauen zu zwingen, das Kind auszutragen (mit den Folgen der illegalen Aborte und Todesfälle vieler Frauen) oder die Akzeptanz der Entscheidung der Frau als ein Menschenrecht, nicht fremder Gewalt ausgesetzt zu sein. Dabei bleibt das Dilemma – und es soll auch bewußt gemacht werden – daß menschliches Leben getötet wird.

Im Zuge der im letzten Jahrzehnt entwickelten genetischen Testmöglichkeiten entstand die Praxis, daß die Pränataldiagnostik als technische vorgeburtliche Feststellung von genetischen Erkrankungen zur Alltagsmethode wurde und sich erheblich von der Beratung der Frauen ablöste. Immer mehr trat in den Hintergrund, daß diese Diagnostik nicht zu einer Vorbeugung oder Heilung sondern nur zur Selektion führte.[69]

Die Freude, ein Ultraschallbild vom heranwachsenden Kind als erstes Foto zu besitzen, wird plötzlich zum Dilemma, wenn aus Unsicherheit eine Fruchtwasseruntersuchung empfohlen wird. In der Praxis werden die Frauen in ihren Konflikten allein gelassen und sind gedrängt, sich gegen die Geburt eines behinderten Kindes zu entscheiden.

---

[68] KEWR, S. 270; ebenfalls in Schweitzer, Albert: Ausgewählte Werke, Bd. 2, S. 377.
[69] Kollek, Regine: Präimplantationsdiagnostik. Embryonenselektion, weibliche Autonomie und Rechte. A. Francke Verlag Tübingen und Basel 2000, S. 15; vgl. auch dies.: Nähe und Distanz. Komplementäre Perspektiven der ethischen Urteilsbildung. In: Düwell (Hrsg.), S. 233 ff.

Die Einführung der Präimplantationsdiagnostik wird damit begründet, daß sie den Schwangerschaftsabbruch verhindere, indem im Prozeß der In-vitro-Fertilisation außerhalb der Frau die Diagnostik durchgeführt wird. Das ethische Kernproblem bleibt aber die Selektion und es wird dadurch verschärft, daß der Embryo auf Probe gezeugt wird und es nicht mehr um den Kinderwunsch generell, sondern um die Forderung nach einem gesunden Kind geht.

Die Durchsetzung einer solchen Forderung verlangt nicht nur die Aufhebung des Embryonenschutzgesetzes, sondern auch die Erstellung einer Liste von Diagnosen als Kriterien für die Berechtigung der Präimplantationsdiagnostik.

Auf einer öffentlichen Anhörung der Enquete-Kommission »Recht und Ethik der modernen Medizin« am 16. Oktober 2000 verlas der Vertreter der Mukoviszidose e.V. Stephan Kruip eine »Erklärung zur Frage der möglichen Einführung einer Präimplantationsdiagnostik«, in der es heißt:

> »Wir wehren uns dagegen, daß Mukoviszidose immer wieder als Paradebeispiel für die ›schwersten genetischen Erkrankungen‹ genannt wird, für die PID zugelassen werden sollte.«[70]

Die frühere Gesundheitsministerin Andrea Fischer und die Vorsitzende der EKREM Margot von Renesse haben in der Frankfurter Allgemeinen Zeitung vom 3. März und in der Zeitschrift »Die Zeit« vom 29. März 2001 den Vorschlag unterbreitet,

> »bei der Regelung der Präimplantationsdiagnostik (PID) ähnlich vorzugehen, wie bei der Regelung des Schwangerschaftsabbruchs – also mit der Konstruktion ›rechtswidrig‹, aber straffrei‹«.

Beide versuchen, die Kritik an diesem Vorschlag zu entkräften, sind sich aber der Schwierigkeiten, die daraus erwachsen, durchaus bewußt. Eine Alternative wäre, zuerst die Pränataldiagnostik auf das ursprüngliche Ziel (Konfliktbewältigung für Schwangere im Alter über 35 Jahre, bzw. Anzeichen einer Hochrisikoschwangerschaft) zurückzuführen, die Abkopplung der Pränataldiagnostik von einer sach- und persönlichkeitsgerechten Beratung zu überwinden und die Forderungen des Bundes Deutscher Hebammen zu berücksichtigen. Zur Zeit berechtigt die schlechte Erfahrung mit der Pränataldiagnostik mit ihrer Entwicklung von einer Ausnahmeregelung zum Screening die Sorge, daß auch die Präimplantationsdiagnostik vom Angebot zur Nachfrage auf dem Markt führt.

Bereits jetzt äußern Reproduktionsmediziner, daß sie sich verantwortlich fühlen, bei einer In-vitro-Fertilisaton nicht zum Ergebnis eine Fehlgeburt oder ein genetisch geschädigtes Kind zu haben, sie bräuchten also eine »Qualitätssicherung«, um sich vor Klagen von Patientinnen zu schützen. 1983 war vom Bundesgerichtshof einer Frau Anspruch auf Schadenersatz zuerkannt worden, da eine Fruchtwasseruntersuchung vom Arzt als nicht unbedingt notwendig erachtet

---

[70] Kruip, Stephan: Wortprotokoll der 9. Sitzung der Enquete-Kommission Recht und Ethik der modernen Medizin. 16.10.2000, öffentliche Anhörung von Sachverständigen zum Thema: »Folgen der genetischen Diagnostik«, S. 54f.

worden war. Die Geburt eines Kindes mit der Erbkrankheit Trisomie 21 und dieses Urteil wurde Anlaß für eine schnelle Zunahme der invasiven pränataldiagnostischen Methoden und führte schließlich 1993 und 1997 durch konträre Urteile des ersten und zweiten Senats des Bundesverfassungsgerichtes zu einer Diskussion über das Thema »Kind als Schaden«.[71] Damit ist die ständig hervorgehobene Einschränkung der Präimplantationsdiagnostik auf ganz wenige Paare schon in Frage gestellt.

Schlußfolgernd ergibt sich zu unserem Thema, daß die Wahrung der Menschenwürde nicht als »Totschlagargument« sondern als Erfahrung aus vergangenem Unrecht ein notwendiges Handlungskriterium bleiben muß. Das gilt für alle Techniken, die mit der Zerstörung von Embryonen, die eine Chance auf Leben haben, einhergehen, insofern auch für die Gewinnung embryonaler Stammzellen. Die Hoffnungen, die sich auf embryonale Stammzellen richten, die sich zu Zellverbänden, Organteilen oder gar Organen entwickeln sollen, gründen sich auf Tierversuche. Bisher gibt es über Heilversuche an Parkinson-Kranken sehr widersprüchliche und wesentlich kritische Berichte.[72]

Wenn man die frühe Euphorie zurücknimmt, sich den Methoden zuwendet, die nicht mit der Zerstörung von embryonalen Stammzellen verbunden sind; wenn also Nabelschnurblut als Quelle benutzt wird oder mit adulten Stammzellen geforscht wird, bleiben noch genügend ethische Probleme, aber nicht von der Dimension der Verletzung der Menschenwürde.

Die Forderung nach Überordnung der Menschenwürde über die Forschungsfreiheit ist kein forschungsfeindliches Argument, sondern ein menschenfreundliches. Viele Sätze Schweitzers seit 1899 – insbesondere in den Vorlesungen von 1912 und in den Teilen von Kultur und Ethik – könnten auf die heutige Zeit gemünzt sein, aber das wird uns noch nicht zufrieden stellen. Ob wir Schweitzer wegen seiner geschichtlichen Weitsicht würdigen oder ihn kritisieren, daß er in der Illusion lebte, durch die Aufklärung über die Ehrfurcht vor dem Leben die Menschen zu sittlichem Fortschritt zu führen, es bleibt in beiden Fällen die Tatsache, daß die Kluft zwischen den materiellen Möglichkeiten und geistigen Werten nicht kleiner sondern eher größer geworden ist.

Wir können uns fragen, was uns von der Zeit um 1899 unterscheidet, als Schweitzer sich über den Optimismus, mit dem über alle Errungenschaften geredet wurde, so erregte. Heute sind die Medien voll von den atemberaubenden Entdeckungen in der Biologie.

Die Resignation über die scheinbare Aussichtslosigkeit, eine Zeit der geistigen Sammlung, der Umkehr zu ökologischem Denken und Handeln zu erreichen, ist verbreitet. Sie birgt die Gefahr des Pessimismus und der Gedankenlo-

---

[71] EKREM Schlußbericht, S. 173; vgl. auch Degener, Theresia: Die Geburt eines behinderten Kindes als Schaden? In: psychosozial, 21. Jg. (1998), Heft 1 (Nr.7), S. 37ff.
[72] Vgl. EKREM, Stammzellforschung sowie Oduncu et al.: Stammzellenforschung.

sigkeit in sich. Schweitzer gelang es, für sich in seiner Zeit die Resignation zu verarbeiten; sie

> »ist die Halle, durch die wir in die Ethik eintreten. Nur der, der in vertiefter Hingebung an den eigenen Willen zum Leben innerliche Freiheit von den Ereignissen erfährt, ist fähig, sich in tiefer und stetiger Weise anderem Leben hinzugeben.«[73]

Das ist für ihn die »Ethik des Andersseins als die Welt« und die beginnt immer mit dem ganz persönlichen Einsatz. Davon wird natürlich die Welt noch nicht verändert. Deshalb sagt Schweitzer:

> »Mit drei Gegnern hat sich die Ethik auseinander zu setzen: mit der Gedankenlosigkeit, mit der egoistischen Selbstbehauptung und mit der Gesellschaft.«[74]

Zuerst und dann wieder, müssen wir immer bei uns selbst anfangen; das ist eine Grunderkenntnis, die auch für unsere Zeit gilt. Nur durch die Handlungen der einzelnen entsteht gemeinschaftliches Handeln. Schweitzer hat den Pessimisten entgegengehalten, wie lange es gedauert hat, »anzunehmen, daß die farbigen Menschen wahrhaft Menschen seien und menschlich behandelt werden müßten«.[75] Als er in seinem Buch Kultur und Ethik schrieb, daß diese Auffassung bereits »zur Wahrheit« geworden ist, herrschte noch das Apartheid-Regime in Südafrika. Um wie viel mehr ist heute berechtigt, ihn zu zitieren:

> »Es kommt aber die Zeit, wo man staunen wird, daß die Menschheit so lange brauchte, um gedankenlose Schädigung von Leben als mit Ethik unvereinbar einzusehen.«[76]

Dieses Ziel fällt uns nicht in den Schoß, es muß errungen werden, in friedlicher Arbeit, in friedlichem Streit, aber in Entschlossenheit, alles, was an gesellschaftlichem Fortschritt einmal erreicht wurde, nicht wieder aufzugeben.

Zu dieser friedlichen Arbeit und dem Streit gehört auch die Bewahrung des geistigen Werkes Albert Schweitzers.

---

[73] Schweitzer, Albert: Ausgewählte Werke, Bd. 2, S. 383.
[74] Ebd., S. 385f.
[75] Ebd., S. 379.
[76] Ebd.

Günter Altner

Biotechnischer Fortschritt und Menschenwürde –

eine Auseinandersetzung mit Blick auf Schweitzers Ethik der Ehrfurcht vor dem Leben

Die Auseinandersetzung um die neueren Verfahren derr Biotechnik (Gendiagnostik, Gentechnik, Klontechnik, Embryonen- und Stammzellforschung, Genpatentierung) in der Anwendung auf Menschen wird mit zunehmender Schärfe geführt. Das hängt einerseits mit den immer weiter reichenden Eingriffsmöglichkeiten zusammen. So ergab sich im Jahr 2003 im Tierversuch die Möglichkeit, aus embryonalen Stammzellen sowohl Ei- als auch Samenzellen zu züchten. Andererseits fördert die immer präziser werdende Gendiagnostik die Option, das Wünschenswerte am Menschen genetisch zu definieren und durch Selektion im Sinne einer neuen Generationenhygiene abzurufen und zu realiseren.

Zum ethischen Diskurs

Die Schärfe der Aueinandersetzung resultiert aber auch aus der Unterschiedlichkeit der beteiligten weltanschaulichen Positionen: Religiöse Fundamentalisten als Spätlinge einer längst vergangenen Epoche auf der einen und utilitaristische Aufklärer als Befürworter einer neuen Biopolitik auf der anderen Seite –, so jedenfalls im klischeehaften Feindbild der Kontrahenten. Diese Bruchlinien verlaufen quer durch die Fakultäten, Kommissionen und Parlamente, aber eben auch die betroffene Öffentlichkeit. Und natürlich sind diese Zuspitzungen in der zitierten Schärfe das Ergebnis einer konfrontativen Auseinandersetzung, die längst nicht mehr hinhört, sondern sich vordergründig gegen die vermeintliche Ideologie des Gegners mit Argumenten munitioniert.

Da ist es wie eine Befreiung, wenn Jürgen Haberrmas in seiner Rede anläßlich der Verleihung des Friedenspreises des Deutschen Buchhandels im Jahr 2001 die Pflicht zur diskursiven Auseinandersetzung einfordert und damit auch ein Ernstnehmen jeder begründeten Meinung zur Sache. Damit ist bei Habermas selbstverständlich auch die theologische Tradition aus den jüdisch-christlichen Wurzeln mit eingeschlossen.[1] Die christlichen Kirchen und ein Teil ihrer Theologen haben mit ihrem strikten Vorbehalt gegen jede Art von tötender Embryonenforschung für viele Zeitgenossen ihr ›Dunkelmännertum‹, d.h. ihre wissenschaftsfeindliche Rückschrittlichkeit bewiesen.– Man könnte es aber auch ganz anders sehen. Im säkularen Verfassungsstaat obliegt den christlichen Kirchen aufgrund der sie bindenden Tradition die besondere Aufgabe, das menschliche Leben (und alles geschöpfliche Leben) als von Gott gewährtes Leben unter eine umfassende Sorgfaltspflicht zu stellen. Alle Kontrahenten im Streit um Biotechnik und Menschenwürde müßten eigentlich für diese von ihnen nicht geteilte Position dankbar sein. Dokumentiert diese Grenzziehung doch jene äußerste Linie, der alle Positionen unter Berufung auf die Menschenwürde immer verpflichtet bleiben. Wenn nachmetaphysische Begründungen zur Garantierung der Menschenwürde, etwa unter Berufung auf die Verfassung, die Schutzgarantie nicht so umfassend wahrnehmen und beispielsweise bestimmte Phasen der Embryonalentwicklung von dieser Schutzpflicht ausnehmen, so bleibt es doch dabei, daß diese Ausnahmen von der säkularen Vernunft im Lichte der von ihr zu leistenden Selbstdefinition von Menschenwürde als Ausnahmen und damit als problematisch begriffen werden. Wenn Peter Singer beispielsweise das Vorhandensein von Menschenwürde – höchst fragwürdig – an bestimmte Definitionen von Selbstbewußtsein zu binden versucht, so wird er sich doch wohl immer der Fehlbarkeit dieses Versuches bewußt bleiben!?

Wer ernsthaft auf eine diskursive Klärung der Menschenwürdeproblematik im Biotechnikstreit setzt, der kann nicht darauf hoffen, durch Kungelprozesse bei der Besetzung von Ethik- und Parlamentskommissionen und durch taktische Beeinflussung von Abgeordneten und Experten die Sache in seinem Sinne zu entscheiden. Das eben geht bei der uns allen aufgetragenen Sorge für die Garantierung der Menschenwürde nicht. Hilfreich hingegen sind nichtkonfessionelle Denker, die als ehrliche Mittler zwischen der von allen zu teilenden Grundverpflichtung und den mehr oder weniger gelungenen Definitionen durch die einzelnen Kontrahenten zu unterscheiden wissen.

In diesem Sinne ist das Gespräch mit Albert Schweitzer hilfreich und zukunftsweisend. Trotz seines unbestreitbaren protestantisch-theologischen Ursprungs war Albert Schweitzer – spätestens seit der Formulierung seines Gebots zur Ehrfurcht vor allem Leben – ein nichtkonfessioneller Denker. Menschen aller Weltanschauungen lassen sich bis heute von seiner Ethik berühren und in Pflicht nehmen. Der diskursive Charakter von Schweitzers Denken kommt gerade auch darin zum Ausdruck, daß er seinen Ansatz der Ehrfurcht vor allem Leben im Gespräch mit der zeitgenössischen Philosophie (Kant, Nietzsche, Scho-

---

[1]   Habermas, J.: Friedenspreis des Deutschen Buchhandels 2001. Frankfurt 2001.

penhauer), den anderen Weltreligionen und auch unter Kenntnisnahme der damaligen Biowissenschaften (Darwin) gewinnt. Aber auch das Grundmuster von Schweitzers Ehrfurchtsethik ist, wie noch zu zeigen sein wird, diskursiv.

Zur Geschichte der Biologie

Sachlichkeit auf einem so umstrittenen Feld wie der Biotechnik im Humanbereich kann erst dann eintreten, wenn auch die historische Entwicklung innerhalb der neueren Biologie zur Kenntnis genommen wird. Die Biologie des 19. Jahrhunderts hat nicht nur die vormolekularen Grundlagen für die moderne Genetik gelegt, sie hat auch durch ihre Versuche die Erforschung der embryonalen Entwicklung von Tieren und Menschen wesentlich vorangetrieben. Es sei hier nur an die Versuche Weismanns mit befruchteten Seeigeleiern erinnert und an die Abschnürungsexperimente Spemanns mit Amphibienkeimen. Die manipulative Absicht, mit biotechnischen Methoden Einfluß auf die Keimesentwicklung höheren Lebens zu gewinnen, hatte sich also schon im 19. Jahrhundert tief in das Bewußtsein der Forscher eingegraben. Und sie wußten, was sie taten! Diese Entwicklung beschleunigte sich mit dem Voranschreiten der Genetik im 20. Jahrhundert. Dieses Jahrhundert sollte auf der Grundlage der von Watson und Crick entdeckten DNS-Struktur zum Jahrhundert der Molekulargenetik, aber eben auch der Fortpflanzungsmedizin und der Entwicklungsphysiologie werden.

Bereits 1962 auf dem CIBA-Symposium wurde Bilanz gezogen und auf eugenische und züchterische Konzepte hingewiesen. So führte beispielsweise der Genetiker Hermann J. Muller aus:

>»Zweifellos sind noch andere technische Verfahren im Entstehen, die die Möglichkeiten der Samenauswahl gewaltig erweitern werden. Dazu gehört vielleicht die Speicherung von Eiern. Aber noch wichtiger ist die Ausarbeitung von Verfahren einer normalen Entwicklung von Keimzellen außerhalb des Körpers, wobei ein Vorrat an unreifen Keimzellen tiefgefroren werden kann, der dann je nach Bedarf vermehrt wird. Eine andere Möglichkeit ist die klonische Fortpflanzung, etwa durch Übertragung unreduzierter Nuclei auf Eier. Neben all dem gibt es natürlich die feineren Verfahren der Manipulierung des genetischen Materials selbst – was ich die Anwendung von Nano-Nadeln genannt habe. Aber lange bevor das erreicht sein wird, müssen wir tun, was wir tun können. Man könnte damit beginnen, viele Keimzellenspeicher für die Zukunft anzulegen. Schon ihr Vorhandensein wird schließlich zu der unwiderstehlichen Versuchung führen, sie auch zu benutzen. Der Mensch ist bereits so hervorragend, daß er alle unsere Bemühungen um weitere Verbesserungen verdient.«[2]

---

[2] Zitiert nach Jungk, R./ Mundt, H. J. (Hrsg.): Das umstrittene Experiment: Der Mensch. München 1966, S. 290.

Übersicht

Teilbereiche und rechtliche Grenzen der Reproduktionsmedizin in drei Ländern

TEILBEREICH	Deutsch-land	Großbri-tannien	USA
SAMENSPENDE Spermien aus Samenbanken werden in die Gebärmutter injiziert	Erlaubt	Erlaubt	Erlaubt
SAMENSPENDE VON TOTEN Injektion mit den Spermien Verstorbener	Nicht erlaubt	Nicht erlaubt	Erlaubt
SEXING Durch Separieren der Samenzellen wird das Geschlecht des geplanten Kindes gewählt	Stark eingeschränkt[1]	Erlaubt	Erlaubt
EIZELLENSPENDE Entnahme und Weitergabe von Eizellen	Nicht erlaubt	Erlaubt	Erlaubt
IN-VITRO-FERTILISATION (IVF) Eizellen werden in der Petrischale mit dem Samen verschmolzen und wieder in die Gebärmutter eingesetzt	Drei Embryonen je Zyklus	Maxim.12 Embryonen je Zyklus	Erlaubt
IVF MIT PRÄIMPLANTATIONSDIAGNOSTIK Dem achtzelligen Embryo wird eine Zelle entnommen und auf bestimmte Erbkrankheiten untersucht; je nach Testergebnis wird der Embryo in die Gebärmutter implantiert oder vernichtet	Beantragt	Erlaubt	Erlaubt
LEIHMUTTERSCHAFT In vitro erzeugter Embryo wird von einer Leihmutter ausgetragen	Nicht erlaubt	Erlaubt	Erlaubt
EINFRIEREN VON EMBRYONEN Konservieren von befruchteten Eizellen	Nicht erlaubt	Maximal 10 Jahre	Erlaubt
LABORVERSUCHE MIT EMBRYONEN Experimente mit befruchteten Eizellen	Nicht erlaubt	Maximal 14 Tage	Erlaubt
KLONEN Herstellung von genetisch identischen Menschen	Nicht erlaubt	Nicht erlaubt	Durchgeführt[2]
KEIMBAHNTHERAPIE Fremde Gene werden gezielt ins Erbgut der Keimzelle eingebaut; es entsteht ein veränderter Embryo	Bisher nur bei Tieren: Transgene Tiere werden als Versuchstiere oder zur Medikamentenherstellung verwendet		
1) Nur bei geschlechtsgebundenen Erbkrankheiten. – 2) 1993 bei Embryonen.			

Muller nimmt hier – im Jahre 1962 auf einem keineswegs biotechnisch gesicherten Fundament – einen Teil der Diskussion vorweg, wie sie heute auf dem neuesten Stand von Fortpflanzungsmedizin und Gentechnik geführt wird. Bezeichnend auch, daß Muller die Vollendung des Menschen unter Vernachlässigung seiner sozialen Kompetenz biotechnisch erreichen möchte. Inzwischen haben sich diese Tendenzen verstärkt, und das hängt nicht zuletzt damit zusammen, daß die moderne Biologie und mit ihr die Medizin über zahlreiche molekulare Steuerungsmöglichkeiten verfügen, die über die klassische Nachsorge hinausführen. Als Konsequenz der mit den Fortschritten in der modernen Genetik verbundenen Fortpflanzungsmedizin eröffnet sich heute ein brisanter Prozeß der Selbstmanipulation des Menschen, der in verschiedenen Ländern rechtlich sehr unterschiedlich geregelt ist (vgl. die nebenstehende Übersicht).

Das Echo auf die CIBA-Konferenz im Jahr 1962 war gespalten. Viele Stimmen beklagten die einseitige biologistische Tendenz bei den auf der Konferenz diskutierten Verbesserungsvorschlägen. Der Züricher Physiker Walter Heitler führte in einem 1969 erschienenen Band zum Thema »Menschenzüchtung« aus:

»Mit diesen Verbesserungsvorschlägen ist jedes menschliche Element eliminiert. Mit konsequenter Logik wird der Mensch als molekulares System behandelt. Hier können Begriffe wie Liebe, Verantwortung, Ehrfurcht usw. überhaupt nicht mehr vorkommen. Nicht einmal der Begriff Leben als etwas vom Toten Verschiedenes, kann vorkommen. Von ethischem Verhalten in zwischenmenschlichen Beziehungen ist keine Rede mehr.«[3]

Gleichwohl machte Karl Rahner in dem selben Sammelband darauf aufmerksam, daß der Mensch von seinem Wesen her als der sich selbst Aufgetragene verstanden werden müsse. Die dem Menschen verliehene Freiheit der Selbstgestaltung sei einerseits an das Wohl und Wehe des Mitmenschen und an die Achtung vor der Person gebunden, aber sie beinhalte gleichzeitig auch die Möglichkeit der Veränderung und der »Selbstmanipulation«. Ohne Frage gehört zur sozialen Kompetenz des Menschen die Fähigkeit, in die psychosomatische Befindlichkeit des Menschen verändernd hinein zu wirken. Karl Rahner geht so weit zu sagen:

»Es ist nicht möglich, den Gedanken einer genetischen Manipulation des Menschen einfach von vornherein als ein unsittliches Projekt abzulehnen. Für ein christliches Verständnis des Menschen ist der Mensch nicht einfach das Produkt der Natur, die allein die Möglichkeit und Vollmacht hätte, ihn in seinem Wesen zu bestimmen und zu gestalten«.[4]

Aber die Frage, die in diesem Zusammenhang gestellt werden muß, betrifft die Eingriffstiefe und die Eingriffsfolgen, die mit einer biotechnischen Veränderung verbunden sein könnten. Sie müssen an der personalen und sozialen Be-

---

[3] Heitler, W.: Die Definition des Menschen und ihre Folgen. In: Wagner, Fr. (Hrsg.): Menschenzüchtung. München 1970, S. 55.
[4] Rahner, K.: Zum Problem der genetischen Manipulation aus der Sicht des Theologen. In: Wagner, Fr. (Hrsg.): Menschenzüchtung, S. 137.

findlichkeit des Menschen und an seiner Bereitschaft, sich solchen Veränderungen zu unterwerfen, gemessen werden. Das biotechnisch Mögliche steht auf jeden Fall immer in Abhängigkeit vom sozialen Kontext, es ist das Sekundäre, das der Einordnung bedarf.

Um eben diese Fragen, die schon in den 1960er Jahren virulent waren, muß heute gestritten werden. Und dies nicht zuletzt deshalb, weil die fortgeschrittenen biotechnischen Eingriffsmöglichkeiten die Frage nach der sozialen Verantwortbarkeit dringlicher denn je macht. Es ist doch auch so, daß unter dem Einfluß der vollständigen Sequenzierung des menschlichen Erbgutes einseitige genetische Definitionen des Menschen und des Lebens überhaupt den Markt der Meinungen beherrschen. Die Schlagzeilen in den Medien lauten: Das Gen für Intelligenz gefunden! Mutterliebe liegt in den Genen! Bei solchen Übertreibungen handelt es sich nicht nur um Meinungsmache. Viele Wissenschaftler geben mit ihren ›Siegesmeldungen‹ Anlaß für solche Überziehungen. Bei der Betonung der Einflüsse, die der Umwelt und dem Erbgut zuzurechnen sind, haben immer wissenschaftliche Moden mitgespielt. Zur Zeit schwingt das Pendel wieder einmal ganz auf die Seite des Erbgutes.

Selbst Philosophen lassen sich von dieser Sicht der Dinge anstecken – Peter Sloterdijk hat in seinem berühmt-berüchtigten Elmauer Vortrag die Anthropotechnologien beschworen:

> »Ob aber die langfristige Entwicklung auch zu einer genetischen Reform der Gattungseigenschaften führen wird – ob eine künftige Anthropotechnologie bis zu einer expliziten. Merkmalsplanung vordringt; ob die Menschheit gattungsweit eine Umstellung vom. Geburtenfatalismus zur optionalen Geburt und zur pränatalen Selektion wird vollziehen können – dies sind Fragen, in denen sich wie auch immer verschwommen und nicht geheuer, der evolutionäre Horizont vor uns zu lichten beginnt.«[5]

Es ist Sloterdijk nicht vorzuwerfen, daß er die Frage nach dem Stellenwert der Biotechnologien bei der Gestaltung menschlicher Verhältnisse stellt. Wir befinden uns hier, wie schon unterstrichen wurde, in einem Übergang, in dem die nachsorgende Medizin zu einer gestaltenden Medizin wird. Aber es ist Sloterdijk sehr wohl vorzuwerfen, daß er im Stil metaphysischen Geraunes einer Ablösung humanistischer Traditionen durch biotechnische Manipulationskunst das Wort redet.

Aus der mit wenigen Strichen gekennzeichneten historischen Entwicklung ergeben sich wesentliche Diskursaufgaben für die Gegenwart. Es geht nicht um Wissenschaftsfeindlichkeit, auch nicht um eine Verneinung der sich ohne Zweifel auftuenden therapeutischen Möglichkeiten, wohl aber um eine kritische Einordnung.der biotechnischen Gestaltungsmöglichkeiten in die soziale Dimension

---

[5] Sloterdijk, P.: Regeln für den Menschenpark. In: Die Zeit Nr. 38 vom 16.9.1999, S. 21.

der menschlichen Gesellschaft. Primär ist der Mensch durch sein Personsein, aber eben auch durch sein Hineinvernetztsein in biografische und soziale Verhältnisse gekennzeichnet. Von dort her empfängt er seine Bestimmung, aber eben auch den Impuls, seine Verhältnisse zu verändern, sie für neue humane Chancen zu öffnen. In diesem Kontext einer sozial reflektierten Selbstbestimmtheit ist nun aber auch ein kritischer Diskurs über biotechnische Veränderungspotentiale notwendig. Auf jeden Fall haben wir es, das sollte der kurze Durchgang durch die Geschichte der neueren Biologie zeigen, bei der biotechnischen Entwicklung mit einer Option zu tun, die wissenschaftsgeschichtlich von langer Hand angebahnt wurde und tiefe Spuren im Bewußtsein der beteiligten Forscher bis heute hinterlassen hat.

Zurück zu Albert Schweitzer

Es sollte im Rückblick auf die kurz skizzierte Forschungsgeschichte der neueren Biologie nicht übersehen werden, daß die Instrumentalisierung ungeborenen menschlichen Lebens zu Porschungszwecken keineswegs »nur« eine Anwendungsfrage ist. In der Forschungsmethodik selber, in der Absicht, Leben, gerade auch menschliches Leben, auf molekulare Grundstrukturen zurückzuführen und von dorther unter definierte Verfügung zu stellen, sei es als Forschungs- oder als Ausleseobjekt (ob nun zugelassen oder verworfen), liegt eine ethisch relevante Absicht. Die Frage nach der Verantwortbarkeit stellt sich also schon bei der Handhabung bestimmter Forschungsmethoden und bei der Frage nach ihrer Zuträglichkeit und Angemessenheit für das untersuchte Leben. Diese und andere Fragen wurden seit Jahrzehnten in der Forschungsgeschichte weitgehend verdrängt. Damit erklärt sich auch die Unwilligkeit vieler Forscher, sich einer öffentlichen Diskussion zu stellen. Sie müßten dabei das ihnen Gewohnte und das aus fachlichen Gründen Gutgeheißene in Frage stellen und das Verdrängte wieder hervorholen.

Der Veterinärmediziner und Haustierverhaltensforscher Engelhard Boehncke hat in dezidierter Abweichung von der gängigen Praxis gefordert, die den Tieren zugemuteten Versuche müßten sich an ihrer Gesundheit und an ihren artspezifischen Bedürfnissen orientieren.[6] Um wieviel mehr müßte das für den Menschen gelten. In dieser doppelten Verpflichtung einer Rücksichtnahme gegenüber Mensch und Kreatur bei der Wahrnehmung biologischer und biotechnischer Methoden ist Albert Schweitzers Ethik der Ehrfurcht vor allem Leben nach wie vor von zukunftsträchtiger Bedeutung. Sie ist eine Ermutigung zur Wiederaufnahme und Fortführung des bislang mißglückten Diskurses in Sachen Bioethik. Schweitzer geht von einer reflektiert biozentrischen Position aus. Fundamental

---

[6] Sambraus, H.H. / Boehncke, E. (Hrsg.): Ökologische Tierhaltung. Karlsruhe 1986.

ist für ihn der in jeder belebten Existenz vorfindbare »Wille zum Leben«, der aber nun erst im Menschen bewußt und denkend wird. Das bedeutet einerseits, daß dem Menschen sein »Lebenwollen« zum existentiellen Maßstab für den unendlichen Wert seines eigenen Lebens wird, und zum anderen wird auf diese Weise der Wert allen Lebens neben dem Menschen als wertvoll erfahrbar. Albert Schweitzer hat diese Konstellation unüberholbar mit seinem berühmten zweigipfligen Aussagesatz zum Ausdruck gebracht: »Ich bin Leben, das leben will, inmitten von Leben. das leben will«.

Heike Baranzke unterstreicht zu recht, daß es bei Schweitzer keine naturalistische Begründung für die Ehrfurcht vor dem Leben gibt.[7] Im Spiegel der dem Menschen zuteil werdenden Bewußtseinsvertiefung vollzieht sich sein Verbundensein mit Mitmensch und Mitkreatur, das seinen Ausdruck in einer umfassenden Ethik der Ehrfurcht vor allem Leben findet. Der sich so ergebende Bezug ist ein doppelter: Der allen Existenzen eignende Wille zum Leben wird im Menschen bewußt, dieses Bewußtsein wiederum realisiert sich im mitmenschlichen und mitkreatürlichen Lebensvollzug. Auch.wenn das allgemeine Vorhandensein des Lebenswillens in allen Kreaturen das Primäre ist, so erfährt dieser seine Be- bzw. Erleuchtung erst dadurch, daß er im Menschen denkend und handelnd wird.

Nun läßt Schweitzers Indikativ aber gleich auch erkennen, daß die von der Ehrfurcht wahrgenommene Würde aller Kreaturen keine prästabile Harmonie ist, im Gegenteil, hier wird durch allseitige Zerstörung und durch gegenseitiges Fressen und Gefressenwerden der Würde des Lebens Abbruch getan: Mein Lebenswille geht auf Kosten anderen Lebens und umgekehrt. Oder mit Schweitzers eigenen Worten:

> »Die Natur kennt keine Ehrfurcht vor dem Leben. Sie bringt tausendfältig Leben hervor in der sinnvollsten Weise und zerstört es tausendfältig in der sinnlosesten Weise ... Der große Wille zum Leben, der die Natur erhält, ist in rätselhafter Selbstentzweiung mit sich selbst. Die Wesen leben auf Kosten des Lebens .anderer Wesen.«[8]

Die von der philosophischen Kritik ohnehin abschätzig beurteilte Ethik Schweitzers scheint nach der Auffassung vieler Autoren vor dem Dilemma.der Entscheidungslosigkeit zu stehen. Wenn ich im allgemeinen Überiebenskampf allen Lebensexistenzen die gleiche Achtung schulde, muß ich rettungslos untergehen. Der große Wille zum Leben, der mich eigentlich zur Ehrfurcht anleiten sollte, ist in rätselhafter Selbstentzweiung mit sich selbst. An dieser Stelle muß man Albert Schweitzers Ansatz mit der in ihm liegenden Konsequenz weiterführ-

---

[7]   Baranzke, H.: Würde der Kreatur? Die Idee der Würde im Horizont der Bioethik. Würzburg 2002, S. 305.
[8]   Zit. n. ebd., S. 306.

ren. Entgegen allen Erwartungen enthält der erst kürzlich veröffentlichte dritte Band der Kulturphilosophie keine Abwägungskriteriologie für ethische Konfliktfälle im Horizont der allgemeinen Überlebenskonkurrenz.[9] Auf der anderen Seite hat Schweitzer als Tropenarzt, als Hühnerhalter und als Kenner landwirtschaftlicher Produktionsverhältnisse durchaus beispielhafte Prioritätenabwägungen vorgenommen, wie er auch kein prinzipieller Vegetarier war. Nimmt man diese Beispiele, so könnte man, angeregt durch die Überlegungen von Gotthard Teutsch, ein zweistufiges Abwägungsmuster im Sinne von Albert Schweitzer entwickeln. Da ist einerseits ganz unverrückbar das Grundmotiv: Alles Leben ist lebenswert und hat eine ihm unverwechselbar zustehende Würde. Aber in dieser Unverwechselbarkeit liegt gleichzeitig auch das Spezifische, das sich nur dann entdecken und mit anderen Lebensinteressen ausgleichen läßt, wenn das Grundmotiv in der Gestalt meiner Ehrfurcht ungeschmälert und eindeutig ist. Die allgemeine Liebe zum Leben macht sehend für die spezifische Lebensvielfalt.

Oder um es mit Gotthard Teutsch zu sagen:

»An der geschöpflichen Würde der Kreatur haben alle Lebewesen einen sowohl generellen als auch zusätzlich speziellen Anteil, wobei der generelle auf der Qualität des Lebendigseins innerhalb einer Art beruht, während der spezielle Anteil die jeweils artspezifischen Qualitäten betrifft. Demnach haben alle Lebewesen eine gleiche, aber auch eine große Unterschiede aufweisende Würde, die auf vielerlei Weise verletzt oder auch nur gefährdet werden kann. ... Tiere werden in ihrer Würde verletzt, wenn sie gezwungen werden, die von Menschen gesetzten Zwecke zu erfüllen und dabei im Vollzug ihres artspezifischen Verhaltens eingeschränkt werden.«[10]

Die Kunst der Ethik der Ehrfurcht vor allem Leben besteht also darin, durch einen hartnäckigen Abwägungsprozeß zwischen den konfligierenden Überlebensinteressen einen möglichst weitgehenden Ausgleich herbeizuführen. Was wären die menschlichen Lebensverhältnisse ohne diese Bemühung?!

Die bisher beschriebene Struktur ist also eine Ermutigung zu einem Diskurs, der den Verantwortlichen zwischen seinen eigenen Lebensbedürfnissen und denen seiner Mitgeschöpfe diskursiv hin- und hergehen läßt. Dabei können mit dem ethischen Grundimpuls durchaus wissenschaftliche Erkenntnisse (vergleichende Verhaltensforschung, Physiologie, Ökologie) und praktische Erfahrungen (Tierhaltung, Tierzucht) Hand in Hand gehen. Und in der Tat würde eine solche Linie eines diskursiv-abwägenden Handlungskalküls zu ganz anderen Ergebnissen führen, als es beispielsweise bei der unter dem Druck von Hochleis-

---

[9] Vgl. Schweitzer, A.: Die Weltanschauung der Ehrfurcht vor dem Leben. Kulturphilosophie III. Dritter und vierter Teil. Günzler, Claus/ Zürcher, Johann (Hrsg.). München 2000.
[10] Teutsch, G. M.: Die Würde der Kreatur. Erläuterungen zu einem neuen Verfassungsbegriff am Beispiel des Tieres. Bern 1995.

tung und Kapitalinteressen stehenden Landwirtschaft der Fall ist. Aber dieser Weg kann hier nur angedeutet werden.

Unser Interesse ist vielmehr auf die Frage gerichtet, in welcher Weise die Ethik Schweitzers im humanen Bereich beim Streit um Bioethik und Biopolitik weiterhelfen könnte. Hier ist der allgemeine Überlebenskonflikt zwischen den miteinander konkurrierenden Interessen insofern noch unmittelbarer, als es sich um die Konkurrenz zwischen Gleichgestellten handelt. Unmißverständlich unterstreicht Albert Schweitzer:

> »Auch hinsichtlich des Verhaltens zu Menschen wirft uns die Ethik der Ehrfurcht vor dem Leben in erschreckend unbegrenzte Verantwortung. Wieder bietet sich keine Lehre über den Umfang der erlaubten Selbsterhaltung; wieder heißt sie uns, uns in jedem Falle mit der absoluten Ethik der Hingebung auseinanderzusetzen. Nach der Verantwortung, die ich in mir erlebe, muß ich entscheiden, was ich von meinem Leben, meinem Besitz, meinem Rechte, meinem Glück, meiner Zeit, meiner Ruhe hingeben muß und was ich davon behalten darf.«[11]

Dem Gelehrten, so unterstreicht Schweitzer in diesem Zusammenhang, kann es nicht erlaubt sein, »nur seiner Wissenschaft zu leben«. Und natürlich ist es auch hier – selbst bei sorgfältigster Prüfung – unvermeidlich, »durch Schädigung von Leben schuldig zu werden.«[12]

Man kann nicht erwarten, in Schweitzers Kulturphilosophie unmittelbare Hinweise zu finden, die uns in der Bioethik-Auseinandersetzung weiterhelfen könnten. Aber von Schweitzers Grundansatz her, daß der Mensch um den Wert aller menschlichen Existenz wissen kann, ergibt sich ein hilfreicher Vorbehalt gegenüber allen interessenbedingten Verfügungsabsichten, wie sie in Biologie und Medizin im Spiel sind: Präimplantationsdiagnostik, Embryonenforschung, Klontechnik und Stammzellforschung. Es gibt kein lebensunwertes Leben, weder am Anfang noch am Ende der menschlichen Existenz. Das spezifische Bedürfnis des frühen Embryos ist es, die in ihm liegende Potenz zur Entfaltung zu bringen. Zu seiner besonderen Situation gehört es, in die Beziehung zwischen Zeugendem und Empfangender eingebunden zu sein. Das ist seine soziale Dimension, die nicht zuletzt in der Geburtlichkeit seiner Existenz zum Ausdruck kommt. Nie geht es um den isolierten Keim, sondern immer um die soziale Bezüglichkeit seiner Existenz, dann aber auch über die Stunde seiner Geburt hinaus. So gesehen wird der Mensch als Mensch geboren, ist er vor der Geburt »Mensch in nuce« (Ernst-Wolfgang Böckenförde) oder mit den Worten Regine Kolleks: ein »potenziell handlungsfähiges menschlichesWesen«.[13]

---

[11] Schweitzer, A.: Gesammelte Werke in 5 Bänden, Bd. 2. München 1986, S. 390-391.
[12] Schweitzer, A., S. 396.
[13] FAZ v. 30.12.2003, S. 11.

Legt man Schweitzers Ethik im Sinne jener ausnahmslosen Hochschätzung aller menschlichen Lebensformen konsequent auf die Keimesentwicklung des Menschen aus, so gibt es keine Möglichkeit, irgendein Stadium aus dieser Garantie herauszunehmen und für welche wissenschaftlichen Zwecke auch immer verfügbar zu machen. Wir sind damit auch in unmittelbarer Nähe zu Kants Bestimmung der Menschenwürde, nach der andere Menschen »niemals bloß als Mittel«, sondern immer »als Zweck an sich selbst« zu achten sind.[14] Nun enthält Schweitzers Ethik aber jene Grundstruktur des Diskurses, bei der in Achtung vor der allgemeinen Kreatur- und Menschenwürde der spezielle Eigenwert aller beteiligten Existenzen ins Kalkül gerückt wird. Bietet die Verpflichtung zur Differenzierung im allgemeinen Überlebenskonflikt nicht vielleicht doch die Möglichkeit, die Schutzgarantie zugunsten des menschlichen Keims zu relativieren, wenn hochrangige therapeutische Ziele geltend gemacht werden? Also doch Embryonenforschung, auch im Namen Albert Schweitzers?

Davon kann unter Berücksichtigung der zuvor beschriebenen Argumente beim besten Willen nicht die Rede sein. Es wäre ja auch eine Verzerrung der von Schweitzer gemeinten Widersprüchlichkeit in der ethischen Existenz, biotechnische Verfügungsabsichten wie Präimplantationsdiagnostik, Embryonenversuche, therapeutische Klonierungsstrategien, Stammzellforschung mit embryonalen Stammzellen als unausweichliche Zwangsbedingungen in der allgemeinen Überlebenskonkurrenz darstellen zu wollen. Es handelt sich hierbei vielmehr um Strategien, die wissenschaftlichen und wissenschaftspolitischen Erwägungen mit mehr oder weniger Plausibilität entspringen. Aber Zwangsbedingungen menschlicher Existenz, aufgrund deren wir ungeborenes menschliches Leben opfern müßten, sind das gewiß nicht. Und folgerichtig käme es nun darauf an, in Ansehung der Menschenwürde aller Keimesstadien über andere Forschungswege »ohne Menschenopfer« nachzudenken: Solidarität statt Selektion, Forschung an adulten statt an embryonalen Stammzellen, Gendiagnostik als untergeordnetes Instrument sozialer Beratung. Das Feld einer humanen, nichtselektiven Medizin mit ganz neuen Sensibilitäten und darum auch ganz neuen Methoden, kann nicht weit genug gedacht werden. Es muß aber erst unter Anleitung durch die Ehrfurcht vor allem Leben entdeckt werden. Die von Albert Schweitzer intendierte Differenzierung zwischen der allgemeinen Lebensachtung und der Anerkennung spezieller Lebensbedürfnisse könnte hier weiterhelfen.

Es gibt die vieldiskutierte.Situation der sogenannten überzähligen Embryonen. Das Zustandekommen überzähliger Embryonen resultiert nicht zuletzt aus mangelnder Umsicht bei dem Verfahren der Laborbefruchtung. Es gibt daneben

---

[14] IMEW (Institut Mensch, Ethik, Wissenschaft) Blattreihe ›Konkret 2‹: Menschenwürde. Berlin September 2002; vgl. auch Baranzke: Würde der Kreatur?, S. 309 ff.

aber auch in vielfacher Variation die direkte Absicht zur Erzeugung von Embryonen zu Forschungszwecken. Die Situation in den Mitgliedsländern der Europäischen Union ist da sehr verschieden. Tatsache ist, daß ich in vielen Ländern, so vor allem auch in den westlichen Industriestaaten, Banken mit überzähligen Embryonen gebildet haben. Diese befinden sich in einer spezifischen Aussituation. Sie sind ihres sozialen Bezuges beraubt und von daher auch der Chance dafür, daß sich die in ihnen liegende Potenz eines Tages entfalten kann. Im Blick auf diese Fälle sind drei Handlungsoptionen diskutiert worden: 1. Inanspruchnahme für eine Schwangerschaft, 2. Beendigung der Existenz, 3. Einbeziehung in die Stammzellgewinnung.

Die Ethik der Ehrfurcht vor allem Leben ermöglicht unter Kenntnisnahme der geschilderten Situation zunächst eine klare Handlungsanweisung: Die Erzeugung überzähliger Embryonen – auf welchem Wege auch immer – ist unter Wahrnehmung der gebotenen Sorgfaltspflicht auf jeden Fall zu vermeiden. Die Erzeugung von Embryonen zu Versuchszwecken ist aus Gründen der Ehrfurcht vor allem Leben nicht zu rechtfertigen. Das gilt auch für hochrangige therapeutische Absichten. Nicht nur das generative Klonen im Sinne der Erzeugung einer neuen gewünschten Generation, sondern auch das therapeutische Klonen kann unter Hinweis auf die Ethik Albert Schweitzers nicht gerechtfertigt werden. Im Blick auf die bereits vorhandenen überzähligen Embryonen können unter strikter Beachtung der besonderen Einmaligkeit dieser Situation die oben genannten Wege 1 und 2 erwogen werden. Unter der hier entwickelten Perspektive ist auch die für Deutschland geltende Ausnahmeregelung einer auf Zeit gestatteten Stammzellforschung (mit importierten embryonalen Stammzellen) verwerflich.

Wer die lange Geschichte der modernen Biologie zur Kenntnis nimmt und dabei gerade auch die aufregenden Entdeckungen der Genetik und der Entwicklungsphysiologie des 19. Jahrhunderts berücksichtigt, der steht natürlich vor der Frage, ob die Embryonenforschung mit ihren verschiedenen Varianten – auch unter Berücksichtigung der internationalen Situation – überhaupt noch aufgehalten, modifiziert und eingegrenzt werden kann. Ist der Geist nicht längst aus der Flasche? Haben jene Möglichkeiten der biotechnischen und feinphysiologischen Steuerung im Keimbereich nicht längst das Bewußtsein der Forscher und der potenziellen Nutzer und damit auch der interessierten Öffentlichkeit so tief geprägt, daß die biotechnische Selbstmanipulation des Menschen als unaufhaltsam angesehen werden muß? Treten wir in das von Sloterdijk angekündigte Zeitalter der »Anthropotechnologie« ein? Und es fehlen natürlich auch nicht die Politiker aus allen Lagern, die im Blick auf den biotechnischen Fortschritt im humanen Bereich von Renditen und Arbeitsplätzen träumen.

Auf der anderen Seite sind die Vorbehalte großer Teile der Öffentlichkeit gegenüber einer solchen Entwicklung überraschend stark. Eine Medizin, die ihre therapeutischen Fortschritte mit Embryonenversuchen zu gewährleisten trachtet

– wer hätte dabei ein gutes Gefühl?! Die Vorbehalte, die wir alle spüren, haben – eingestanden oder nicht eingestanden – mit den vorpositiven Garantien für die Würde des Menschen (auch der Mitgeschöpfe) zu tun. Die Einen vermögen diese Garantien ernstzunehmen, für die Anderen sind sie im Zuge der neuzeitlichen Aufklärung und der damit in Zusammenhang stehenden positiven Wissenschaften erledigt. Diese Trennungslinie geht durch die Juristen, die Natur- und Gesellschaftswissenschaftler, die Philosophen und auch die Bürgergesellschaft mitten hindurch. Ja, auch manche theologischen Ethiker sind auf rührend-anrüchige Weise bemüht, das utilitaristische Kalkül zugunsten einer begrenzten Embryonenforschung geltend zu machen. Gibt es also noch eine Chance für einen anderen Weg einer lebensschonenden Wissenschafts- und Technikkultur?

Man kann bei Albert Schweitzer lernen, was es heißt, im Bewußtsein aufklärerischen Denkens jene vorpositive Garantie für das Leben in allen seinen Varianten als unverzichtbare Grundeinstellung ernstzunehmen. Schweitzer unterstreicht immer wieder, daß seine Ethik der Ehrfurcht vor allem Leben aus dem Boden einer fundamentalen »Lebens- und Weltbejahung« erwächst. Der Mensch spricht bei der Gestaltung seiner Lebensverhältnisse (in seinem Lebenwollen) dieses Ja. Aber dieses Ja ist die Antwort auf ein tieferliegendes Ja, aus dem heraus jene Vielfalt der Lebensstrukturen entstand, die von Natur- und Gesellschaftswissenschaftlern, Philosophen und Juristen beschrieben und fortgeschrieben werden. Wer sich auf die Vordergründigkeit wissenschaftlicher Strukturanalysen beschränkt, sollte die Offenheit dieser Systeme für die sie bedingende Grundgarantie zumindest nicht prinzipiell ausschließen. Sie ist die Bedingung der Möglichkeit dafür, in einer rätselhaften Welt menschlich und mitgeschöpflich zu existieren. Albert Schweitzer war es nicht beschieden, bei seinem Einsatz für das Leben die Menschheit durch seine Warnungen von der Belastung durch die atomaren Waffen zu befreien. Aber er hat Wege des Friedens aufgezeigt, die heute noch dahin führen, die atomare Gefahr zu bekämpfen und durch Schritte der Um- und Abrüstung zu modifizieren. Diese langfristige Zähigkeit ist auch bei der Auseinandersetzung um die soziale Einbettung des biotechnischen Fortschritts die einzige Hoffnung.

III.

Gentechnik zwischen Gesunderhaltung

und Schweitzers Ehrfurchtsethik

Hartmut Dunkelberg

Heilung durch Präimplantationsdiagnostik und Stammzelltherapie?

Ein Beitrag zur Selbstfindung des Gesundseins

Das Denken der Menschheit
ist noch nicht am Ziele.[1]

Die Fortpflanzungsmedizin hat in den vergangenen 30 Jahren eine dynamische Entwicklung erfahren und damit heftige Debatten um ethisch umstrittene Methoden in Therapie und Forschung ausgelöst. Den Auseinandersetzungen um die Legalisierung des Schwangerschaftsabbruchs in den 70er und 80er Jahren folgte die Diskussion um die In-vitro-Fertilisation. Heute sind Forschung an Embryonen und embryonalen Stammzellen, therapeutisches Klonen und Präimplantationsdiagnostik die strittigen Themen.

Ziel dieses Beitrages ist es, vor allem diese neuen Verfahrenstechniken als Ergebnis eines medizinisch-naturwissenschaftlichen Prozesses der Methodenentwicklung mit Aspekten der Ethik und mit den Theorien zur Gesundheit des Menschen zu verbinden und kritisch zu hinterfragen.

1. Einführung

Noch in ihrer Pressemitteilung vom 19. März 1999 hatte die Deutsche Forschungsgemeinschaft (DFG) als wissenschaftliche Dachorganisation erhebliche rechtliche und ethische Bedenken gegenüber der Entnahme von embryonalen Stammzellen geäußert und unter Bezug auf das Embryonenschutzgesetz von 1991, das eine solche Entnahme verbietet, auch keinen Handlungsbedarf angemahnt.[2] Es ist jedoch bemerkenswert, daß bereits in dieser Stellungnahme der

---

[1] Schweitzer, A.: Die Weltanschauung der Ehrfurcht vor dem Leben. Kulturphilosophie III. Dritter und vierter Teil. Günzler, C./ Zürcher, J. (Hrsg.). München 2000, S. 226.

[2] Deutsche Forschungsgemeinschaft: Große Chancen für die Medizin – rechtliche und ethische Bedenken. Stellungnahme der Deutschen Forschungsgemeinschaft zum Problemkreis »Humane embryonale Stammzellen« – »Derzeit keine Handlungsbedarf für eine Änderung der deutsche Rechtslage«. Pressemitteilung Nr. 10 vom 19. März 1999.

Schutz der Gesundheit des Embryos nicht als Argument eingebracht wird. Die Gesundheit des Menschen zu fördern, sein Leben zu erhalten und auch das Leben des menschlichen Embryos zu schützen, sind jedoch Grundlage ärztlichen Handelns. »Der Arzt ist grundsätzlich verpflichtet, das ungeborene Leben zu erhalten«, so heißt es in der Berufsordnung (§ 14) für deutsche Ärztinnen und Ärzte.[3] Ebenso bestimmt die Berufsordnung (Kapitel D, Punkt IV »Pflichten in besonderen Situationen«):

> »Die Erzeugung von menschlichen Embryonen zu Forschungszwecken ... und die Forschung an menschlichen Embryonen und totipotenten Zellen sind verboten.«

Der in der DFG-Erklärung von 1999 im Ansatz erkennbaren Zielrichtung, die Forschung am menschlichen Embryo unter Preisgabe seines Lebens zu rechtfertigen und voranzubringen, folgte bereits zwei Jahre später eine neue, als Stufenplan bezeichnete Standortbestimmung der DFG. Hier spricht sie sich mit Blick auf die Interessen der Wissenschaftler und auf ein vermeintliches Interesse der Patienten dafür aus,

> »zunächst die existierenden Möglichkeiten wie den Import von Stammzelllinien zu nutzen und an einer internationalen Standardisierung für die Herstellung und die Nutzung humaner embryonaler Stammzellen mitzuarbeiten, die Wissenschaftlern in Deutschland eine Beteiligung an der internationalen Forschung mit embryonalen Stammzellen ermöglichen würde«.

Als zweiten Schritt, falls erforderlich, schlägt die DFG dem Gesetzgeber vor,

> »in Überlegungen einzutreten, Wissenschaftlern in Deutschland die Möglichkeit zu eröffnen, aktiv an der Gewinnung von menschlichen embryonalen Stammzelllinien zu arbeiten«.[4]

Der sich aus der Wissenschaft selbst entwickelnde Druck, die Forschung an embryonalen Stammzellen in Deutschland rechtlich zu ermöglichen, mündete schließlich in den gemeinsamen Appell verschiedener Wissenschaftsorganisationen vom 25.1.2002. Es waren hier die Präsidenten der Leibniz-Gemeinschaft, der Helmholtz-Gemeinschaft, der Hochschulrektorenkonferenz, der Frauenhofer-Gesellschaft und der DFG, die im Sinne einer Güterabwägung zwischen »Schutz auch der frühesten Formen menschlichen Lebens« und dem Ziel, »Erkenntnisse über sämtliche Phasen der embryonalen Entwicklung zu nutzen, um schwere Leiden frühzeitig zu erkennen, bekämpfen und heilen zu können«, die Politik aufforderten, die Forschung an embryonalen Stammzellen in Deutschland zu ermöglichen.[5]

---

[3] Bundesärztekammer 1997 (Muster-)Berufsordnung für die deutschen Ärztinnen und Ärzte. Dt. Ärzteblatt 94, A 2354-A 2363.

[4] Deutsche Forschungsgemeinschaft: Neue Empfehlungen der DFG zur Forschung mit menschlichen Stammzellen. Stufenplan zur Standardisierung und internationalen Kooperation – Forschung an »überzähligen« Embryonen unter strengen Auflagen. Pressemitteilung Nr. 16, 3. Mai 2001.

[5] Deutsche Forschungsgemeinschaft: Allianz geschlossen für Import embryonaler Stammzellen. Pressemitteilung Nr. 5 vom 25. Januar 2002.

Mit Datum vom 1.7.2002 trat dann das Stammzellgesetz (StammZG) in Kraft, das den Import von embryonalen Stammzellen unter bestimmten Bedingungen zuläßt. Die uneingeschränkte Absage an die Gewinnung und Verwendung von embryonalen Stammzellen wurde somit vom Gesetzgeber wie auch den führenden Wissenschaftsorganisation in Deutschland aufgegeben. Die nun eingetretene Entwicklung kennzeichnete der Präsident der Bundesärztekammer in Verbindung mit der Frage zur jüngsten Stellungnahme der DFG zugunsten der embryonalen Stammzellforschung in folgender Weise:

>Die Stammzellforschung ist nicht neu und auch nicht mehr aufzuhalten. Es handelt sich um eine weltweit stattfindende Entwicklung, die man dadurch, Deutschland sich aus dieser Diskussion heraushalten würde, nicht verhindert«.[6]

Zur Präimplantationsdiagnostik hatte die Bundesärztekammer einen Diskussionsentwurf für eine Richtlinie vorgelegt, der eine Flut kontroverser Stellungnahmen im Ärzteblatt auslöste. Der Entwurf bringt die unvermeidbare innere Widersprüchlichkeit dieser ärztlichen Methode zum Ausdruck. So hält er einerseits am Leitgedanken der »Schutzbedürftigkeit des ungeborenen Lebens«, an der Absage »jeder Art eugenischer Selektion« und am Respekt vor »allen Menschen einschließlich denen mit geistigen, seelischen und körperlichen Beeinträchtigungen« fest, auf der anderen Seite wird die Präimplantationsdiagnostik mit Formulierungen der Güterabwägung wie »Ausnahme vom Tötungsverbot ... vor dem Hintergrund eines abgestuften Schutzkonzeptes« begründet.[7]

Die Forschung an embryonalen Stammzellen, das therapeutische Klonen und die Präimplantationsdiagnostik werfen somit Fragen von besonderer Tragweite auf, die in Öffentlichkeit und Fachwelt intensiv und kontrovers diskutiert werden. Insbesondere geht es um den Lebensschutz des menschlichen Embryos, um die Frage seiner Menschenwürde, um die Rechtfertigung einer verbrauchenden Forschung an menschlichen Embryonen und um den Einstieg in die Eugenik durch Anwendung der Präimplantationsdiagnostik. Auf den ersten Blick scheint die ethische Frage im Vordergrund zu stehen: Ist das Leben des menschlichen Embryo in jedem Fall zu schützen oder soll es im Sinne einer Güterabwägung gegenüber anderen vorrangigen Werten und Zielen zurücktreten? Hierfür lassen sich zwei Extrempositionen anführen.[8] Die eine Position weist dem Embryo keinen moralischen Status zu, da die hierfür erforderlichen Merkmale personaler Eigenschaften wie Handlungsfähigkeit, Reflexionsfähigkeit usw. fehlen würden. Die Gegenposition spricht dem Embryo den vollen moralischen Status und Le-

---

[6] Jachertz, N.: Präimplantationsdiagnostik. Interview mit Professor Dr. med Jörg-Dietrich Hoppe, dem Präsidenten der Bundesärztekammer und des Deutschen Ärztetages, über PID, PND, Embryonenschutz und die Haltung der Ärzteschaft. Dt Ärztebl 98: A1292-A1296.

[7] Bundesärztekammer: Diskussionsentwurf zu einer Richtlinie zur Präimplantationsdiagnostik. Dt. Ärzteblatt 97: A 525-A 528.

[8] Düwell, M.: Präimplantationsdiagnostik – eine Möglichkeit genetischer Frühdiagnostik aus ethischer Perspektive. Ethik Med 11, S. 4-25.

bensschutz zu und begründet dies damit, daß die Personalität sich kontinuierlich aus dem embryonalen Zustand entwickelt und für den Embryo dieser Entwicklungsprozeß von moralischer Relevanz ist.

Voraussetzung jeder ethischen Bewertung ist es, sich das fragliche Schutzobjekt in allen seinen Dimensionen des Erkennens und Erfahrens möglichst klar und vorbehaltlos zu vergegenwärtigen. Die Frage: Was ist der menschliche Embryo? muß also geklärt sein. Denn unsere Einstellung und unser Verhalten gegenüber den Frühformen der vorgeburtlichen menschlichen Entwicklung werden im hohen Maße auch von unserem Wissen und Verständnis dieser Frühphase und von den naturwissenschaftlichen Erkenntnissen zur embryonalen Entwicklung beeinflußt. Hier geht es unter anderem um den Beginn des menschlichen Lebens und um die frühe physische, psychische und personale Entwicklung des Menschen. Ungeachtet der rechtlichen, ja sogar der verfassungsrechtlichen Vorgaben und der ethischen Rechtfertigung der Schutzwürdigkeit des Embryos sollen daher zunächst die relevanten wissenschaftstheoretischen Modelle zur Erklärung biologischer Phänomene und damit auch embryonaler Lebensprozesse näher betrachtet werden, denn diese bilden die Grundlage für unser heutiges Verstehen, Werten und Handeln. Waren es doch die führenden wissenschaftlichen Organisationen selbst, die maßgeblich an der medizinischen und ethischen Diskussion beteiligt waren und die Entwicklung bis zum heutigen Stand bestimmt haben.

2. Der menschliche Embryo – medizintheoretische Wege zu seiner Erkundung

In Biologie und Medizin erfolgt spätestens seit Virchow der wissenschaftliche Erkenntnisgewinn nach dem kausal-mechanistischen Modell. Der menschliche Organismus wird beschrieben, indem Funktionen von Organen oder von Zellen mit den nachweisbaren molekularen Strukturen und ihrer Dynamik erklärt werden. Abweichungen vom Normalbefund signalisieren Krankheiten oder Krankheitsrisiken. Ziel ist es, die Einflüsse bestimmter Umweltfaktoren auf den Menschen im Sinne von Ursache und Wirkung zu bestimmen oder die Grenzen von Belastbarkeiten z.B. mit Schadstoffen durch Reaktionsmechanismen und Eliminationsgeschwindigkeiten zu erklären. Dadurch ist es möglich, Körperfunktionen zu steuern oder Organe von einem biologischen System in ein anderes zu übertragen. Der Vorteil dieses Verfahrens besteht darin, daß es krank und gesund über die Normabweichung unterscheiden kann und es mit einem klinisch-chemischen Gesundheitscheck operationalisierbar ist. Es orientiert sich weitgehend an dem Vorbild mechanistisch-technischer Vorgänge mit ihren statischen und dynamischen Funktionsparametern und dem Prinzip der Gliederung in Teilkomponenten, die intakt oder defekt sein können. Diese heute die ärztliche Tätigkeit bestimmende Methodik ist pragmatisch auf Krankheit und auf Bekämpfung ihrer Ursachen ausgerichtet, indem Erreger und Noxen identifiziert, mit morphologischen, strukturellen und funktionellen Normabweichungen verbunden und hierzu schließlich geeignete Therapiemaßnahmen entwickelt werden. Auch im Gesundheitsverständnis des Patienten hinterließ dieses Konzept seine Spuren. Er fordert ein »Recht auf Gesundheit« und erwartet von der Medizin, daß sie Organdefekte und gestörte Funktionsabläufe beheben und Gesundheit wiederherstellen kann.[9]

So erfolgreich sich dieser Ansatz für die Klärung von Krankheitsprozessen und die Entwicklung von Behandlungsmaßnahmen erwies, zum Verständnis des Entstehens von Gesundheit konnte das kausalmechanistische Modell wenig beitragen. Die Frage, welche Systemeigenschaften Gesundheit hervorbringen und was die zentralen gesundheitsgenerierenden Faktoren des Lebens und insbesondere des menschlichen Lebens vom Embryo bis zum Alternden sind, werden von diesem Konzept kaum erschlossen.

Nach v. Uexküll und Wesiack erfaßt das kausalmechanistische Modell nur die pragmatische Seite von Lebensvorgängen, indem allein die funktionalen Abläufe in ihren Teilkomponenten experimentell erschlossen und verfügbar werden.[10] Von Uexküll und Wesiack entwickelten daher ein zirkuläres Modell zum Verständnis von Gesundheit, das die nach außen und innen gerichteten Interaktionen eines Lebewesens zu Regelkreisen schließt und den Ursache-Wirkungs-Zusammenhang erweitert. In diesem Modell wird neben der Funktion auch die inhaltliche Bedeutung als Leistung der biologischen Organisation erfaßt. Im Unterschied zu den Steuerungen in der Technik, sind die Sollwerte bei Pflanze, Tier und Mensch aktive Eigenleistungen dieser Organismen. Sie entsprechen Codes und fungieren als zentrale Stellen, welche die eintreffenden und durch Rezeptoren erfaßten Signale interpretieren und zu Antworten umformen. Die Besonderheit der belebten Natur besteht nach diesem so genannten zeichentheoretischen Modell also darin, daß Lebewesen den unterschiedlichen Objekten einer zunächst neutralen Umwelt eine Bedeutung zuweisen und mit eigenen Bedürfnissen verbinden. Diese aktive Leistung, äußere Faktoren durch einen eigenen Interpretanten mit spezifischen Bedeutungen zu verbinden, kennzeichnet Lebewesen und macht sie zu Subjekten autonomen Verhaltens. Alle Aktivitäten von Lebewesen sind Interpretationen und kreative Leistungen, durch die besondere Bedeutungszusammenhänge begründet werden: Wachstum, Vermehrung, Wahrnehmung, und Fortbewegung sind solche Leistungen, bei denen innere Bereitstellungen durch spezifische äußere Faktoren modifiziert und zu spezifischen Funktionen verknüpft werden.

Jedes Lebewesen, auch der Embryo, entwickelt ein eigenes Zeichensystem aufgrund dieser Qualität seines Selbst. Während technische Automaten Zeichen-

---

[9]   Schipperges, H.: Die Vernunft des Leibes. Herkunft und Zukunft 4. Graz 1984, S. 56.
[10]   Uexküll, Th. v., Wesiack, W.: Theorie der Humanmedizin, Grundlagen ärztlichen Denkens und Handelns. München [3]1998.

systeme simulieren, indem ihnen die Sollwerte von ihrem Konstrukteur einge-
geben wurden, also keine eigenen Zeichen hervorbringen, sind Lebewesen Träger eines sich stammesgeschichtlich und vom befruchteten Ei bis zum ausgebil-
deten Organismus differenzierenden Selbst. In dieser Weise beginnt das Leben
des Menschen mit den ersten biologischen Beziehungen als Embryo zur Innen-
und intrauterinen Umwelt, wie auch die Schwangere gleichermaßen biologische
und psychologische Beziehungen aufbaut.

Das einem bestimmten Organismus zur Verfügung stehende System von Be-
deutungszuweisungen ist einmal anlagebedingt vorgegeben, wird aber vom
Zeitpunkt der Befruchtung bis zum Tod in seinen Teilkomponenten unterschiedlich aktiviert und deaktiviert. Daraus ergeben sich in Wechselwirkung mit der
Umwelt die Entwicklungsprozesse in der individuellen Lebensgeschichte. Dieser Wandel bezüglich Form und Verhalten ist im Entwicklungszyklus von Insekten mit Raupen- und Schmetterlingsstadium besonders offensichtlich. Aber auch
in der vorgeburtlichen Entwicklung des Menschen werden beispielsweise Entwicklungsstadien durchlaufen, die weitgehend denen von Vögeln, Reptilien und
anderen Säugern gleichen.

Der Unterschied zwischen Maschinen und Lebewesen besteht nach dem zeichentheoretischen Modell also darin, daß alle Transformationen bei Maschinen
und technischen Einrichtungen vom Menschen eingebracht sind, Lebewesen a-
ber durch ihre Eigenaktivität und biologische Kreativität hierzu selbst befähigt
sind. Durch diese Übersetzungsprozesse erzeugen Lebewesen ihre eigene Wirklichkeit, v. Uexküll spricht in diesem Zusammenhang von einer biologischen
Kreativität und biologischen Phantasie. Damit soll nun keineswegs – etwa im
Sinne des Vitalismus – eine spirituelle Kraft den materiellen und körperlichen
Strukturen beigeordnet werden. Es wird vielmehr festgestellt, daß die elementa-
ren Strukturen und Abläufe im lebenden Organismus immer so konfiguriert
sind, daß durch Regelprozesse selbständige, organisatorische Einheiten in einer
Subjekt-Objekt-Beziehung zur Umwelt entstehen und aufrechterhalten werden.
Werden aus diesem umfassenden Modell nur die Relationen und die entsprechenden biochemisch-physiologischen Vorgänge isoliert, untersucht und betrachtet, dann wird das System kausal-mechanistisch erklärt, d.h. es wird allein
das Faktische kausalanaloger Abläufe identifiziert, es werden aber nicht die E-
lemente der Transformation und Bedeutsamkeit erfaßt. Die Festlegungen und
Verknüpfungen sind als Einflußfaktoren experimentell zugänglich und ermöglichen so die Steuerbarkeit biologischer Vorgänge.

Wenn also die Generierung eigener Sollwerte und Beziehungsstrukturen ein
Merkmal des Lebendigen ist und umgekehrt das technische Einbringen solcher
Regelkreise typisch für Konstruktionen von Maschinen ist, dann müssen entsprechende biotechnische Modifikationen an Lebewesen auch dem Bereich der
Technik zugewiesen werden. Schritte dieser Art z.B. an Pflanzen und Tieren
sind die gentechnischen Manipulationen, um bestimmte Änderungen ihrer Eigenschaften zu erreichen. Gelingt dieser biotechnische Eingriff und sind die so

veränderten Organismen weiterhin lebensfähig, dann haben wir es gewissermaßen mit einer Hybridisierung zweier Systeme zu tun, dem technisch-fremdbestimmten und dem biologisch-autonomen System.[11] Ein solches Mischwesen, eine Chimäre aus Technik und naturhafter Kreativität, hat zwar weiterhin allein kraft seiner Lebendigkeit noch Anteil an biologischer Spontaneität und Phantasie, die technisch eingebrachten Veränderungen, die fremden Sollwerte und Regelmechanismen reduzieren aber die Einheit des eigenen Selbst um dieses Maß der Fremdbestimmung. In dem Umfang der eingebrachten gentechnischen Veränderung ersetzen wir die Wahrnehmung eines autonomen Selbst bestenfalls durch die Wahrnehmung einer im Sinne der Zielsetzung erfolgreichen biotechnischen Intervention. Im gleichen Umfang treten in Abhängigkeit von unserer persönlichen Wahrnehmung anstelle von entgegengebrachter Ehrfurcht oder respektvoller Akzeptanz das Gefühl der Beherrschung von Lebewesen und des Erfolges durch Unterdrückung der Eigenständigkeit des Lebens. Anstelle der Wahrnehmung des »Du« tritt mehr und mehr das »Ich«, und anstelle von lebendiger Kommunikation und Gesundheit treten Manipulation und technisches Können.

Es wird jetzt deutlich, daß die Verletzung des autonomen Selbst, also der naturhaften Lebendigkeit erst durch einen systemtheoretischen Zugang wie das zeichentheoretische Modell erfahrbar und erfaßbar wird, während das kausalmechanistische Modell mit seinen ausschließlich deskriptiven Kategorien des externen Beobachters oder Akteurs für die Dimension des Selbst, der Autonomie und der Eigenwertigkeit blind ist.

Entscheidend ist nun aber, daß wir in jedem Fall den Begriff der Würde oder Ehrfurcht nur auf Objekte anwenden, die das autonome Selbst verkörpern. Wir sind nicht bereit, diese Attribute auch auf Maschinen zu beziehen. Somit verwehrt uns dieses Muster der Wahrnehmung und der Interpretation, Maschinen und gentechnische Produkte in den Rang eines moralischen Status zu erheben. Andererseits bestehen keine Probleme, Erkrankten Würde zuzuweisen oder Ehrfurcht entgegenzubringen. Würde und Ehrfurcht beziehen sich immer auf ein lebendiges Gegenüber, das kraft seines Selbstseins diese Art der Kommunikation möglich macht.[12] Das Entgegenbringen von Ehrfurcht vor einem Lebewesen ist damit nicht eine Frage von Krankheit oder Gesundheit, sondern eher eine Frage der Verwurzelung des Lebewesens in der Unverfügbarkeit des Selbstseins. Pro-

---

[11] Dunkelberg, H./ Grätzel, S.: Sichern die etablierten Beurteilungskriterien zur angewandten Gentechnik im Lebensmittelbereich das Schutzziel Gesundheit? Ein umwelt-medizinisch-philosophischer Beitrag. Das Gesundheitswesen 56, S. 672-679.
[12] Eibach, U.: Gentechnische »Produktion« von Pflanzen und Tieren – eine theologisch-ethische Beurteilung. In: Dunkelberg, H. (Hrsg.): Lebensmittel durch Gentechnik? Beiträge aus Theologie, Philosophie, Biochemie, Ökonomie und Medizin. Frankfurt/M. 1999, S. 9.

dukte technischer Art sind restlos abhängig von ihrem Konstrukteur und können daher nicht mit diesen Attributen verbunden werden.

Man könnte nun mit Blick auf gentechnische Verfahren einwenden, daß die Aufnahme von Genen und die neuartige Zusammensetzung des Erbgutes auch ein in der Natur verbreitetes, also natürliches Phänomen ist. Bakterien können beispielsweise Gensequenzen aus der Umgebung aktiv aufnehmen. Oder Infektionen durch Viren führen zu einer Veränderung des Erbgutes des Wirtes bei Pflanze und Tier und Mensch. Dieser ganz offensichtlich auch Gene betreffende Stofftransfer bestätigt aber nur, daß die Selbstregulation ein übergeordnetes Prinzip ist und Gene Komponenten des Zellsystems sind, das ein organisatorisches Selbst bildet.

Ein sozialwissenschaftliches Modell zur Erklärung von Gesundheit hat Antonovsky entwickelt, indem er dem pathogenetischen Erklärungsmodell das Prinzip der Salutogenese, der Gesundheitsbildung und -erzeugung, zur Seite gestellt hat.[13] Unter Salutogenese wird verstanden, daß der lebende Organismus wirksame Faktoren bereitstellt, um dem ständigen Druck hinsichtlich Abbau und Zerfall, also einer zunehmenden Entropie und Unordnung entgegenzuwirken. Wenn sich Gesundheit angesichts der Allgegenwart verschiedener chemischer, physikalischer und sozialer Stressoren entwickeln und behaupten kann, müssen Quellen »negativer Entropie« bis zur Zellebene gesucht und postuliert werden, die eine aktive Anpassung des Organismus an seine Umwelt ermöglichen. Mit dem aus drei Komponenten bestehenden Kohärenzgefühl hat Antonovsky die Frage »Was führt dazu, daß Gesundheit entgegen aller negativer Einflüsse, sich durchsetzt«, konzeptionell beantwortet. Das Kohärenzgefühl bezeichnet eine globale Orientierung und Grundhaltung des Menschen, die Welt als zusammenhängend und sinnvoll zu erleben. Mit Bedeutsamkeit, die eine Komponente dieses »sense of coherence« neben Handhabbarkeit und Verstehbarkeit darstellt, wird zum Ausdruck gebracht, daß man das Leben als sinnvoll erlebt und wenigstens einige Anforderungen des Lebens es wert sind, daß man sich für sie einsetzt, und in sie investiert.

Beide Modelle, das der Salutogenese und das zeichentheoretische Modell unterscheiden sich vom mechanistischen Konzept dadurch, daß sie das Hervorbringen von Bedeutsamkeiten als wichtige Eigenschaft der Lebensformen werten. Die Feststellung der dem Leben innewohnenden Bedeutungszusammenhänge wird in diesem Kontext nicht als eine vermenschlichende Erklärung von Naturvorgängen verstanden, vielmehr wird anerkannt, daß Lebensprozesse dann angemessen erklärt werden, wenn ihnen die Fähigkeit, Bedeutungszusammenhänge zu begründen, zuerkannt wird. Der Vorwurf der Vermenschlichung von

---

[13] Vgl. Antonovsky, A.: Salutogenese – Zur Entmystifizierung der Gesundheit. Tübingen 1997.

Naturphänomenen läßt sich mit dem Argument zurückweisen, daß ein Verbot der Einführung von Bedeutsamkeit in das Naturgeschehen einer falschen, nicht begründbaren Anthropozentrik entspricht, nämlich Bedeutsamkeiten allein der Vorstellungswelt des Menschen, nicht aber jedem Lebensvorgang einzuräumen. Bedeutsamkeit auf zellulärer Ebene beschreibt also allein die Tatsache, daß der Organismus bestimmte Größen der Innen- und Umwelt über Rezeptoren Signalfunktionen zuweist, damit Bedeutungszusammenhänge generiert und diese in biologischen Funktionen so fest verankert, daß sie wie Naturgesetze in bestimmten Grenzen dem Spiel von Ursache und Wirkung folgen.

Auch nach Ergebnissen der Quantenphysik ist das Naturgeschehen kein mechanistisches Uhrwerk, vielmehr befindet es sich eher im Zustand einer fortwährenden kreativen Entfaltung. Die moderne Physik geht nicht mehr von der klassischen Vorstellung von Teilchen als unveränderlichen Grundbausteinen aus. Die Beziehung ist das Primäre, der Stoff das Sekundäre.

»Deutet diese Physik doch darauf hin, die ›eigentliche‹ Wirklichkeit, was immer wir darunter verstehen wollen, im Grunde nicht mehr Realität im Sinne einer dinghaften Wirklichkeit ist. Wirklichkeit offenbart sich primär als Potentialität, als ein offenes Sowohl/Als auch...«.[14]

Ein Gesundheitskonzept, das ein In-Beziehung-Treten als wesentliches Grundelement des Lebendigen charakterisiert und dieses nicht nur als psychische, sondern primär biologische Eigenschaft versteht, ist also mit den modernen Vorstellungen der Quantenphysik ohne weiteres vereinbar. Wenn wir nun ausgehend von einem solchen Wissenschaftsbild schlußfolgern würden, daß auf der Ebene der für uns maßgebenden makroskopischen Dinglichkeit diese Potentialität besonders deutlich im embryonalen Zustand des Menschen zum Tragen kommt, dann würde gerade dem Embryo, dem prinzipiell noch jede Entwicklung offen steht, ein hohes Maß an Respekt, Ehrfurcht und Menschenwürde zuzusprechen sein.

An dieser Stelle wird auch deutlich, daß beide Theorien, das klassisch-naturwissenschaftliche kausal-mechanistische Erklärungsmodell und die Quantenphysik, für unser Natur- und Technikverständnis wichtig sind. Die Verbindung aus beiden würde vermutlich die Entstehung und Existenz gesunder Lebensformen am ehesten abbilden, aber auch unser Verhältnis zu ihnen auf eine neue wissenschaftliche Basis stellen können.

»So braucht der von uns so augenfällige Unterschied zwischen der belebten und unbelebten Form der Materie nicht davon herzurühren, daß im belebten Falle etwas gänzlich Neues, das Geistige, unvermittelt hinzukommt, sondern die belebte und unbelebte Form nur verschiedene Strukturen derselben Materie sind, einer Materie aber, die im Grunde ja gar keine Materie ist, sondern, wie es uns die moderne Physik schon andeutet, mehr einer ›em-

---

[14] Dürr, H.-P.: Wirklichkeit des Lebens. In: Fischbeck, H.-J.: Leben in Gefahr? Von der Erkenntnis des Lebens zu einer neuen Ethik des Lebendigen. Neukirchen 1999.

bryonalen‹ Form des Lebendigen gleicht. Der unbelebte Fall entspräche dann einer gut durchmischten, ausgemittelten Organisationsform in der Nähe stabiler Gleichgewichtslagen, der belebte Fall jedoch einer statisch instabilen Gleichgewichtsform«.(Ebd.)

Wenn in Medizin und Biologie, in dem entsprechenden schulischen Lehrstoff und schließlich in der verbreiteten öffentlichen Meinungsbildung die Kreativität und Subjektivität lebender Organismen ausgeblendet und nur das kausal Erklärbare beachtet wird, so ist diese Entwicklung zunächst einmal mit dem unverkennbaren Erfolg des mechanistischen Denkens in Wissenschaft und Technik zu erklären. Wegen der unbestreitbaren Bedeutung sich immer wieder bestätigender und somit kausal verknüpft erscheinender Beziehungen war es auch richtig, zunächst isoliert die Art dieser Abhängigkeiten und die Zusammenhänge zwischen »Ursachen« und »Wirkungen« zu untersuchen und darzustellen. Die (selbstgenerierten) Abhängigkeiten eines Organismus von bestimmten Umgebungsbedingungen wie auch von den in seinem Inneren ablaufenden physiologischen Prozessen konnten so durch Analyse einzelner Funktionen geklärt werden. Dieser Denkansatz bestimmt bis heute die wissenschaftliche Fragenstellung und Hypothesenbildung.

Ein weiterer wichtiger Grund für die Dominanz der kausalanalytischen Methode liegt darin, daß Qualitäten wie Subjektsein oder Selbst nicht Gegenstand wissenschaftlicher Kausalanalyse sein können und daher auch nicht integriert werden müssen, weil sie im Sinne dieses Erklärungsansatzes theoriefremd sind. Für diese Eigenschaften ist die Kausalanalyse blind, da ein experimentelles Erschließen des Subjekts mit der Methodik der Kausalkette nicht möglich ist. So können Reaktionen eines Organismus auf äußere Einflüsse gesetzmäßig ablaufen, in Einzelkomponenten zerlegt, stufenweise nachvollzogen und schließlich nutzbar gemacht werden. Der die Lebendigkeit kennzeichnende innovative Schritt aber, sensitiv für diese Faktoren zu sein, spezifische Reaktionsmuster zu entwickeln, äußere physikalische oder chemische Einflüsse zu kompensieren und in einer Gesamtreaktion des Organismus zu koordinieren, bleibt im mechanistischen Kausalmodell unzugänglich, weil dieses dem Schema von Ursache und Wirkung, nicht aber dem interaktiven Modell der Generierung von Bedeutungszusammenhängen und Sollwertfestlegungen folgt. Es gestattet somit die mechanistische Hypothese, daß die Gesamtheit und Einheit des Lebewesens zugunsten kausalanaloger Einzelmechanismen aus dem Blickfeld gerät und damit verbundene Aspekte der Rücksichtsnahme, des Respekts und der Ehrfurcht nicht ins Spiel kommen müssen. Durch Festlegung auf den Kausalzusammenhang werden Wissenschaft und Gesellschaft nicht durch Eigenwerte der Lebewesen im Naturganzen behindert, wofür auch der Umgang mit dem menschlichen Embryo ein Beispiel gibt. Als diskussionsfähig und –pflichtig gelten experimentell überprüfbare kausalmechanistische Zusammenhänge, nicht aber ganzheitliche Betrachtungen und Modelle zum Verständnis des Lebens und des Komplexes von Gesundheit und Krankheit als Systemeigenschaften. Die Gültigkeit des mechanistischen Modells bleibt demnach also auch deshalb so unangefochten,

»weil die ›materialistische‹ Deutung des Lebendigen dem weltweiten Herr-schaftsstreben hervorragend entgegenkommt«.[15]

Ein wichtiges Problem dieses mechanistischen Erklärungsansatzes besteht al-so darin, daß er die in der eigenen Methodik liegenden Grenzen der Naturer-kenntnis nicht darstellt. Der kausalanalytische Erklärungsansatz wird nicht nur als weiterführend und wichtig, sondern als in jeder Weise hinreichend und nicht ergänzungsbedürftig gewertet. Andererseits gelingt es mit diesem Ansatz nicht, Leben, seine Spontaneität, Kreativität und Autonomie zu verstehen.

Die mechanistische und labortechnische Handhabung der embryonalen Ent-wicklung und des Naturgeschehens insgesamt ist also nicht eine notwendige Folge der wissenschaftlichen Erkenntnis, sie ist vielmehr auch Folge der einsei-tigen Anwendung mechanistischer Theoriekonzepte. Der Mensch wird »zum Mitschöpfer, zum Manipulierer und Herrscher über eine mechanisch versklavte Natur.«[16] Diese Umgangsform prägt zwangläufig auch das Verständnis, das wir der belebten und unbelebten Natur dem Menschen und dem menschlichen Emb-ryo entgegenbringen.

Für unser ethisches Verhältnis zum Leben, dem eigenen und allen übrigen Lebensformen ist die gegenwärtige Situation der wissenschaftlichen Erkenntnis-lage eher eine Beeinträchtigung – man könnte auch sagen ein Unglück – als eine Hilfe, da Subjektsein und Selbst als Objekte der wissenschaftlichen Forschung nicht thematisiert werden. Für ein vorgegebenes und vorgefundenes Gefühl, für ein Bedürfnis oder einen Impuls der Wertschätzung des Lebendigen gibt es kein naturwissenschaftlich beschreibbares Phänomen und somit keine Basis, wenn wir von der mechanistisch ausgerichteten Wissenschaft ausgehen. Stünden Au-tonomie, Kreativität und Selbstorganisation im Zentrum der wissenschaftlichen Arbeit, dann hätten wir es mit einem anderen biologischen Verständnis zu tun, das sich zwar der Kausalzusammenhänge bedient, sich aber nicht ausschließlich auf sie beruft. Möglicherweise wäre es bei dem derzeitigen Entwicklungsstand der Wissens in Medizin und Biologie für unser Verhältnis zu allen Lebensfor-men, auch unter dem Gesichtspunkt des ihnen entgegenzubringenden Respekts, besser, wenn Lebensvorgänge nicht nur in Teilaspekten verstanden werden, sondern bis hin zur spontanen Erzeugung von Leben erklärt werden könnten. Ist es nicht so, daß in der jetzigen Phase der wissenschaftlichen Entwicklung ein umfassendes Detailwissen mit ungeahnten Interventions- und Eingriffsmöglich-keiten das Leben in seinem Selbstsein zunehmend bedrängt? Würden nicht mehr Anerkennung und Rücksichtnahme den Lebewesen zuteil werden, wenn Pro-zesse der Spontaneität und der biologischen Phantasie weitgehend geklärt wären und Leben sogar »in vitro« induziert werden könnte?

---

[15] Dürr, H.-P.: Unbelebte und belebte Materie: Ordnungsstrukturen immaterieller Beziehun-gen – Physikalische Wurzeln des Lebens. München 2003.
[16] Ebd., S. 11.

»Viele scheinen von einer geheimen Angst beherrscht, daß die Ehrfurcht vor dem Leben und den Lebewesen verschwinden würde, wenn wir ein lebendes System nicht nur vermehren, sondern sogar konstruieren könnten. Das ist aber Unsinn. Die Schönheit des Lebendigen ist kein Bonbon, das uns für seine Unerkennbarkeit entschädigen würde«,

so kommentierte Maturana unseren Wissensstand zur belebten Mitwelt.[17]

Betroffen von der strikten Anwendung des mechanistischen Modells sind also nicht nur die Dinge und Lebewesen um uns, sondern vor allem auch wir selbst, wenn wir nur noch biologische Mechanismen, nicht aber selbständige Einheiten und durch das Leben hervorgebrachte Identitäten wahrnehmen. Betroffen sind damit nicht nur unser ethisches Wahrnehmen und Handeln, ebenso auch unser Wohlbefinden und unser Gesundsein mit seiner Eingebundenheit in das Lebensganze.

Die ausschließlich kausalmechanistische Betrachtung des Lebendigen können wir auch mit dem in Verbindung bringen, was A. Schweitzer rückblickend als »Zusammenbruch unserer Kultur«, der »seinen eigentlichen Grund in der geistigen Krise« habe, bezeichnet.[18] Sie betrifft die Menschen, die

»vom Anfang des 19. Jahrhunderts an, wenn nicht schon früher, feststellen, daß sie in einer Zeit leben, in der es nur Fortschritte des Wissens und Könnens, aber keinen geistigen Fortschritt, sondern nur stetigen geistigen Rückschritt gibt«. »Mehr und mehr tritt bei ihnen eine Veräußerlichung in der Beurteilung der Dinge und in ihrem ganzen Verhalten zu Tage.«[19]

Robert Spaemann beurteilte in seinem Essay »Über den Begriff der Menschenwürde« unsere heutige Lage folgendermaßen:

»Die moderne Zivilisation stellt für die Würde des Menschen eine Bedrohung dar, wie sie bisher niemals existiert hat. Ältere Zivilisationen ignorieren die Würde einzelner Menschen oder Menschengruppen. Die moderne Zivilisation hat dem Gedanken gleicher Minimalbedingungen für alle hinsichtlich ihrer Rechte zum Durchbruch verholfen. Sie enthält jedoch eine mächtige Tendenz zur Eliminierung des Gedanken der Würde überhaupt. ... Die zentrale Macht der modernen Zivilisation ist ein bestimmter Typus von Wissenschaft, der cartesische Typus. Kennzeichnend für diese Wissenschaft ist die radikale Reduktion ihrer Gegenstände auf ihre Gegenständlichkeit, der Ausschluß aller Ähnlichkeit der res extensa mit der res cogitans, das Verbot des Anthropomorphismus zugunsten eines radikalen Anthropozentrismus ... Inzwischen aber hat die wissenschaftliche Vergegenständlichung auch den Menschen selbst als natürliches Wesen erreicht. Und damit auch das Verbot des Anthropomorphismus. Der Mensch selbst wird zum Anthropomorphismus. Menschliche Betrachtung des Menschen ist unwissenschaftlich und hat allenfalls heuristischen Wert.«[20]

---

[17] Maturana, H. R.: Erkennen: Die Organisation und Verkörperung von Wirklichkeit. Braunschweig ²1985, S. 189.
[18] Schweitzer: Kulturphilosophie III. Dritter und vierter Teil, S. 207.
[19] Ebd., S. 208.
[20] Spaemann, R.: Das Natürliche und das Vernünftige. Aufsätze zur Anthropologie. München 1987, S.101.

3. Präimplantationsdiagnostik – ein Weg zu mehr Gesundheit?

Für die Begrenztheit des mechanistischen Naturverständnisses läßt sich kaum ein besseres Beispiel nennen als die strittige Diskussion über die hier wichtige Frage: Wann beginnt das Leben des Menschen?, mit deren Beantwortung sich zugleich der Beginn der Schutzwürdigkeit gemäß Art 2 Abs. 2 des Grundgesetzes (Recht auf Leben und körperliche Unversehrtheit) festlegen ließe. Eine eindeutige Klarstellung ergibt sich nämlich aus der kausalmechanistischen Analyse – wie zu erwarten war – nicht. Wenn der Lebensbeginn eines Menschen mit dem Zeitpunkt der Verschmelzung von Ei- und Samenzelle gleichgesetzt wird, so wird damit zwar eine verbreitete, aber keineswegs einer unumstrittene Meinung vertreten. Andere Autoren verlegen den Beginn des Lebens auf jenen späteren Zeitpunkt, ab dem eine Zwillingsbildung nicht mehr möglich ist. Solange sich aus Zellen noch mehrere Individuen bilden können, dürfe von einer Festlegung auf eine menschliche Person nicht die Rede sein.[21] Oder es wird die Einnistung in die Gebärmutter oder der Zeitpunkt der Differenzierung in Embryoblast und Trophoblast als Lebensbeginn mit der Begründung festgelegt, daß sich erst ab hier der kindliche Organismus vom plazentaren Gewebsanteil abgrenzen lasse. Möglicherweise wird der Beginn des Lebens des Menschen von einigen Wissenschaftlern künftig in noch spätere Entwicklungsstadien verlegt, nämlich nach Abschluß jener Entwicklungsstufen, die mit anderen Tieren gemeinsam durchlaufen werden. So plädierte der Vorsitzende der Bioethik-Kommission der DFG dafür, die Grenze für das »Menschsein« bei der Geburt zu ziehen.[22]

Da die menschliche Entwicklung in kleinsten Stufen aus vorangegangenen Stadien fortschreitet, ohne daß ereignishaft eindeutige Merkmale der Menschwerdung unstrittig offensichtlich werden, kann die mechanistisch-kausale Entwicklungsbiologie den Lebensbeginn des Menschen nicht eindeutig fixieren. Modelle aber, die den subjektiven und bewertenden Aspekt des menschlichen Denkens und Erklärens offen einräumen, integrieren diese Schritte der subjektiven Bedeutungszuweisung. Die zeitliche Festlegung des Lebensbeginns wird damit der rein deskriptiven mechanistischen Analyse entzogen, weil diese keine angemessene Lösung bietet, und einer übergeordneten Entscheidungsfindung zugewiesen. Hier können nun die biologischen Sachverhalte mit logischen und ethischen Argumenten zu einem schlüssigen Ergebnis verbunden werden. So wird eine Festlegung, die die Schutzwürdigkeit des Menschen auch in seiner frühesten Entwicklung in keiner Weise beeinträchtigen will, einen frühen Zeitpunkt, den der Verschmelzung von Ei und Samenzelle, ansetzen. Eine Position aber, die auch andere Interessen als die des Lebensschutzes einbezieht und zudem typische Merkmale aus einer späteren Entwicklungsstufe als Kriterium für den Lebensbeginn fordert, wird den Zeitpunkt deutlich später ansetzen.

---

[21] Hepp, H.: Präimplantationsdiagnostik – medizinische, ethische und rechtliche Aspekte. Dt. Ärzteblatt 97: A 1213-A 1221.
[22] Richter, E. A.: Kein »Hirtenwort«, sondern Diskussionsanstoß. Dt Ärzteblatt 98, A 584.

Ganz ungeeignet sind die strafrechtlichen Bestimmungen, um Klarheit über den Lebensbeginn zu gewinnen. Die unterschiedlichen strafbewehrten rechtlichen Regelungen in diesem Zusammenhang sind eher irritierend. So verzichtet der Gesetzgeber auf eine strafrechtliche Verfolgung, wenn die Schutzwürdigkeit des frühen menschlichen Embryos verletzt wird, z.B. in Fällen der Familienplanung (hormonelle oder mechanische Nidationsverhütung: »Pille danach«, Benutzung der »Spirale«) oder bei einer Konfliktlage der Schwangeren (Duldung der Abtreibung bis zur 12. Schwangerschaftswoche). Ein uneingeschränkter Rechtsschutz unabhängig vom Entwicklungszustand bzw. dem Gesundheitszustand wird erst dem geborenen Menschen zuteil. Die Widersprüchlichkeit der Gesetzeslage spitzt sich in den Fällen zu, wo aufgrund einer medizinischen Indikation noch Wochen vor dem erwarteten Entbindungstermin eine Abtreibung vorgenommen wurde und diese eine lebende und lebensfähige Frucht ans Tageslicht brachte: eine medizinisch herbeigeführte Abtreibung und beabsichtigte Tötung leitet dann unmittelbar in die rechtlich gebotene therapeutische Intervention des Arztes zur Rettung des Geborenen über. Die Bundesärztekammer hat auf diese nach § 218a Abs. 2 StGB mögliche und besonders belastende Situationen hingewiesen und in der »Erklärung zum Schwangerschaftsabbruch nach Pränataldiagnostik« vom 20.11.98 gefordert, daß die extrauterine Lebensfähigkeit des Ungeborenen in der Regel als zeitliche Begrenzung für einen Schwangerschaftsabbruch angesehen wird.

Neben der Diskussion über den Lebensbeginn und damit über den frühesten Zeitpunkt der Schutzwürdigkeit und des Lebensrechts des menschlichen Embryos ist die Frage zu diskutieren, wie wir mit einer bereits im embryonalen Zustand erkennbaren schweren Erkrankung umgehen sollen. Betroffen sind der Embryo, also der sich entwickelnde Mensch, die Eltern und der beratende Arzt.
Der Diskussionsentwurf der Bundesärztekammer hebt in diesem Zusammenhang auf die konkrete individuelle Konfliktsituation ab, daß sich nämlich Eltern einerseits trotz erblicher Belastung ein gesundes Kind wünschen und andererseits

»an der Furcht vor einem genetisch bedingt schwerstkranken Kind gesundheitlich zu zerbrechen drohen«. Es »bedarf einer sorgfältigen Güterabwägung, bei der das grundsätzliche Primat des Schutzes ungeborenen Lebens, der Schweregrad, die Prognose und die Therapiemöglichkeiten der infrage stehenden Erkrankung und die gesundheitliche Gefährdung der zukünftigen Schwangeren oder Mutter berücksichtigt werden müssen.« »Die Entscheidung über den Transfer eines jeden einzelnen Embryos in die Gebärmutter beruht in Würdigung des Lebensrechts des Kindes auf den einzelfallbezogenen Abwägungen der gefürchteten gesundheitlichen Gefährdung der Frau und der zu erwartenden Erkrankung des Kindes«.[23]

---

[23] Bundesärztekammer: Diskussionsentwurf zur Präimplantationsdiagnostik, A 525-A 528.

Vergleichbar mit der Pränataldiagnostik stoßen wir hier auf den Konflikt, daß der Erhalt des Lebens des Kindes zu einer gesundheitlichen Gefährdung der Gesundheit der Mutter führen kann. Nun ist das Problem der Risikoabwägung dem Arzt vertraut und gehört zu seiner alltäglichen Arbeit, wenn z.B. der mögliche Erfolg einer therapeutischen Maßnahme gegen ein hohes Behandlungsrisiko abgewogen werden muß. In der medizinischen Praxis besteht die Lösung darin, daß seitens des Arztes Risiken und Erfolgsaussichten unter Berücksichtigung der Schwere der Krankheit möglichst sachgerecht dargestellt werden und in einen Therapievorschlag münden. Die letzte Entscheidung aber ist vom Patienten zu treffen. Nicht anders verhält es sich bei der Beratung von Schwangeren oder Eltern mit Kinderwunsch. Es ist also die Schwangere, bzw. es sind bei der Präimplantationsdiagnostik die künftigen Eltern, die über das Schicksal des Ungeborenen entscheiden und letztlich bestimmen. Eine rein pathogenetische ursache-wirkungsbezogene Denkweise der Eltern wird dazu tendieren, den Träger der krankhaften Anlage zu eliminieren, eine salutogenetische, gesundheitsgenerierende und auf Bewältigungsstrategien zurückgreifende Ausrichtung wird in Verbindung mit einer Ethik der Hingabe ein behindertes Kind als Herausforderung und Aufgabe annehmen können. Es wird in diesem Zusammenhang deutlich, daß allein eine ethische, das embryonale Leben in jedem Fall schützende Einstellung ohne Perspektive ist, wenn die salutogenetische Kompetenz der Eltern das pathogenetische Geschehen nicht bewältigen kann: die Gesundheit der Mutter droht »zu zerbrechen«. Dieses Angewiesensein der ethischen Ausrichtung auf eine Fähigkeit der Wirksamkeit hat A. Schweitzer mehrfach betont:

»In der Ethik der Hingebung kann der Mensch zu einem ethisch tätigen Ewas werden. (...) Der harmonische Mensch ist der, dessen Innerlichkeit so groß ist als sein Wirken.«[24]

Ethisches Handeln ohne die gesundheitsorientierte, salutogenetische Kompetenz ist also kaum möglich. Für Eltern gibt es jedoch sowohl bei der »Schwangerschaft auf Probe« als auch in jenen Fällen, in denen sie sich aus Sorge um die Geburt eines anlagebedingt schwersterkrankten Kindes zur Präimplantationsdiagnostik und damit zum »Embryo auf Probe« entschließen, ein Stadium der Familienplanung, in dem sie sich ihrer körperlichen und seelischen Belastbarkeit und ihrer salutogenetischen Kompetenz, dem Ausmaß ihres Kohärenzgefühls, bewußt sind.

Bezüglich der Vergleichbarkeit von Pränatal- und Präimplantationsdiasgnostik müssen aber noch weitere gesundheitsrelevante Problemfelder angesprochen werden. So wird übersehen, daß bei der Präimplantationsdiagnostik mindestens drei Rechtssubjekte beteiligt und betroffen sind, während bei der Pränataldiagnostik der Rechtsstatus nur zweier Subjekte zur Diskussion steht. Führt nämlich eine Pränataldiagostik zum Nachweis einer genetischen Anlagestörung mit der Folge, einen Schwangerschaftsabbruch zu erwägen, so sind zu-

---

[24] Schweitzer: Kulturphilosophie III. Dritter und vierter Teil, S. 287.

nächst die Belange der Schwangeren und des Ungeborenen zu berücksichtigen. Nach dem Abbruch bleibt nur *eine* Person zurück, die nämlich die Schwangerschaft als Konflikt erlebt und durch Abbruch beendet hat. Einen weiteren unmittelbar Betroffenen gibt es nicht. Bei der Präimplantationsdiagnostik wird aber nicht nur ein Embryo an seiner Weiterentwicklung gehindert, sondern ein anderer tritt an dessen Stelle. Dieser beginnt seine Lebensbahn, daß der sich nun – vorausgesetzt, er wurde über die Umstände seiner Geburt in Kenntnis gesetzt bzw. ein mögliches Analyseverfahren erbringt den Nachweis – mit einer nicht unproblematischen Situation auseinandersetzen muß. Einmal ist es die Embryonenwahl. Im subjektiven Hinterfragen stellt sich die eigene Existenz nicht als Folge eines bezüglich der Erbanlagen von den Eltern unbeeinflußten Zusammentreffens von Ei und Samenzelle dar, sondern als Ergebnis einer Intervention, die Krankheit um den Preis der Tötung verhinderte. Die Bedingungen der Zeugung sind nicht die des Zufalls, sondern die der Wahl zwischen Embryonen, die durch die elterlichen Erbanlagen entweder in ihrer Gesundheit beeinträchtigt sind oder nicht. Die Tötung eines miterzeugten und von einer Anlagestörung betroffenen Embryos könnte also für den so ausgewählten Menschen nicht akzeptabel erscheinen.

Neben der ethischen Dimension ist der pathogenetische, um jeden Preis einen Defekt verhindernde Denkansatz der Eltern relevant und grundlegend für das Selbstverständnis des durch Präimplantationsdiagnostik gezeugten und ausgewählten Menschen. Gesundheit – das zeigt das oben skizzierte salutogenetische Modell – wird nicht allein durch Abwesenheit von Krankheitsursachen, sondern von Kompetenz, Zuversicht und Annahme der Herausforderung, Schwierigkeiten zu bewältigen, bestimmt. Die Überbetonung des pathogenetischen und Vernachlässigung des salutogenetischen Prinzips ist somit die bestimmende und vorgefundene Ausgangslage für das Selbstverständnis der durch Präimplantationsdiagnostik erzeugten Individuen. Diese Menschen wurden über die technischen Bedingungen ihrer Herkunft, vor allem aber dazu nicht gefragt, daß die Abwesenheit einer genetischen Störung, also die pathogenetische Sichtweise, das maßgebliche Kriterium ihrer Existenz sein sollte. Sie können sie aber aus einer ethischen oder der naturhaften Verbundenheit verpflichteten Position zutiefst ablehnen. Was ist z.B., wenn zu späterer Zeit auch solche Embryonen nicht verpflanzt werden sollen, die zwar physisch gesund, aber wegen der Weitervererbung auch als heterozygote Träger der krankhaften Anlage nicht gewollt sind.

Es wird also deutlich, daß der Konflikt nicht auf die betroffenen Eltern eingegrenzt bleibt, sondern in modifizierter und zunächst unbestimmbarer Weise auf den Nachkommen übertragen wird. Dieser sieht sich aufgrund der besonderen Umstände seiner Zeugung dazu genötigt, hierfür Rechenschaft einzufordern. Es erscheint heute weit hergeholt und unrealistisch, jemand die Tatsache, daß seine genetischen Anlagen frei von einem schweren Erbgutdefekt sind, deswegen mit Kritik, Vorwurf oder gar Ablehnung bis hin zur Selbstverleugnung verbindet, weil diese Ausstattung seines Lebens nur durch ein medizintechnisches Einschreiten und durch ein auf der embryonalen Ebene selektierendes Vorgehen möglich war. Spaemann jedoch zählt auch »die Retortenproduktion des Menschen« zu Handlungsweisen, die »immer mit der Menschenwürde unvereinbar und daher jeder Güterabwägung entzogen« sind.[25] An diesem Punkt stoßen wir auf eine die Gesundheit betreffende Kernfrage. Wenn – allgemein formuliert – Gesundheit das Gelingen einer aktiven Beziehung zwischen Subjekt und Umwelt bedeutet, dann meinen wir mit Gesundheit das Höchstmögliche an Erreichbarem innerhalb bestehender individueller Grenzen und Vorgaben. Gesundheit ist kein herstellbares Produkt, sie stellt sich nicht von selbst durch Abwesenheit von Krankheit ein. Gesundheit ist eine Eigenaktivität, ein auf Entwicklung und Bewahren der eigenen Identität gerichtetes Potential. Ein Mensch mit einer schweren genetischen Störung wie dem Down-Syndrom würde demnach Gesundheit besonders eindrucksvoll zur Anschauung bringen, wenn er auf der Grundlage einer ihm zur Seite stehenden Mitwelt seine subjektiven Möglichkeiten, Leben zu gestalten, bis an die Grenzen zum Wunderbaren ausschöpft. Hierfür ließen sich viele praktische Beispiele anführen.[26] Behinderung und Gesundheit schließen sich also nicht immer aus, diese auf den ersten Blick unverständliche Paradoxie muß hier angesprochen werden. Der Ursprung des Gesundseins – so weisen es die beiden Modelle, das zeichentheoretische und salutogenetische Modell, aus – liegt im Subjektsein des Lebendigen, das gilt auch für Kranke und Behinderte, soweit sie am Gesundsein teilhaben. Wenn andererseits entsprechend dem kausalmechanistischen Modell in Schwerstkranken oder Embryonen mit einer Anlagestörung allein das Krankhafte gesehen wird oder das ganze Lebewesen auf diesen Defekt hin reduziert wird, dann haben wir bereits das Gesundsein selbst aus den Augen verloren und damit den Grund unseres eigenen Geborgenseins und Grundvertrauens in das Leben.

In der Betrachtung der fundamentalen Unterschiede von Gesundheit und Krankheit ist noch einmal auf das Gesundheitsmodell Antonovskys zu verweisen. Antonovsky entwickelte dieses Konzept der Salutogenese nicht durch Studium an Menschen oder Kollektiven mit offensichtlich ausgezeichneter Gesundheit, sondern an besonders leidgeprüften Menschen, nämlich ehemals KZ-inhaftierten Frauen, und begründete ihr Überleben mit einem diesen Personen eigenen, besonders ausgeprägten, aber global nachweisbaren Faktor, den er das salutogenetische Prinzip oder sense of coherence nannte. Diese von extremer Bedrohung und Demütigung betroffenen Menschen konnten nach Überstehen dieser Jahre wieder ein Leben bei relativ guter Gesundheit führen, weil sie im hohen Maße die Fähigkeit besaßen, Probleme zu bewältigen und sich auch auf extreme Anforderungen einzustellen und schließlich dem eigenen Leben trotz alles Schrecklichen immer noch Sinn, Bedeutsames und Verstehbares abzugewinnen. Gesundheit ist also eine das eigene Leben betreffende Kompetenz, die

---

[25] Spaemann: Das Natürliche und das Vernünftige, S. 101.
[26] Starz, I./ Starz, C.: Eugenische Selektion. Dt. Ärzteblatt 98, A 456.

gerade bei extremer Herausforderung und trotz größter Anfeindungen deutlich werden kann.

4. Präimplantationsdiagnostik – Einstieg in die Eugenik?

Ein besonders schwerwiegendes Argument gegen die Präimplantationsdiagnostik lautet, daß mit ihr nicht Krankheiten geheilt, sondern Kranke auf ihrer embryonalen Stufe aussortiert werden. Sie sei der Einstieg in die Eugenik. Statt Heilung betreibe man Aussonderung.[27]

Im Richtlinienentwurf zur Präimplantationsdiagnostik heißt es zwar, daß es bei der Präimplantationsdiagnostik »ausschließlich um das Risiko einer schweren genetischen Erkrankung, nicht um eine eugenisch orientierte Nachkommensplanung« ginge.[28] Kritiker der Präimplantationsdiagnostik reklamieren jedoch in diesem Zusammenhang einen Widerspruch zum Embryonenschutzgesetz, das die künstliche Befruchtung unter Strafandrohung ausschließlich zur Herbeiführung der Schwangerschaft vorsieht und somit andere Zielsetzungen ausschließt. Demgegenüber ließen sich andere Positionen zitieren, die die Präimplantationsdiagnostik als rechtskonform einstufen.[29]

Es war zu erwarten, daß der Vorwurf der eugenischen Zielsetzung nun zu einer Diskussion darüber führt, ob unter Eugenik nur eine Auswahl gewünschter positiver Merkmale zu verstehen ist oder ob auch ein Verfahren hierzu zählt, das Träger mit krankhaften Anlagen ausscheidet. Befürworter der Präimplantationsdiagnostik verstehen unter Eugenik eine Selektion positiver Eigenschaften, die Auswahl und Entfernung erblich schwer beeinträchtigter Embryonen rechnen sie nicht dazu. Gegner kritisieren dagegen jedes Wahlverfahren unabhängig davon, von welcher Seite des Gesundheits-Krankheits-Kontinuums her die Selektion erfolgt.

Der Schwangerschaftsabbruch aufgrund einer medizinischen Indikation wird in rechtlicher und medizinischer Wertung als therapeutische Maßnahme interpretiert, mit der eine schwere gesundheitliche Beeinträchtigung der Schwangeren abgewendet werden soll (§ 218a Abs. 2 StGB). Mit ähnlicher Argumentation wird im Richtlinienentwurf die Präimplantationsdignostik gerechtfertigt. Es ist aber auch nicht zu übersehen, daß auf internationaler Ebene ebenso gesundheitspolitische und auch offen eugenische Zielsetzungen wie Eliminierung schwerer Erbkrankheiten wie Chorea Huntington innerhalb mehrerer Generatio-

---

[27] Mieth, D/ Grauman, S./ Haker, H.: Präimplantationsdiagnostik im gesellschaftlichen Kontext – eine sozial-ethische Perspektive. Ethik Med 11, 1999, S. 77-88.

[28] Bundesärztekammer: Diskussionsentwurf zur Präimplantationsdiagnostik, A 525-A 528.

[29] Schreiber, H.-L.: Von richtigen rechtlichen Voraussetzungen ausgehen – Zur rechtlichen Bewertung der Präimplantationsdiagnostik. Dt Ärzteblatt 2000, A 1135-A 1137.

nen anvisiert werden.[30] Dieser Ansatz muß davon ausgehen, daß menschliches Leben nicht mit der Konzeption beginnt. Den Versuch einer ethischen Rechtfertigung dieses Vorgehens hätte A. Schweitzer wohl mit seiner Formulierung der »biologischen« oder »biologisch-soziologischen Kompromißethik« umschrieben:

>»In dem Maße aber, als wir unsere ethische, um das Individuum als solches besorgte Lebensbejahung aufgeben, um uns dafür die naturhafte zu eigen zu machen, der das Individuum nur als Repräsentant des Lebens gilt, hören wir auf, wir selbst zu sein«.

Sie opfert den einzelnen zugunsten des sozial Zweckmäßigen.

>»Die biologisch-soziologische Ethik stellt sich also in den Dienst der nicht-ethischen Lebens- und Weltbejahung, wie sie in der Natur vorhanden ist. Der Mensch wird sich selbst entfremdet.«[31]

Zwar sieht der Richtlinienentwurf eine enge Indikationsstellung für wenige schwere Erbkrankheiten vor, die Begrenzung der Präimplantationsdiagnostik auf wenig Fälle – der entsprechende Bedarf wird auf 100 Fälle pro Jahr geschätzt – würde sich, so wird befürchtet, langfristig nicht durchhalten lassen.[32] Vor allem vor dem Hintergrund weiterer Fortschritte der Humangenetik zum Zusammenhang zwischen Erbanlagen und bestimmten Krankheiten könnte die Präimplantationsdiagnostik zunehmend nachgefragt werden, ohne eine solche Entwicklung von ärztlicher Seite abgebremst werden könnte. Wenn bereits heute in vielen Fällen nach dem Prinzip »Schwangerschaft auf Probe« verfahren wird, d.h. in Abhängigkeit von dem Ergebnis der Pränataldiagnostik die Schwangerschaft fortgesetzt wird oder nicht, so kommt darin der offensichtlich verbreitete drängende Wunsch und möglicherweise auch häufig ausgesprochene ärztliche Rat zum Ausdruck, die Geburt eines Kindes mit einer genetisch bedingten Erkrankung zu verhindern. Mit Blick auf die gegenwärtige Praxis in der Pränataldiagnostik ist nicht zu übersehen, daß Selektion im Sinne einer »Schwangerschaft auf Probe« bereits heute möglich ist und auch praktiziert wird. So werden jährlich etwa 80.000 invasive Untersuchungen zur Pränataldiagnostik durchgeführt (75.000 Amniozentesen, 5.000 Chorionzottenbiopsien). 883 Schwangerschaftsabbrüche resultierten daraus im Jahr 1994 auf der Basis einer genetischen Störung.[33] Nimmt man an, daß auch nur ein kleiner Teil dieser Eltern lieber die Präimplantationsdiagnostik mit vorangehender In-vitro-Fertilisation als Weg der Zeugung wählen würden, dann dürfte die Zahl anfragender Ehepaare und angeforderter Untersuchungen zur Präimplantationsdiagnostik erheblich werden.

---

[30] Schroeder,-K.: Stand der Präimplantationsdiagnostik aus Sicht der Humangenetik. Ethik Med 11, 1999, S. 45-54.

[31] Schweitzer, A.: Die Weltanschauung der Ehrfurcht vor dem Leben. Kulturphilosophie III. Erster und zweiter Teil. Günzler, C./ Zürcher, J. (Hrsg.). München 1999, S. 336.

[32] Kollek, R.: Vom Schwangerschaftsabbruch zu Embryonenselektion. Ethik Med 11, 1999, S. 121-124.

[33] Ludwig, M/ Diedrich, K.: Die Sicht der Präimplantationsdiagnostik aus der Perspektive der Reproduktionsmedizin. Ethik Med 11, 1999, S. 38-44.

Auch aus epidemiologischer Sicht ist die Zahl der Elternpaare mit dem Risiko für ein erblich bedingt schwer erkranktes Kind nicht gering. So sind es in Deutschland jährlich etwa 1.100 Paare, die ein an Mukoviszidose erkranktes Kind mit einer Wahrscheinlichkeit von 25% zu erwarten haben. Die Risiken sind für andere genetisch bedingte Erkrankungen zwar niedriger, insgesamt wächst jedoch insgesamt das Risiko für anlagebedingte Erkrankungen umso stärker, je mehr auch Krankheiten des höheren Lebensalters mit einer genetischen Komponente einbezogen werden. So werden etwa 5-10% der jährlich in Deutschland neu auftretenden Erkrankungen an Brustkrebs auf eine dominant vererbbare Mutation (BRCA1- und BRCA2-Gen) zurückgeführt. D.h. ca. 2.000-4.000 der Frauen pro Jahrgang sind Träger dieser Erbanlage, mit einem deutlich erhöhten Risiko im mittleren Lebensalter an Brustkrebs zu erkranken.

Schließlich eröffnen schon heute die unterschiedlichen nationalen Regelungen für nahezu jede Problemlage einen Weg, die Präimplantationsdiagnostik anzuwenden. So wurde die Präimplantationsdiagnostik in den USA auch zur Abwendung eines erhöhten Risikos für eine Form der Alzheimer Krankheit angewendet.[34]

Da verschiedene Labore molekulargenetische Carriertests anbieten und diese zunehmend kostengünstiger durchführen, muß auch mit einer zunehmenden Zahl von Eltern mit Kinderwunsch und dem Wissen um eine Anlagestörung gerechnet werden, die sich dann möglicherweise von vornherein für die Präimplantationsdiagnostik entscheiden.

Mit Recht muß also bezweifelt werden, daß eine Begrenzung der Präimplantationsdiagnostik auf wenige Paare durchsetzbar ist. Da bei der Präimplantationsdiagnostik eine größere Zahl von Embryonen pro Schwangerschaft erzeugt werden muß, ist mit einer steigenden Zahl so genannter überzähliger sowohl gesunder als auch genetisch auffälliger Embryonen zu rechnen. Schließlich ist die Lösung noch bestehender methodischer Probleme, molekulargenetische Diagnosen für die verschiedenen Erkrankungen zu erschließen oder zu sichern, ohne Embryonenforschung nicht machbar. In diesem Zusammenhang wird von einer größeren Zahl von Autoren befürchtet, daß mit der Zulassung der Präimplantationsdiagnostik für Eltern mit einem hohen Risiko für ein genetisch schwerstgeschädigtes Kind der erste Schritt zur praktizierten Eugenik und hin zum »perfekten Kind« getan wird. Die Erweiterung der Indikationsstellung auf spät einsetzende Krankheiten, auf multifaktorielle Erkrankungen wie Tumoren und auf behandelbare Krankheiten würde eine unvermeidbare Folge dieser Entwicklung sein.[35] Eine solche Entwicklung wirksam verhindern und die Präimplantationsdiagnostik auf ein vertretbares Indikationsgebiet eingrenzen zu können, ist die Meinung von Präimplantationsdiagnostik-Befürwortern: keinesfalls dürfe bereits

---

[34] Vgl. Frankfurter Allgemeine Zeitung vom 28. Febr. 2002.
[35] Vgl. Ludwig/ Diedrich: Die Sicht der Präimplantationsdiagnostik.

die Möglichkeit und Gefahr eines Mißbrauch den als sinnvoll anerkannten gezielten Einsatz dieses Verfahrens verhindern.

Die Versuchung aber, die Präimplantationsdiagnostik zum Zwecke der allgemeinen Erbgutverbesserung einzusetzen, dürfte im internationalen Rahmen groß sein. Beides, bei welchen Krankheiten man anfängt und bei welchen Mängeln oder Unannehmlichkeiten man aufhört, ist für alle verbindlich kaum zu entscheiden, da subjektive Vorstellungen und Beurteilungsnormen und schließlich gesellschaftliche Entwicklungen darüber befinden, was akzeptiert werden kann oder abgelehnt wird.

Im Falle des Menschen erreicht die evolutionäre Entwicklung einen Punkt, an dem sich einerseits Gesundheit in einer extremen Form von Komplexität und Tiefe realisiert, an dem andererseits bei einseitig pathogenetischer Betrachtung eine Unzahl von Kompromissen und Defiziten der menschlichen Existenz deutlich wird. Der Wiener Biologe Rupert Riedl kommentierte aus evolutionsbiologischer Sicht die Lage des Menschen folgendermaßen:

»Daher ist auch unsere eigene Gestalt beileibe nicht auf unsere Zwecke hin gemacht, sondern ein Kompromiß ihrer eigenen Geschichte. Und sie enthält mehr Geschichte als Anpassung. Nur Großhirn, Kehlkopf und Hände beispielsweise sind in progressiver Entwicklung. Der Rest ist ja Plan eines Urfisches, zur Brückenkonstruktion eines Kriechtieres zurechtgebastelt, und auch diese Brücke ist noch auf nur zwei ihrer Beine aufgerichtet. Allein mit der Aufrichtung haben wir uns wie schon gesagt, Schwindel, Bandscheibenschwäche, Leistenbruch, Hämorrhoiden, Krampfadern und Senkfüße eingehandelt. Selbst echte Konstruktionsfehler gibt es viele.«[36]

Die Wahrnehmung solcher Mängel ließe sich durchaus mit Humor und – wenn nötig – ärztlicher Hilfestellung ertragen, in der strengen Sichtweise einer vorwiegend pathogenetisch ausgerichteten Medizin wird aber das Bild einer zutiefst krankhaften Natur und eines defizitär ausgestatteten Menschen entworfen, der Ruf nach Intervention und Korrektur wird laut. Diese einseitige Betonung der pathogenetischen Dimension des Lebens in Verbindung mit dem Verlust oder der Vernachlässigung der salutogenetischen Orientierung führt zu einem Feindbild der Natur des Menschen und der belebten Umwelt. Der Umgang mit Embryonen, aber auch die Behandlung von Pflanzen und Tieren in Ackerbau und Viehhaltung im Sinne von Monokulturen und Massentierhaltung sind einerseits Folge dieses Zerrbildes einer kranken, mangelhaften und vor allem unzureichenden Natur, andererseits eines puren Nützlichkeitsdenkens und schließlich auch Ausdruck einer Resignation darüber, das Leben nicht wirklich uneingeschränkt und kompromißlos fördern zu können. A. Schweitzer spricht in diesem Zusammenhang von einem »Fremdsein in der Welt«[37]: »Durch das Ethische in uns befinden wir uns also in stetigem innerlichen Konflikt mit der Welt«.[38] Im

---

[36] Riedl, R.: Die Strategie der Genesis. München 6 1986, S. 191.
[37] Schweitzer: Kulturphilosophie III. Erster und zweiter Teil, S. 315.
[38] Ebd., S. 316.

Rückzug auf die naturhafte Lebenseinstellung sieht A. Schweitzer allerdings eine Selbstaufgabe:

> »Nicht in dem Sein wie die Welt, sondern in dem Anderssein als die Welt, wie es in unserem Willen zum Leben als geheimnisvolle Nötigung gegeben ist, haben wir uns in der Welt zu verhalten und in ihr zu wirken«.[39]

5. Embryonale Stammzellen: mehr Lebensqualität für Kranke?

Während im Falle der Präimplantationsdiagnostik die Eltern entscheiden müssen und somit in erster Linie allein das Arzt-Patienten-Verhältnis betroffen ist, ist die Stammzellforschung vorzugsweise Sache der Medizin und des öffentlichen Gesundheitswesens.

Hier geht es um Forschung und um mögliche zu entwickelnde Therapieverfahren für schwere, bisher kaum wirksam zu behandelnde Krankheiten. Zielsetzung ist es, unter Nutzung der embryonalen Pluripotenz z.B. Herzmuskelzellen, insulinbildende Zellen, Zellen des blutbildenden Systems und zelluläre Komponenten des Nervensystems zu gewinnen und zu übertragen. Die Therapie mit embryonalen Stammzellen erwägt man besonders bei Erkrankungen des zentralen Nervensystems (Parkinson, Alzheimer, Multiple Sklerose), bei Herzmuskelerkrankungen, Diabetes mellitus, Immunmangelkrankheiten, Bluterkrankungen (Leukämie), Verbrennungen, Muskelerkrankungen und Knochenerkrankungen.

Auch für dieses Therapiekonzept werden ethische Argumente, wie Menschen mit schwersten Erkrankungen helfen zu wollen, bemüht. Eine sich hier verpflichtet fühlende Medizin wie auch die Öffentlichkeit als Ganzes, die über Forschungsförderung und mit Gesetzesnovellen diese Entwicklung voranbringt, stehen also auch bezüglich der Stammzellforschung und -therapie wieder vor der entscheidenden Frage: Was ist der menschliche Embryo? Ist der Embryo ein Mensch in seiner frühesten Entwicklungsstufe oder eher eine Ansammlung von Zellen, vergleichbar einer Biopsieprobe zur histologischen Untersuchung? Die Antwort auf diese Fragen ergibt sich wieder aus dem angemessenen Erklärungsmodell.[40]

Mit der Stammzellforschung und -therapie wird die Medizin den Vorwurf, sich auf eine »schiefe Bahn« begeben zu haben, d.h. dem Menschen nicht nur zu helfen, sondern ihn, soweit er auf einer Entwicklungsstufe der Wehrlosigkeit und Sprachlosigkeit ist, zu gebrauchen und zu benutzen, schwerlich abwehren können. Aber auch das Erreichen des Therapiezieles muß kritisch hinterfragt werden. Gehen wir beispielsweise zunächst von einem bestimmten krankhaften Prozeß eines Organs aus, wie der Unfähigkeit der Bauchspeicheldrüse, Insulin in ausreichender Menge ins Blut abgeben zu können, dann würde es das Ziel der

---

[39] Ebd.
[40] vgl. obigen Abschnitt 2. »Der menschliche Embryo …«

Stammzelltherapie sein, differenzierte und zur Insulinbildung befähigte embryonale Zellen dem Patienten zu übertragen und so dem Insulinmangel dauerhaft abzuhelfen. Aus mechanistischer Sicht besteht der Heilerfolg darin, daß die krankhafte Störung im Sinne der Wiederherstellung der Insulinsekretion behoben ist. Der Patient wäre gesund. Es sind aber nicht die eigenen Zellen des Patienten, die wieder ihre normale Funktion im Sinne des Gesundseins aufnehmen. Vielmehr handelt es sich gewissermaßen um eine geliehene Gesundheit.

Unter Heilung verstand die Medizin aber bisher, den Patienten in seiner Einheit in den weitmöglichsten Zustand der Gesundheit zu versetzen, so daß er in jeder Hinsicht möglichst ohne fremde Hilfe auf sich und sein Selbst gestellt leben kann. Erstes Ziel der Medizin im Falle von Diabetes wäre es, den Patienten als einen sich selbst regulierenden Organismus dem Zustand der Gesundheit näher zu bringen. Alle Verfahren der Substitution von außen, ob nun als tägliche Insulinbehandlung oder durch Implantation fremder Zellen gelten als Methode zweiter Wahl, die allerdings häufig ohne Alternative ist. Ob dieser Zustand besser durch eine Stammzelltherapie oder durch Insulinbehandlung erreicht wird, ist auch davon abhängig, was Patienten, Ärzteschaft und Gesellschaft unter Gesundsein verstehen. Sollen gemäß dem Maschinenmodell fehlerhafte Organfunktionen durch fremde Zellen ersetzt oder ergänzt werden oder ist Gesundheit die Fähigkeit, allein mit der ureigensten Ausstattung das medizinisch Bestmögliche zu erreichen und gegebenenfalls die Substitution physikalischer, chemischer oder mechanischer Art hinzunehmen, aber zum Schutz des eigenen Selbst und auch der Selbstachtung auf Übertragung der Zellen von Individuen zu verzichten, die nicht einmal ihre Einwilligung zur labortechnischen Verwandlung gegeben haben.

Vergleichen wir die sich auf Embryonen stützende Stammzelltherapie mit der Organtransplantation einschließlich der häufigen Bluttransfusionen, so wird ein wichtiger ethischer Unterschied deutlich. Es gibt im Falle der Organtransplantation oder der Bluttransfusion einen Spender und einen Empfänger, die helfende Zuwendung und die dankende Annahme. Ein ethisch akzeptables Vorgehen bleibt somit im Grundsätzlichen gewahrt. Embryonen können aber nicht als Spender auftreten, so daß der Versuch einer ethischen Rechtfertigung im Falle der Therapie mit embryonalen Stammzellen nicht gelingen kann. Gehört nicht die Therapie mit embryonalen Stammzellen zu einer Gruppe von Verfahren, die Spaemann so charakterisierte:

»Bestimmte Handlungen sind hingegen immer mit der Menschenwürde unvereinbar und daher jeder Güterabwägung entzogen.«[41]

Aus gesundheitlicher Sicht und unter dem Gesichtspunkt der Selbstregulation ist der durch Stammzelltherapie erreichte Zustand heteropoietischer Art und daher nicht als uneingeschränkt gesund zu werten, da Einheit und Autonomie des

---

[41] Spaemann, R.: Das Natürliche und das Vernünftige. Aufsätze zur Anthropologie. München 1987, S. 101.

Subjektes nicht gewährleistet sind. Wenn beispielsweise im Falle der insulin-
pflichtigen Zuckerkrankheit die Stammzelltherapie gegenüber der klassischen
Insulinbehandlung als ein Erfolg der bedarfsgerechten Bereitstellung von Insulin
verbucht wird, so bleibt doch die Störung der Ganzheit durch die erzwungene
Verbindung von Zellen verschiedener Individuen bestehen.

Das medizinische Projekt[42] »Stufenplan zur Standardisierung und internationalen Kooperation – Forschung an ›überzähligen‹ Embryonen unter strengen
Auflagen« ist also aus bestimmter medizintheoretischer Perspektive als Kapitu-
lation vor der eigentlichen Aufgabe zu werten, nämlich den Menschen als eine
organisatorische Einheit mit einer eigenen Identität zu betrachten und ihn unter
Wahrung dieser Einheit dem Zustand der bestmöglichen Gesundheit näher zu
bringen. Sind Eingriffe erforderlich, sollten diese so gering wie möglich, vorü-
bergehender Natur, nicht verstümmelnd und in ethischer Hinsicht eindeutig unbedenklich sein. Für diese Aufgabe steht der Medizin weltweit eine große Zahl
der verschiedensten Fachdisziplinen mit finanziell und fachlich hochkompetent
ausgestatteten Einrichtungen zur Verfügung. Ein Scheitern dieser Aufgabe und
eine Verletzung der über allem, also auch über Gesundheit und Krankheit stehenden Norm, die personale und biologische Identität zu erhalten, ist spätestens
dann zu konstatieren, wenn nicht mehr die Heilung des Menschen als einer or-
ganisatorischen Einheit zielführend ist, sondern wenn man ihn unter Rückgriff
auf menschliche Embryonen aus heterogenetisch verschiedenen Anteilen zu-
sammensetzt und somit die Erkrankten wie aus austauschbaren Teilkomponenten bestehende Gebilde behandelt. Dieses Vorgehen zerstört – wenn man diesen
Ansatz zu Ende denkt – das Bild von der Einheit, der Identität und der Würde
des Menschen. Von diesem Prozeß ist der einzeln Erkrankte, vor allem aber jedermann von uns in seinem Selbstverständnis und seiner Selbstachtung betroffen. Gemäß der eingangs beschriebenen Gesundheitstheorien zur Erklärung des
menschlichen Lebens ist dieser – als Gesunder oder wie schwer auch Erkrankter
– ein selbstorganisiertes Wesen mit eigener Identität, dessen konstitutive Eigenschaft in der biologische Einheit und nicht im Zusammengesetztsein aus Teilen
besteht. Die Möglichkeit, den Menschen wie aus Teilen zusammengesetzt behandeln zu können, besagt nicht, daß es auch richtig ist, ihn in dieser Weise zu
definieren und zu therapieren. Die Frage der Therapie mit embryonalen Stammzellen berührt damit auch das Gesundheitsverständnis der Öffentlichkeit und
wird zum Anliegen der öffentlichen Gesundheitssicherung und Prävention. Hier
ist zu diskutieren, was wir unter Gesundsein verstehen wollen.

---

[42] Deutsche Forschungsgemeinschaft: Neue Empfehlungen der DFG zur Forschung mit
menschlichen Stammzellen. Stufenplan zur Standardisierung und internationalen Kooperation – Forschung an »überzähligen« Embryonen unter strengen Auflagen. Pressemitteilung
Nr. 16, 3. Mai 2001.

6. Ausblick

Fassen wir zusammen. Ein Selbstfindungsprozeß in Sachen Gesundheit ist erforderlich.

Es schmerzt, wenn Menschen noch auf der Stufe der embryonalen Entwicklung als Ressource eines anderen dienen und wie Waren behandelt werden. Dieser Weg wurde außerhalb Deutschlands und ansatzweise in Deutschland nun beschritten. Sowohl die Therapie mit embryonalen Stammzellen wie das Vorgehen der Präimplantationsdiagnostik markieren diesen Weg, auf dem wir uns schon lange befinden: statt mit Ehrfurcht, mit Furcht und Unterwerfung dem Leben zu begegnen.

Deutlich wurde auch, Lebensanfang, Lebensende, aber auch Gesundheit und Krankheit mit dem Paradigma des kausalen Mechanismus nicht befriedigend erklärt werden können. Biologie und Medizin brachten uns in der Bekämpfung von Krankheiten zwar weiter, sie verloren aber aus dem Blick, was Gesundsein ist, sein kann und sein soll. Sie müssen anfangen, Leben als selbständige Einheit zu erfassen. Das bedeutet Anerkennung des Subjektseins und der eigenen Bedeutungszusammenhänge jeder Lebensform, auch der embryonalen.

Tobias D. Gantner

Lebensqualität durch Gentechnik?

Eine Gratwanderung in der Transplantationsmedizin

Gerade als vergleichsweise junge Teildisziplin einer Wissenschaft, deren technische Entwicklungen die moderne Welt radikal verändert hat, steht die Transplantationsmedizin im Brennpunkt von übertriebenen Erwartungen, unerfüllba-
ren Hoffnungen aber auch irrationalen Befürchtungen.[1] Die Geschichte der
Technikbejahung und herber Rückschläge, die Erfahrung des Autonomieverlusts
und der Ausgeliefertheit verbunden mit der Angst vor einer unpersonellen Appa-
ratemedizin und nicht zuletzt auch die Frage nach der Verfügung über das eigene Leben und den eigenen Körper projizieren sich gerade in diesen neuen interdisziplinären Teilbereich der Medizin, mehr als in jeden anderen.

Am Beispiel der Nierentransplantation, die erstmals bereits vor 50 Jahren
durchgeführt wurde, soll im Folgenden die Transplantationsmedizin in einem
größeren Zusammenhang mit Hinblick auf technische Möglichkeit und ökonomische Machbarkeit vor dem Hintergrund neu zu stellender ethischer Fragen
dargestellt werden. Letztere sind vor allem hinsichtlich der Ethik Albert
Schweitzers zu diskutieren.

Eingangs möchte ich hier vom Tätigkeitsfeld der Chirurgie und des Praxisbe-
triebs aus einem Transplantationszentrum berichten.[2] Dabei sind Organmangel,
Organspende und Allokationskriterien wie auch die Operation, die Nachsorge
und das Befolgungsverhalten der Patienten an sich zu thematisieren.[3]

Im nächsten Punkt soll der Wandel des Körperbilds in der Folge einer Tech-
nikbegeisterung und die Konsequenzen für die Beforschung und den Einsatz
neuer Erkenntnisse besprochen werden.[4] Im Anschluß sollen ökonomische
Zwänge in der Medizin thematisiert und die monetäre Sicht der Lebensqualität

[1] Blackburn, Elizabeth: N Engl J Med, 350, 14. April 2004.
[2] Starzl, Thomas, E.: The Puzzle People – Memories of a Transplant Surgeon. Pittsburgh
2003.
[3] Blaeser-Kiel, Gabriele: Erfahrungen mit der Lebendspende. Deutsches Ärzteblatt, 100, 49,
2003. Breidenbach, Thomas/ Bartels, Michael: Gegenwart und Zukunft der Organspende.
der dialysepatient – Sonderheft November 2001.
[4] Jaspers, Karl: Der Arzt im technischen Zeitalter – Technik und Medizin – Arzt und Patient
– Kritik der Psychotherapie. München ²1999.

genauer betrachtet werden. Dies führt zu einer neuen Bewertung ethischer Fragestellungen, die sich in einem sich ändernden Arzt-Patient-Verhältnis einerseits
und einer zu führenden Breitendiskussion andererseits äußern werden müssen.[5]

I.

Im Folgenden will ich ausführlicher auf die Transplantation von Nieren eingehen, deren medizinische, biotechnische, ökonomische und ethische Aspekte für
die hiesige Thematik geradezu paradigmatisch sind.

An 41 Zentren, verteilt über die gesamte Bundesrepublik, wurden im Jahr
2003 insgesamt 2.513 Nieren transplantiert (im Vorjahr 1882), davon waren 402
Lebendspenden (im Vorjahr 443) bei insgesamt 4.172 durchgeführten Organ-
transplantationen (Herz, Leber, Lunge, Bauchspeicheldrüse und Dünndarm).
Das bedeutet ein Transplantationsaufkommen von sechs Nieren, einem Herzen
und einer Leber täglich. Diesen stehen insgesamt 9.479 Patienten allein auf der
Warteliste zur Nierentransplantation (NTX) gegenüber, was zu einer durchschnittlichen Wartezeit von 5 bis 7 Jahren führt – in anderen europäischen Ländern und den USA sind die Wartezeiten deutlich kürzer. Dieser Umstand erklärt
sich aus der geringen Spendebereitschaft innerhalb der Eurotransplant-
Mitgliedsländer, namentlich Deutschland. Die Bundesrepublik nimmt dabei
trotz einer Steigerung seit dem Vorjahr den letzten Platz mit 13,5 Spendern pro
1 Mio. Einwohner ein und liegt somit unter dem Eurotransplant-Schnitt von 15,1
Spendern pro 1 Mio. Einwohner und weit abgeschlagen hinter Österreich (22,8)
und Belgien (24,1) zurück.

In der Nachbetreuung nach einer Nierentransplantation oder Lebendspende
befinden sich in der Bundesrepublik Deutschland momentan etwa 21.000 Patienten.

Wird bei einem Patienten ein terminales Nierenversagen diagnostiziert oder
besteht die Gefahr, daß ein solches eintreten könnte, muß über die Möglichkeiten einer Blutreinigung nachgedacht werden. Diese kann, abhängig vom Zustand
des Patienten, als Bauchfelldialyse oder als Hämodialyse mittels Shunt durchgeführt werden. Im Jahr 2001 waren es 15.148 Patienten, die eine Dialysebehandlung begonnen haben, doch nicht jeder davon qualifiziert sich für die Aufnahme
auf die Warteliste zur NTX. Meist sind es handfeste medizinische Kontraindikationen, die gegen eine NTX sprechen, und somit ein Patient permanent nicht ge-

---

[5]   Adams, Patch/ Mylander, Maureen: Gesundheit! – Bringing Good Health to you, the
Medical System, and Society Through Physician Service, Complementary Therapies, Humor, and Joy. Rochester/ Vermont 1998. Campo, Rafalel: The Healing Art – A Doctor's
Black Bag of Poetry, New York, 2003; Honnefelder, Ludger/ Rager, Günter (Hrsg.): Ärztliches Urteilen und Handeln – Zur Grundlegung einer medizinischen Ethik. Frankfurt/M.
1994.

listet werden kann. Dazu gehören bestimmte Begleiterkrankungen, einige Krebsarten, manche schwere Erkrankungen des Herz-Kreislaufsystems sowie, abhängig vom Zentrum, psychiatrische Kontraindikationen.

Mit der Aufnahme auf die Warteliste und dem Erhalt des Status »T« (transplantabel) wird der Patient im Zentralregister von Eurotransplant in Leiden (NL) gemeldet und kann somit potentiell jederzeit ein Organ erhalten.

Diese Warteliste ist eine Einrichtung, die eine gewisse Verteilungsgerechtigkeit garantieren soll. Die erstellten Allokationskriterien sollen frei sein von persönlichem Utilitarismus und der Möglichkeit auch einer unbewußten Einflußnahme durch das ärztliche Werturteil. Die ihr zugrunde liegenden ethischen Prinzipien des kollektiven, und dem untergeordnet, des individuellen Nutzens und die Abwertung anderer Prinzipien sind Wertentscheidungen, die moralisch und politisch zu begründen und zu diskutieren sind.[6]

Das Sammeln von Wartezeitpunkten und die Länge der Wartezeit richten sich nach der Dauer seit Beginn der Dialyse, nach Kriterien der Immunkonstellation (HLA-Missmatch und Blutgruppe), Alter und Region der Organspende sowie in manchen Fällen auch nach einer Notfallindikation (high urgency). Hier sehen wir eine Verletzung des utilitaristischen Prinzips des größtmöglichen Nutzens durch das der Dringlichkeit. Dies hängt damit zusammen, daß die dringlichen Fälle in der Regel gerade nicht die mit der besten Prognose sind. Daß gerade ein systemimmanenter Utilitarismus Teile der Wartelistenqualifikation bedingt, läßt sich einfach belegen.[7]

Untersuchungen haben ergeben, daß die immunologische Kompatibilität zwischen Spender und Empfänger einen direkten Zusammenhang mit Organfunktion und Organüberlebensdauer bietet. Aus diesem Grund können »full house«-Empfänger, bei denen alle sechs HLA (human lymphocyte antigene) Loci übereinstimmen, unerwartet schnell ein Organ bekommen, wie auch Patienten mit präformierten Antikörpern, die nur in seltenen Fällen ein passendes Organangebot erhalten können. Eine gute HLA-Konstellation dient zwar auch dem Nutzen des individuellen Patienten, der Hauptgrund entspringt aber einem anderen Kalkül[8]: Es findet a priori basierend auf statistischen Daten ein Vergleich der Prognosen verschiedener Patienten im Transplantationsfall statt und letztlich stellt das gesamte Unterfangen auf den summarisch größtmöglichen kollektiven Nutzen ab. Diese Nutzenmaximierung läßt sich in Form von Überlebensjahren medizinisch-wissenschaftlich nachweisen. Ob aber das Kriterium des möglichst ef-

---

[6] Land, Walter (Hrsg.): Evaluations-Manual Nierentransplantation – Klinisch-praktische Richtlinien. Stuttgart 2004. Largiadèr, F. et al.: Checkliste Organtransplantation. Stuttgart 2003.

[7] Jonas, Hans: Das Prinzip Verantwortung – Versuch einer Ethik für die toechnologische Zivilisation. Frankfurt/M. 2003. Ders.: Technik, Medizin und Ethik – Praxis des Prinzips Verantwortung. Frankfurt/M. 1985.

[8] Schlich, Thomas: Transplantation – Geschichte, Medizin, Ethik der Organverpflanzung. München 1998.

fizienten Einsatzes überhaupt angewendet werden soll, läßt sich weder medizinisch noch technisch, sondern allein moralisch begründen. Hier konkurriert die kollektive Utilität mit der benevolentia (Wohltätigkeit) gegenüber dem einzelnen Patienten. Das Leiden eines Patienten nicht zu mildern oder ein Leben nicht zu verlängern, wäre nach diesem Prinzip unzulässig. Aber genau das tut man, wenn man einem Patienten ein Organ deshalb vorenthält, weil es zu einem anderen besser paßt.

Das Alter des Empfängers ist ebenfalls von Bedeutung. Kinder erleiden durch Dialysebehandlung nachweislich eine Entwicklungsverzögerung, die z. T. nur schwer zu kompensieren ist. Aus diesem Grund kommt ihnen eine bevorzugte Behandlung im Sinne des ethischen Prinzips der Schadensvermeidung zu. Ferner wurde vor wenigen Jahren das so genannte Seniorenprogramm (Old-for-Old) eingeführt, in dem Spender und Empfänger des Organs beide über 65 Jahre alt sein müssen. Dies hat einerseits seinen Grund darin, daß die Lebenserwartung eines terminal Nierenkranken trotz Dialyse – unabhängig von Alter, Grund- und Begleiterkrankung – im Mittel nur halb so hoch ist wie nach Implantation eines Ersatzorgans, andererseits, daß die Dauer der Wartezeit linear mit der langfristigen Erfolgsrate der NTX korreliert. Sie ist damit einer der stärksten Risikofaktoren für den Funktionsverlust des Transplantats und die Mortalität.
Ferner steht hinter diesem Programm die Idee, Empfängern unter 65 Jahren Organe höherer Qualität, weil jünger, zukommen zu lassen, da deren statistische Lebenserwartung höher liegt, sowie das Kollektiv der »Langwarter« auszugliedern und eine gewisse Verteilungsgerechtigkeit zu schaffen.
Bei den meisten Spenden handelt es sich um sogenannte Leichenspenden. Dieses Vorgehen ist seiner Natur nach mit einem entscheidenden prognostischen Nachteil behaftet: Nach der Explantation in einem Zentrum muß das Organ auf Eis gelegt und in das Zentrum des Empfängers verbracht werden. Manchmal erlaubt der Zustand der Organe allerdings keinen langen Transport und es erfolgt eine sogenannte Zentrumsspende, d.h. die Organe verbleiben vor Ort. Diese fließt erstens in die »nationale Austauschbilanz« ein und garantiert durch eine Verringerung der Wege auch die Reduktion von Kosten und der Zeit bis zur Reperfusion, der erneuten Durchblutung, nach Anschluß an den Empfängerorganismus, die als kalte Ischämiezeit (CIT) bezeichnet wird. Sie ist ein eindeutiges prognostisches Kriterium für die Organfunktion. Selbst bei günstigeren HLA-Kombinationen liegt die 5-Jahres-Überlebensrate einer Leichenniere 10% unterhalb einer Lebendspenden-Niere, die geplant und unter Minimierung jeglicher Ischämiezeit durchgeführt wird. In Deutschland wurde letztes Jahr etwa jede fünfte Niere als Lebendspende transplantiert, in den USA ist es bereits jede zweite. Dem großen Nutzen für den Empfänger steht ein ungleich größeres Risiko für den Spender gegenüber. Aus diesem Grund ist das Evaluationsverfahren zur Lebendspende in Deutschland äußerst langwierig und schließt neben einer kompletten körperlichen Statuserhebung auch eine psychologische und ethische Begutachtung mit ein. Genaue Zahlen zum Gesundheitszustand post Transplan-

tationem liegen für Deutschland nicht vor. Allein ein in der Schweiz geführtes Register gibt an, daß es bei den dort gelisteten Spendern (n=581) keinen Fall von Dialysepflichtigkeit oder chronischer Niereninsuffizienz gebe. Auch die Bluthochdruck-Inzidenz entspricht dem Bevölkerungsdurchschnitt. Dies soll aber dennoch nicht darüber hinwegtäuschen, daß Transplanteure und Nephrologen eine moralische Pflicht haben, die gesundheitliche Betreuung von Lebendspendern sicherzustellen.

Wie oben bereits ausgeführt, wird aber der Hauptanteil des Spendeaufkommens durch postmortal entnommene Leichennieren gedeckt. Es handelt sich hier entweder um Personen, die zu Lebzeiten durch einen Organspendeausweis diese Verfügung trafen, oder deren Angehörige einer Spende zustimmten.

Die notwendige Diskussion zum Individualtod und der Feststellung des Hirntodes trotz vegetativer Lebenszeichen (paradoxes Leben) soll hier unterbleiben. Sie stellt uns als potentielle Spender, als Verwandte und als medizinisches Personal vor ein weites Feld an Vertrauens- und Verfahrensfragen, deren Klärung nicht Gegenstand dieses Beitrags sein kann. Allein die Frage zur Verfügung über den eigenen Körper und die eigene Spendebereitschaft wird weiter unten aufgegriffen.

Kommt es dann nach eingehender Aufklärung des Patienten und der Aufnahme auf die Warteliste zur Zuteilung eines Spenderorgans und subsequent zur Durchführung einer Nierentransplantation, beginnt für den Patienten ein vollkommen neues Leben. Die entstandene Unabhängigkeit von einer apparativen Medizin, die ihn meist dreimal wöchentlich für vier oder mehr Stunden an die extrakorporale Blutwäsche band, aber auch die neuerliche Unterwerfung unter andere Zwänge, wie eine lebenslange Medikamenteneinnahme, bestimmen die neuen Verhältnisse. Durch die durchzuführende Immunsuppression, zu der meist mehrere Medikamente gleichzeitig eingesetzt werden, erhöht sich auch die Gefahr der Infektion. Bereits immunkompetente harmlose Keime können zu schweren Infektionen führen.

Außerdem ist das Risiko, an bestimmten Krebsarten, namentlich Hauttumoren, zu erkranken statistisch erhöht. Im ersten Jahr post transplantationem sind besonders engmaschige Blutwertkontrollen durchzuführen.

Diese vorher beschriebene Knappheit an Spenderorganen läßt die Betroffenen und deren Interessensvertretungen hohe Erwartungen in die Entwicklung neuer Methoden zur Organersatztherapie setzen.[9]

Eine hochtechnologisierte Medizin in der die Organübertragung zum Tagesgeschäft gehört, gerät dabei schnell in das Fahrwasser einer mystischen Überhö-

---

[9] Aldhous, Peter: Can they rebuild us? Nature, 410, 5 April 2001; Berns, Anton: Good News for Gene Therapy, N Engl J Med 350, S. 16.

hung [10], verursacht durch Hoffnungen der Betroffen und simplifizierende Informationsfragmente öffentlicher Meinungsträger.

Das Körperbild des Menschen hat in diesem Zusammenhang eine grundlegende Wandlung erfahren. Eine in der industriellen Revolution und schon in der Philosophie der Aufklärung sich begründende Veränderung des Eigen- und auch des Fremderlebens bereitete den Boden für eine Technikbejahung, die dem menschlichen Erfindungsgeist und dessen Durchdringungskraft die Primatstellung einräumt.[11]

Dies äußerte sich in der Verschiebung der Körpergrenzen nach außen durch Prothesen und nach innen durch Implantate sowie der mittlerweile bezweifelten Analogiebildung vom Mensch als Maschine und der zurecht überholten Anschauung, das Gehirn sei ein Computer im herkömmlichen Sinne.

Symbolhaft gesehen ist nun die Verpflanzung eines Spenderorgans ein weiteres, gewissermaßen synchrones Überschreiten der Grenzen nach außen und innen, gewiß differenziert in seiner Bezüglichkeit nach der kulturellen Gewichtung des Organs, aber doch folglich eine Korrumpierung der körperlichen Identität und Integrität des alten Menschenbilds mit all seinen gewachsenen Wert- und auch Grenzvorstellungen.[12]

II.

Die Vorstellung vom Menschen als Ersatzteillager wird zwar vom praktischen Vorgehen der Transplantationsmedizin genährt[13], ist aber weder medizinisch sinnvoll, wenn dadurch ein impliziter Rückgriff auf die Mensch-Maschinen-Analogie gemacht wird, noch offenbar suffizient zur Deckung des Bedarfs. Als ein viel versprechender Ausweg bietet sich die scheinbar unbegrenzte gentechnische Reproduktionsmöglichkeit von Bedarfsorganen an. Einen Spender und dessen Spenderorgane im herkömmlichen Sinne wird es dann wohl nicht mehr geben.[14]

Die enormen technischen Anwendungsmöglichkeiten, die sich aus der genetischen Grundlagenforschung mit wachsender ethischer Brisanz gegenwärtig ab-

---

[10] Tilney, Nicholas L.: Transplant – From Myth to Reality, Yale University Press, 2003.

[11] Siehe dazu auch: Foucault, Michel: Die Geburt der Klinik – Eine Archäologie des ärztlichen Blicks. [6]2002; Heidegger, Martin: Die Technik und die Kehre. In: Günther Neske (Hrsg.): Opuscual aus Wissenschaft und Dichtung, Band 1. Stuttgart [9]1996.

[12] Gadamer, Hans-Georg: Der Anfang der Philosophie. Stuttgart 2000; Lown, Bernard: The Lost Art of Healing – Practicing Compassion in Medicine. New York 1999.

[13] Delmonico, Francis L.: Exchanging Kidneys – Advances in Living-Donor-Transplantation. N Engl J Med 350, S. 18. Delmonco, Francis L. et al: Ethical Incentives – Not Payment – For Organ Donation. N Engl J Med, 346, 2002, S. 25,.

[14] Gurdon, J. B./ Colman, Alan: The future of cloning, Nature, 402, 16 Dezember 1999. Dennis, Carina: Take a cell, any cell... Nature, 426, 4 Dezember 2003.

zeichnen, dürften unsere Wertmaßstäbe hinsichtlich einer medizinischen Machbarkeit von Lebensqualität revolutionieren.

Zur Janusköpfigkeit gerade dieser Technik schreibt Hans Jonas:

>>Wir wissen erst was auf dem Spiele steht, wenn wir wissen, daß es auf dem Spiele steht.<<[15]

Früher galt die Überzeugung, >>reine<< Grundlagenforschung, die auch zur Generierung neuer Technik führt, sei uneingeschränkt wertfrei. Max Weber bemerkt dazu, die >>Wissenschaft ist moralisch neutral.<<[16] Dieses sog. >>Neutralitätsargument<< gilt jedoch nur, solange Wissenschaft als reine Erkenntnis, als Wahrheitssuche gesehen wird. Neuzeitliche Forschung beruht aber nicht auf reiner Betrachtung, vielmehr schließt sie Experimente und Anwendungspraxis, Technik ein: Das wissenschaftliche Erkennen ist immer auch ein Handeln – bisweilen auch ein politisch motiviertes und schlimmstenfalls politisch manipuliertes, wie das anscheinend in den USA im President's Council on Bioethics allenthalben der Fall ist.[17]

Aus der empirischen oder experimentellen Gewinnung von Daten und deren taxonomischer Anordnung zu Informationen als erste Stufe einer Erkenntnis hin zur Nutzenanwendung, destilliert sich das heraus, was man als Wissen bezeichnen kann. Wissen wird geschaffen, eben gerade indem es geschieht. Der wissenschaftliche Fortschritt als Forschungshandeln unterliegt damit der Moral ebenso wie jedes andere menschliche Handeln auch. Ein Forschungsvorhaben ist daher nicht nur an seinen Zielen zu messen, sondern auch an seinen Mitteln, in diesem Falle, dem Einsatz von Biotechnik.[18]

Diese Technik erst macht ein gespendetes Leben in der oben diskutierten Form möglich, dennoch liegt ihr ein gleichsam reduktionistisches Weltbild zugrunde, das dem Menschen in seiner Komplexität und seinen vielen bisher unentschlüsselten biologischen, biochemischen wie auch seelischen Eigenschaften nicht gerecht wird.

Wissenschaftszweige wie der der Technikfolgen-Abschätzung und Ressorts für Nachhaltigkeit beschäftigen sich mit der Einordnung technischer Entwicklungen in ein kybernetisches Gesamtmodell, die Gefahrenpotentiale und Nutzen einer technischen Anwendungsneuerung zu beurteilen versuchen.

Technologie gefährdet die Zukunft der Erde und die Zukunft der Moral. Gerade das ungeheure technische Handlungsvermögen des modernen Menschen legt ihm eine moralische Fürsorgepflicht auf. >>In nature there are no rewards or punishments; there are consequences<<. Fast möchte man meinen, dieser Aus-

---

[15] Vgl. Jonas: Technik, Medizin und Ethik – Praxis des Prinzips Verantwortung.
[16] Weber, Max: Gesammelte Aufsätze zur Wissenschaftslehre. Stuttgart 1988.
[17] Vgl. Blackburn, Elizabeth: N Engl J Med, 350, 14. April 2004.
[18] Schauer, Alfred J. et al. (Hrsg): Ethics in Medicine. Göttingen 2001.

spruch sei einem Stoiker zuzuschreiben, er stammt aber vielmehr aus dem Mund eines Naturwissenschaftlers, der eine Studie zur klinischen Anwendung eines gentherapeutischen Handlungsansatzes leitete.[19] Diese mußte abgebrochen werden, als festgestellt wurde, daß sich so genannte »inserts«, Teile eines retroviralen Genoms, das zur Therapie verwendet wurde, an beliebigen, noch nicht kontrollierbaren Stellen in das Genom setzten und zu einer leukämieähnlichen Krankheitsform führten. Es entspricht dem Wesen der Technik, daß es bald eine Erklärung für die Entstehung dieser Mutation geben und eine modifizierte Behandlungsmethode entwickelt werden wird, die ihrerseits wieder revidiert werden muß. Weiter heißt es:

> »Gene therapies are constructs derived from nature; they are not of nature. The manipulations needed to create genetic therapy add enormous complexity to considerations of safety and preclinical toxicity testing, and for every intended consequence of a complex biologic product, there are unintended consequences. Biologic products, like all products, carry risks along with benefits.«[20]

Das vorangestellte Zitat liest sich wie ein kategorischer Imperativ, den sich die Forschung ins Stammbuch schreiben lassen muß. Gerade diese »unbeabsichtigten Konsequenzen« sind es, die wissenschaftlich und technisch Handelnde in die ethische Verantwortung nehmen. Doch was ist mit den erwähnten »risks« und »benefits« und auf wen werden diese sich beziehen? Auf Patienteninteressen oder doch auf Forschereitelkeiten?

Die Wissenschaft ist im Moment weit von der Herstellung künstlicher Organe entfernt. Sicherlich wurden die ersten richtungsweisenden Schritte beispielsweise durch die Klonierung und die Züchtung von Geweben getan. Allein ein Organ ist mehr als homogenes Gewebe, mehr als die Zusammenfügung mehrerer Gewebearten. Eine Funktionalität in einem Organverbund herzustellen ist weit mehr, als das Umlegen von Schaltern in einem Organismus. Sicherlich ist es in absehbarer Zeit möglich beispielsweise Herzmuskelzellen zur Regeneration zu veranlassen, was lange Zeit in der Medizin als dogmatisch nicht machbar galt, doch ein aus verschiedensten Gewebetypen bestehendes, hochkomplexes Organ wie die Niere vollständig zu reproduzieren ist nach dem momentanen Stand der Wissenschaft noch in weiter Ferne.[21]

Demgegenüber möchte ich das Augenmerk auf den Einfluß lenken, den die Gentechnik auf dem Gebiet der Nierentransplantation bereits besitzt. Dabei ist besonders auf die Verwendung gentechnisch hergestellter, rekombinanter Medikamente beim Einsatz in der Dialyse hinzuweisen. Das aus dem Hochleistungssport bekannte, bluterzeugende Hormon Erythropoetin wird schon seit einiger Zeit mittels gentechnologischer Verfahren produziert und ist als solches aus der

---

[19] Nogochi, P: N ENGL J MED 348, 3, S. 193f.
[20] Ebd.
[21] Weissman, Irving L.: Stem Cells – Scientific, Medical and Political Issues. N Engl J Med, 346, S. 20; Zandonella, Catherine: The beat goes on. Nature, 421, 27 Februar 2003.

modernen extrakorporalen Blutwäsche und auch aus der unmittelbaren Nach-
betreuungsphase nach Nierentransplantation zur Normalisierung der Hämoglo-
binwerte nicht mehr weg zu denken. Rekombinante Medikamente werden in der
Zukunft noch mehr an Bedeutung gewinnen, da damit natürliche und tierische
Ressourcen entlastet werden können.

Jegliche technische Innovation birgt als grundsätzliche Problematik, daß mit
ihr der angeborene Keim des »Schlechten«, d. h. des Schädlichen, gerade durch
das Vorantreiben des Guten, d. h. des Nützlichen, mitgenährt und zur Reife gebracht wird – vor allem dann, wenn sie ethisch hochgradig legitimiert ist. Die
Gefahr liegt also mehr im Erfolg als im Versagen: Und doch ist der Erfolg nötig
unter dem Druck der menschlichen Bedürfnisse. Eine angemessene Ethik der
Technik muß sich auf diese innere Mehrdeutigkeit des technischen Tuns einlassen. Eine über Generationen vertretbare Technik andererseits muß, wie von
Hans Jonas vorgeschlagen, auch das Kriterium einer Fehlertoleranz einbringen.

Einen besonderen Problembereich, verbunden mit einem wachsenden Erwar-
tungspotential, bildet das Konzept der Xenotransplantation: Mithilfe tierischer
Spenderorgane soll der Bedarf an Transplantaten gedeckt werden. Dies allerdings stellt uns sowohl vor technische als auch vor ethische Probleme.

Zum einen sind Organe tierischer Provenienz nicht notwendigerweise anato-
misch kompatibel mit den Bedürfnissen menschlicher Transplantatempfänger,
zum anderen bedeutet das Unterdrücken einer Immunreaktion in diesem Szenario eine weit größere und nicht einmal ansatzweise gelöste Aufgabe. Ferner ist
zu bedenken, daß beim Überschreiten der Artenbarriere bisher unbekannte Erreger auf den Menschen übertragen werden könnten. Die Gefahr einer Mutation
von Krankheitskeimen und einer epidemischen Verbreitung muß bedacht, ja, als
wahrscheinlich angesehen werden.

Was das ethische Dilemma angeht, so stellt sich die Frage, ob der Mensch als
»anderes Tier« ohne Rücksicht seinen Organbedarf aus einem allein dafür zu
züchtenden Pool an Spendertieren decken darf. Es muß hier gefragt werden, inwieweit eine Ehrfurcht vor dem Leben vor der Artenbarriere halt machen darf,
bzw. ob die Erzeugung von Transplantationsschlachtvieh nicht eine Verletzung
menschlicher Fürsorgepflicht gegenüber der übrigen Schöpfung darstellt.

Weiterhin kommt es noch in anderer Hinsicht zu einer Verschiebung ethischer
Grenzen: In den USA ist eine, wohl auch gesellschaftlich-religiös bedingte Erweiterung der Lebendspendebereitschaft, wie schon eingangs beschrieben, zu
beobachten. Die Spendemöglichkeiten gehen aber weit über das bekannte Spenden zwischen sich emotional nahestehenden Partnern, wie es der Gesetzgeber im
Transplantationsgesetz in Deutschland vorschreibt, hinaus. Dies mag am Prinzip
der »Cross-Donation« beleuchtet werden: Zwischen zwei Paaren können Nieren
ausgetauscht werden, wenn wegen Missmatch eine direkte Spende nicht möglich
ist. Der entscheidende Vorteil daran ist, daß beide Transplantationskandidaten

rechtzeitig Organe von guter Qualität aufgrund der kurzen CIT erhalten und die Eingriffe unter optimalen Bedingungen geplant durchgeführt werden können.

Bei einer Partner-Inkompatibilität besteht die Möglichkeit einer Lebendspende an einen kompatiblen fremden Kandidaten auf der Warteliste. Im Gegenzug erhält der eigentlich Begünstigte das nächste verfügbare Organ eines verstorbenen Spenders. Damit kann man zwei Patienten frühzeitig helfen, allerdings mit ungleichen Chancen.

Hier hat meines Erachtens bereits ein gesellschaftliches Umdenken stattgefunden, das sich in einer erhöhten Spendebereitschaft, nicht nur bezüglich der Leichenspende sondern eben auch der Lebendspende, manifestiert. Worin könnten die Gründe für ein solches Neudenken zu finden sein? Liegt es an einer mündigeren Verantwortungsübernahme der Patienten und deren Familien? Am integraleren gesellschaftlichen Vorhandensein christlicher Werte oder an einer staatlich durch eine freiere Gesetzgebung unterstützten Kostenreduktion im Gesundheitswesen im Sinne der Verringerung des dialysierenden Patientenguts zugunsten einer längeren Überlebenszeit und verringerter Kosten?

Ebenfalls in den USA möglich ist die altruistische Spende an einen anonymen Empfänger. Dies wird an drei Zentren – Minnesota, Washington und Baltimore – ausschließlich für Kinder erprobt. Dabei legt man sehr großen Wert auf eine intensive und z. T. tiefenpsychologische Exploration. Bisher war die Akzeptanzquote weniger als 10%.

III.

Die Medizin hat nicht nur eine Wandlung zur Wissenschaftlichkeit erfahren, noch viel wirksamer war die zur Wirtschaftlichkeit. Die Medizin unterliegt und unterliegt vollends, wenn sich nichts ändert, auch den Mächten des Marktes, indem Ethik Gefahr läuft, zu einem nicht rentablen Posten auf einer Bilanzrechnung zu werden.[22] Es ist ein meist von medizinfremden Theoretikern aufgebrachtes Unding, die Beziehung zwischen Arzt und Patient der eines Kunden zu einem Verkäufer gleichstellen zu wollen. Der Arzt verkauft keine Gesundheit, er hilft im besten Falle ehrfürchtig der Natur im Heilungsprozeß oder behindert ihn zumindest nicht.[23] Welches integrale ethische Prinzip sollte einen Bankangestellten verpflichten, außer das einer Gewinnmaximierung seiner Institution und somit die Arbeitsplatzerhaltung? Eine medizinische Gewinnmaximierung bedeutet für mich, dem mir vertrauenden Patienten eine möglichst hohe Lebensquali-

---

[22] Siehe dazu auch: Singer, Peter: Praktische Ethik. Stuttgart ²1994.
[23] Selzer, Richard: The Exact Location of the Soul – New and Selected Essays. New York 2001.

tät zu schaffen.[24] Die ärztliche Grundhaltung sollte demnach Altruismus, basierend auf einer spirituellen Grundhaltung, die die Möglichkeit einer Transzendenz zuläßt, sein. Allein die Manipulation von Transmittern (durch ärztliches Handeln) scheint leichter als die Leistung von Transzendenz (im ärztlichen Handeln). Mit dem Wirtschaftlichkeitsprinzip kam der Geruch des Geldes in die Medizin.

Ethik kann man nicht kaufen, man muß sie leisten. Man kann sie nicht durch andere machen lassen, man muß sie selbst leisten. Wie so häufig gibt es auch hier leider keine prästabilierte Harmonie zwischen Wahrheit und Nützlichkeit, und wir leben diesbezüglich sicher nicht in der besten aller möglichen Welten.

Wie ist der Umstand sonst zu beurteilen, daß in Groß Britannien eine um zwei Drittel geringere Anzahl an nierenkranken Menschen lebt als hierzulande? Die Antwort ist so einfach wie drastisch: Flächendeckende, jedes Alter umfassende Dialyse ist – wie in den meisten Ländern übrigens – dort nicht bekannt, weil nicht finanzierbar. Patienten mit Nierenversagen und Dialysepflichtigkeit älter als 65 Jahre erhalten nicht die Möglichkeit zur Blutwäsche. Sie sterben an Urämie (zu viel Harnstoff im Blut). Wenn die Dialyse schon nicht finanzierbar ist, kann es dann eine Breitengenetik sein mit individueller Organzucht? Es scheinen dort, trotz ähnlichen kulturellen Hintergrunds, auf dieselben Fragen andere Antworten gefunden worden zu sein, die wir aber für uns ablehnen. Nicht vor einer Machbarkeitsgenetik der Zukunft also müssen wir uns fürchten, sondern vielmehr vor einer Notwendigkeitsethik der Gegenwart, die sich dem Druck der Kostenexplosion und daraus resultierender Rationalisierung beugt, mit entsprechend desintegrierenden und entsolidarisierenden Folgen für die Gesellschaft.

Ein Beispiel zur Einschätzung von und zum Umgang mit Gentechnologie auf der persönlichen Stufe wird im Verbraucherverhalten nach vorgeschriebener Kennzeichnung gentechnisch manipulierter Lebensmittel deutlich werden. Ich nehme an, daß der Preis auch hier das ausschlaggebende Kaufkriterium bleiben wird und nicht die Maße der Sicherheitsqualität und Herstellergarantie.[25] Bedenken verflüchtigen sich im selben Maß wie sich die Gewöhnung ausbreitet, oder jene kommen erst gar nicht auf, wenn man sie sich aus Mangel an wirtschaftlichen Ressourcen nicht »leisten« kann.

Dies eröffnet zwangsläufig die Diskussion über ökonomische Zwänge in der Medizin. Aufgrund des sich in der modernen Medizin bereits als integraler Bestandteil verstehenden – und offenbar allenthalben akzeptierten – Prinzips der ökonomischen Ressourcenknappheit – muß erneut über eine den Utilitarismus bedienende Verantwortlichkeit nachgedacht werden. Es scheint, als zeichne sich diesbezüglich ein Verlust des bisher propagierten ärztlichen Fürsorgeprinzips in

---

[24] Osler, William: Aequanimitas – With other Addresses to Medical Students, Nurses and Practitioners of Medicine. McGraw-Hill, o. J.; Reynolds, Richard/ Stone, John: On Doctoring - Stories, Poems, Essays. New York 1995.

[25] Erasmus von Rotterdam: Das Lob der Torheit. Zürich 2003.

einem gänzlich geänderten Wertesystem ab. Nicht mehr nur, was dem Patienten eo ipso in seiner Salutogenese nach bestem Wissen und Gewissen hilft, sondern auch, was sich wirtschaftlich »rentiert«, wird zu einem immer wichtigeren Faktor. Die Ökonomie gewinnt den Status eines Leitwerts in der Verteilung und Wiederherstellung des defizitären Gutes (bonum) Gesundheit.

In verschiedenen Wertesystematiken wird versucht, eine Korrelation zwischen dem Erfolg einer medizinischen Behandlung, gemessen in Parametern der Gesundheit und der Lebensqualität, zu einer statistisch errechenbaren Größe der Qualität zu schaffen. Dieses zwar etablierte aber dennoch nicht wenig umstrittene Prinzip der sog. QALYs (Quality adjusted life years), der ein monetärer Wert zugemessen wird, schickt sich an, zu einer Inkasso-Erfassungsmethode geleisteter medizinischer Dienste zu werden. Zwei Beispiele mögen dies verdeutlichen:

Die relative Anzahl von Rektumamputationen in den USA ist gegenüber einem Vergleichskollektiv in Deutschland deutlich erhöht. Dies hat meiner Meinung nach zwei Gründe: Erstens wird durch eine komplette Rektumamputation im Sinne einer Radikaloperation, einer zu den Alternativen vergleichsweise einfachen Operation, die Gefahr eines Wiederauftretens der bösartigen Grunderkrankung ausgeschlossen – was in der Folge juristische Nachspiele minimiert und die Kosten für Nachoperationen eliminiert – und zweitens ist dieses Verfahren gegenüber dem in Deutschland favorisierten Vorgehen kostengünstiger. Allein mit dem Unterschied, daß damit auch notwendigerweise die Anlage eines Bauchafters und entsprechende Einbußen an Lebensqualität verbunden sind. Die Abwägungsentscheidung zwischen den Zielen der Kostenreduktion (und juristischer Absicherung) gegenüber dem Erhalt oder gar Zugewinn an Lebensqualität des Patienten ist hier zweifelsohne zu beobachten. Vor dem Kostenhintergrund ähnlich zu bewerten ist auch die geringe Anzahl an endoskopisch durchgeführten Leistenherniensanierungen (Leistenbruchoperationen) im Vergleich zu konventionell vorgenommenen Operationen. Erstere sind bei durchweg schonenderem Vorgehen deutlich teurer als letztere.[26] Dennoch ist klarzustellen, daß eine therapeutische Entscheidung immer nach einer genauen Abwägung von Risiken und Nutzen gefällt werden muß, wobei das ökonomische Moment im Gesundheitssystem stets mit einfließt.

Auch bei der Transplantation von Nieren bleiben monetäre Überlegungen nicht unberührt. Eine Nierentransplantation kostet im Durchschnitt zwischen 46.000 und 65.000 Euro. Die anschließende Nachsorge liegt bei circa 6.000 bis 12.500 Euro pro Jahr. Eine Dialyse andererseits kostet jährlich von 25.000 bis 50.000 Euro, abhängig davon, welche Dialysebehandlung durchgeführt und ob sie zu Hause, im Dialysezentrum oder teilstationär im Krankenhaus vorgenommen wird. Hinzu kommen noch die jährlichen Behandlungskosten von durchschnittlich 7.600 Euro.

---

[26] Neumayer, Leigh et al.: Open Mesh versus Laparascopic Mesh Repair of Inguinal Hernia. N Engl J Med 350, 18, 2004.

Die Transplantation ist somit auf längere Sicht die kostengünstigere Alternative in der Nierenersatztherapie. Schon nach zwei Jahren liegen die Kosten nach Nierentransplantation unter den Dialysekosten. Aber nicht nur aus diesem Grund wird eine Transplantation als Behandlungsmethode bevorzugt. Ermöglicht sie den Betroffenen doch auch ein unabhängigeres Leben und einen normalerweise beachtlichen Zugewinn an Lebensqualität. Es scheint, als seien hier einmal das medizinisch und das ökonomisch Sinnvolle eine Allianz eingegangen.

Die Frage, wann sich eine Nierentransplantation rechnet, läßt sich in Deutschland zurzeit relativ einfach beantworten und anhand kühler Zahlen belegen. Daß sich dies ändern wird, bezeugen Bestrebungen, die Fallpauschalen radikal zu kürzen. Der Anreiz, eine Nierentransplantation durchzuführen wird dann von Seiten der Krankenhäuser eher geringer werden, ebenso die Bereitschaft der Versicherungsträger zur Kostenübernahme.

Allerdings sind die angegebenen jährlichen Behandlungskosten für Immunsuppressiva und Behandlung von mit der Transplantation in ursächlichem Zusammenhang stehenden Begleiterkrankungen nur eine grobe Schätzung, da gerade dieser Bereich die intensivste und lebenslange Nachbetreuung fordert und jeder von außen kommende Einfluß negative Auswirkungen auf den Therapieerfolg haben kann. Dies zeigt sich vor allem daran, daß insgesamt betrachtet etwa ein Drittel aller verschriebenen Medikamente nicht genommen werden. Über die Zahlen in der Transplantationsmedizin lassen sich nur Mutmaßungen anstellen, doch ist bekannt, daß Menschen mit umfangreicher Dauermedikation eher dazu neigen, Medikamentenpläne selbstständig zu verändern. Man spricht hier von Medicamenten-Incompliance. Diese kann gerade bei der Nierentransplantation bedrohliche Konsequenzen haben und bis zu einer Organabstoßung führen. Dennoch werden Patienten, die nachweislich aufgrund einer Medikamentenincompliance ihre Transplantatniere verlieren, nicht von einer erneuten Aufnahme auf die Warteliste ausgeschlossen.

In einer Zeit der Ökonomisierung aller medizinisch-sozialen Dienstleistungsbereiche liegt es nahe, Zusammenhänge auf einen gleichen Nenner zu bringen. In diesem Fall ist dies eine monetär meßbare Einheit, eine Kunstwährung gewissermaßen, nämlich die Lebensqualität in Form der oben erwähnten QALYs.

Alles ärztliche Handeln in der Transplantationsmedizin, wie auch in der gesamten Medizin, sollte letztlich dem Zugewinn an Lebensqualität dienen. Im speziellen Fall drückt sich dies durch die Befreiung von der Dialyse aus. Andererseits wird sich eine Ethik in der Medizin immer mehr an der Ethik in der Ökonomie orientieren, Entscheidungskriterien werden in der Breitenmedizin nicht nur die einer medizinischen, also auch genetischen Machbarkeit sein, sondern vielmehr die monetärer Möglichkeiten des sich Leisten-könnens. Wir werden dabei sehr hart an ökonomische Grenzen einer Breitentechnik in einer postindustriellen Konsumgesellschaft stoßen, wie wir gerade auf die Grenzen eines

Wachstums aufmerksam werden, das nicht mehr zu leisten vermag, was in einer logischen Entwicklungskette als notwendig erscheint.

Es entwickelt sich ein System der Not und der Notwendigkeit in der Medizin und damit einhergehenden Einschnitten. Entsprechend wandelt sich das medizinische Alltagsethos: Indirekte Qualitätseinbuße durch Verringerung der Krankenhaushygiene im Zuge von Einsparmaßnahmen oder die Nichtdurchführung von Screeninguntersuchungen (bei deren wirtschaftlicher Errechnung). Das Sparen an Präventionsmaßnahmen wirkt sich auf »statistische« Leben aus, das Einsparen von Akutmedizin aber auf individuelle Leben. Hier stellt sich die Frage nach der ethischen Wertigkeit des individuellen Lebens gegenüber statistischem Leben. Aber wer hätte je am Sterbebett eines statistischen Lebens gesessen?

Wenn eine notwendige Operation unterbleibt, dann opfert man ein sogenanntes »individuelles Leben«. Erst das bereitet uns offenbar moralische Bedenken. Wenn es ans Sterben geht, stirbt nie eine statistische Größe, sondern stets ein Individuum – mit allen Ängsten und Nöten des Betroffenen wie auch seiner Angehörigen. Daher gibt man lieber »statistische Leben« auf als »individuelle«.

Meines Erachtens liegt das daran, daß bei Offensichtlichwerden einer Erkrankung, die durch Präventivmaßnahmen hätte verhindert werden können, oft nichts Lebensrettendes mehr getan werden kann. Der Patient stirbt zwar, aber man *läßt* ihn nicht sterben: Sein Sterben hängt in dieser Konstellation von niemandes Entscheidung mehr ab. Bei der Verweigerung von lebensrettenden Operationen ist der Fall anders gelagert: Die Person stirbt, wenn die Entscheidung, ihm zu helfen, negativ ausfällt.

Eine solche Konsequenz trauen wir uns in der Situation unmittelbarer Lebensbedrohung offenbar nicht zu – und zwar weder als potentiell Betroffene noch als Ausführende gesellschaftlicher Rationierungsinstanzen. In der Todesnot soll nicht gespart werden. Dieser Aspekt scheint so wichtig, daß die medizinisch-technisch hochentwickelten Gesellschaften selbst dann lieber am »statistischen Leben« sparen, wenn sich zeigen läßt, daß das im Vergleich mit alternativen Sparmaßnahmen per Saldo Leben und Gesundheit kostet – also ineffizient ist.

In diesem Zusammenhang soll auch das oben beschriebene Old-for-Old-Programm noch einmal genauer betrachtet werden. Naturgemäß gibt es in diesem Sektor eine große Anzahl an Empfängern wie auch Spendern, aber auch eine große Anzahl an Komorbiditäten, deren Behandlung mit einem hohen Kostenaufwand verbunden ist. Ferner darf nicht außer Acht gelassen werden, daß eine Transplantation mit zunehmendem Alter und sich verschlechterndem Allgemeinzustand immer auch an Risiken zunimmt. Ein 65-Jähriger wird mit einer Nierentransplantation in der Regel weniger gut zurechtkommen als ein jüngerer Patient. Kann dies ein hinreichender Grund für, wie in Groß Britannien bereits geschehen, vorprogrammierte ethische Entscheidungen hinsichtlich eines Allokationsstopps von Organen für partielle Patientengruppen sein?

IV.

Es bleibt dem Dargestellten zufolge schließlich die Frage, welchen ethischen Stellenwert die Hinfälligkeit menschlichen Lebens heute einnimmt bzw. welches Verständnis von Lebensqualität sich etabliert:

In den moralstiftenden großen Religionen gehören Leiden, Sterben und Tod als Phänomene des Lebens integral zum Menschsein. Wir scheinen uns vom Tod zumindest mental entfernt zu haben. Ein anwendbares Ethikkonzept, das sich mit dem Sinn von Leiden und Sterben befaßt, ist – abgesehen von der bestehenden Praxis unmittelbarer Sterbebegleitung – nicht in Sicht. Eine Auseinandersetzung mit dem Tod wird aufgeschoben, bis es tatsächlich ans Sterben geht. Der Arzt ist in der Beratungssituation auch aufgrund der Pluralität und Widersprüchlichkeit von Ethiken und Lebensentwürfen auf Seiten des Patienten häufig schlicht überfordert. Ein gesellschaftlicher Konsens, und nur dieser kann hier weiterhelfen, fehlt. Er fehlt, weil uns allen dieses Thema unangenehm ist und wir Gedanken an ein Sterbenmüssen aus unserem Leben lieber ausklammern.

Was das veränderte Verständnis von Lebensqualität betrifft, so erlebe ich in meiner Praxis Patienten, die mir von Alternativen zur Wartezeit in Deutschland mittels einer Organtransplantation in Indien berichten. Es melden sich junge Menschen im Transplantationszentrum, die aus Geldnot ihre Nieren verkaufen wollen. Jüngst sorgte die Offerte einer Spenderniere in einem Internetkaufhaus für Aufsehen. Dies alles geschieht, obwohl der Organhandel in der Bundesrepublik Deutschland zu Recht unter Strafe steht.

Im fraglichen Zusammenhang bedarf das Arzt-Patient-Verhältnis einer grundlegenden Revision im Sinne einer aufgeklärten, aufklärenden und verantwortlichen Beziehung. Der Paternalismus sollte der Vergangenheit angehören. Patienten sind als Partner zu sehen. Ärztepflichten sind Patientenrechte.

In der Medizin ist es nicht nur eine Sachfrage, sondern eine Wertfrage, wie sich der Umgang mit den Patienten gestaltet. Vor allem das Verhältnis zur »Wahrheit am Krankenbett« im Hinblick auf die Lebensqualität der Patienten befindet sich im Umbruch. Es stellen sich Fragen der bedingungslosen Aufklärung gegenüber einem Vorgehen des mäßigen Verschweigens von unerfragter Wahrheit in den Extremsituationen terminaler, unheilbarer Erkrankungen. Soll jeder Patient komplett über die Prognose seiner Krankheit Bescheid wissen, soll jedem Menschen jede Therapieoption zuteil werden?

Ist das Prinzip der Risikoaufklärung, das mehr der Angst vor forensischen und juristischen Konsequenzen als einer ganzheitlichen Behandlung geschuldet zu sein scheint, nicht bereits ein Hinweis darauf, daß das Vertrauen in die ethische Grundhaltung des Arztes, nämlich für den Patienten das Beste zu wollen, hinfällig geworden ist? Wie soll eine Aufklärung für eine Therapie aussehen, über deren Ausgang man bestenfalls spekulieren kann?

Soll technologisierte Medizin eine Scheinwelt von Hoffnungen anbieten, an deren Ende entweder das medizinisch manipulierte Sterben oder aber der vergebliche Wunsch nach einem besseren Weiterleben steht? Kann ein Patient dazu gezwungen werden, durch einen genetischen Test die Wahrheit über seine tatsächliche gesundheitliche Disposition zu erfahren?

Ein Lösungsansatz könnte in dem Postulat einer Ethik liegen, die *Gesinnung* und *Verantwortung* als sich ergänzende Prinzipien begreift: Gesinnung meint, daß es beim moralischen Handeln auf eine untadelige Einstellung und auf hehre Motive ankommt. In diesem Zusammenhang kommt Schweitzers Gesinnung gegenüber allem Lebendigen, wie sie sich in seinem Grundgedanken der »Ehrfurcht vor dem Leben« ausspricht, entscheidende Bedeutung zu. Alles lebendige Sein bezeugt dadurch, daß es lebt, seinen Wert. Weil es lebt, soll es leben. Und deshalb kommt dem Menschen in dem Maße, wie er Leben technisch gefährdet, moralisch die Pflicht zu, es zu hüten.

Dementsprechend verbindet sich Schweitzers Gesinnungsethik immer zugleich auch mit der Verantwortungsidee, der guter Wille und edle Motive allein als nicht ausreichend gelten. Vielmehr muß ein Handeln, das moralisch gerechtfertigt sein will, unbedingt die möglichen Folgen seines Tuns bedenken und in seine Entscheidung einbeziehen. Solches Handeln kommt umso mehr zum Tragen als das Bewußtsein der Heiligkeit des Lebens platzgreift und der Aufbruch der Gesellschaft im Geiste der Ehrfurcht vor dem Leben gelingt. Es ist ein Weg vom Einzelnen zu allen und allem. Die singuläre ärztliche Gesinnungsethik erweitert sich zu einer universalen Verantwortungsethik im Horizont ökonomischer Potenz (Kompetenz), monetärer Kontingenz und sozialer Kohärenz.

Einen wesentlichen »Umschlagplatz« für diese gesinnungsorientierte Verantwortungsethik bildet die ärztliche Beratungspraxis, insofern sie auf einer vertrauensvollen und gleichberechtigten Arzt-Patienten-Beziehung basiert. Im Zusammenhang mit der Nierentransplantation ist meine ärztliche Beratung darauf ausgerichtet, dem Patienten ein Stufenkonzept der Verantwortung auseinanderzulegen. Es geht darum, beim Patienten das Bewußtsein seiner ethischen Verantwortlichkeit in ganzheitlichem Sinne zu fördern:

- Dabei bildet die Verantwortung des Transplantatempfängers dem Spender gegenüber die unterste Stufe der Abstraktion. Ich spreche in diesem Fall von einer unpersönlichen Verantwortung, da dem Empfänger per legem keine genauen Daten zum Spender vorliegen. Lediglich Alter, Geschlecht und Zentrum der Explantation können bekannt gegeben werden.

- Der nächste Schritt ist die Verantwortung der eigenen Familie gegenüber, die sogenannte persönliche Verantwortung auf einer dem Patienten meist näheren und verständlicheren Ebene. Der familiäre Rückhalt ist bei den meisten Patienten aufgrund der langjährigen Dialyseerfahrungen besonders wichtig und ebenso ausgeprägt.

- Die vorletzte Stufe der Bezüglichkeit ist die Verantwortung dem ungenannten und unbekannten Nächsten auf der Warteliste gegenüber, eine so verstandene überpersönliche Verantwortung einer Person gegenüber, in deren Rolle man bereits selbst einmal war und evtl. wieder kommen wird.

- Daran schließt sich die vierte und letzte Stufe der Verantwortung an: Eine zugegeben äußerst abstrakte, aber auch umso wichtigere Kategorie: Die Verantwortung der Gesellschaft gegenüber, die als Kostenträger auftritt und mit zunehmender Liquiditätsproblematik den Patienten in die Pflicht nimmt und das mit größerem Nachdruck tun wird.

Durch diese Stufen der Verantwortung kommt es zu einer Verflechtung des Individuums in einen gesellschaftlichen Prozeß, der in dieser Größenordnung bisher nicht bestanden hat. Die private Krankheit gerät im Zuge der oben dargestellten Verteilungsmechanismen und Allokationskriterien immer mehr in das Interesse einer Öffentlichkeit, die Anspruch auf Rechenschaft erhebt. Rechenschaft über den Verbleib und die Verteilung von Ressourcen und knappen Gütern. Die vormalige res privata, das eigene Leiden an einer Krankheit, das Sich-Kümmern um sich selbst und das eigene Gesundwerden wird zu einer res publica der öffentlichen Hand, die sich mit den Speerspitzen der Gesundheitsökonomie, namentlich des Qualitätsmanagements und Fallpauschalen in Zeiten leerer Kassen anschickt, auch Einschnitte ins Gesundheitssystem ggf. nach britischem Vorbild vorzunehmen.

Wird einmal der Moment kommen, an dem aufgrund knapper Mittel und unzureichender Eigenversicherungsleistungen einem Patienten eine Behandlung vorenthalten werden muß? Wird eine Vorsorge, eine ökonomische Potenz dann nicht nur über Art und Intensität der Behandlung, sondern auch über Leben und Tod entscheiden?

Werden Behandlungen unterbrochen oder abgebrochen werden müssen mit Rücksicht auf ein größeres Ganzes, nämlich das Gemeinwohl?

Wird aus der in Gang gekommenen »Werteschlacht« zwischen ethisch Vertretbarem und ökonomisch Leistbarem eine Ethik des Sterbenlassens hervorgehen, in der der Blick auf das Gesamtkollektiv (res publica) mehr vermag als auf das Individuum (res privata)?

Albert Schweitzer hat einmal festgestellt:

»Die Affinität zum Nebenmenschen geht uns verloren. Damit sind wir auf dem Wege zur Inhumanität. Wo das Bewußtsein schwindet, daß jeder Mensch uns als Mensch etwas angeht, kommen Kultur und Ethik ins Wanken. Das Fortschreiten zur entwickelten Inhumanität ist dann nur noch eine Frage der Zeit.«[27]

Bezogen auf die Transplantationsmedizin könnte die Einsicht in die Grenzen biotechnologischer Machbarkeit und medizinisch-ökonomischer Versorgung beispielsweise eine erhöhte Bereitschaft zur Organspende wecken.

---

[27] Schweitzer, Albert: Gesammelte Werke Bd. 2, S. 39.

Ich kann an dieser Stelle nicht mit Problemlösungen aufwarten. Meiner Meinung nach verpflichtet uns unser bloßes Menschsein insbesondere angesichts der biotechnologischen Entwicklungen zum Gebrauch unserer Vernunft. Es ist unsere Pflicht, sich ihrer zu bedienen und uns eine ethisch reflektierte Meinung zu bilden. Es ist unsere Pflicht Entscheidungen mitzubestimmen, da wir uns nicht nur vor uns selbst, sondern auch vor unseren Kindern und denen, die nicht gefragt wurden, werden rechtfertigen müssen. Oder mit dem Dichter Novalis gesagt:

> »Bevor wir einen weiteren Schritt zur Beherrschung der Natur tun, sollten wir drei Schritte zurück zur ethischen Vertiefung tun.«[28]

Diese Vertiefung könnte mit einer Erweiterung der Gesinnungsethik hin zu einer Verantwortungsethik gelingen, die sich unser aller Fürsorgepflicht für den nahen und fernen Nebenmenschen bewußt ist, insbesondere auch unter dem Aspekt unserer Zukunftsverantwortlichkeit.

V.

Resümierend plädiere ich für ein selbstbestimmtes Solidaritätsprinzip, in dem das mündige Individuum den Wert der eigenen Gesundheit als defizitäres Gut und die eigene Verantwortung dafür erkannt hat und in dem die »Vollkasko-Mentalität« hinter der Eigenverantwortlichkeit für den Erhalt eines größeren Ganzen zurücksteht. Weiterhin muß von uns allen das Verantwortlichkeitsprinzip angenommen werden.

Aufgrund der Definition und ggf. Neubetrachtung gemeinsamer ethischer Werte bedarf es einer Breitendiskussion mit Ergebnissen, die einer »Jedermannsphilosophie« Rechnung tragen. In diesem Rahmen gilt es folgende Punkte zu diskutieren:

1. Schweitzers Ziel von der Philosophie mit »Schwielen an den Händen« muß neu erdacht und angewandt werden.

2. Das Ideal der menschlichen und menschenmöglichen Umsetzung medizinischer Leistungen, das sich der ethischen Anwendbarkeit verpflichtet, ohne dem monetären Utilitarismus das Wort zu reden, muß neu belebt werden. Im Speziellen muß in der Medizin gelten: Qualität bedeutet gerade nicht in erster Linie Einsparungen. Statistische Sterbefälle gehen alle an.

3. Die Entscheidungslast über Ressourcenallokation und Medizin am Ende des Lebens soll von den Schultern des ärztlichen Personals genommen werden und einen breiteren gesellschaftlichen Entscheidungsraum finden.

---

[28] Novalis: Werke. Schulz, Gerhard (Hrsg.). München 2001.

Wir müssen bereit sein, neu zu denken und neue Modelle, in denen Würde und Menschlichkeit die Feder führen, unter dem individuellen Wertaspekt der Lebensqualität zu erarbeiten.

4. Die ethische Pflichterfüllung darf sich nicht allein im paragraphentreuen Abhandeln von medizinischen und juristischen Richtlinien beschränken. Sie muß immer dem Dasein des anderen verpflichtet sein.

5. Medizinische Forschung, gerade die Genetik, muß transparent sein und ebenfalls einer ethischen Normierung unterliegen. Gefahren, Risiken aber auch der Nutzen und die Zukunftsaussichten sind realistisch zu betrachten, dürfen sich aber dennoch nicht außerhalb eines gesamtgesellschaftlichen Prozesses bewegen.

In Anbetracht der unabsehbaren bio- bzw. gentechnologischen Entwicklungen und der hierdurch induzierten gesellschaftlichen Veränderungen kann uns Albert Schweitzer in einem ausgezeichneten Sinne zum Geburtshelfer einer hier dargestellten Verantwortungsethik werden. Denn was Schweitzer von bedeutenden – und verdienten – Philosophen, wie etwa Immanuel Kant oder Friedrich Nietzsche, unterscheidet, ist die Tatsache, daß es sich bei ihm auch um einen Praktiker, einen, der ins Werk setzt, handelte. An seinen Taten, nicht an seinen Worten soll ein Mensch gemessen werden. Dort, wo jeder einzelne von uns gefordert ist, genau dort ist unser Lambarene.

Mit Albert Schweitzer steht eine ethische Persönlichkeit vor uns, die das für recht und richtig Erkannte auch durchführte und vorlebte. Das macht seine entscheidende Glaubwürdigkeit aus. Das ist das ethische Prägmaß für uns alle. Dies kann in Fragen zu den aufgeworfenen Problemkreisen der Bio- bzw. Gentechnik und ihrer Wirkfelder als stete Kompaß-Nadel dienen. Wir erahnen die Richtung. Unser ethisches Verständnis ist eingenordet und Menschen wie Albert Schweitzer sind Leuchttürme, die uns helfen können, unser Schiff auf dunkler, unruhiger See auch durch unbekannte Gewässer sicher dem Licht entgegen zu steuern.

Hartmut Kreß

Prädiktive Medizin und ärztliche Beratung

Albert Schweitzers Postulat der Steigerung ethischer Verantwortung
im Blick auf das Arzt-Patienten-Verhältnis

1. Steigerung von Verantwortung im kulturellen Umbruch

In seiner 1923 erschienenen Kulturphilosophie stellte Albert Schweitzer fest, der
Fortschritt der Ethik drohe hinter dem technischen Fortschritt der modernen Zivilisation zurückzubleiben. Diese Zeitdiagnose, die sich damals auf das begin-
nende 20. Jahrhundert bezog und nicht zuletzt vom Kulturschock des Ersten
Weltkriegs motiviert war, hat in der Gegenwart, am Anfang des 21. Jahrhunderts, an Aktualität und Dringlichkeit nichts eingebüßt. Bemerkenswert ist es,
daß Schweitzer seinerzeit nicht – wie dies heutzutage häufig der Fall ist, zum
Beispiel in Voten von kirchlicher oder politischer Seite – abschätzig einen Werteverfall oder Werteverlust beklagte und die Rückkehr zu religiös-kulturellen
Maßstäben der Vergangenheit empfahl. Wenn heute Klagen über einen Wertverfall, dem Staat und Gesellschaft ausgesetzt seien, vorgetragen werden, bleiben
diese durchweg zu undifferenziert und verkennen, daß innerhalb der Gesellschaft Toleranz, Mitmenschlichkeit, ökologische Verantwortung, Hilfsbereit-
schaft gegenüber Kranken und ehrenamtliches Engagement zum Teil sogar zu-
genommen haben. In Anbetracht der wiederholten kirchlichen, vor allem katholischen Voten über den so genannten Wertverfall ist zudem die Paradoxie festzuhalten, daß den großen Kirchen in der Rechtsordnung der Bundesrepublik
Deutschland Vergünstigungen und Einwirkungsmöglichkeiten zugestanden
worden sind, die ihresgleichen suchen und »bekanntlich hervorragend, im internationalen Vergleich geradezu unvergleichlich günstig sind«. Ungeachtet ihrer
eigenen Einflußmöglichkeiten sprechen Kirchenvertreter vom Werteverlust oder
Wertevakuum. Dies löst bei kritischen Beobachtern »die naheliegende Frage«
aus, »warum« ein solcher »Werteverfall in der deutschen Gesellschaft just im
Kontext eines staatskirchenrechtlichen Systems möglich war, das den Kirchen
rechtlich und finanziell optimale Entfaltungsbedingungen garantierte«.[1]

---

[1] Depenheuer, Otto: Religion als ethische Reserve der säkularen Gesellschaft? Zur staatsthe-
oretischen Bedeutung der Kirche in nachchristlicher Zeit. In: ders. et al. (Hrsg.): Nomos

Was nun Albert Schweitzer anbelangt: In seiner Kulturphilosophie beließ er es gerade nicht dabei, lediglich Warnungen vor einem moralischen Stillstand oder Rückschritt zu äußern. Statt dessen betonte er, es sei eine »Steigerung« individueller ethischer Verantwortung notwendig[2], um den Krisensymptomen der modernen technischen Zivilisation und des bürokratisierten Staates zu wehren; er plädierte für die bewußte Übernahme von Verantwortung »für« anderes Leben, für »Kulturgesinnung« und »für« ethische Prinzipien[3], entfaltete das Ideal einer konstruktiven Fortentwicklung, ja Generierung normativer Werte und setzte sich namentlich für eine Aufwertung intellektueller Redlichkeit und Wahrhaftigkeit ein[4], die individuell, kulturell sowie – darin überschnitten sich seine Überlegungen mit denjenigen von Max Weber[5] – wissenschaftlich bzw. wissenschaftsethisch verstärkte Akzeptanz finden sollten. Eine Neubesinnung auf ein der intellektuellen Redlichkeit verpflichtetes Wissenschaftsethos schlug er auch seiner akademischen Heimatdisziplin, der Theologie, vor. Mit diesem Gedankengang hat er sogar den späteren vehementen Kritiker der Wissenschaftlichkeit von Theologie, den dem Kritischen Rationalismus verpflichteten Wissenschaftstheoretiker Hans Albert, beeindruckt.[6]

In unserem Zusammenhang sollen ethische Ideen, die Schweitzer erörterte, im Blick auf die moderne Biomedizin, näherhin die prädiktive Medizin, aufgegriffen werden. Damals formulierte er, der ethische Fortschritt drohe hinter dem technischen Fortschritt zurückzubleiben. Heutzutage ist ein Szenario vorstellbar, demzufolge der biomedizinische Fortschritt eigengesetzliche Züge annimmt und das persönliche Ethos sowie die ethischen Beurteilungsmaßstäbe, die Ärzten sowie Patienten zur Verfügung stehen, hiermit nicht Schritt halten. Anknüpfend an Schweitzers Kulturphilosophie ist es daher geboten, medizinethische Normen, an die Ärzte sich halten können, gegenwartsbezogen fortentwickelt werden und darüber hinaus Patienten ihre persönliche Verantwortlichkeit im Umgang mit Gesundheit und Krankheit steigern. Gerade diejenigen Werthaltungen, an denen Schweitzer in besonderem Maß gelegen war, nämlich Redlichkeit, Aufrichtigkeit oder Wahrhaftigkeit, werden inzwischen sowohl für Ärzte wie für Patienten noch belangvoller als in der Vergangenheit. Für Ärzte geht es zum Beispiel darum, Patienten auch bei komplexen medizinischen Diagnosen wahrheitsgemäß aufzuklären. Für Patienten ergibt sich das Gebot, im Umgang mit ih-

---

und Ethos. Hommage an Josef Isensee zum 65. Geburtstag von seinen Schülern. Berlin 2002, S. 3-23, hier: S. 4, 21.

[2] Vgl. Schweitzer, Albert: Gesammelte Werke in fünf Bänden. Bd. II. München o.J., S. 388, 391.

[3] Vgl. ebd. S. 374, 395, 400, 419 und passim.

[4] Vgl. ebd. S. 383ff und passim.

[5] Vgl. Weber, Max: Der Beruf zur Wissenschaft In: Ders.: Soziologie, Weltgeschichtliche Analysen, Politik. Winckelmann, Johannes (Hrsg.). Stuttgart [3]1964, S. 311-339, hier: S. 339.

[6] Vgl. Albert, Hans: Traktat über kritische Vernunft. Tübingen [3]1975, S. 108; ders.: Die Wissenschaft und die Fehlbarkeit der Vernunft. Tübingen 1982, S. 170ff, 180ff.

rer Gesundheit und Krankheit Eigenverantwortung zu übernehmen und nach Wegen zu suchen, sich im Blick auf die persönliche gesundheitliche Zukunft und zugleich unter Rücksichtnahme auf andere Menschen, vor allem auf nahe Angehörige, mit medizinischen Informationen, Diagnosen und ärztlichen Therapievorschlägen sowie mit Behandlungsalternativen möglichst sorgsam auseinanderzusetzen.

Medizinisch wird in der Gegenwart Neuland betreten. Denn zahlreiche medizinische Handlungskonstellationen und Entscheidungsnotwendigkeiten, die derzeit anzutreffen sind, waren in dieser Form in der Vergangenheit noch nicht gegeben. Erheblicher Wandel ist folgerichtig im Arzt-Patienten-Verhältnis in Hinsicht auf die Information, Aufklärung und Beratung von Patienten durch Ärzte eingetreten. In der Arztrolle hat ein Paradigmenwechsel stattgefunden, nämlich die Abkehr vom tradierten Arztpaternalismus zugunsten der Pflicht, Patienten sachgerecht zu informieren und sie gegebenenfalls umfassend zu beraten, damit diese zur Wahrung ihrer Patientenrechte und Patientenautonomie, das heißt zu einem *informed consent* und einer *informed decision* tatsächlich befähigt werden. Ein Anlaß für ein ärztliches Beratungsgespräch kann der Wunsch von Patienten sein, in einer Verfügung Vorausbestimmungen über das eigene zukünftige Sterbeschicksal zu treffen. Weitere Anlässe sind die genetische Diagnostik an Erwachsenen oder an vorgeburtlichem Leben. In letzterem Fall haben die Mutter bzw. das Paar zu entscheiden, welche Konsequenzen sie aus den Ergebnissen der am Embryo oder Fetus durchgeführten genetischen Untersuchung ziehen. Zur Gendiagnostik an vorgeburtlichem Leben werden in der Bundesrepublik Deutschland heftige Kontroversen ausgetragen, die sich vor allem an der Präimplantationsdiagnostik (PID) entzünden. Ob die PID hierzulande statthaft werden wird, wird aufgrund der verfassungsrechtlichen Wesentlichkeitstheorie – beim Thema der PID sind »wesentliche« Grundrechtsbelange berührt – vom Gesetzgeber zu entscheiden sein. Zahlreiche Voten laufen auf ein Nein hinaus. Die Ablehnung, die die katholische Amtskirche politisch sehr wirksam vorträgt, beruht auf ihrer Position eines absoluten Embryonenschutzes.[7] Andere Stimmen empfahlen und empfehlen eine bedingte, durch Kriterien eingegrenzte Zulassung der Präimplantationsdiagnostik. In diese Richtung zielten die Äußerung des Nationalen Ethikrates aus dem Jahr 2003, die Gesetzentwürfe der FDP-Bundestagsfraktion von 2001 und 2003, das bahnbrechende Votum der Bio-

---

[7] Vgl. z.B. Sekretariat der Deutschen Bischofskonferenz (Hrsg.): Der Mensch: sein eigener Schöpfer? Wort der Deutschen Bischofskonferenz zu Fragen von Gentechnik und Biomedizin. Die deutschen Bischöfe 69. Bonn 7. März 2001. – Ausführliche Darstellung und Kritik an der katholischen Position aus meiner Sicht: Hartmut Kreß: Ethischer Immobilismus oder rationale Abwägungen? In: Anselm, Reiner/ Körtner, Ulrich H.J. (Hrsg.): Streitfall Biomedizin. Göttingen 2003, S. 111-134; vgl. auch Körtner, Ulrich H.J.: Bioethische Ökumene? Ebd. S. 71-96.

ethik-Kommission Rheinland-Pfalz aus dem Jahr 1999[8] oder der Richtlinienentwurf der Bundesärztekammer zur PID vom 24. Februar 2000.[9] Meine eigene Sicht entspricht dieser letzteren Position der konditionierten, normierten und transparent vollzogenen Zulassung.

Dabei ist freilich zu sehen, daß die Handlungsoption der PID Ärzte und Patienten vor ein hohes Maß an moralischer Verantwortung stellt, da es erstens um die Gesundheit des erhofften Kindes, zweitens um Normen des Embryonenschutzes geht. Angesichts einer derartigen normativen Herausforderung wird die von Schweitzer zur Sprache gebrachte Steigerung der persönlichen Gesinnung und Verantwortung unabweisbar. Hierfür kommt dem von der Ärztin oder dem Arzt – oder gegebenenfalls von anderen kompetenten Personen, Psychologen, Mitarbeiterinnen oder Mitarbeitern von Beratungsstellen – durchgeführten Beratungsgespräch, das der Klärung und Reflexion des persönlichen Standpunktes von Patienten dienen soll, eine besondere Rolle zu. Sofern die PID hierzulande statthaft werden sollte, wie dies im europäischen Ausland durchweg der Fall ist, sollte sie in der Regel nicht nur von einer medizinischen Information, sondern auch von ethischer Beratung begleitet werden. Darüber hinaus werden ärztliche und psychologische Beratungsgespräche angesichts zahlreicher weiterer, vom biomedizinischen Fortschritt bedingter Handlungs- und Entscheidungskonstellationen notwendig werden. An späterer Stelle werden Beispiele genannt werden.

Geistesgeschichtlich verdienen in diesem Zusammenhang neben den Gedanken Schweitzers ebenfalls Ideen Aufmerksamkeit, die von dem jüdischen Religionsphilosophen Martin Buber und, in geistiger Nachbarschaft zu ihm, von dem Mediziner Viktor von Weizsäcker stammen. Gemeinsam mit dem katholischen Theologen Joseph Wittig waren Buber und der dem protestantischen Christentum angehörende Arzt Viktor von Weizsäcker Herausgeber der kulturphilosophisch-ethischen Zeitschrift »Die Kreatur«, deren Gründung auf die Initiative Bubers zurückging. Sie war konzeptionell interreligiös angelegt und am Leitbild religiöser, konfessioneller und kultureller Toleranz ausgerichtet.

---

[8] Vgl. Caesar, Peter (Hrsg.): Präimplantationsdiagnostik. Bericht der Bioethik-Kommission des Landes Rheinland-Pfalz vom 20. Juni 1999, Mainz.
[9] Bundesärztekammer: Diskussionsentwurf zu einer Richtlinie zur Präimplantationsdiagnostik, 24.02.2000, abrufbar auch im internet unter www.bundesaerztekammer.de. Weitere Hinweise und Belegangaben: Vgl. Hartmut Kreß: Medizinische Ethik. Kulturelle Grundlagen und ethische Wertkonflikte heutiger Medizin. Stuttgart 2003, S. 99f, 128ff.

2. Das Arzt-Patienten-Verhältnis: Dialog als Leitbild

Viktor von Weizsäcker kommt das Verdienst zu, schon in der ersten Hälfte des 20. Jahrhunderts speziell für das Arzt-Patienten-Verhältnis eine Ethik der personal-dialogischen Verantwortung ausgearbeitet zu haben. Ältere, noch tastende Denkansätze stammten – angeregt durch Buber – von dem Mediziner Ernst Schweninger. Seine Schrift »Der Arzt« erschien in der von Buber edierten Monographiensammlung »Die Gesellschaft«. Dort schrieb er:

> »Das Verhältnis Arzt-Patient ergibt sich für jeden einzelnen Fall des Ereignisses neu aus der besonderen Humanität des einzelnen Arztes und der Humanität seines Patienten. Hieraus ergibt sich, daß nicht jeder Arzt der Arzt jedes Kranken sein kann.«

In dieser Schrift aus dem Jahr 1906 war noch das überlieferte patriarchale Arztbild leitend; der Arzt wurde als »Herrscher« und »Gebieter« über den Kranken bezeichnet. Innerhalb dieses Denkrahmens, der von einer vormodern-patriarchalen Arztrolle ausging, reflektierte Schweninger dann allerdings die Notwendigkeit von Dialogik, Vertrauen und Wahrhaftigkeit zwischen Arzt und Patient:

> »Soll man dem Kranken die Wahrheit sagen? Das heißt, soll man einen Kranken teilnehmen lassen an der in seinem augenblicklichen Zustand zu gewinnenden Einsicht? Es kommt auf das Maß von Fähigkeit an, das ein Kranker für das Gewinnen einer Einsicht mitbringt«.[10]

Weitreichende Perspektiven zu einem dialogorientierten Verständnis der Arzt-Patienten-Beziehung sowie zur genuin ärztlichen Verantwortung gegenüber dem Patienten trug zwanzig Jahre später Viktor von Weizsäcker vor, und zwar in seinem Aufsatz »Der Arzt und der Kranke«, der 1926 im ersten Jahrgang der Zeitschrift »Die Kreatur« abgedruckt wurde.[11] Ihm lag an der »Biographik«, der »biographischen Methode« in der medizinischen Anthropologie[12], an der Beziehung zwischen Arzt und Patient als einem »Erschließungsgeschehen« – der »Anfang ist eine biographische Szene und ist zuerst ein Gespräch«[13] – und an der Zeitlichkeit des Menschen, die unter die Leitfrage »was wird dieser Mensch?« zu subsumieren sei. Daher bedachte er die Geschichtlichkeit des Kranken, seine Krankengeschichte als Teil seiner persönlichen »Lebensgeschichte«[14] und legte dar, daß die Krankheit für den betroffenen Menschen eine Krise, eine »Wandlungskrise«[15] bilden und bei gelingender innerer Verarbeitung

---

[10] Schweninger, Ernst: Der Arzt. Frankfurt/M. 1906, S. 73, 75.
[11] Nachdruck in: Weizsäcker,Viktor v.: Gesammelte Schriften,. Bd. V. Achilles, Peter et al. (Hrsg.). Frankfurt/M. 1987, S. 9-26.
[12] Vgl. Weizsäcker, Viktor v.: Gesammelte Schriften Bd. VII, S. 370.
[13] Weizsäcker, Viktor v.: Gesammelte Schriften Bd.V, S. 26.
[14] Vgl. ebd., S. 56ff.
[15] Vgl. Weizsäcker, Viktor v.: Gesammelte Schriften Bd. VI, S. 176. Weitere Nachweise: Vgl. Kreß: Medizinische Ethik, S. 20ff.

ein existentieller Sprung stattfinden könne. Die philosophisch-anthropologische
Einbettung bot ein die leibliche und geistige Existenz des Menschen integrieren-
des personorientiertes, dialogisches und prozessuales Krankheitsbild, aufgrund
dessen Krankheit im Licht der inneren Einstellung der jeweiligen Person interpretiert wurde. Die Behandlung von Krankheiten dürfe nicht nur auf der Basis
schulmedizinischer Anamnesen erfolgen.

Solche Gedankengänge erfahren gegenwärtig eine Renaissance. In der derzeitigen Medizinethik wird von der Wertanamnese gesprochen, die neben die klini-
sche Anamnese und die Erhebung des objektiven Krankheitsbefundes treten
soll; die *value history* eines Patienten sei ebenso wie seine *medical history* zu
berücksichtigen. Von der Notwendigkeit der Wertanamnese war in den letzten
Jahren vor allem in Bezug auf Patientenverfügungen die Rede, die Vorab-
bestimmungen von Menschen für zukünftige schwerste Krankheits- und Sterbe-
situationen enthalten und aus der Perspektive ihrer jeweiligen persönlichen Lebenseinstellung und Überzeugung heraus eine Verfügung zugunsten von Pallia-
tivbetreuung, Schmerzbehandlung, Therapiebegrenzung und passiver Sterbehilfe
am Ende ihres Lebens zum Ausdruck bringen können. Auf diese Weise sollen
für ärztliche Entscheidungen, die die Weiterbehandlung oder den Behandlungs-
abbruch bei nicht mehr äußerungsfähigen Patienten betreffen, deren eigene, vorher schriftlich niedergelegte Werthaltungen maßgebend sein. Hiermit kann und
soll einer medikalisierenden Überfremdung des Lebensendes und künstlichen
Verlängerung des Sterbens, die der Würde des Sterbens zuwiderläuft, entgegen-
gewirkt werden.[16]

Der heutige Begriff der Wertanamnese aktualisiert Ideen, die bereits in Viktor
von Weizsäckers Konzeption einer so genannten anthropologischen Medizin angelegt worden sind. Schon diese intendierte, das klinisch gebräuchliche »Schema der Anamnese« zu überschreiten. Denn die subjektive Sicht der Krankheit
durch den Patienten selbst besitze »einen objektiven Wert«.[17] Auf einer derartigen Grundlage könne die ärztliche Begleitung und Beratung »dem Kranken einen neuen Spielraum für seine Freiheit« vermitteln.[18] Damaliger arztpaternalisti-
scher Terminologie gemäß sprach von Weizsäcker noch von ärztlicher »Führung«; gleichzeitig unterstrich er aber die Intersubjektivität zwischen Arzt und
Patient und – der Sache nach – die heute so genannte Patientenautonomie. Um
der Personalität von Patienten umfassend gerecht zu werden, seien »Transjekti-
vität«, ein dialogisches Verständnis des Kranken als eines personalen Gegenüber

---

[16] Vgl. Sass, Hans-Martin: Sterbehilfe in der Diskussion. Zur Validität und Praktikabilität
wertanamnestischer Betreuungsverfügungen. In: Kreß, Hartmut/ Kaatsch, Hans-Jürgen
(Hrsg.): Menschenwürde, Medizin und Bioethik. Münster 2000, S. 89-113. Weitere Aspekte und Nachweise: Kreß, Medizinische Ethik, insb. S. 171-177.
[17] Weizsäcker, Viktor v.: Gesammelte Schriften Bd.V, S. 295.
[18] Ebd., S. 309.

sowie die Gegenseitigkeit im Arzt-Patienten-Verhältnis vonnöten. In seinem Aufsatz »Der Arzt und der Kranke« in »Die Kreatur« betonte von Weizsäcker,

> »daß jener Andere meint oder denkt oder fühlt oder weiß, er sei krank. Verstehen heißt also hier gar nicht das wissen, was ich weiß, sondern wissen, und was ein *anderer* weiß«: »Das Subjekt ist das Ich des anderen, nicht meines«.[19]

Damit schloß sich von Weizsäckers Arztethik an das relationale Menschenbild und an die Terminologie und die Idee dialogischer Verantwortung an, deren Vordenker M. Buber gewesen war.

Nun ist an dieser Stelle darauf zu verzichten, überzogene, ja abwegige Einzelvorstellungen Viktor von Weizsäckers wiederzugeben. Er hat die Beziehung zwischen Arzt und Patient teilweise allzu stark überhöht und sie geradezu hypostasiert, indem er Arzt und Patient als »bipersonellen« Menschen deutete und das menschliche »Wir« als »metaphysische Absolutheit« bezeichnete.[20] Darüber hinaus sind zahlreiche seiner psychosomatischen Ideen, Erklärungen organischer Krankheiten mit Hilfe psychischer Ursachen oder Sinndeutungen von Krankheit aus der persönlichen Vergangenheit von Patienten spekulativ und irreführend. Dies wurde schon von Sigmund Freud oder Karl Jaspers kritisiert.[21] Davon abgesehen verdienen, auf der Grundsatzebene, seine Überlegungen zur dialogischen Beziehung und zum Gespräch zwischen Arzt und Patient aber bis heute Beachtung. Es gilt, beide Impulse, Schweitzers Idee der Steigerung persönlicher Verantwortung sowie Viktor von Weizsäckers Idee des dialogischen, vertrauensvollen Verhältnisses zwischen Arzt und Patient, aufzugreifen, sie für die humane Bewältigung des derzeitigen biomedizinischen Fortschritts fruchtbar zu machen und sie namentlich für die Verantwortungspartnerschaft von Arzt und Patient[22] bzw. für Beratungssituationen aufzuarbeiten, in denen es um die Konfrontation von Patienten mit Ergebnissen genetischer Diagnostik und prädiktiver Medizin geht.

3. Gesundheit und Krankheit unter den Bedingungen des biomedizinischen Fortschritts: Die Futurisierung von Krankheit

Die moderne Biomedizin wird das individuelle und kulturelle Verständnis von Gesundheit und Krankheit in den kommenden Jahren und Jahrzehnten noch

---

[19] Ebd., S. 20.
[20] Vgl. ebd., S. 189, 115.
[21] Zur Kritik Jaspers' an von Weizsäcker vgl. Blankenburg, Wolfgang: Karl Jaspers. In: Engelhardt/ Dietrich v./ Hartmann, Fritz (Hrsg.): Klassiker der Medizin. Bd. II. München 1991, S. 350-365, hier: S. 363.
[22] Vgl. Sass, Hans-Martin: Gerechtigkeit durch Verantwortungspartnerschaft. Gerechtes Handeln und Gewissen in der medizinischen Praxis. In: Dabrock, Peter et al. (Hrsg.): Kriterien der Gerechtigkeit. Gütersloh 2003, S. 233-250.

stärker prägen, als dies bereits jetzt der Fall ist. Anstelle des bislang vorherr-
schenden kurativen Paradigmas, das auf die kausale, nachsorgende Krankheits-
behandlung abzielte, werden aufgrund der Möglichkeit genetischer Analysen in
Zukunft die Prädiktion von Krankheiten und ihre Prävention, d.h. die Vorhersa-
ge und die Krankheitsvorbeugung und -vorsorge in den Vordergrund rücken.
Bedingt durch diese prädiktive Medizin zeichnen sich gravierende Verschiebungen des Verständnisses von Krankheit und Gesundheit ab.[23]

Auf Dauer ist zu erwarten, daß die Biomedizin und Genetik, die Wahrnehmung von Krankheit vom Phänotyp her, dem Erscheinungsbild eines Menschen,
auf den Genotyp verlagern wird. Noch stärker als schon jetzt werden Krank-
heitsanfälligkeiten daher als geradezu unablösbares Persönlichkeitsmerkmal erscheinen. Sodann wird eine Familiarisierung von Krankheit stattfinden. Verwandte, die sich lebensgeschichtlich voneinander entfremdet haben, werden
nach einer bei einem Familienmitglied durchgeführten genetischen Diagnostik
aufgrund gemeinsamer genetischer Krankheitsanlagen und eines genetischen
Familienstammbaums ihre familiäre Verbundenheit neu wahrnehmen und akzeptieren müssen. So betrachtet erzeugt genetische Diagnostik eine neue Form
und neue Stufe der Familiarisierung; sie wirkt sich damit gegenläufig zu den
postmodernen Schüben der Individualisierung und Entfamiliarisierung aus. Für
die Betroffenen kann die Erkenntnis gemeinsamer Krankheitsdispositionen ganz
unterschiedliche Konsequenzen mit sich bringen, von Verbundenheits- und So-
lidaritätsgefühlen bis zu Aggression und Schuldzuweisungen zwischen Verwandten. Die Genetisierung der Medizin strahlt insofern auf alltagsweltliche
familiäre Strukturen aus. Humangenetische Berater berichten, wie bedeutsam
und wie belastend dieser Sachverhalt in Beratungsgesprächen zu werden vermag.

Als Konsequenz der modernen prädiktiven Medizin und der genetischen Diagnostik zeichnen sich jedenfalls neuartige moralische Konflikte ab. Durch genetische Analysen werden Entscheidungsdilemmata erzeugt, die bislang unbekannt
und unvertraut waren. So kann es darum gehen, ob Verwandte über eventuelle
Ergebnisse von Untersuchungen an der eigenen Person, das heißt über familiäre
erbliche Belastungen auf jeden Fall unterrichtet werden müssen oder ob solche
Resultate verschwiegen werden dürfen, z.B. um Angehörige zu schonen oder
um sich selbst Vorwürfe oder Vorurteile zu ersparen. Welche Konsequenzen
bringen belastende Resultate genetischer Diagnostik gegebenenfalls für eine
Partnerschaft oder Ehe oder im Blick auf die Fortpflanzung mit sich? Oftmals ist
es uneindeutig, wie sich persönliche Entscheidungskonflikte, die in dieser Hinsicht aufbrechen, am überzeugendsten auflösen lassen. Im gesellschaftlichen
Alltagsbewußtsein, in der Alltagsmoral scheinen sich neueren Berichten zufolge
im Übrigen ein Wertewandel und die Veränderung von Einstellungen anzubah-
nen. Daß jeder die Information über seine genetische Disposition für sich behal-

---

[23] Ausführlich: Kreß: Medizinische Ethik, insb. S. 42-57.

ten darf, wird alltagsweltlich offenbar nicht mehr ohne weiteres akzeptiert, sofern Darstellungen zutreffen, denen zufolge Befragte oftmals über die genetischen Daten des Partners Bescheid wissen möchten. Sehr bedenklich ist es, – wie im September 2003 bekannt wurde – daß sogar eine staatliche Behörde das Recht auf informationelle Selbstbestimmung unterlief. Eine hessische Schulbehörde verweigerte die Verbeamtung einer Bewerberin für den Schuldienst, weil diese nicht bereit war, einen Gentest auf die in ihrer Familie vorhandene, bei ihr selbst ggf. aber erst viel später ausbrechende, unheilbare Erbkrankheit Chorea Huntington durchzuführen. Ein Gentest hätte Gewißheit erbringen können, ob die Bewerberin von der Krankheitsanlage betroffen war. Wenn Dritte, zumal ein Arbeitgeber oder eine staatliche Institution, einem Menschen einen derartigen prädiktiven, prospektiven Test auf eine erst zukünftig ausbrechende unheilbare Krankheit aufnötigt, verletzt dies jedoch dessen Recht auf Nichtwissen um das eigene Genom bzw. auf informationelle Selbstbestimmung, das heute dem Kernbereich der individuellen Menschenwürdegarantie zuzurechnen ist.

Ethische Folgeprobleme der Gendiagnostik und der vorhersagenden, prädiktiven Medizin werden zur Zeit immer deutlicher. Eine Zweifelsfrage, vor die einzelne Patienten gestellt werden, lautet, ob oder inwiefern für die eigene Person tatsächlich eine »Pflicht« zur Gesundheit besteht, so wie es in älteren Ethiken des 18. und 19. Jahrhunderts hieß. Bin ich moralisch verpflichtet, aus Gründen medizinischer Prävention an mir unbedingt einen genetischen Test mit prädiktiven Aussagen durchführen zu lassen? Welche Option besitzt Vorrang, die moralische Pflicht zu wissen – hierfür könnte oftmals auch die Rücksichtnahme auf die Interessen und gesundheitlichen Belange anderer Menschen, vor allem potentieller Nachkommen sprechen – oder darf mein eigenes Recht auf Nichtwissen Vorrang besitzen?

Letztlich wird die technische Möglichkeit der Genomanalyse eine tiefe Wandlung des Krankheitsbegriffs mit sich bringen, und zwar im Sinn einer Futurisierung von Krankheit. Prognostische Aussagen über zukünftige, genetisch bedingte oder mitbedingte Krankheiten der eigenen Person werden zum medizinischen Alltag gehören. Für das Selbstverständnis menschlicher Existenz und die Anthropologie heißt dies, daß in der Zeitachse menschlicher Selbstwahrnehmung Krankheit nicht mehr nur als vorwiegend vergangenes oder gegenwärtiges, sondern mehr denn je als ein im Vorhinein bewußtes, jedoch erst zukünftig manifest werdendes Ereignis eine Rolle spielen wird. Der Einzelne kann daher paradox zum (noch) gesunden Kranken werden. Hierdurch wird menschliche Existenz zu einem ganz neuen Verständnis von Ich-Identität, Zeitlichkeit und Zeitbewußtsein finden müssen.

4. Das Krankheitsverständnis – Teil kulturgeschichtlicher Wandlungsprozesse

Epochale, kulturell und menschlich tiefgreifende Umbrüche in der Deutung von Krankheit sind nicht neu.[24] Besonders einschneidend war es, daß in der Neuzeit die bislang dominierenden religiösen Krankheitsdeutungen durch ein naturwissenschaftliches rationales Paradigma ersetzt wurden. Die religiöse Tradition hatte Krankheit supranaturalistisch ausgelegt, nämlich als von Gott geschickt, vor allem als göttliche Strafe und als Folge menschlicher Sünde, oder auch als übernatürlich dämonisch bewirkt. Geistesgeschichtlich standen Medizin und Religion, das leibliche Wohl und das Seelenheil in engem Zusammenhang. Kulturgeschichtlich zeigt sich diese Symbiose von Religion und Medizin z.B. an der Ausbreitung des Christentums in der Spätantike, als Christus nicht nur als religiöser Heilsbringer, sondern ebenfalls als Arzt aufgefaßt wurde und der »*Christus medicus*« den antiken Arztgott Asklepios ablöste. Martin Luther verwendete die Begriffe »Gesundheit« und »Heil« sowie »krank« und »sündig« parallel. Und noch der Aufklärungsphilosoph Gottfried Wilhelm Leibniz schätzte Medizin und Religion »gleich hoch« und betrachtete die Sorge um das gesundheitliche Wohl in Analogie zum Seelenheil.

Als Alternative zur religiös überformten Medizin kannte indes schon die Antike eine rationale Medizin. Der antike Typus einer rationalen Medizin zeigt sich zum Beispiel an der damaligen philosophischen Theorie des Menschen als Mikrokosmos. Gesundheit und Krankheit wurden dabei in einem kosmologischen Rahmen verstanden, so daß Krankheit als Störung kosmologisch verankerter Harmonie galt. In individueller leiblicher Hinsicht konkretisierte sich dies in der Disharmonie von Körpersäften. Hieraus resultierte bis ins Mittelalter die Konzeption der diätetischen Medizin. Eine andere Ausformung rationaler Medizin bildeten die frühneuzeitlichen philosophischen Theorien über den Körper als Mechanismus, denen zufolge Krankheit gleichsam der Defekt einer Maschine sei. Die Medizin könne zu einer Wissenschaft werden, die an Exaktheit der Mechanik nicht nachstehe; die Reparatur der Leibesmaschine sei mit der Reparatur einer Uhr vergleichbar. René Descartes verglich den Körper mit einer Orgel; Leonardo da Vinci zog den Vergleich zwischen Arzt und Architekt.

Seit dem 19. Jahrhundert ist das rationale Krankheitsbewußtsein nicht mehr von einer spekulativ philosophischen, sondern von einer neuen, empirisch fundierten naturwissenschaftlichen Rationalität geprägt. Dies gilt für Hygiene oder Bakteriologie sowie für molekulargenetische oder biomedizinische Krankheitsauffassungen. Gegenwärtig ereignet sich nun die oben angesprochene Verlagerung von einem kurativen zu einem prospektiven, futurischen Krankheitsverständnis. Anders als in früheren Epochen wissen wir es heutzutage und ist es uns

---

[24] Vgl. zum Nachfolgenden auch ebd., S. 28-32.

der Sache nach bekannt und reflexiv bewußt, daß sich derzeit gravierende Verschiebungen im Verständnis von Gesundheit und Krankheit anbahnen, darunter die Futurisierung von Krankheit. Sozialethisch resultiert hieraus für die Wissenschaft, den Staat, die Gesundheitsorganisationen und die Gesundheitspolitik die Pflicht, gesteigerte Verantwortung für die Etablierung angemessener medizinethischer, medizinrechtlicher und gegebenenfalls auch gesetzlicher Kriterien zu übernehmen. Diese müssen den neuen diagnostischen und therapeutischen Optionen gerecht werden, welche neben die bisherige kurative oder an Rehabilitation und die Betreuung chronisch Kranker ausgerichtete Medizinversorgung treten und die eine individualisierte Medizin (z.B. in der Pharmakogenetik), eine regenerative sowie die prädiktive Medizin einschließen.

Die ethischen Rückfragen, die durch die prädiktive Medizin aufgeworfen werden, reichen bis zu dem Problem, ob das durch sie vermittelte prognostische Wissen und die von ihr bewirkte Enthüllung der persönlichen gesundheitlichen Zukunft die Fähigkeiten von Menschen zum freien, eigenverantworteten Umgang mit sich selbst zu überfordern drohen. Zeichnet sich durch genetische Diagnostik und prädiktive Medizin eine medikalisierende Überfremdung, gar eine Determinierung von Menschen ab, der gegenüber der einzelne Patient rat- und machtlos wird?

5. Prädiktive Medizin zwischen medizinischem Nutzen und ' menschlicher Belastung

Einen wesentlichen Ausschnitt der prädiktiven Medizin bildet die genetische Diagnostik. Sie betrifft vorgeburtliches Leben (durch pränatale Diagnostik oder gegebenenfalls durch Präimplantationsdiagnostik), Neugeborene sowie Erwachsene. Einer ihrer Anwendungsbereiche ist die Brustkrebs- oder die Darmkrebsdiagnostik.[25] In der Bundesrepublik Deutschland sind pro Jahr ca. 40.000 Neuerkrankungen an Brustkrebs oder Eierstockkrebs zu verzeichnen. Hiervon sind ca. 5% familiär bedingt, also auf eine erbliche Form zurückzuführen. Bei erblicher Belastung tritt die Krankheit gehäuft und in jüngerem Alter auf. Das Basisrisiko aller Frauen in der Bevölkerung beträgt 10% an Erkrankungswahrscheinlichkeit. Im Fall erblicher Belastung erhöht sich die Wahrscheinlichkeit auf ein Mehrfaches, ggf. auf ca. 85%. Diese Aussagen gelten auf der Grundlage der Gene BRCA1 und BRCA2, d.h. abgesehen von dem 2002 zusätzlich entdeckten Chek2-Gen. Sofern bei einer Frau ein erhöhtes genetisches Risiko für Brustkrebs diagnostiziert wurde, steht ihr präventivmedizinisch ein engmaschiges Früherkennungsprogramm zur Verfügung. Wenn an einer Frau eine Mutation

---

[25] Vgl. Schlegelberger, Brigitte: Prädiktive Gendiagnostik. Voraussagen über die Erkrankung von Menschen. In: Kreß, Hartmut/ Kaatsch, Hans-Jürgen (Hrsg.): Menschenwürde, Medizin und Bioethik. Münster 2000, S.76-80.

der Gene BRCA1 und BRCA2 festgestellt worden ist, existiert auch für Verwandte ein erhöhtes Risiko; für Kinder gilt ein Risiko von 50%, die belastende Anlage zu erben. Anders als bei monogenetischen Erbkrankheiten wie Chorea Huntington vermittelt die genetische Brustkrebsdiagnostik freilich keine Gewissheit der späteren Erkrankung, sondern belegt eine individuell mehr oder weniger verstärkte Gefährdung. Vor diesem Hintergrund sind Vorsorgemaßnahmen möglich; jedoch ist keine direkt kausal wirksame Therapie vorhanden.

Insofern zeigt sich hier exemplarisch eine Ambivalenz prädiktiver genetischer Diagnostik. So sehr sich mit Hilfe von Vorsorge die Manifestation der Krankheit eventuell vermeiden läßt, werden andererseits psychosoziale Verunsicherungen und individuelle Belastungen erzeugt. Ein anderes Beispiel, das den gesundheitserhaltenden und lebensrettenden Sinn prädiktiver Medizin, aber auch ihre Schattenseiten erkennen läßt, stellt die Früherkennung von Prostatakarzinomen durch einen PSA-Test, also durch eine Blutuntersuchung dar. Der Deutsche Bundesrat hat 2003 einer Initiative des Saarlandes zugestimmt, wonach das gesetzlich verankerte Programm zur Krebsfrüherkennung bei Männern um den PSA-Test ergänzt werden soll. Dieser wurde und wird auch von Fachvertretern und der Fachgesellschaft der Urologie durchweg empfohlen. Jetzt publizierte, breit angelegte Studien belegen aber eine Kehrseite des PSA-Testes, die darin besteht, daß er – methodisch praktisch unvermeidbar – zu Überdiagnosen führt: Man erkennt offensichtlich bei einer sehr großen Zahl von Männern Prostatatumorbildungen, die aufgrund ihres langsamen Wachstums lebenslang gesundheitlich irrelevant sein dürften. Das Verhalten eines individuellen Tumors läßt sich weder durch den Test noch durch Folgeuntersuchungen (Biopsie) exakt vorhersagen. Nimmt man gleichwohl vorsorglich eine Operation vor, so ist die Gefahr nachfolgender Komplikationen und Operationsschädigungen hoch, und dies angesichts dessen, daß die Operation zur Tumorprävention eventuell gar nicht notwendig gewesen wäre. Teilweise führt der PSA-Test mithin zu Diagnosen, Prädiktionen und Eingriffen, die für den Betreffenden nicht nur überflüssig, sondern sogar schädlich sind.[26] Soll im Sinn des Beschlusses des Deutschen Bundesrates der Test daher routinemäßig als Screening durchgeführt werden, um einigen das Leben zu retten, jedoch um den Preis von Operationskomplikationen für viele? Angesichts eines derartigen Dilemmas votierte die Deutsche Gesellschaft für Urologie auf ihrem Kongreß am 29.09.2003 dahingehend, Patienten über den Sinn sowie die Zweifelhaftigkeit des Tests umfassend zu informieren und einen Aufklärungsbogen zu entwickeln. Urologen der Berliner Charité haben inzwischen ein Computerprogramm vorgestellt, das die Entscheidung für oder gegen eine Biopsie bei erhöhten PSA-Werten erleichtern soll.[27]

---

[26] Vgl. Koch, Klaus: PSA-Test und Prostatakarzinom: Ein Beispiel für das Dilemma der Früherkennung. In: Deutsches Ärzteblatt 100/2003, A-2486.
[27] Vgl. Der Urologe (A) 42/2003, S. 1221-1229.

In gewisser Weise kann man sagen, daß die heutige prädiktive Medizin die frühere religiöse Prophetie beerbt. Zum alten religiösen Welt- und Menschenbild gehörte die Determination oder Prädestination des Menschen durch Gott. Im gegenwärtigen postreligiösen, medizinisch-technisch bestimmten Zeitalter wird diese Vorstellung säkularisiert und medikalisiert. Bei Betroffenen kann dann der Eindruck entstehen, ihr persönliches Zukunftsschicksal sei durch ihr Genom, also durch genetisch-biologische Vorgaben oder durch sonstige medizinisch-diagnostische Indikatoren quasi determiniert. Aus konkreten Aussagen der prädiktiven Medizin, die die individuellen Gesundheitsaussichten betreffen, wird bei zahlreichen Menschen zumindest das subjektive Gefühl resultieren, ihr Lebens-, Krankheits- und Gesundheitsschicksal sei medizinisch-biologisch mehr oder weniger vorherbestimmt. Unter Umständen, in bestimmten Einzelfällen droht medizinische Prädiktion auf diese Weise Krankheitsbefürchtungen und psychische Belastungen, die ihrerseits Krankheitswert besitzen, sogar überhaupt erst hervorzurufen. Indem sie Dispositionen für Krankheiten offenbart, die erst in der Zukunft manifest werden, berührt sie jedenfalls die Grundsatzfrage, inwieweit die menschliche Existenz schicksalhaft determiniert ist und welche Freiheitsspielräume verbleiben.

6. Persönliche Selbstbestimmung unter den Bedingungen der Medikalisierung als medizinisch-anthropologisches Grundlagenproblem

In der heutigen säkularisierten Welt sind frühere religiöse Determinismen zurückgetreten und Überzeugungen vom ewigen göttlichen Ratschluß, göttlicher Vorherbestimmung, Prädestination oder Präszienz verblaßt. Einen schroffen Determinismus vertrat der Genfer Reformator Johannes Calvin mit seiner doppelten Prädestinationslehre, der zufolge ein Teil der Menschheit zum ewigen Heil, ein anderer zum Unheil vorherbestimmt sei. Traditionell war die Frage nach dem Verhältnis von Determiniertsein des Menschen einerseits, dem verbleibenden Spielraum menschlicher Freiheit andererseits ein Schlüsselproblem der Religionsphilosophie und Theologie. Die jüdische oder die katholisch-theologische Tradition haben insgesamt stärker die Willens- und relative Entscheidungsfreiheit betont; hingegen der Islam, aber auch die evangelische Theologie haben auf die Lehre vom unfreien Willen, von Gottes Allmacht und die Passivität des Menschen den Akzent gelegt. Gegen die evangelisch-theologische Lehre vom unfreien Willen wandten Philosophen oder jüdische Autoren, darunter Leo Baeck, ein, sie drohe die individuelle menschliche Entscheidungsfreiheit zu marginalisieren und führe zu einer Beeinträchtigung des moralischen Verantwortungsbewußtseins einzelner Menschen. Vor allem das Luthertum habe die Idee »der selbständigen sittlichen Persönlichkeit mit ihrer Verpflichtung zur frei

handelnden Gerechtigkeit und Vervollkommnung«[28] vernachlässigt und hierdurch eine problematische Gehorsamshaltung erzeugt, die im lutherischen Mit-
teleuropa bis ins 20. Jahrhundert hinein vorhanden war. Die kultur- und sozial-
geschichtliche Berechtigung dieses Einwands ist nicht von der Hand zu weisen.
Auch Albert Schweitzer hat jene eschatologisch begründete Welt- und Lebens-
verneinung, die im Christentum einschließlich des Protestantismus anzutreffen
gewesen war, kultur- und theologiegeschichtlich kritisch analysiert[29], um sie
durch seine eigene Konzeption einer Ethik der Freiheit, Verantwortung und Lebensbejahung abzulösen.

Nach dem Vorherbestimmtsein des Menschen und nach den ihm verbleibenden Freiheitsräumen zu fragen, ist herkömmlich also eine religiöse Thematik
gewesen. Unsere Gegenwartsepoche beerbt sie in säkularisierter und medikali-
sierter Form. Neurobiologie und Neurowissenschaften lassen die Frage nach
neuronalen Prädispositionen für Geist und Bewußtsein des Menschen aufbrechen. Die Möglichkeit der Gendiagnostik, auf genetischer und chromosomaler
Ebene Veranlagungen für Tumor- und sonstige Erkrankungen zu erkennen, sowie sonstige Verfahrenswege prädiktiver Medizin wurden oben erwähnt. Angesichts dessen, daß eine solche prädiktive Diagnostik bei betroffenen Menschen
das Gefühl von Ausweglosigkeit und biologischem Determiniertsein hervorrufen kann, ist genauer zu bedenken, inwiefern sich überhaupt noch von Entscheidungsfreiheit sprechen läßt.
    Grundsätzlich sind zwei Dimensionen von Freiheit zu unterscheiden: erstens
die Wahlfreiheit, die in handlungspragmatischer Hinsicht relevant ist. Auch
nach einer genetischen prädiktiven Diagnostik, z.B. einer Brustkrebs- oder
Darmkrebsdiagnostik, die die Prognose eines später ausbrechenden Tumors beinhaltet, wird für den einzelnen Menschen wenigstens ein gewisser Spielraum an
Handlungs- und Entscheidungsfreiheit, eine relative Wahlfreiheit erhalten bleiben. Allerdings werden Patienten oftmals über Alternativen zu entscheiden haben, die so oder so belastend sind. Dies ist auch bei vorgeburtlichen genetischen
Untersuchungen an Feten der Fall, etwa dann, wenn Schwangeren als Untersuchungsergebnis die Disposition des Fetus zur Trisomie 21 mitgeteilt wird, ohne
daß Näheres über den Schweregrad der Behinderung gesagt werden kann. Aufs
ganze gesehen führt die prädiktive Diagnostik, die am vorgeburtlichen Kind o-
der am Erwachsenen vorgenommen wird, jedenfalls zu neuartigen Herausforderungen für Patienten, über ihre Lebensführung, ihre Lebensumstände, Be-
rufsausübung, Partnerwahl, Fortpflanzung sowie über Gesundheitsprävention,
medizinisch-therapeutische Alternativen und anderes bestimmen und entscheiden zu sollen (Freiheit als Wahlfreiheit). Daß hieraus rationale und emotionale
Überforderungen entstehen können, liegt nahe. Um so stärker sind die ärztliche

---

[28] Baeck, Leo: Aus drei Jahrtausenden. Tübingen 1958, S. 102.
[29] Vgl. Schweitzer, Albert: Gesammtelte Werke Bd. V, S. 344f, 364f.

Beratung und mitmenschliche Begleitung gefragt. Der Weltärztebund stellte im Jahr 2003 eine internationale Studie vor, derzufolge ärztlicher Rat für die meisten Patienten die verläßlichste Informationsquelle sei und sehr oft zu Verhaltensänderungen führe.[30] Sinn und Notwendigkeit ärztlicher Beratung sind also nicht nur ethisch einzufordern, sondern sind auch empirisch belegbar.

Zweitens ist eine weitere Dimension von Freiheit zu beachten, nämlich die Freiheit in metaphysischer, philosophisch-theologischer Hinsicht. Die moderne prädiktive Medizin ruft unter Umständen tiefgreifende Fragen des persönlichen Selbstverständnisses wach. Sofern einem Menschen die Aussicht auf schwerste künftige Krankheitslasten eröffnet wird, konfrontiert sie ihn letztlich mit dem Sachverhalt seiner Endlichkeit, seinem »Sein zum Tode« und mit der Sinndeutung seiner Existenz. Aus der humangenetischen Beratungspraxis wird die Äußerung eines Patienten wiedergegeben, in Anbetracht seiner Krankheitsaussichten fühle er sich »vom Leben betrogen«. Auf diese Weise wird das alte religiöse Theodizeeproblem, der durch Leiden und Krankheit bedingte Zweifel an der Gerechtigkeit, der Güte und der Existenz Gottes, säkular transformiert. Die prädiktive Medizin wird Menschen immer wieder vor derartige Grundfragen ihres persönlichen Selbstverständnisses stellen bzw. sie in eine »Grenz-« oder »Grundsituation«[31] hineinversetzen, die den persönlichen Lebenssinn berührt.

Im heutigen postkonfessionellen Zeitalter ist die Last solcher Sinnfragen insofern besonders hoch, als tradierte religiöse Antworten nicht mehr ohne weiteres akzeptiert werden und sie ihre durchgängige kulturelle Orientierungskraft verloren haben. Statt dessen sind die Sinn- sowie Wertorientierungen selbst zum Gegenstand der freien Entscheidung und der eigenen Wahl des einzelnen Menschen geworden. Man könnte von der Dimension einer Meta-Freiheit sprechen. Die Moderne hat den Menschen in dieser Hinsicht jedenfalls geradezu zur Freiheit »verurteilt« (Jean-Paul Sartre). Bereits Viktor von Weizsäcker hat diese Entwicklung erkannt und sie als medizinethisch relevante ethisch-religiöse Herausforderung interpretiert: Angesichts von Krankheitssituationen breche die Wahrheitsfrage auf; in der Krankheitssituation könnten dem Einzelnen dann allerdings auch »Spuren der Transzendenz« neu erschlossen werden. Daß Krankheit vor weltanschaulich-religiösen Zweifel stellt, dürfte gerade auch für heutige ärztliche Beratungsgespräche eine Rolle spielen, welche die Ergebnisse prädiktiver Diagnostik einschließlich uneindeutiger oder undeutlicher Aussagen und belastender Krankheitsaussichten erörtern. Neben der ersten Ebene von Freiheit, der Selbstbestimmung und Entscheidungsfreiheit in Bezug auf konkretes Verhalten und faktische Handlungsalternativen, geht es dann um jene innere Freiheit, die sich anknüpfend an Thomas von Aquin als Grundeinstellung oder *optio*

---

[30] Deutsches Ärzteblatt online 02.10.2003.
[31] Vgl. Jaspers, Karl: Der philosophische Glaube angesichts der Offenbarung. München 1962, S. 318f.

fundamentalis menschlicher Existenz bezeichnen läßt. Zumindest hintergründig und indirekt wird diese Tiefendimension von Freiheit (Meta-Freiheit) für ärztliche Beratung relevant sein. Auf diese Weise gewinnt in Anbetracht heutiger prädiktiver Medizin das Anliegen Viktor von Weizsäckers nochmals neu an Gehalt, über die objektivierende, krank»heits«orientierte Medizin hinaus die personale Dimension von Gesundheit und Krankheit zu betonen, so daß das ärztliche beratende Gespräch dem Kranken »einen neuen Spielraum für seine Freiheit«[32] eröffnen soll. Es geht dann darum, die Krankheit – bzw. genauer gesagt: im Fall prädiktiver Medizin bei einem derzeit subjektiv und somatisch gesunden Menschen das Wissen um eine Krankheitsdisposition und um eine mehr oder weniger wahrscheinliche zukünftige Manifestation dieser Krankheit bei sich selbst oder bei den Nachkommen – als zum Gestaltwandel des Lebens zugehörig anzuerkennen[33], um sie in die individuelle Lebenskonzeption und Lebensführung zu integrieren.

7. Ärztliche Beratung als personorientierter Dialog

Die heutige ärztliche, darunter die humangenetische Beratung ist als Dialog zwischen Arzt und Patient zu begreifen, der an der Person, den Persönlichkeits- und den Freiheitsrechten des Betroffenen orientiert sein sollte. Ein solches Verständnis gelangt in medizinisch-standesrechtlichen Richtlinien, die zur genetischen Beratung vorliegen, inzwischen auch zur Geltung. So heißt es in den Leitlinien zur Genetischen Beratung des Berufsverbands Medizinische Genetik von 1996 (Nr. 6):

> »Die Art der in einer genetischen Beratung zu bearbeitenden Probleme erfordert eine Kommunikation im Sinne der personenzentrierten Beratung.«

Nun lassen sich an dieser Stelle keine Einzelfragen der Theorie ärztlicher Beratung erörtern. Hierzu gehört, die persönliche Situation, das Sprachvermögen und den Bildungsstand von Klienten zu berücksichtigen und für eine Nachbetreuung Sorge zu tragen, so es nicht beim einmaligen Gespräch bleibt. Denn es

> »muß gewährleistet sein, daß der Konsultant tatsächlich verstanden hat, was ihm gesagt wurde. Dies schließt nicht nur die Risikobestimmung ein, sondern auch die Natur der Erkrankung und die Maßnahmen für Prävention und Behandlung.« Bei der genetischen Beratung potentieller Eltern »findet man überraschend oft, daß Teile der Information oder alles vergessen oder falsch interpretiert wurde, noch bevor das Paar die Klinik verlassen hat.« (Ebd.)

---

[32] Weizsäcker, Viktor v.: Gesammelte Schriften Bd.V, S. 309.
[33] Vgl. die anthropologischen Reflexionen, die bei V. von Weizsäcker in »Der Gestaltkreis« (in: Ders.: Gesammelte Schriften Bd. IV) angelegt sind.

Aus der humangenetischen Beratungspraxis wird berichtet, wie unsicher Menschen darin sind, ein futurisches Krankheitsrisiko für sich selbst oder für ihre Nachkommen tatsächlich einzuschätzen und adäquat zu gewichten.

»Viele Menschen haben keine klare Vorstellung, was ein ›hohes‹ oder ›geringes‹ Risiko ausmacht. Folglich sind einige Ehepaare, denen ein geringes Risiko (z.B. 1 zu 200) genannt wurde, der Ansicht, daß dies zum Akzeptieren viel zu hoch sei, wohingegen andere ... bei der Risikoangabe von 50% höchst beruhigt waren.«[34]

Konzeptionell haben sich das humangenetische Beratungsgespräch sowie andere im Zusammenhang medizinischer Konflikte angebotene Beratungen, darunter die Schwangerschaftskonfliktberatung, als Leitbild die Nichtdirektivität zu eigen gemacht, die die eigene Persönlichkeit des Klienten zu stützen bemüht ist. Die Basis bietet die Theorie von Carl Rogers, in der die Bescheidenheit des Beraters empfohlen wurde, um den Klienten in seinen eigenen weltanschaulichen Überzeugungen zu sich selbst kommen zu lassen. Darin konvergiert Rogers' Anliegen mit heutigen medizinethischen Gesichtspunkten zur Patientenautonomie und mit dem Gebot weltanschaulich-religiöser Toleranz. Gleichzeitig gilt es zu bedenken, daß ein Berater sich aber nicht vollständig zurückhalten kann und soll und sich nicht gänzlich auf die Methode des Spiegelns beschränken sollte, so daß er keinerlei eigene Gefühlsregung zeigen oder Interpretationen äußern dürfte. Um der Transparenz des Beratungsgespräches willen sollten die Beraterin oder der Berater ggf. vielmehr eigene Überzeugungen offenlegen und, sofern dies von der Sache her geboten ist, moralische, soziale oder psychologische Probleme direkt und aktiv ansprechen. Neuerdings wird das Konzept reiner Nichtdirektivität zugunsten einer umfassenden »Erfahrungsorientiertheit«, »Personenzentriertheit«[35] und »autonomiefördernden Beratung«[36] überschritten. Es handelt sich hierbei nicht nur um medizinische Aufklärung im engeren Sinn, sondern um umfassende psychosoziale und ethische Begleitung. Indem Überlegungen zur Beratungstheorie solche Aspekte entfalten, lassen sie eine vereinseitigte Nichtdirektivität hinter sich und bringen den Dialog und die Gegenseitigkeit ins Spiel – wobei allerdings die Belange und die persönlichen Wertvorstellungen der Ratsuchenden den Ausgangspunkt bilden und solche Beratungsergebnisse oder Handlungsentscheidungen als Ziel gelten, die sich aus dem eigenen Erlebens-, Plausibilitäts- und Werthorizont der Konsultanten heraus nahelegen.
Der Sache nach wird hierdurch den Impulsen, die seinerzeit die Gesinnungsethik Albert Schweitzers, die Dialogphilosophie Martin Bubers oder die anthro-

---

[34] Harper, Peter S.: Humangenetische Beratung. Wien/New York 1988, S. 20, 16.

[35] Wolff, Gerhard: Über den Anspruch von Nichtdirektivität in der genetischen Beratung. In: Kettner, Matthias (Hrsg.): Beratung als Zwang. Schwangerschaftsabbruch, genetische Aufklärung und die Grenzen kommunikativer Vernunft. Frankfurt/M./New York 1998, S. 173-186, hier: S. 180.

[36] Kettner, Matthias: Beratung als Zwang. In: Ders. (Hrsg.): Beratung als Zwang, S. 9-44, hier: S. 33.

pologische Medizin Viktor von Weizsäckers gesetzt haben, eine Renaissance zuteil. Die schon damals, vor allem von Martin Buber entwickelten Kriterien für
einen gelingenden Dialog, darunter die Wahrhaftigkeit, die Vergegenwärtigung
des Anderen, die persönliche und weltanschauliche Toleranz, sind für heutige
Beratungssituationen neu beachtlich.[37] Es ist auch noch einmal an das eingangs
erwähnte Wahrhaftigkeitspostulat Albert Schweitzers zu erinnern. Grundsätzlich
sollte ein Beratungsgespräch die jeweilige Situation und die »Krise« (V. von
Weizsäcker) des Ratsuchenden, seine Persönlichkeit, seine Wertvorstellungen
und Biographie berücksichtigen; es sollte ergebnisoffen bleiben und zur Stärkung der persönlichen Entscheidungskompetenz des Beratenen beitragen. Dies
ist um so notwendiger, als durch die moderne prädiktive Diagnostik weitreichende Entscheidungskonflikte aufbrechen. Ein Beispiel bildet das Problem,
wann belastende Krankheitsprognosen Verwandten, die indirekt betroffen sind,
mitgeteilt werden oder ob sie hiervon »verschont« bleiben sollten.

In besonderer Zuspitzung treten ethische Dilemmata und Wertkonflikte bei
vorgeburtlicher genetischer Diagnostik zutage. Bei der Präimplantationsdiagnostik geht es darum, an einem außerkörperlich erzeugten frühen Embryo vor
der Einpflanzung in die Mutter genetische oder chromosomale Untersuchungen
vorzunehmen, um schwere Krankheiten auszuschließen, die zu befürchten ein
konkreter, vor allem ein familiär bedingter Anlaß vorhanden ist. Stellt man die
betreffende Krankheitsanlage fest, wird man den Frühembryo verwerfen, so er
der Mutter nicht mehr eingesetzt wird und es zu keiner Schwangerschaft kommt.
Bei der PID entsteht daher ein normativer Wert- und Zielkonflikt zwischen dem
Gesundheitsschutz des erhofften Kindes einerseits, dem Embryonenschutz andererseits. Eine Wert- und Güterabwägung, die sich mit diesem Handlungskonflikt
beschäftigt, wird meines Erachtens zu berücksichtigen haben, daß in Familien,
die durch eine schwere Erbkrankheit belastet sind, im Fall einer Schwangerschaft heute ja ohnehin in der Regel eine vorgeburtliche genetische Untersuchung vorgenommen wird. Diese pränatale genetische Untersuchung erfolgt im
Umkreis bzw. nach der zwölften Schwangerschaftswoche, ist inzwischen üblich
und wird gesellschaftlich de facto akzeptiert. Es zeichnet sich ab, daß die
Schwangerschaft auf Probe geradezu zu einem Regelfall und faktisch zu einer
Sekundärfolge der pränatalen Diagnostik geworden ist, selbst wenn dies ursprünglich nicht intendiert gewesen war. Von schwangeren Frauen wird das
vorgeburtliche Kind neueren empirisch-soziologischen Untersuchungen zufolge
oftmals erst dann wirklich angenommen, wenn sich durch eine pränatale Diagnostik bestätigt hat, daß bestimmte, befürchtete Krankheiten nicht vorhanden
sind.[38] Wenn bei dem untersuchten Fetus, der drei Monate alt und älter ist, hin-

---

[37] Zu Einzelgesichtspunkten und Konkretisierungen vgl. Kreß, Medizinische Ethik, S. 20ff,
insb. S. 23, 24ff.
[38] Vgl. Nippert, Irmgard: Wie wird im Alltag der pränatalen Diagnostik tatsächlich argumentiert? Auszüge aus einer deutschen und europäischen Untersuchung. In: Kettner (Hrsg.):
Beratung als Zwang, S. 153-172, hier: S. 169.

gegen ein genetischer Defekt festgestellt wird, führt dies oft zur Abtreibung. Sie erfolgt zu einem Zeitpunkt, an dem die Gehirnbildung bereits eingesetzt hat und bei dem vorgeburtlichen Kind bereits Streß-, ja sogar Schmerzempfinden vorhanden ist. Diesem Dilemma einer späten Abtreibung kann man in bestimmten Fällen durch die PID vorbeugen. Denn sie führt zur sehr frühzeitigen Diagnose der Krankheit und trägt damit dazu bei, die späte Abtötung eines Fetus zu vermeiden. Im Grunde handelt es sich nur um die zeitliche Vorverlegung jener Abtreibung und Selektion, die ansonsten mehrere Monate später stattfinden würde. So betrachtet erspart die PID der Mutter und den Eltern sowie dem vorgeburtlichen, bereits weit entwickelten und schmerzempfindlichen Kind eine sehr problematische, tragische, belastende späte Abtreibung, die ihrerseits ja ebenfalls eine Selektion darstellt. Die PID ist insofern, moraltheoretisch gesagt, ein »kleineres Übel« und sollte ethisch sowie rechtlich als ein solches toleriert werden. Neuere empirische Studien haben zudem belegt, daß »die Mehrheit« gerade von »Menschen mit Erbkrankheiten wie Mukoviszidose oder Thalassämie ... die PID befürwortet. Die Akzeptanz dieses Verfahrens« sei »besonders groß bei Eltern, die bereits ein Kind mit schwerer Erbkrankheit haben«.[39]

Es lassen sich noch weitere Aspekte, die hier aber nicht genauer ausgeführt werden können, zugunsten einer normierten, rechtsstaatlich kontrollierten PID anführen. Sollte PID in der Bundesrepublik Deutschland dauerhaft untersagt bleiben, dürfte dies zum Ausweichen auf legale, aber technisch weniger ausgereifte und diagnostisch weniger aussagefähige Alternativen führen (Polkörperanalyse, Präfertilisationsdiagnostik) und eine Zweiklassenmedizin mit weiterer Verstärkung des medizinischen Tourismus ins Ausland nach sich ziehen. Denn im europäischen Ausland ist PID überwiegend zulässig. Wünschenswert wäre es, wenn in der Bundesrepublik Deutschland Rahmenbedingungen geschaffen würden, die einem moralisch akzeptablen Umgang mit der PID förderlich wären und in dieser Hinsicht unter Umständen sogar auf das Ausland ausstrahlen könnten. Denn ein argumentatives Dilemma, ein ethischer Zwiespalt bleiben bestehen. Es ist unbestreitbar, daß die PID, ebenso wie pränatale Diagnostik mit nachfolgender Abtreibung, den Schutzanspruch menschlichen Lebens relativiert. Deshalb müßte die Rechtsordnung einen Weg finden, die PID begrenzt auf begründete Ausnahmefälle, d.h. nach jetzigem Urteil lediglich für bestimmte schwerwiegende Krankheitsbilder zuzulassen. Zudem sollte eine Beratung der betroffenen Paare erfolgen. Auf diese Weise ließe sich der Abweg vermeiden, daß Embryonen ohne schwerwiegenden Grund oder gar willkürlich aufgeopfert werden. Letztlich bleibt es aber die persönliche freie Entscheidung, die eigene Gewissensentscheidung von Frauen bzw. von Paaren, ob sie eine PID durchführen lassen oder ob sie darauf verzichten, also auch die Möglichkeit eines kranken Kindes von vornherein akzeptieren, oder ob sie bei familiären erblichen Be-

---

[39] Ärzte-Zeitung, 05.12.2003.

lastungen überhaupt auf die Verwirklichung eines Kinderwunsches verzichten
oder die Adoption von Kindern – unter Umständen, sofern die rechtlichen Voraussetzungen zukünftig deutlicher geklärt wären, auch eine pränatale Adoption[40]
– als Alternative vorziehen.

Von Belang ist also, daß Eltern, die eine PID erwägen, in medizinischer, aber
auch in ethischer und psychosozialer Hinsicht umfassend beraten werden. Diese
Beratung sollte die moralischen Probleme, die sich mit der PID verbinden, dar-
unter die Relativierung des embryonalen Lebensschutzes, erörtern und eine reine
Nichtdirektivität in dieser Hinsicht überschreiten. Im einzelnen hätte eine Rolle
zu spielen, daß es ein »Recht« auf ein gesundes Kind nicht geben kann, der Embryo Schutzansprüche besitzt und für das Paar Handlungsalternativen bestehen.
Ungeachtet dessen muß eine solche Beratung aber ergebnisoffen sein, so daß der
Frau und dem Paar die eigenverantwortete freie Entscheidung überlassen bleibt.
Eine derartige Ergebnisoffenheit gerät freilich in Gefahr, falls einmal Beratungen zur PID angeboten werden sollten, deren normative Basis isoliert die prinzipielle Ablehnung der PID wäre. Exemplarisch sei ein Beratungskonzept erwähnt, dem ganz einseitig die Auffassung zugrunde liegt, daß »sich durch die
Einführung von PID ein gefährliches gesellschaftliches Klima entwickelt, das
die Illusion nährt, Behinderungen seien vermeidbar«; PID könne »zum Bahn-
brecher für Sterbehilfe, am Anfang und am Ende des Lebens« werden.[41]
Eine ausgewogene Sicht der PID selbst sowie der genetischen und ethischen
Beratung, die angesichts von pränataler Diagnostik und speziell von Präimplantationsdiagnostik empfehlenswert ist, enthält demgegenüber eine im Jahr 2002
verfaßte Stellungnahme der Deutschen Akademie für Kinderheilkunde und Ju-
gendmedizin e.V., die den Dachverband der pädiatrischen Fachgesellschaften
bildet.[42] Dort heißt es:

> »Kinder- und Jugendärzte empfehlen ..., vor einer evtl. Einführung der PID geeignete
> Maßnahmen zu ergreifen, die eine unkritische Ausweitung verhindern können (Miß-
> brauchsschutz). Als mögliche Maßnahmen werden eine qualitätsgesicherte individuelle
> Beratung auf gesetzlicher Grundlage, eine Begrenzung der vorgeburtlichen Diagnostik auf
> schwerwiegende Erkrankungen, eine lückenlose statistische Erfassung, eine langfristige
> Nachuntersuchung und eine kontrollierte Zertifizierung der Labore angesehen. Ziel der
> PID soll die individuelle Hilfe bei familiären Notlagen unter Anwendung strenger Krite-
> rien sein.«

Darüber hinaus fordern die Kinder- und Jugendärzte in ihrem Papier aus dem
Jahr 2002 ganz zu Recht, »daß sie bei der Beratung von Eltern im Rahmen einer

---

[40] Vgl. Wendehorst, Christiane et al.: Zur Möglichkeit der Embryoadoption in einem zukünf-
      tigen Fortpflanzungsmedizingesetz. In: Reproduktionsmedizin 19/2003, S. 147-150.
[41] So das Diakonische Werk Bonn (www.diakonie-Bonn.de); die wörtlichen Zitate entstam-
      men der öffentlichen Präsentation der Beratungskonzeption; vgl. Generalanzeiger Bonn
      07.10.03, S. 7.
[42] Im Internet: www.kinderheilkunde.org.

vorgeburtlichen Diagnostik im Einzelfall zur Beurteilung der kindlichen Prognose hinzugezogen werden.« Es ist nämlich in der Tat zu betonen, daß eine sachgerechte medizinische und ethische Beratung nicht nur angesichts von PID, sondern gleichfalls bei der jetzt schon praktizierten und üblich gewordenen vorgeburtlichen genetischen Diagnostik, welche im Umkreis oder nach der Dreimonatsfrist stattfindet, angeboten und nahegelegt werden sollte. Wenn inzwischen manchmal ein Quasi-Automatismus von pränataler Diagnostik und später Abtreibung entstanden ist, so wird dies weder den Schutzansprüchen des Fetus gerecht, der mehrere Wochen alt, neuronal weit entwickelt und streß- oder sogar schmerzempfindlich ist; noch wird dies den Belangen und den inneren Konflikten zahlreicher Schwangerer gerecht, die mit einem belastenden Untersuchungsergebnis konfrontiert werden. Daraus resultiert das Postulat, daß vergleichbar zu einer genetischen und ethischen Beratung bei PID (sofern diese – wofür meines Erachtens erhebliche Gründe sprechen – hierzulande in gesetzlich geregelter Form statthaft werden sollte) gleicherweise bei einem Schwangerschaftskonflikt nach später pränataler Diagnose Beratungen erfolgen. Hier gegebenenfalls Kinderärzte einzubeziehen, ist von der Sache her zu empfehlen.[43] – Daß Ratsuchende unter Beachtung ihrer religiösen oder weltanschaulichen Überzeugungen und auf der Grundlage einer aktiven, empathischen Toleranz in ihrer *eigenständigen* moralischen Entscheidungsfindung unterstützt werden sollen und diese von Dritten dann zu respektieren ist, ergibt sich letztlich auch als Konsequenz der Ethik Albert Schweitzers. Denn sie hatte schon in der ersten Hälfte des 20. Jahrhunderts angesichts der Fortentwicklungen der technischen Zivilisation zur Steigerung persönlicher Verantwortung und zur Gesinnungs- und Gewissensbildung jedes Einzelnen aufgerufen.

8. Beratung zwecks Stärkung persönlicher Selbstbestimmung und Verantwortlichkeit

Unter expliziter oder impliziter Bezugnahme auf Leitmotive Albert Schweitzers, Martin Bubers und Viktor von Weizsäckers wurden voranstehend Aspekte zur medizinischen und ethischen Beratung dargelegt, die sich an der Person und Biographie der Ratsuchenden ausrichteten und die Stärkung ihrer Selbstbestimmung intendierten. Die Medizin- und Arztethik rückt heute den *informed consent*, das Gebot des Wohltuns und Nichtschädigens (*primum non nocere*), das Patientenwohl, die Fairneß und die Einzelfallgerechtigkeit ins Licht. Diese inzwischen breit, ja international anerkannten Prinzipien sind für die ärztliche Beratungstätigkeit um die Kriterien des Datenschutzes und der Vertraulichkeit zu

---

[43] Eingehender zu ethischen Fragen der Fortpflanzungsmedizin: Kreß: Medizinische Ethik, S. 128-141: »Handlungskonflikte der Fortpflanzungsmedizin und die Ethik des Kindeswohls«; als pädiatrischer Beitrag: Niethammer, Dietrich: »... immer zu trösten«. Ethische Beratung im ärztlichen Alltag. In: Zeitschrift für Evangelische Ethik 46/2002, S. 205-213.

ergänzen.[44] Darüber hinaus gilt: Gerade dann, wenn genetische Beratung nicht nur im Sinne einer reinen Nichtdirektivität und der Methode des Spiegelns verstanden wird, sondern wenn die Beraterin oder der Berater gegebenenfalls, sofern dies begründet ist, ethische und psychosoziale Probleme von sich aus ansprechen, gewinnt die Idee der Toleranz zentralen Rang. Ratsuchende sollen in ihrer eigenen Urteilsfindung gestützt werden. Deshalb ist für die humangenetische Beratung die Maxime der Toleranz, und zwar einer nicht nur formalen, sondern einer materialen, aktiven, inhaltlichen und dialogischen Toleranz[45], unhintergehbar.

Sicherlich darf nicht übersehen werden, daß der Gedanke der ärztlichen Aufklärung und Beratung in der gegenwärtigen gesundheitspolitischen Debatte allzu inflationär ins Spiel gebracht wird. Der Begriff der Beratung droht manchmal zu einer Art Alibi oder zu einer politisch instrumentalisierten Zauberformel zu werden, die dazu führen könnte, vom medizinisch-technischen Fortschritt erzeugte Entscheidungskonflikte auf die Schultern der Patienten abzulagern. Darüber hinaus sollte dafür Sorge getragen werden, daß Ärzte sowie Personen aus anderen Berufsrichtungen, die im Medizinsektor beratend tätig werden, eine qualifizierte Ausbildung erhalten[46] und in ihrer Tätigkeit überprüft werden. Denn es gilt, unzureichend qualifizierten oder einseitigen, moralisierenden, weltanschaulichen oder anders motivierten Beeinflussungen von ratsuchenden Patienten zu wehren. Das Problem gelenkter Beratungen, die nicht mehr ergebnisoffen sind, darf nicht übersehen werden.

Wie sehr in Bezug auf Beratungsinhalte und -ziele einseitig moralische, ja moralisierende und rigoristische Vorstellungen eine Rolle spielen können, hat sich exemplarisch an den Gründen gezeigt, aufgrund derer der Vatikan 1998 den Ausstieg der deutschen katholischen Kirche aus der Schwangerschaftskonfliktberatung durchsetzte, welche in Deutschland auf gesetzlich geregeltem Niveau stattfindet. Im Kontext der Vollversammlung der deutschen Bischöfe im September 2003 wurde von erneuten Bemühungen des Vatikans berichtet, die katholische Laienberatungsorganisation »Donum vitae«, die sich über lehramtliche Normen hinwegsetzt, zu beeinträchtigen. Aus rechts- und gesundheitsethischer Perspektive ist jedenfalls das Postulat zur Geltung zu bringen, in der Bundesrepublik Deutschland über Zertifizierungen von Beratungsstellen nachzudenken sowie Evaluationen oder Maßnahmen der Qualitätssicherung einzuführen, durch

---

[44] Vgl. auch: Bundesministerium für Gesundheit und Soziale Sicherung / Bundesministerium der Justiz (Hrsg.): Patientenrechte in Deutschland. Bonn/Berlin 2002; Bundesärztekammer: Charta der Patientenrechte. Entwurf vom 30.09.1999.

[45] Den Begriff der materialen in Unterscheidung zur lediglich »formalen« Toleranz hat der Religionswissenschaftler Gustav Mensching geprägt; vgl. Mensching, Gustav: Toleranz, religionsgeschichtlich In: Die Religion in Geschichte und Gegenwart, VI. Tübingen ³1962, S. 932f.

[46] Vgl. hierzu auch Zerres, Klaus; Humangenetische Beratung. In: Deutsches Ärzteblatt, 100/2003, A 2720–2727, hier A 2727.

welche gewährleistet wird, daß die verschiedenen Beratungsstellen sowohl qualifiziert als auch ergebnisoffen beraten.

Im Fazit: Die »Steigerung« ethischer Verantwortung und ethischer Rationalität, die Albert Schweitzer vor achtzig Jahren als Gegengewicht zum technischen Fortschritt einforderte, sollte für alle an der medizinisch-ärztlichen Beratung Beteiligte gelten. Sie sollte das Berufsethos von Ärzten und anderen Beraterinnen oder Beratern prägen und als Leitbild zur Stabilisierung und Stärkung der Entscheidungskompetenz von Patienten aufgegriffen werden, so daß diese zum eigenverantwortlichen Umgang mit Konflikten befähigt und in konkreten Dilemmasituationen unterstützt werden. Dabei ist einzuräumen, daß sich Zweifelsfragen, die der biomedizinische Fortschritt mit sich bringt, in manchen Fällen in eindeutiger und menschlich zufriedenstellender Weise nicht auflösen lassen. Dies zu akzeptieren, gehört im heutigen Horizont ebenfalls zur ethisch relevanten Realitätswahrnehmung hinzu. Um so gewichtiger wird Schweitzers Idee der Steigerung von »persönlicher« sowie darüber hinaus von »überpersönlicher«[47] ethischer Verantwortung. Der Aspekt der überpersönlichen Verantwortung rückt ins Licht, daß in der technischen Zivilisation – und insofern auch im heutigen Gesundheitswesen – rechtliche Rahmenbedingungen erforderlich sind, die einer humanen Strukturierung des technischen Fortschritts zugute kommen. Über Schweitzers individual- und gewissensethische Postulate hinaus hat auch seine rechts- und strukturethische Leitidee aus dem Jahr 1923 – »Das Fundament des Rechts ist die Humanität«[48] – ihre Dringlichkeit und Umsetzungsbedürftigkeit nicht verloren.

[47] Vgl. Schweitzer, Albert: Gesammelte Werke Bd. II, S. 395ff.
[48] Ebd., S. 401.

IV.

Verantwortlich leben nach Maß

Arianna Ferrari

Zur Verantwortungsproblematik in Konfliktsituationen gentechnologischer Anwendungsbereiche

Albert Schweitzers Ethik und die genetische Modifikation von Tieren in der biomedizinischen Forschung

»Dem wahrhaft ethischen Menschen ist alles Leben heilig, auch das, das uns vom Menschenstandpunkt aus als tiefer stehend vorkommt. Unterschiede macht er nur von Fall zu Fall und unter dem Zwange der Notwendigkeit, wenn er nämlich in die Lage kommt, entscheiden zu müssen, welches Leben er zur Erhaltung des anderen zu opfern hat. Bei diesem Entscheiden von Fall zu Fall ist er sich bewußt, subjektiv und willkürlich zu verfahren und die Verantwortung für das geopferte Leben zu tragen zu haben.«[1]

Einführung

In diesem Artikel wird versucht, vor dem Hintergrund der von Albert Schweitzer entwickelten Konzepte der Verantwortung und der Ehrfurcht vor dem Leben eine ethische Analyse der verschiedenen Implikationen der genetischen Modifikation von Versuchstieren durchzuführen. Aus diesem Grund werden auch die aktuellen Entwicklungen der Anwendungsbereiche der genetischen Modifikation von Tieren kritisch untersucht .

Die Einführung von Biotechnologien hat viele neue Türen für die biomedizinische Forschung geöffnet. Der Hauptteil der gentechnischen Modifikationen bei Tieren wird in der Grundlagenforschung und bei der Herstellung transgener Tiere durchgeführt. Solche Modifikationen werden z. B. vorgenommen bei der Herstellung von Tieren für die Simulation von Erkrankungen, beim Testen von Medikamenten, bei der Erprobung von krankmachenden Substanzen, bei der Bildung von therapeutischen Substanzen in tierischen Produkten wie Milch, Blut oder Urin sowie bei der Bereitstellung tierischer Organe für die Transplantation (Xenotransplantation).

Obwohl transgene Tiere in der Zeit Schweitzers gar nicht denkbar waren, birgt dessen Ethik durchaus Anregungen für die Lösung der eröffneten Proble-

---

[1] Schweitzer, A.: Aus meinem Leben und Denken. Hamburg 1975, S. 194.

me, besonders dann, wenn seine Überlegungen in die heutige Praxis der Risikoabschätzung integriert werden. Ethisch vertretbare Lösungen für einige Konfliktsituationen bei Tierversuchen mit genetischer Modifikation könnten gefunden werden, wenn die Bewertung der (schweitzerschen) »Notwendigkeit« jedes
Experiments durch die modernen 3-R- Prinzipien[2] und durch neue Entwicklungen im Bereich von Alternativmethoden ergänzt würde.

Schweitzer und die Tierversuche

In Schweitzers Schriften gibt es zahlreiche Passagen über unser Verhältnis zu
Tieren. Schweitzer hat selbst erklärt, wie stark er seit seiner Kindheit Mitleid mit
den Tieren empfindet, und wie sehr er in seinen Jugendjahren vom Aufkommen
der Tierschutzbewegung beeindruckt war. In seiner Ethik sind auch die Tiere
Objekte bzw. Subjekte der menschlichen Verantwortung. Indem Schweitzer sich
das Ziel einer Überwindung der »zunehmenden geistigen und seelischen Mü-
digkeit« seiner Gesellschaft vornimmt, schlägt er durch die Einführung einer
Form von »planetarischer Verantwortung« eine Ausdehnung der Sphäre der Moral auf alles Lebendige vor. Die Erneuerung des Verantwortungsbegriffs ist somit einer der wichtigsten Verdienste des schweitzerschen Denkens. Diese Erneuerung wird auf zwei Arten begründet:

Erstens gibt Schweitzer neue Objekte bzw. Subjekte der Verantwortung an:
nämlich alle Lebewesen. Diese Verantwortung entspringt direkt der Tatsache,
daß alle Lebewesen an sich einen Willen zum Leben haben. Daraus folgt, daß es
laut Schweitzer unmöglich ist, zwischen wertvollem und wertlosem Leben zu
unterscheiden. Im Gegenteil: alles Leben ist gleich wertvoll. Schweitzer lehnt
jegliche Form von hierarchischer ethischer Ordnung der Lebewesen strikt ab.

Zweitens ist auch die Art der Verantwortung neu, und dies liegt in seiner Auffassung begründet, daß die Natur ambivalent ist. Die Natur wird von Schweitzer
als autonomes Wesen und als Ganzes betrachtet, das sich selbst gemäß internen
Gesetzen organisiert. Sie wird als »wunderbar schöpferische und zugleich sinn-
los zerstörende Kraft«[3] beschrieben, die es für den Menschen zu schützen gilt,
die aber in sich kein ethisches Element beinhaltet. Der Mensch nimmt sich als
Teil der Natur wahr, weil der Wille zum Leben ihn mit allen anderen Lebewesen
verbindet. Anderseits bietet die Natur dem Menschen keine absoluten Beispiele
von richtigem Handeln, weil Schädigen und Töten auch Teil der Natur sind. Die
grundlegende Erfahrung des Menschen, in das Gesamtgefüge des Lebens eingebunden zu sein, ist Schweitzers Meinung nach Grundmotivation für den

---

[2]   Näheres siehe unten
[3]   Vgl. Schweitzer A.: »Die Ethik der Ehrfurcht vor dem Leben«. Gesammelte Werke Bd. 2.
      München 1971, S. 336.

menschlichen Schutz nichtmenschlichen Lebens, d. h. für die Ehrfurcht vor dem Leben.

Die Ehrfurcht vor dem Leben ist das Grundprinzip des Sittlichen, das sich auf alles Leben, auf jede Form des Lebendigen bezieht:

»Gut ist, Leben erhalten und Leben fördern; böse ist, Leben vernichten und Leben hemmen«[4].

Der Mensch soll in seiner Möglichkeit der freien Wahl ethische Entscheidungen treffen, indem er vernünftig mit der Widersprüchlichkeit des Wesens der Natur, die schöpferisch wirkt, aber auch tötet, umgehen soll. Der Mensch erfährt in der äußeren Welt, daß Leben gegen Leben steht; gleichzeitig erfährt er in sich den sittlichen Anspruch, allem Leben beizustehen.

Vor dem Hintergrund dieser neuen Ethik behandelt Schweitzer in unterschiedlichen Beispielen den menschlichen Umgang mit Tieren, wozu auch Tierversuche gehören. Der Tierversuch stellt für die Tierethik ein klassisches Beispiel einer Konfliktsituation dar, weil es sich dabei um die Schädigung von Tieren zugunsten eines möglichen Nutzens für den Menschen handelt. Das Hauptproblem der Tierversuche besteht gerade darin, daß das Grundmotiv der Durchführung von Tierexperimenten ein ethisches ist: man soll zuerst an Tieren experimentieren, um den möglichen Schaden für Menschen aber auch für die Umwelt insgesamt zu minimieren.

»Diejenigen, die an Tieren Operationen oder Medikamente versuchen oder ihnen Krankheiten einimpfen, um mit den gewonnenen Resultaten Menschen Hilfe bringen zu können, dürfen sich nie allgemein dabei beruhigen, ihr grausames Tun einen wertvollen Zweck verfolge. In jedem einzelnen Falle müssen sie erwogen haben, ob wirklich Notwendigkeit vorliegt, einem Tiere dieses Opfer für die Menschheit aufzuerlegen. Und ängstlich müssen sie darum besorgt sein, das Weh, soviel sie nur können, zu mildern. Wie viel wird in wissenschaftlichen Instituten durch versäumte Narkosen, die man der Zeit- und Müheersparnis halber unterläßt, gefrevelt! Wie viel auch dadurch, daß Tiere der Qual unterworfen werden, nur um Studenten allgemein bekannte Phänomene zu demonstrieren! Gerade dadurch, daß das Tier als Versuchstier in seinem Schmerze so Wertvolles für den leidenden Menschen erworben hat, ist ein neues, einzigartiges Solidaritätsverhältnis zwischen ihm und uns geschaffen worden. Ein Zwang, aller Kreatur alles irgend mögliche Gute anzutun, ergibt sich daraus für jeden von uns.«[5]

In dieser relativ kurzen Passage finden sich einige interessante Anregungen für eine Bewertung der Tierversuche, die Hauptideen des schweitzerschen ethischen Systems reflektieren.

Erstens wird hier von der Notwendigkeit als Maßstab für die Bewertung jedes Tierversuchs gesprochen. Obwohl Schweitzer Tierversuche als grausame Vernichtungstätigkeiten beschreibt, schlägt er vor, sie als Konfliktfälle zu betrachten, wenn sie unter dem Kriterium der Notwendigkeit bewertet werden können.

---

[4] Vgl. ebd., S. 378.
[5] Schweitzer A.: Kultur und Ethik. München 1990, S. 340f.

Zweitens scheint Schweitzer eine »case-by-case«-Analyse und -Bewertung jedes Experiments zu empfehlen. In jedem einzelnen Fall soll der Wissenschaftler sich Gedanken darüber machen, ob sein Experiment wirklich für die Verbesserung der Gesundheit der Menschen und der Natur nützlich ist oder nicht.

Drittens fordert Schweitzer die Entstehung eines Solidaritätsverhältnisses zwischen Menschen und Tieren, das sich gerade aus der Tatsache entwickeln sollte, daß Tiere so wichtig für die Gewinnung nützlicher Erkenntnisse für den Menschen sind.

Die »Notwendigkeit« als ehrfurchtsethische Einstellung gegenüber Konfliktsituationen

Tierversuche bringen nach Schweitzers Auffassung immer eine bestimmte Schuld mit sich, weil es sich dabei um das Schädigen und Töten von Leben handelt[6]. Dennoch ist Schweitzer sich dessen bewußt, daß die Notwendigkeit des Tötens auch gleichzeitig eine ontologische ist, weil sie mit dem Leben selbst und mit dessen Notwendigkeiten verbunden ist. Deshalb unterscheidet er zwischen mehreren Formen von Schuld, je nachdem, welcher Grad an »Notwendigkeit« mit dem jeweiligen Versuch verbunden ist: eine absolute, relative oder gar keine. In den konkreten Konfliktsituationen hat die subjektive Entscheidung des Einzelnen das letzte Wort[7], weil nur derjenige, der sich in dieser Situation befindet, alle Variablen seines Tuns kennt. Anderseits ist sich Schweitzer aber auch der Schwachheit der Menschen bewußt, er weiß, daß diese nicht immer fähig sind, sittlich zu entscheiden. Durch diese starke Betonung der subjektiven Dimension der Verantwortung in Konfliktssituationen stellt sich die Ethik Schweitzers als eine individualistische und Subjekt-orientierte dar. Daraus folgt aber, daß Schweitzer verfehlt, die Implikationen der Entscheidung in Konfliksituationen für die menschliche Gesellschaft und für die Natur im ganzen zu betrachten. Auf diese Weise steht der innovativen Erweiterung des Verantwortungssinnes in seiner Ethik (durch die Einführung neuer Subjekte) die mangelnde Berücksichtigung des anderen Aspektes der Verantwortung gegenüber, der in heutigen Konfliksituationen eine sehr wichtige Rolle spielt. Bei Tierversuchen handelt es sich um eine etablierte Praxis, die die Wissenschaft sich gegeben hat, und die die Gesellschaft akzeptiert und normiert hat. Es ist auch eine Frage der Verantwortung der Gesellschaft für sich selbst, weil die Produkte getestet wer-

---

6   »Wo ich irgendwie Leben opfere oder schädige, bin ich nicht in der Ethik, sondern ich werde schuldig, sei es egoistisch schuldig, zur Erhaltung meiner Existenz oder meines Wohlergehens, sei es unegoistisch schuldig, zur Erhaltung einer Mehrzahl anderer Existenzen oder ihres Wohlergehens« (Schweitzer: Gesammelte Werke Bd. 2, S. 397).

7   »Die Ethik der Ehrfurcht vor dem Leben tut die Konflikte nicht ab, sondern zwingt ihn, sich in jedem Falle selber zu entscheiden, inwieweit er ethisch bleiben kann und inwieweit er sich der Notwendigkeit von Vernichtung und Schädigung von Leben unterwerfen und damit Schuld auf sich nehmen muß« (Schweitzer: Gesammelte Werke Bd. 2, S. 388).

den müssen, bevor sie für den Markt frei gegeben werden. Daraus folgt, daß sich bei Tierversuchen nicht nur ethische Fragen stellen, sondern auch wissenschaftstheoretische in bezug auf ihre Wirksamkeit. Im folgenden wird auch zu klären sein, wie die Tierversuche mit genetischer Modifikation zahlreiche neue Probleme eröffnen, weil ihr großes Potential mit einer großen Leidenszufügung und mit vielen Risiken unvermeidbar verbunden sind.

Die Betonung der subjektiven Dimension der Verantwortung wird auch von den Kritikern thematisiert. Picht[8] spricht z.B. von der »Führerlosigkeit« der Ethik Schweitzers als einer Gefahr, weil sie zu einer Willkür des persönlichen Ermessens führe. Dies könnte sich zu einer radikalen Situationsethik entwickeln, in der die konkrete Umsetzung der ethischen Prinzipien allein dem Einzelnen überlassen würde.

Diese Kritik verbindet sich in der Reflexion über Schweitzers Denken mit dem Vorwurf der Überforderung des einzelnen Subjekts[9], von dem verlangt wird, alle Formen des Lebendigen in gleichem Maße zu respektieren. Schweitzers Meinung nach darf der Mensch sich dem Dilemma der Selbstentzweiung des Willens zum Leben, d.h. dem Dilemma des widersprüchlichen Wesens der Natur, nicht durch die Einführung einer Rangordnung zwischen höherem und niederem Leben entziehen[10]. Im Gegenteil: der Mensch soll jeder Form von Leben den gleichen Wert beimessen.

Vor dem Hintergrund der Gleichwertigkeit des Lebens in allen seinen Formen soll der Mensch in Konfliktsituationen durch eine Bewertung des Grades der »Notwendigkeit« seiner Aktion versuchen, deren schädigende Effekte zu minimieren. Da Schweitzer um die Schwierigkeit der Bewertung von Konfliktsituationen weiß, versucht er auch, seine absolute Ethik durch Ergänzungen abzumildern. Diese Ergänzungen treten in seinen Schriften in Form von praktischen Beispielen in Erscheinung. Diese sind nicht als Prinzipien zu verstehen, sondern quasi als Leitlinien für Entscheidungssituationen in der Praxis, die einen eingeschränkten Wert besitzen. Der Fall vom Landmann dient als bekanntes Beispiel für die Forderung einer Güterabwägung. Hier wird die gleiche Aktion unterschiedlich je nach dem Zwang der Notwendigkeit beurteilt:

»der Landmann, der auf seiner Wiese tausend Blumen zur Nahrung für seine Kühe hingemäht hat, soll sich hüten, auf dem Heimweg in geistlosem Zeitvertreib eine Blume am Rande der Landstraße zu köpfen, denn damit vergeht er sich an Leben, ohne unter der Gewalt der Notwendigkeit zu stehen«[11].

Trotz der Einführung von Ergänzungen bleiben die Vorschläge Schweitzers sowie seine praktischen Beispiele unbefriedigend: sie sind zu schwierig für den normalen Menschen zu realisieren – daraus folgt das Überforderungsgefühl –

---

[8] Vgl. Picht, W.: Albert Schweitzer. Wesen und Bedeutung. Hamburg 1960.
[9] Vgl. Gansterer, G.: Die Ehrfurcht vor dem Leben. Die Rolle des ethischen Schlüsselbegriffs Albert Schweitzers in der theologisch- ökologischen Diskussion. Frankfurt/M. 1997.
[10] Vgl. ebd.
[11] Vgl. Schweitzer: Gesammelte Werke Band 2, S. 388.

und es sind diese zu begrenzt, um Entscheidungskriterien streng ableiten zu
können. Darüber hinaus sollte man sich fragen, ob diese Ableitungen überhaupt
mit dem Geist der schweitzerschen Ethik zu verbinden sind, da sich diese Ethik
so stark gegen jede Form von hierarchischer Bewertung der Natur stellt.

Wie z. B. Scholl[12] betont, gibt die Ethik der Ehrfurcht vor dem Leben eigentlich keine Lösungen für ethische Konflikte, sondern verlangt in jedem Fall die
bewußte Abwägung der durch eine mögliche Entscheidung bedingten Folgen für
gegenwärtige und zukünftige Generationen jeglichen Lebens. Die schweitzersche Ethik sollte also vielleicht am besten als eine intuitive Form von religiöser
»Ergriffenheit[13]« verstanden werden und keineswegs als praktische Ethik im
Sinne einer Ethik, die auf Praxisnormen fußt. Das Prinzip der Ehrfurcht vor dem
Leben ist ein Motiv, eine menschliche Einstellung gegenüber den anderen Menschen und der Natur, eine Grundhaltung im Sinne einer Tugendethik, aber nicht
ein praxisbezogenes Verhaltensprinzip.

Diese Auffassung der Ethik Schweitzers kommt meiner Meinung nach gerade
aus der fehlenden Berücksichtigung der institutionellen bzw. gemeinschaftlichen
Dimension der Verantwortungsproblematik. Auch wenn Schweitzer von Verantwortung für zukünftige Generationen und von »gesellschaftlicher« oder
»überpersönlicher«[14] Verantwortung spricht, meint er damit, daß das Subjekt die
Folgen seiner Entscheidung für die anderen (Natur und Gesellschaft) berücksichtigen soll. Da Schweitzer sich auf das Einzelsubjekt konzentriert, das allein
die Güterabwägung vollziehen soll, kann er behaupten, daß der Einzelne ohne
Rückhalt in irgendeiner hierarchischen Ordnung unter den Lebewesen entscheiden kann und soll. Was aber institutionelle Verantwortung impliziert, besteht
darin, daß die Konfliktsituation gleichzeitig Konflikt für mehrere Subjekte
(Menschen und andere Lebewesen) bedeutet. Im Fall von Tierversuchen kann
die Bewertung nicht dem einzelnen Wissenschaftler überlassen werden, weil er
als Ausführender einer wissenschaftlichen Verhaltenspraxis gesehen werden
kann[15]. Es ist also eine Kritik an dem gesamten System anzusetzen, d.h. eine kritische Auseinandersetzung mit den Grundlagen der Praxis der Tierversuche.
Man sollte sich fragen, welche Aspekte dieser Praxis zu verbessern und welche
abzulehnen sind.

Dann taucht folgende Frage auf: wenn für die biomedizinische Forschung einige Tierversuche notwendig sind, wäre es nicht besser, Kriterien einzuführen,
um zu entscheiden, welche Lebewesen für die Experimente zu opfern sind? Das
Problem der fehlenden simultanen Berücksichtigung der Konflikte unter den

---

[12] Vgl. Scholl J.: Albert Schweitzer von der Ehrfurcht vor dem Leben zur transkulturellen So-
      lidarität. Weisheim 1994, S. 126.
[13] Vgl. Wolf, J.-C.: Ist Ehrfurcht vor dem Leben ein brauchbares Moralprinzip? In: Freibur-
      ger Zeitschrift für Philosophie und Theologie, Band 40, 1993, S. 397.
[14] Vgl. Schweitzer, A.: Gesammelte Werke Band 2, 1971, S. 342.
[15] Der einzelne Experimentator oder der Student kann sich für eine Tierversuchsverweige-
      rung aussprechen, die aber den Verzicht auf solche Experimente impliziert.

Lebewesen bei Schweitzer verbindet sich nämlich mit dem Problem der Ablehnung der Festlegung einer hierarchischen Ordnung in der Natur. Wenn man eine Entscheidung in einer Konfliktsituation treffen soll, scheint man aus praktischen Gründen gezwungen zu sein, einige Kriterien für die Praxis festzusetzen, die auch die Bestimmung einer Prioritätsordnung unter den Lebewesen implizieren.

Auf der anderen Seite steckt in der schweitzerschen Ethik dennoch ein enormes Potential für die Praxis, indem es hier zur Ausdehnung der menschlichen Verantwortung auf das Verhältnis zur Natur kommt. Diese Ausweitung der Sphäre der Moral bleibt bei Schweitzer nicht nur auf der theoretischen Ebene, sondern er bezeichnet sie als notwendige Ausgangsbasis für die Entscheidungen in der Praxis. Außerdem kommen Anregungen auch aus dem Entwurf einer holistischen Konzeption der Natur, d.h. einer Konzeption der Natur als Ganzes, in deren Mittelpunkt die Betonung der Rolle der Verbindung zwischen und der Gemeinsamkeiten unter den Lebewesen steht. Dies erscheint gerade interessant für heutige Probleme der Bioethik, die eine interdisziplinäre Analyse benötigen.

Die genetische Modifikation von Versuchstieren und das schweitzersche Verständnis von Verantwortung

Als Schweitzer seine Ethikkonzepte verfaßte, war die genetische Modifikation von Tieren[16] noch gar nicht möglich und auch nicht denkbar. Heute ist sie aber bereits weit verbreitet und laut vieler Forscher hat sie neue Türen für die Forschung geöffnet. In der biomedizinischen Forschung[17] werden transgene Tiere[18] in fünf verschiedenen Bereichen eingesetzt:

1. in der Grundlagenforschung, um das Verständnis von Gen-Funktionen und komplexen Entwicklungsvorgängen zu verbessern;

2. als Krankheitsmodelle, um menschliche Krankheiten besser zu verstehen und daraus Therapien zu entwickeln;

---

[16] Mitte der 70-iger Jahre wurde das erste fremde Gen in das Mäusegenom eingesetzt; vgl. Jaenisch, R./ Mintz, B.: Simian virus 40 DNA sequences in DNA of healthy adult mice derived from preimplantation blastocysts injected with viral DANN. In: Proceedings of the National Academy of Science, 71, 1974, S. 1250-1254. Das erste transgene Tier (eine Maus) wurde von Palmiter et al. zum ersten Mal auf dem Titelbild von *Nature* vom Dezember 1982 gezeigt. In diesem Fall wurde in den Vorkern von Embryonen ein Gen für ein Wachstumshormon injiziert, so daß sich die transgene Maus deutlich größer als normal entwickelte.

[17] Transgene Tiere werden auch im Bereich der Landwirtschaft hergestellt und genutzt. Ziele der genetischen Modifikation von Zuchttieren sind eine Steigerung der Leistung und der Qualität sowie auch eine besondere Krankheitsresistenz.

[18] »Ein transgenes Tier ist ein Tier, in dessen Erbgut durch stabile Integration ein künstliches Gen-Konstrukt eingeführt worden ist, um dem Phänotyp spezifische Eigenschaften hinzuzufügen oder diese zu zerstören«; Mepham, T. B. et al.: The Use of Transgenic Animals in the European Union – The Report and Recommandations. In: ATLA 26, 1998: S. 21-43.

3. als »Bioreaktoren«[19] für die Gewinnung therapeutisch einsetzbarer Proteine und Peptide;

4. als Testsysteme, z.B. in den Bereichen der Toxikologie und Pharmakologie, um die Wirkungen von Substanzen auszuprobieren;

5. in der Xenotransplantation, um kompatible Organe für den Menschen zu gewinnen.

Seit den achtziger Jahren haben sich die unterschiedlichen Bereiche der Biotechnologien weiter entwickelt und spezialisiert. Da die Anwendungen der Ergebnisse und die Implikationen für das tierische Wohlbefinden in jedem dieser fünf Bereiche sehr unterschiedlich sind, sollte die ethische Analyse und Bewertung idealer Weise spezifisch für jeden einzelnen Bereich durchgeführt werden. Das wäre auch im Sinne von Schweitzers Vorschlag, der beinhaltet, daß jedes Experiment gemäß seiner eigenen »Notwendigkeit« beurteilt werden sollte.

Generell kann jedoch betont werden, daß sich die Situation der Tierversuche mit genetischer Modifikation etwas differenzierter darstellt als die traditioneller Tierversuche. Die Herstellung eines transgenen Tieres setzt unterschiedliche Maßnahmen voraus, die dem Leben in seinen unterschiedlichen Entwicklungsphasen (vom Embryo bis zum geborenen Tier) schaden. Aus dieser Herstellung ergibt sich eine »Kostenschuld«, die aus der theoretischen Summe aller Belastungen entsteht, unter denen andere Tiere (wie die Elterntiere und die potentiell zukünftigen Nachkommen) leiden müssen.[20]

Die Frage nach der ethischen Vertretbarkeit der Tierversuche mit genetischer Modifikation betrifft nicht den einzelnen Wissenschaftler, sondern die in der Praxis etablierten Kriterien der Güterabwägung für die Bewertung der vertretbaren Tierversuche sowie die Kriterien der Akzeptanz der mit den jeweiligen Anwendungen etablierten Risiken.

Für die Risikoabschätzung[21] in der biomedizinischen Forschung mit Tierversuchen empfiehlt es sich, die Kriterien der so genannten 3-R-Prinzipien (Re-

---

[19] Die Bezeichnung »Bioreaktoren« wird für transgene Tiere verwendet, die in Blut oder Milch pharmazeutisch wichtige Proteine sezernieren.

[20] Die »Kostenschuld« ergibt sich aus der Summe aller Phasen der Herstellung transgener Tiere: Diese Phasen umfassen die Gewinnung der Zygoten, den Gentransfer, den Transfer der injizierten Embryonen in pseudogravide Weibchen, die Feststellung der Integration des Fremdgens und die Beurteilung der Genexpression, die Charakterisierung des Phänotyps, die Untersuchung der Übertragung auf Nachkommen und die selektive Züchtung. Vgl. hierzu Salomon B./ Appl, H./ Schöffl, H. et al.: Erfassung und Bewertung des Leidens sowie der Belastung transgener Tiere im Tierversuch im Vergleich zu konventioneller Tierversuchen. Bundesministerium für Bildung, Wissenschaft und Kultur, ZET, Linz 2002, S. 211; Van der Meer, M.: Transgenesis and animal welfare. Implications of transgenic procedures for the welfare of the laboratory mouse. Department of Laboratory and Animal Science. Utrecht University, 2001.

[21] Ziel der Risikoforschung besteht darin, die Technik auf die Zukunft (meist auf die sehr ferne Zukunft) zu übertragen und ihre potentiellen Risiken vorzustellen. Die Risikobewertung (Risiko assessment) entwickelte sich im Bereich der Ingenieurwissenschaften und

place, Reduce, Refine)[22] anzuwenden. Diese Prinzipien wurden von den Tierexperimentatoren Russel und Burch im Jahre 1959 als Maßstab für die Durchführung und die Beurteilung von Tierversuchen aufgestellt. Heute werden die 3-R-Prinzipien als wichtige Kriterien für die Tierversuchskunde betrachtet, obwohl im Laufe der Zeit Erweiterungen bzw. Präzisierungen dieser Prinzipien immer wieder vorgeschlagen wurden und werden. Im Moment entwickeln sich neue Trends bezüglich der Anwendbarkeit dieser Kriterien auf die Bewertung von Tierversuchen mit genetischer Modifikation, obwohl es sich bis jetzt keine weltweit akzeptierte Praxis etabliert hat.

Im folgenden findet sich eine kurze Analyse des Forschungstands und der offenen Probleme für die verschiedenen Anwendungsbereiche.

1. Grundlagenforschung

Die Möglichkeit der Herstellung transgener Tiere hat neue Wege zum Verständnis der Wirkung einzelner Gene, von Gen-Konstrukten und Prozessen der Bildung von DNA eröffnet. In der Regel wird in der Grundlagenforschung mit so genannten Knock-in- oder Knock-out-Tieren (vor allem mit Mäusen) geforscht, d.h. mit Tieren, bei denen die Funktion bestimmter Gene (oder Gen-Konstrukte) ein- oder ausgeschaltet ist.[23] Sehr oft ist die Nutzung dieser Tiere in Experimenten (z.B. zum Testen von Schmerzmitteln) besonders belastend.

Die Bewertung des Bereichs der Grundlagenforschung ist sehr kompliziert und problematisch, weil sie an sich theoretisch und abstrakt ist, da ihr Ziel in der Erweiterung von Erkenntnissen biologischer Mechanismen liegt. Die Schwierigkeit besteht darin, daß bei der Grundlagenforschung ein Kriterium für die Beurteilung der Vertretbarkeit des Experiments, nämlich der mögliche Nutzen, fehlt: es scheint sehr schwierig, eine nachvollziehbare (monokausale) Verbindung zwischen Forschungsziel und Milderung des menschlichen Leidens zu bestimmen. Aus diesem Grund schlagen einige Wissenschaftler vor, das Problem des Beweises einer »Notwendigkeit« von Tierversuchen in der Grundlagenforschung auszuklammern und stattdessen die 3-R-Prinzipien, die »normati-

---

besteht aus drei Momenten: der Suche nach Konfliktfeldern, der Erforschung von Bedingungen und Wirkungen und deren Bewertung. Der Ausdruck »Technikfolgenabschätzung« wird inzwischen in den unterschiedlichsten Bereichen technischer Anwendungen benutzt, um die ethische Reflexion über deren Risiken und die Implikationen solcher Anwendungen zu bezeichnen.

[22] Vgl. Russel, W. M./ Burch, R. L.: Principles of humane experimental technique. Universities Federation of Animal Welfare. South Nimms, England, 1992 (1959).

[23] Beispiele hierfür sind Connexin-Knock-out-Mäuse oder Opiat-Knock-out-Mäuse. Opiat-Knock-out-Mäuse können das Eiweiß Prä-Proenkephalin nicht produzieren, das als natürliches Opiat bewirkt, man in Schocksituationen keinen Schmerz fühlt. Außerdem zeigen diese Tiere eine erhöhte Aggressivität und Ängstlichkeit zusammen mit einer niedrigen Schmerzschwelle. Vgl. Ragnauth, A. et al.: Female preproenkephalin-knockout mice display altered emotional responses. In Proc Natl Acad Sci, 13, 98(4), 2001, S. 1958-63.

ven Maßstäbe der wissenschaftlichen Gesellschaft«[24], anzuwenden. Aber die Anwendung der 3-R-Prinzipien auf Tierversuche mit genetischer Modifikation bringt mehrere Probleme mit sich. Obwohl der Zweck der Einführung der genetischen Modifikation die Verbesserung und die Steigerung der Effizienz der Tiermodelle – in Verbindung mit einer daraus folgenden Verminderung der Zahl der Versuchstiere – ist, hat der transgene Bereich in Wirklichkeit enorm expandiert und expandiert immer noch. Auch wenn transgene Versuchstiere von einigen als Alternative zu Tierversuchen klassifiziert werden[25], gibt es keinen wissenschaftlichen Konsens, ob das jeweilige transgene Tier als Ersatz, Ergänzung oder Verfeinerung von Tierversuchen angesehen werden kann.

2. Krankheitsmodelle

Tiere mit genetisch induzierten physiologischen und morphologischen Störungen können präzisere und kontrollierbarere Modelle für menschliche Krankheiten darstellen. In den Biotechnologien haben die Forscher ein neues wichtiges Potential gesehen, um die Effizienz der Tierversuche zu verbessern. Bekannte Beispiele dafür sind Modelle für das Lesch-Nyhan-Syndrom[26] und für Alzheimer.

Diese Modelle sind aber nicht unproblematisch. Die transgenen Tiermodelle für das Lesch-Nyhan-Syndrom zeigen z. B. keine ähnlichen Verhaltensstörungen oder neurologischen Störungen, die die kranken Menschen haben[27]. Bis jetzt ist für diese Krankheit noch kein geeignetes Mausmodell entwickelt worden[28]. Noch schwieriger verläuft die Forschung an multifaktoriellen Erkrankungen.

---

[24] Vgl. Gärtner, K.: Defizite philosophischer Konzepte bei der bioethischen Bewertung von Projekten aus der biologischen und medizinischen Grundlageforschung. In: Der Tierschutzbeauftragte, 3, 1995, S. 213-221, 219.

[25] Vgl. Gordon, J. W.: Transgenic technology as an alternative to animal experimentation. In: Animal Alternatives, Welfare and Ethics, 1997, S. 95-112.

[26] Das Lesch-Nyhan-Syndrom ist eine Stoffwechselerkrankung, die als monogenetische Krankheit klassifiziert ist. Die darunter leidenden Menschen haben defekte Hprt-Gene.

[27] Sowohl die ersten Studien über die Depletion von Dopamin als auch die spätere Forschung mit Knock-out-Modellen, denen das Enzym *Hprt* fehlt, sind nicht erfolgreich gewesen (vgl. Finger, S. et al.: Behavioral and neurochemical evaluation of transgenic mouse model of Lesch-Nyhan syndrome. In: Journal of Neuronal Science 86, 1988, S. 203-213; Jinnah, H. A. et al.: Influence of age and strain on striatal dopamine loss in a genetic mouse model of Lesch-Nyhan syndrome. In: Neurochem. 72, 1999, S. 225-229; Wu, CL./ Melton, DW.: Production of a model of Lesch-Nyhan syndrome in hypoxanthine phosphorybosiltransferase-deficient mice. In: Nature Genetics, 3, 1993, S. 235-240). Außerdem reagieren unterschiedliche Mausstämme zum Teil unterschiedlich auf dieselben Mutationen. Der Hauptgrund dieser unbefriedigenden Ergebnisse besteht darin, daß Maus und Mensch nicht den gleichen Purin-Metabolismus besitzen. Vgl. Davies, K.: Mulling over mouse models. In: Nature 359, 1992.

[28] Vgl. Elsea, S. H./ Lucas, R. E.: The Mousetrap: what we can learn when the Mouse Model does not mimic the Human Disease. In: ILAR Journal, Vol. 43, N. 2, 2002, S. 66-79.

Auch bei der Erforschung von Alzheimer[29] konnten mit transgenen Krankheitsmodellen keine befriedigenden Ergebnisse erzielt werden[30]. Bis jetzt gibt es noch keine effektive Therapieform[31].

Das Hauptproblem bei der Schaffung dieser Modelle besteht gerade in der reduktionistischen Tendenz, die auch als »molekulares Paradigma«[32] der Humanmedizin bezeichnet wird. Im Mittelpunkt dieses Paradigmas steht die Idee, daß die Ursachen von Krankheiten in defekten Genen geortet werden. Diese Form von Reduktionismus verbindet sich dann auch mit dem anderen oben genannten Dogma der Notwendigkeit der Tierversuche: eine erfolgreiche Humanmedizin kann auf Tiermodelle nicht verzichten.

Außerdem stellt sich bei transgenen Krankheitsmodellen wieder eine der Hauptfragen bezüglich der Tierversuche, nämlich die Frage nach der Übertragbarkeit der aus Tieren gewonnenen Ergebnisse auf den Menschen. Die Idee genetischer Modifikation besteht darin, daß durch sie eine bessere Übertragbarkeit erreicht wird. Andererseits wirken die Probleme der reduktionistischen Einstellung hier noch weitreichender, weil viele transgene Tiere überhaupt keine Krankheitsmodelle sind, eben weil sie nicht alle typischen Phänomene der menschlichen Krankheit reproduzieren. Daraus folgt, daß die aus diesen Modellen gewonnenen Ergebnisse per se nicht übertragbar sein können.

3. Bioreaktoren

Transgene Nutztiere werden als lebende Bioreaktoren geschaffen, die für den Menschen Medikamente erzeugen sollen. Diese Pharmaka können hochwertige Wirkstoffe sein, die spezifische Anwendungen in der Humanmedizin haben, oder Wirkstoffe, die in großen Mengen benötigt werden und durch das *Gene-Pharming*[33] billiger als in künstlicher Herstellung im Labor produziert werden können.

---

[29] Diese Krankheit kommt bei Menschen typischer Weise in Verbindung mit dem Alter vor. Manche Wissenschaftler behaupten, daß sich bei einem Tier wie der Maus, die eine so kurze Lebensspanne im Vergleich zum Menschen hat, die Krankheit nicht entwickeln kann.

[30] Die erste Alzheimer-Maus wurde 1991 etabliert, aber sie war nicht reproduzierbar. Es gab auch sogar den Verdacht auf Fälschung (vgl. Kawabata et al.: Amyloid plaques, neurofibrillary tangles and neuronal loss in brains of transgenic mice overexpressing a C-terminal fragment of human amyloid precursor protein. In: Nature 543, S. 476-478). Trotzdem ist die Forschung mit unterschiedlichen Strategien weitergegangen, ohne alle wichtigen Elemente des menschlichen Krankheitsprozesses gleichzeitig in einer transgenen Maus anwesend sind. Vgl. Vogel, B.: Tappt die medizinische Forschung in die Mausefalle? Erstellt im Auftrag WWF Schweiz und der Ärzte und Ärztinnen gegen Tierversuche verteilt von SAG, Zürich, 1997, S. 8-9.

[31] Shaw und Combes kommen zu dem Schluß, daß keines dieser Modelle ideal für seinen Zweck ist. (Persönliche Mitteilung von Shaw und Combes in: Vogel: Tappt die medizinische Forschung in die Mausefalle?, S. 9).

[32] Vgl. ebd.

[33] Der Bereich der genetischen Modifikation von Nutztieren mit dem Ziel der Gewinnung von Medikamenten wird auch *Gene-Pharming* genannt.

Das bekannteste Beispiel ist das Schaf Tracy, dessen Milch das menschliche Protein alpha-I-Antitrypsin enthält. Die Medikamente werden aus der Milch extrahiert und gereinigt, um Anwendung beim Menschen finden zu können[34]. Im Vergleich zu anderen Anwendungsgebieten sind bei der technologischen Erzeugung von Tieren als Bioreaktoren die negativen Effekte auf das Wohlbefinden des Tieres geringer, weil die transgene Expression auf eine gewisse Region begrenzt ist, z.B. auf die Milchdrüsen. Dennoch sind bestimmte Interaktionen zwischen den exogenen Proteinen und den endogenen Geweben nachgewiesen worden, die schädliche Effekte für das Tier haben können[35].

Zusätzlich zu diesen Belastungen gibt es mögliche hohe Risiken durch Fehler in der Expression der Mutation, die auch das normale Verhalten des Tieres beeinflussen können. Ein bekanntes Beispiel dafür ist der Fall der »Beltsville pigs«[36], die extrem fett waren und unter verschiedenen Krankheiten, wie Lethargie, Endocarditis und Pneumonia, litten.

Darüber hinaus bestehen hier gewisse Risiken für die Menschen, wie etwa das Risiko einer tierischen Kontamination[37] der Gene Pharming-Produkte mit möglichen schädlichen Effekten oder die Gefahr von unbekannten Allergien[38] gegen diese Produkte. Außerdem besteht die Gefahr von strukturellen Abweichungen der ursprünglichen menschlichen Eiweiße in den tierischen Produkten, die negative Effekte[39] im Tier und für den Menschen auslösen können, die diese Produkte benutzen. In der Bewertung dieses Bereiches spielt deshalb die Berücksichtigung einer besonderen gesellschaftlichen Verantwortung eine wichtige Rolle: durch Gesetze und strengere Kontrolle muß die Sicherheit der Konsumenten geschützt werden.

---

[34] Außerdem ist die Herstellung von Proteinen auch in anderen Körperflüssigkeiten der Tiere möglich, wie im Blut oder im Urin, wobei die Gewinnung der Substanzen in diesen Fällen viel schwieriger ist. Für die Zukunft besteht auch die Absicht, Produkte aus dem Gene Pharming in Lebensmitteln einzusetzen. Dieser gesamte Bereich befindet sich für die Pharmaindustrie noch in der Entwicklungsphase.

[35] Vgl. Pittius, C.W. et al.: A milk protein gene promoter directs the expression of human tissue plasminogen activator cDNA to the mammary gland in transgenic mice. In: Proceedings of the National Academy of Sciences, USA, 1988, 85, S. 5874-5878; Limonta, JM. et al.: Transgenic rabbits as bioreactors for the production of human growth hormone. In: Journal of Biotechnology 40, 1995, S. 49-58.

[36] Vgl. Pursel, V.G. et al.: Genetic engineering of livestock In: Science 244, 1989, S. 1281-1288.

[37] Obwohl bisher in den Milchdrüsen keine Prionen gefunden wurden, kann das Problem der Kontamination nicht als gelöst betrachtet werden. Vgl. Ammann D., Vogel B., 2000.

[38] Vgl. Ammann, D./ Vogel, B.: Transgene Nutztiere. Landwirtschaft – Gene Farming – Klonen. SAG Studienpapiere, B4, März 2000.

[39] Vgl. Hennighausen, L.: Transgenic Factor VIII: The milky way beyond. In: Nature Biotechnology, Vol. 15, 1997.

4. Testsysteme – pharmakologische und toxikologische Modelle

Transgene Tiermodelle werden im toxikologischen Assessment zum Screening auf mutagene und karzinogene Effekte oder zur Erforschung toxischer Mechanismen verwendet.

Die Abschätzung der Effekte der gentechnisch induzierten Mutationen[40] ist sehr kompliziert, weil sowohl das Grundschema von Spontanmutationen als auch der Ort der Integration des fremden Gen-Konstruktes betrachtet werden sollen. Obwohl die transgene Methodologie in diesem Bereich nicht direkt auf Menschen übertragen werden kann, ist es wahrscheinlich, daß vergleichbare Daten auch für den Menschen verfügbar sein werden[41].

Diese toxikologischen Experimente sind besonders belastend für die Tiere, weil sie für die Prüfung von Substanzen absichtlich »vergiftet« werden, und besonders in der »acute toxicology« werden die Untersuchungen in vielen Fällen bis zum Tod der Tiere weitergeführt. Anderseits existieren sowohl auf der nationalen als auch auf der internationalen Ebene besondere Richtlinien für Sicherheitsmaßnahmen zum Verbraucher- und Umweltschutz (z.B. Chemikalien-, Arzneimittel-, Pflanzenschutz-, Lebensmittel- und Bedarfgegenstände-Gesetz), in denen die Durchführung bestimmter Versuchen Pflicht ist.

Auch in der Bewertung der Rolle der genetischen Modifikation von Versuchstieren in der Toxikologie sind die Wissenschaftler geteilter Meinung: einige sehen im Potenzial der Herstellung transgener Tiere einen neuen Weg in diesem Bereich[42], andere bevorzugen die neuen Entwicklungen bei Alternativmethoden.

Seit Anfang der 90-iger Jahre gibt es viele Fortschritte bei der Anwendung von Zell- und Gewebekulturen in der Toxikologie, welche vor allem durch gentechnologische Methoden entwickelt wurden[43]. Außerdem unterstützen internationale Organisationen wie die OECD die Anwendung der 3-R-Prinzipien in der Praxis der Tierversuche[44].

---

[40] Die transgenen Mutations- und Detektionssysteme sind von einem zugrunde liegenden Muster beeinflußt: dem Muster eines DNA-Fragments eines Wildtyps, das nicht unter selektivem Druck steht.

[41] Vgl. Falkner/, E./ Schöffl, H. et al.: Tierversuche: Gentechnologie und Ersatz- und Ergänzungsmethoden. Bundesministerium für Gesundheit und Konsumentenschutz: Forschungsberichte Sektion III, 2, Wien, 1997, S. 134.

[42] Vgl. Brusick 1995 und Wright, P.F. et al. 1991 in: Falkner E. et al.: Tierversuche.

[43] Vgl. Spielmann in: Gruber, F. P./ Spielmann, H. (Hrsg.): Alternativen zu Tierexperimenten. Wissenschaftliche Herausforderung und Perspektiven. Berlin u.a. 1996.

[44] Vgl. OECD: Draft Guidance Document on the development, validation and regulatory acceptance of the new and updated internationally acceptable test methods in hazard assessment, Paris, September 2001.

5. Xenotransplantation

Mit dem Begriff »Xenotransplantation« wird die Übertragung lebender Zellen, Gewebe und Organe über Artgrenzen hinweg bezeichnet[45]. Mithilfe der Biotechnologien expandiert dieser Bereich, und er wird als zukünftige Ergänzung oder sogar Alternative zur zwischenmenschlichen Organspende betrachtet. Die Xenotransplantation ist mit zahlreichen biomedizinischen Problemen verbunden.

Erstens kann die xenospezifische Abstoßung in der Regel derzeit als nicht nachhaltig kontrollierbar betrachtet werden[46].

Zweitens ist zu erwarten, daß die Xenotransplantation negative Effekte auf die Überlebenschance und die Lebensqualität der Patienten haben wird. Bei der aktuellen Forschung mit transgenen Schweinen, die im Tierversuch als Organlieferanten für Primaten benutzt werden, bleibt die Frage nach der Übertragbarkeit ihrer Organe auf den Menschen weiterhin ungeklärt[47].

Drittens können beim aktuellen Stand der Wissenschaft Infektionsrisiken durch Xenotransplantation nicht ausgeschlossen werden. Besondere Probleme bringen Infektionsrisiken durch endogene Retroviren[48] mit sich.

Neben den biomedizinischen Problemen wirft die Xenotransplantation bestimmte Fragestellungen für die biomedizinische Ethik und für die Tierethik auf. Das Hauptziel der Xenotransplantationsforschung besteht in der möglichen Lösung des Problems der Organknappheit im Bereich der Transplantatiosmedizin. Jedoch wäre dieses Problem nur partiell gelöst, wenn nur bestimmte Organarten als Xenotransplantate zur Verfügung stünden oder wenn nicht alle Bedürftigen Zugang dazu hätten. Da in der Regel die Xenotransplantation schlechter als eine Allotransplantation bleiben würde[49], würde sie sich als »Überbrückungstherapie«[50] etablieren, bis ein Allotransplantat verfügbar wäre. Dies würde auch zu

---

[45] Vgl. Hüsing, B. et al.: Xenotransplantation. Schweizerischer Wissenschaftsrat, Technologiefolgeabschätzung, TA 30, 1998.

[46] Hinzu kommt, daß praktisch jedes Molekül, das vom Transplantat in den Kreislauf des Empfängers gelangt, im Empfänger eine Immunantwort auslösen kann.

[47] Bei der Übertragung von Herzen und Nieren transgener Schweine auf Primaten wurden im Einzelfall Überlebenszeiten von maximal drei Monaten erzielt. Für einen Nachweis der Sicherheit der Transplantation reicht dies jedoch nicht aus. Auch wenn die Patienten überleben würden, müßten sie eine sehr hohe Dosis an Immunosuppressiva verabreicht bekommen. Vgl. Marquet, R.L.: Immunology of delayed xenograft rejection. In: Transplantation Proceedings 29, 1997, S. 955-956.

[48] Diese sind artspezifische Viren, die sich im Laufe der Evolution in das Genom einer Tierart integriert haben und für diese ungefährlich sind. Die meisten Retroviren sind inaktiv, aber einige Typen sind in der Lage, Zellen anderer Spezies zu infizieren, für die sie dann als *exogene* Retroviren ein Risiko darzustellen. Vgl. dazu Denner, J.: Mikrobiologische Risiken der Xenotransplantation. In: Engels, E.-M./ Badura-Lotter, G./ Schicktanz, S.: Neue Perspektive der Transplantationsmedizin im interdisziplinären Dialog. Baden-Baden 2000.

[49] Xenotransplantate sollen eine kürzere Lebensdauer als Allotransplantate haben. Außerdem würden die Patienten wiederholte Transplantationen benötigen, wenn die Xenotransplantation nur als Ersatz der Allotransplantation eingeführt würde. Vgl.: Nuffield Council on Bioethics, 1996.

[50] Vgl. Hüsing, B. et al.: Xenotransplantation.

Gerechtigkeitsproblemen bei der Allokation der Allo- und Xenotransplantate führen.

Außerdem eröffnen Erforschung und Anwendung der Xenotransplantation zahlreiche Probleme für das Wohlbefinden der Tiere. Generell wird hier von einer Instrumentalisierung der Tiere gesprochen, die als Organlieferanten für die Menschen betrachtet werden. Haltung und Züchtung transgener Schweine sind oft mit schweren Belastungen verbunden[51], die in vielen Fällen wichtige elementare Eigenschaften der Tiere schädigen, mit einer daraus resultierenden Beschränkung ihrer Lebensqualität. Besondere Probleme ergeben sich auch bei der breiten Verwendung von Primaten[52] in der präklinischen Forschung zur Xenotransplantation, auch wenn dieses Thema nur in wenigen Berichten erwähnt wurde[53].

Ethische Fragestellungen bei der genetischen Modifikation von Versuchstieren

Bei der ethischen Bewertung der genetischen Modifikation von Versuchstieren stellen sich in Abhängigkeit von der jeweiligen Phase der Anwendung der Biotechnologien zahlreiche Fragen. Unterschiedliche Problemfelder ergeben sich bei der Herstellung, Haltung und Nutzung von transgenen Versuchstieren.

Bei der Herstellung ist zu fragen, ob die genetische Modifikation prinzipiell den Wert bzw. die Würde der Tiere verletzt, und wenn ja, in welchem Maße.

Bei der Haltung ergibt sich die Frage, ob diese Haltung auf der Basis einer Bewertung der systemischen Effekte der genetischen Modifikation artgerecht ist. Die systemischen Effekte sind die Effekte auf den Lebensstandard des Tieres.

Die Nutzung wirft die Frage einer möglichen Gefährdung der Biodiversität bei der Freisetzung transgener Tiere in die Umwelt auf und Fragen bezüglich der möglichen Risiken für die Menschen bei Verwendung von transgenen tierischen

---

[51] Vgl. Schicktanz, S.: Organlieferant Tier? Medizin- und tierethische Probleme der Xenotransplantation. Frankfurt/New York 2002; Kollek, R./ Hartung, S./ de Wit, C.: Klonen in der biomedizinischen Forschung: Möglichkeit und Perspektiven, grenzen und Risiken. Gutachten für das Büro der Technik-Folgen-Abschätzung beim Deutschen Bundestag. Hamburg 1999.

[52] »Als ethischer Grund für die Ablehnung insbesondere höherer Primaten als ›source animals‹ wird ihre verwandtschaftliche Nähe zum Menschen angeführt, weil davon auszugehen ist, daß sie mit dem Menschen bestimmte emotionale und kognitive Fähigkeiten einschließlich der Fähigkeit des Selbstbewußtseins teilen«. In: Engels, E.-M.: Xenotransplantation aus ethischer Perspektive. In: Haniel, A. (Hrsg.): Tierorgane für den Menschen. Dokumentation eines Bürgerforums zur Xenotransplantation. München 2002, S. 76-77.

[53] Vgl. Schicktanz, S.: Organlieferant Tier?, S. 279.

Produkten oder im Fall der Xenotransplantation[54]. Da eine ausführliche Analyse aller drei Problemfelder den Rahmen dieses Artikels springen würde, werde ich mich überwiegend auf die ethischen Implikationen der Herstellung beschränken.

Die Frage nach der möglichen Verletzung der Würde des Versuchstieres durch die genetische Modifikation impliziert eine Bewertung der ethischen Vertretbarkeit dieser Technik an sich. In der heutigen tierethischen Debatte läßt sich hier eine intrinsische Perspektive von einer extrinsischen Sicht unterscheiden[55]. In dem zeitgenössischen Biozentrismus[56] wird versucht, Kriterien wie die »Integrität« des Tieres (*integrity*) operativ für die Güterabwägung in Konfliktsituationen aufzustellen. Im Mittelpunkt dieser Theorie steht der Begriff vom »intrinsischen Wert«, der auf der biologischen Ebene als spezies-spezifisches Verhalten[57] gekennzeichnet ist. Dieses Verhalten resultiert aus der Interaktion zwischen Wohlbefinden, Gesundheit, (genetischer) Integrität und Natur des Tieres. Rutgers und Heeger[58] schlagen z. B. vor, daß das spezies-spezifische Gleichgewicht und die individuelle Selbstständigkeit in einer artgerechten Umwelt als wesentlich für die Bestimmung des moralisch relevanten Kriteriums der Integrität des Tieres betrachtet werden sollen.

Biozentrische Ansätze der zeitgenossischen Tierethik stützen sich auf das schweitzersche Prinzip der Ehrfurcht vor dem Leben, nach dem alle Lebewesen eine moralische Bedeutung haben. Außerdem wird im zeitgenossischen Biozentrismus zwischen einer egalitären Position und einer abgestuften unterschieden. Dieser letztgenannte Unterschied hängt davon ab, wie die Gleichwertigkeit zwischen Menschen und Tieren interpretiert wird. Diese Perspektive ist am Subjekt der genetischen Modifikation orientiert: da es sich um eine prinzipielle Verurteilung dieser Technik handelt, wird die Berücksichtigung des möglichen Nutzens der Anwendung dieser Technik automatisch verneint. Im Mittelpunkt der niederländischen zeitgenössischen tierethischen Tradition, die den Eigenwert von Tieren teleologisch[59] begründet, steht die Idee, daß der Mensch gegenüber allen Lebewesen die Prima-facie-Pflicht hat, diese nicht zu instrumentalisieren, auch wenn dadurch keine Leidenszufügung erfolgt[60]. Hier wird aber nicht mit einer kategorischen Gleichbehandlung von Mensch und Tier argumentiert, sondern es besteht auch die Möglichkeit einer gewissen Form der Instrumentalisierung des

---

[54] Das Problem der Freisetzung transgener Tiere in die Umwelt tritt bei transgenen Versuchstieren nur in beschränktem Maße auf, weil diese normalerweise im Labor und unter strenger Kontrolle hergestellt, gezüchtet und am Ende getötet werden.

[55] Vgl. Verhoog, H.: The Concept of intrinsic Value and transgenic Animals. In: Journal of Agricultural and Environmental Ethics 5/2, 1992, S. 147-160.

[56] Im Mittelpunkt des Biozentrismus steht die Idee, alle Lebewesen moralisch relevant sind. Vgl. Eser, U./ Potthast, T.: Naturschutzethik. Eine Einführung in die Praxis. Baden Baden 1999.

[57] Vgl. Van de Boos in: Dol, M. et al. (Hrsg.): Recognizing the Intrinsic Value of Animals. Assen, Netherlands 1999.

[58] Vgl. Rutgers, Heeger in: ebd.

[59] Die Lebewesen haben ein *Telos*, und zwar erfüllen die Lebewesen in sich einen Zweck.

[60] In dieser Hinsicht unterscheidet er sich prinzipiell von den pathozentrischen Ansätzen.

Tieres, wenn *gute* Gründe vorliegen[61]. Die Abstufung zwischen den unterschiedlichen Lebewesen hängt hier vom Grad der Individualität[62] und von bestimmten Eigenschaften, wie dem Bewußtseinsgrad des Tieres, ab. Mögliche Kriterien für eine Abstufung der Lebewesen werden hier eingeführt, um Entscheidungen in Konfliktssituationen zu erleichtern.

Im Fall einer positiven Antwort zur Frage der Verletzung würde die genetische Modifikation als an sich verwerflich beurteilt werden, d.h. als intrinsisch falsch (intrinsically wrong). Es geht darum, ob die genetische Modifikation sich qualitativ oder »nur« quantitativ von traditionellen Methoden unterscheidet. Die Antwort auf diese Frage hängt davon ab, mit welcher grundlegenden Theorie[63] argumentiert wird.

Andererseits wird für den Eigenwert von Lebewesen auch deontologisch unter Berufung auf das Konzept der Würde der Kreatur[64] argumentiert. Die Tradition der Würde der Kreatur hat sich in der Schweiz entwickelt, wo dieser Begriff in der Bundesverfassung 1992 im Artikel 24novies eingeführt wurde. Nach der Auffassung von Sitter-Liver[65] z.B. ist die Rede von der Würde des Tieres in Analogie zur menschlichen Würde in einer kantischen Perspektive zu verstehen. Sie ist dann verletzt, wenn das Tier bloß als Mittel und nicht als Zweck an sich betrachtet wird.

Die Annahme einer Verletzung der »Würde« bzw. des »intrinsischen Wertes[66]« des Tieres durch die genetische Modifikation wird von den Vertretern des Biozentrismus mit unterschiedlichen Argumenten begründet. Ein erstes Argument bezieht sich auf die durch die genetische Modifikation verursachte Überwindung der Artgrenzen. Durch die Einführung eines artfremden Gen-Konstrukts in ein Tier ermöglicht die genetische Modifikation in einer kurzen Zeitspanne eine beliebige Überwindung der biologischen Artgrenzen, die sich im Laufe der Evolution etabliert haben. In Bezug auf dieses Argument tauchen Fragen nach dem moralischen Wert der »Art« auf, mit dem innerhalb der Naturethik meistens argumentiert wird.

---

[61] Vgl. Verhoog, H.: A view of intrinsic value not based on animal consciousness. In: Dol, M. et al. (Hrsg.): Animal consciousness and Animal Ethics. Assen, The Netherlands: Van Gorcum, 1997.

[62] Vgl. Schicktanz, S.: Organlieferant Tier?, S. 220; Verhoog, H.: A view of intrinsic value.

[63] In der heutigen tierethischen und naturethischen Diskussion kann man anthropozentrische, pathozentrische, biozentrische und holistische Ansätze unterscheiden.

[64] Dazu vgl. Krepper, P.: Zur Würde der Kreatur in Gentechnik und Recht. Basel/Frankfurt am Main 1998.

[65] Vgl. Sitter-Liver, B.: ›Würde der Kreatur‹. Eine Metapher als Ausdruck erkannter Verpflichtungen. In: Philosophisches Jahrbuch, 106 (2), 1999, S. 465-478.

[66] Der intrinsische/inhärente Wert des Tieres wird als Gegensatz zu seinem instrumentellen Wert definiert. Vgl. dazu Verhoog, H.: The Concept of intrinsic Value ... In der tierethischen Diskussion wird auch zwischen intrinsischem und inhärentem Wert unterschieden, obwohl sich noch kein fester Gebrauch dieser Ausdrücke eingebürgert hat. Dazu Vgl. Hampicke, U. Naturschutz und Ethik- Rückblick auf eine zwanzigjährigen Diskussion 1973-1993. In: Zeitschrift für Ökologie und Naturschutz, 2, 1993, S. 73-86.

Zweitens wird auch von der »Unnatürlichkeit« der Modifikation gesprochen, die meistens von den strengen Kritikern gegenüber jeder Form von Biotechnologie betont wird. Von diesen legt besonders Rolston[67] Wert darauf, daß der Phänotyp an sich schützenswert ist, so daß jede Form von genetischer Modifikation (auch für die Verbesserung von möglichen Defekten) als ein Eingriff in die Würde des Lebewesens zu beurteilen ist. Nach Auffassung einiger Autoren verstößt die genetische Modifikation von Tieren *prima facie* gegen ihr Recht auf ein unversehrtes Zur-Weltkommen, das nach dem Prinzip der Gleichbehandlung von Mensch und Tier auch den Tieren zuerkannt werden sollte[68]. Außerdem wird aus dieser Perspektive auch mit der Befürchtung des Mißbrauchs argumentiert bzw. mit der befürchteten Anwendung dieser Techniken im humanen Bereich sowie mit der Herstellung von »Mischwesen« durch das Mixen von tierischen und menschlichen Genen.

Der intrinsischen Perspektive in der Tradition Albert Schweitzers steht die extrinsische gegenüber, die auch »animal welfare approach«[69] genannt wird. Aus der extrinsischen Perspektive heraus wird die genetische Modifikation an sich als ethisch neutral[70] betrachtet. Sie stellt keine prinzipielle Verletzung der Würde bzw. des Eigenwertes des Tieres dar. Negativ wird sie nur beurteilt, wenn das eigene Gut der Organismen, d.h. ihre biologischen Fähigkeiten und deshalb ihr Wohlbefinden, durch diese Modifikationen verletzt werden[71]. Die Vertreter dieser Position bewerten allein die Folgen der Biotechnologien für das Wohlbefinden der Versuchstiere.

Auf der anderen Seite versuchen die Vertreter der extrinsischen Perspektive, die praktischen Vorteile ihrer Perspektive zu betonen. Mit einem »animal welfare approach« wird es nämlich möglich, die realistischen Alternativen zu den transgenen Tierversuchen herauszufinden und die positiven bzw. negativen Effekte der genetischen Modifikation auf das Wohlbefinden der Tiere zu bewerten. Nur unter dieser Perspektive können bestimmte genetische Modifikationen auch neutral oder positiv für das Wohlbefinden der Tiere beurteilt werden (z.B. bei der Krankheitsresistenz). Da allein durch diese Perspektive eine Güterabwägung zwischen den möglichen Nutzen für die Gesundheit von Menschen und Umwelt und den verursachten Schaden von Versuchstieren möglich ist, eröffnet sich hier die institutionelle Dimension der Verantwortung, eine Dimension, die sich nicht

---

[67] Vgl. Rolston III, H.: Environmental Ethics: Values and Duties in the Natural World. In: Bormann, F./ Kellert, S. (Hrsg.): Ecology, Economics, Ethics: The Broken Circle. New Haven 1991.

[68] Vgl. Sitter-Liver, B.: ›Würde der Kreatur‹. Eine Metapher als Ausdruck erkannter Verpflichtungen. In: Philosophisches Jahrbuch, 106 (2), 1999, S. 465-478.

[69] Vgl. Sandoe, P/ Forsman, B./ Hansen, A. K.: Transgenic animals: the need for an ethical dialogue. In: Scandinavian Journal of Laboratory Animal Science, No. 1, Vol. 3, 1996, S. 279-285.

[70] Vgl. Rollin, B.: On Telos and Genetic manipulation. In: Between the species, 14/ 2, 1986.

[71] Vgl. Balzer, P./ Rippe, K. P./ Schaber, P.: Menschenwürde vs. Würde der Kreatur. Freiburg/München 1998.

bei der intrinsischen Verurteilung dieser Technik ergeben könnte. Die guten Gründe für die Experimente liegen im Schutz von Menschen und Umwelt, d.h. in einer Form von institutioneller Verantwortung. Bevor z.B. die Medikamente auf den Markt verkauft werden, werden sie kontrolliert und die Praxis braucht eine wissenschaftliche aber auch gesetzliche Festlegung. Die ursprüngliche Frage nach der Vertretbarkeit wird aber schwieriger, weil durch die genetische Modifikation eine gezielte und größere Leidenszufügung möglich geworden ist.

Schweitzer und die genetische Modifikation von Versuchstieren: eine mögliche Integration

Wie bereits erwähnt, konnte Schweitzer zu seiner Zeit die Entwicklung der Biotechnologien nicht vorhersehen und hat sich daher hierzu nicht direkt geäußert. Deshalb bleibt es meines Erachtens offen, ob sich aus seiner Ethik die Nichtvertretbarkeit der genetischen Modifikation von Tieren ableiten läßt. Außerdem scheint seine oben genannte Passage über Tierversuche zu suggerieren, daß es bestimmte »qualifizierte« bzw. »notwendige« Konfliktsituationen geben kann, in denen der Mensch seine Tätigkeiten vernünftig erklären und abschätzen kann. Diese Überlegung erscheint mir auch für den Fall der Tierversuche mit genetischer Modifikation gültig zu sein, wenn für diese Versuche *gute* Gründe vorliegen, und wenn ihre wissenschaftliche Nützlichkeit gut dokumentiert ist. Andererseits bleibt es fraglich, wie sich der Gleichbehandlungsgrundsatz der schweitzerschen Ethik effektiv in die Tierversuchspraxis integrieren läßt.

Wenn aber die Ethik der Ehrfurcht vor dem Leben nicht als dogmatisch-normative Ethik, sondern als »dynamisch wirkende Grundgesinnung über unser Verhältnis zur Natur«[72] verstanden wird, und wenn man eine wichtige Funktion der schweitzerschen Ethik in der Ausdehnung der menschlichen Verantwortung auf alle Lebewesen sieht, kann man an diesen Punkten anfangen, um eine Güterabwägung zwischen den Interessen der Tiere und denen der Menschen vorzunehmen. Diese Aufrufe werden von Schweitzer selbst gerade angesichts der grausamen, aber notwendigen Praxis der Tierversuche gemacht. Was Schweitzer uns lehrt, ist, daß der Mensch in Konfliktsituationen, die ihn zwingen, Leben zu schädigen, die ganze Verantwortung auf sich nehmen soll. Dies bedeutet, daß der Mensch sich vernünftig entscheiden soll, und zwar durch eine Bewertung der »Notwendigkeit« seiner Tätigkeit. Diese Bewertung hat sich in jüngerer Zeit ein Instrumentarium gegeben, das noch zu implementieren ist: die 3-R-Prinzipien und die Möglichkeit der Entwicklung von Alternativmethoden. Durch die Anwendung der 3-R-Prinzipien (und ihre eventuelle Erweiterung) kann die wissenschaftliche Effektivität der jeweiligen Methoden der Tierversuche über-

---

[72] Vgl. Bähr, H. W.: Albert Schweitzer: Sein Denken und sein Weg. Tübingen 1962.

prüft werden. Dazu sollten auch Leidensgrenzen gesetzt werden, die als ethisch vertretbar beurteilt werden können.

Die Frage nach der Perspektive der Bewertung der Herstellung transgener Versuchstiere bleibt trotz vieler Auseinandersetzungen in der heutigen Diskussion offen. Zusammenfassend läßt sich erstens sagen, daß sich eine Antwort auf diese Frage nicht direkt aus Schweitzers Ethik ableiten läßt und zweitens, daß sich die schweitzersche Ethik auf keinen Fall generell als konsequenzialistisch beurteilen läßt. Innerhalb der heutigen Praxis der Tierversuche tendiert man zu einer konsequenzialistischen Position, die eigentlich als die geeignete auf der Praxisebene für die Güterabwägung erscheint[73]. Anderseits sollte man meiner Meinung nach auch die Analyse der unterschiedlichen Effekte der genetischen Modifikation[74] mithilfe der Betrachtung anderer Aspekte vorantreiben. Solch ein Aspekt könnte z.B. der der Integrität sein, wie er vor allem in der niederländischen Tradition thematisiert worden ist.

Schwierigkeiten bei der Risikoabschätzung der genetischen Modifikation von Versuchstieren

Das vorrangige theoretische Problem bei der Risikoabschätzung der genetischen Modifikation von Tieren in der biomedizinischen Forschung besteht darin, daß die Bewertung strikt von einer bestimmten ethischen Grundhaltung gegenüber dem biomedizinischen Experimentieren an sich abzuhängen scheint.

Im Mittelpunkt eines großen Teils der heutigen biomedizinischen Forschung steht die Idee der Notwendigkeit und der Unverzichtbarkeit der Tierversuche. Oft werden Alternativmethoden als effiziente, günstige und partielle Substitutionen bestimmter Versuche betrachtet, aber nicht als möglicher prinzipieller Weg der Forschung. Diejenigen, die diese wissenschaftstheoretische Auffassung von Tierversuchen haben, setzen die prinzipielle Vertretbarkeit von Tierversuchen voraus, weil sie die Tierversuche praktisch als einzige Methode anerkennen. Ihrer Meinung nach wäre die Notwendigkeit von Experimenten mit Tieren hinreichend dadurch bewiesen, wenn die wissenschaftlichen Auflagen, die außerdem gesetzlich geregelt sind, erfüllt wären.

Eine ausführliche Risikoabschätzung und -Bewertung jedes Anwendungsbereiches der genetischen Modifikation in der biomedizinischen Forschung würde

---

[73] Vgl. Sandoe, P./ Forsman, B./ Hansen, A. K.: Transgenic animals: the need for an ethical dialogue. In: Scandinavian Journal of Laboratory Animal Science, No. 1, Vol. 3, 1996, S. 279-285.

[74] Diese Effekte lassen sich in 4 Gruppen ordnen: die Mutationseffekte, die Expressionseffekte, die methodologischen Effekte (wie die Belastung durch chirurgische Eingriffe oder die Bewertung der Effizienz der Methoden) und die systemischen Effekte, d.h. die gesamte Belastung für den Lebensstandard des Tieres.

den Raum dieses Artikels überspringen. Deshalb beschränke ich mich hier auf folgende Überlegungen:

Wie schon oben erklärt, ist die Bewertung des Grundlagenforschungsbereiches nach der 3-R-Prinzipien sehr schwierig, ja nach einigen Autoren sogar prinzipiell unmöglich. Die Grundlagenforschung benötigt einen gewissen freien Raum für das Experimentieren, deshalb scheint es unmöglich, vorher zu bestimmen, ob ein Forschungsweg fruchtbar sein wird oder nicht. Dieses Merkmal steht besonders im Widerspruch zur aktuellen Risikoabschätzung in der Tierversuchspraxis, in der die ethische Vertretbarkeit eines Experiments durch eine nachvollziehbare Verbindung zwischen Forschungsziel und Milderung des menschlichen Leidens bewiesen werden soll. Aus diesen Gründen besteht kein wissenschaftlicher Konsens hinsichtlich der Bewertung der Experimente in der Grundlagenforschung durch die 3-R-Prinzipien. Im Bericht des österreichischen Gesundheits-Ministeriums über die Gentechnologie und Ergänzungsmethoden bei Tierversuchen[75] wird z.B. die Herstellung eines transgenen Versuchstieres meistens negativ beurteilt, weil sie mit schweren Belastungen verbunden ist, auch wenn dieses modifizierte Tier als Refinement (auch im Vergleich mit einer anderen Species) angesehen werden kann.

In Bezug auf die transgenen Tiermodelle besteht ihre Neuheit in der Methode ihrer Erzeugung und nicht in ihren Zielen. Um die genetische Modifikation von Versuchstieren auf einer wissenschaftstheoretischen Ebene zu bewerten, muß deshalb zuerst in jedem einzelnen Fall geprüft werden, ob sich eine bessere Übertragbarkeit auf Menschen durch diese Techniken nachweisen läßt, ob die Herstellung der Modelle gemäß den 3-R-Prinzipien stattfindet, und ob die Sicherheit der Ergebnisse und der Prognosen erhöht werden kann. Das scheint für viele heutige Krankheitsmodelle gerade nicht der Fall zu sein.

Die Produktion von Bioreaktoren im Gene-Pharming scheint nicht im Einklang zu stehen mit den 3-R-Prinzipien[76]. Diese Anwendungen verstoßen nämlich in dem Sinne gegen das Prinzip des Ersatzes, daß sie dem gegenwärtigen aktuellen Trend der Substitution von Versuchstieren durch In-vitro-Techniken zuwiderlaufen. Außerdem sind die Bioreaktoren häufig eine Variante zur Produktion derselben Pharmaka mit Methoden, die zwar höhere Kosten mit sich bringen, bei denen aber der Einsatz von Tieren nicht notwendig wäre (z.B. Methoden, die mit Hilfe von transgenen Pflanzen oder Bakterien produzieren könnten)[77]. Da die Statistiken zeigen, daß die Zahl der Gene Pharming-Anwendungen gerade stark ansteigt, verstoßen sie auch gegen das Prinzip der Verminderung.

---

[75] Vgl. Falkner, E./ Schöffl, H. et al.: Tierversuche: Gentechnologie und Ersatz- und Ergänzungsmethoden. Bundesministerium für Gesundheit und Konsumentenschutz, Forschungsberichte Sektion III, 2, Wien: 1997.

[76] Vgl. Mepham, T.B./ Crilly, R.: Bioethical Issues in the Generation and Use of Transgenic Farm Animals. In: ATLA 27, 1999: 847-855.

[77] Vgl. Palmer, K. E.: Human clinical trials show effectiveness to transgenic plant-derived pharmaceuticals. In: ISB News Report, Juni 1998; Gura T.: New ways to glean medicines from plants. In: Science, Vol. 285, 1999, S. 1347.

Es soll betont werden, daß nur dann von einer Verbesserung gesprochen werden kann, wenn durch genetische Modifikation die Krankheitsresistenz von Nutztieren ohne eine Erzeugung zusätzlichen Leidens erzielt werden kann. Die heutigen Trends gehen aber in Richtung genetischer Modifikation zwecks Verminderung der Leidensfähigkeit der Tiere, was eine Verfeinerung der Tiere und nicht der Prozeduren (wie von Russell und Burch gefordert) bedeutet.

Die Bewertung der Anwendung von genetischer Modifikation im Bereich der Toxikologie hängt strikt von der Möglichkeit von Alternativmethoden ab, da besondere Gesetze zum Testen von Substanzen zwecks des Schutzes der Menschen und der Umwelt existieren. Bei den Alternativmethoden eröffnen sich aber viele Probleme, weil der Weg zu ihrer Akzeptanz nicht so leicht ist. Damit ein Test »validiert«[78] sein kann, müssen bestimmte Anforderungen[79] erfüllt werden. Beim Prozeß der Validierung stellen sich eigene praktische und theoretische Probleme[80].

Bei der Xenotransplantation eröffnen sich unterschiedliche medizinische, medizinethische und tierethische Probleme. Das Infektionsrisiko ist auch ein ethisches Problem, weil die Xenotransplantation in dieser Hinsicht als eine Verletzung der biomedizinischen Prinzipien der Nichtschädigung und des Wohltuns beurteilt werden kann. Dies gilt nicht nur gegenüber den einzelnen Patienten, sondern auch gegenüber der Gesellschaft, weil durch die Übertragung tierischer Organe auch eine Epidemie ausgelöst werden könnte. Deshalb ist die Entwicklung von bestimmten Sicherheitsmaßnahmen Gegenstand und Ziel der heutigen wissenschaftlichen und politischen Diskussionen. Außerdem tritt in der Xenotransplantation das Tier in vier verschiedenen Rollen auf: als Fremdkörper für den Menschen; als Modell für den Menschen; als potentielle Quelle von Krankheitserregern und als erhoffter Lebensretter und Verbesserer der Lebensqualität[81]. Meines Erachtens sollten in diesem Bereich Studien über die Anwendung der 3-R-Prinzipien sowohl in der präklinischen Forschung als auch bei der Her-

---

[78] Unter Validierung werden die Reproduzierbarkeit und Relevanz einer Alternativmethode im Vergleich zum Tierversuch verstanden.

[79] Der Test muß zumindest schmerzarm sein und der Einsparung von Versuchstieren dienen. Außerdem müssen seine Ergebnisse von mindestens gleicher Qualität, Zuverlässigkeit und Sicherheit sein wie die bisherigen Methoden, und er muß wirtschaftlichen Standards genügen. Die gute Reproduzierbarkeit einer In-vitro-Methode reicht nicht dafür aus, daß sie von Anwendern und Behörden akzeptiert wird. Die Alternativmethode muß auch relevant sein, d.h. sie muß denselben Zweck erfüllen können wie der zu ersetzende Tierversuch.

[80] Ein objektiver Standard für die Bewertung solcher Methoden fehlt. Die Validierung ist dazu auch sehr kostspielig und sie kostet viel Zeit. Daraus folgt, daß die Alternativmethoden auch mit zusätzlichen Anforderungen belastet werden, die für die Tierversuche nicht gelten. Darüber hinaus ergibt sich auch die Frage nach einem allgemeinen »Gold Standard« für einen unabhängigen Vergleich zwischen dem vorherigen Tierversuch und der Alternativmethode.

[81] Vgl. hierzu Engels, E.-M.: Xenotransplantation aus ethischer Perspektive. In: Haniel, A. (Hrsg.): Tierorgane für den Menschen. Dokumentation eines Bürgerforums zur Xenotransplantation. München 2002, S. 76.

stellung und Haltung transgener Tiere (Schweine) systematisch gefördert werden.

Fazit

Bei der Bewertung der genetischen Modifikation von Versuchstieren handelt es sich um eine große ethische Schwierigkeit. Die genetische Modifikation von Versuchstieren kann nicht als intrinsisch schlecht bewertet werden. Die Technik soll an sich neutral bewertet werden; problematisch sind im Gegenteil die Folgen der Herstellung, der Haltung und der Nutzung von transgenen Versuchstieren, besonders bezüglich der Leidenszufügung und dem Lebensstandard der Tiere. Das wäre eigentlich die Betrachtung des Falles von Tierversuchen unter der Perspektive der Güterabwägung, so wie sie auch von Schweitzer gefordert wird.

Um eine Risikoabschätzung effektiver zu gestalten, sollte deshalb die Bewertung der unterschiedlichen Anwendungsbereiche transgener Versuchstiere immer direkt mit dem Potential des derzeitigen Forschungsstandes der Alternativmethoden verglichen werden.

Außerdem sollten Untersuchungen über transgene Versuchstiere, insbesondere auch ethologische Studien, noch vertieft werden, wie z. B. solche zur Analyse der Beeinträchtigung des Wohlbefindens von Versuchstieren durch Biotechnologien[82]. In der Forschung fehlen vor allem spezifische, allgemein akzeptierte Schemata und Systeme für die Bewertung der Belastungen – aber auch der Haltung und Pflege transgener Versuchstiere – die eigentlich nach neuen ethologischen Erkenntnissen eine wichtige Rolle spielen[83].

Die unbegrenzte Modifikation des genetischen Erbgutes von Tieren verstößt gegen das Prinzip des Nicht-Schädigens, weil diese Techniken mit großen Schmerzen verbunden sind; anderseits kann, zumindest bei fehlenden Alternativen, der Verzicht auf die gebotenen Möglichkeiten vermeidbares Leiden von Menschen bedeuten. Die genetische Modifikation von Versuchstieren ist meiner Meinung nach nur dann zu rechtfertigen, wenn die Schaffung anderer Methoden praktisch und theoretisch auszuschließen ist.

---

[82] Die bis jetzt vollständigsten Arbeiten darüber sind die von Van der Meer, M.: Transgenesis and animal welfare und der Bericht von Salomon, B. et al.: Erfassung und Bewertung des Leidens sowie der Belastung transgener Tiere. In beiden Studien wurde die Notwendigkeit mehrerer Untersuchungen über dieses Thema erwähnt.

[83] Vgl. Salomon B. et al.

Claus Günzler

Zwischen Wohlergehen und Lebenssteigerung –

zur Schwierigkeit der ethischen Konsenssuche in der wissenschaftlich-technischen Fortschrittskultur

Es macht die Eigenart der modernen Gesellschaft aus, daß wissenschaftlich-technische Entwicklungen nicht nur freudig begrüßt, sondern von Fall zu Fall auch zum Gegenstand hitziger Debatten werden, in denen verschiedene Grundsatzpositionen hart aufeinander treffen. Die Antagonismen sind, wie vor gut 200 Jahren schon KANT betont hat, unerläßliche Triebkräfte für den Fortschritt, und in diesem Sinne wohnt den großen gesellschaftlichen Kontroversen durchaus ein zukunftsweisendes Potential inne, denn im Regelfall gehen sie in neue Lösungen mit breitenwirksamer Akzeptanz über.

Heute stellt sich die Frage, ob dies auch im Hinblick auf die Auseinandersetzungen um die Bio- und Medizintechnik gelingen wird, denn diese wird seit zwei Jahrzehnten zunehmend als Kristallisationspunkt moderner Forschung wahrgenommen und hat in den letzten Jahren zu Kontroversen von derart zugespitzter Vehemenz geführt, daß einige Beobachter bereits von einem »Kulturkampf« sprechen. Während die Debatten der 80er Jahre (Fortpflanzungsmedizin, Retortenbaby) und der 90er Jahre (Schwangerschaftsabbruch, Transplantationsmedizin, Hirntodkriterium) sich beruhigt haben, ist um 2000 herum eine medizinethische Kontroverse um die Humangenetik aufgekommen, die an Schärfe alle ihre Vorläufer deutlich übertrifft.[1] Dabei geht es nur am Rande um die Humangenetik als ganze, zentral aber um zwei Technologien, die offenbar besonders konflikträchtig sind: die Präimplantationsdiagnostik (PID) und die Forschung an embryonalen Stammzellen, mit der sich Hoffnungen auf beachtliche therapeutische Fortschritte verbinden. In beiden Bereichen treten nicht nur sektorale, sondern zentrale Spannungen auf, d. h. es kommt zu Widersprüchen zwischen ethischen Grundsatzorientierungen, und zwar vor allem zwischen dem seit der Antike hoch geschätzten Gut der Gesundheit bzw. des Wohlergehens und dem Respekt vor der Würde des ungeborenen Lebens, wie er maßgeblich durch die Aufklärung in einer strengen Weise grundgelegt worden ist.

---

[1] Vgl. hierzu Kreß, H.: Embryonenschutz und Bioethik in der Kontroverse. In: Materialdienst des Konfessionskundlichen Instituts Bensheim (MD) 52, 2001, 4, S. 63 ff.

Da ich weder Naturwissenschaftler noch Mediziner bin, steht mir keinerlei
Urteil zu biologischen oder medizinischen Sachfragen zu, und so möchte ich
mich hier auf das konzentrieren, was an philosophischen Fragen in der komplexen Kontroverse um die Medizintechnik steckt. Hier gilt es in kulturgeschichtli-
cher wie ethischer Perspektive an einige Grundbefunde zu erinnern, die unsere
moderne Gesellschaft kennzeichnen und den heftigen Streit um PID und
Stammzellenforschung in eine nüchternere Sichtweise rücken können. In drei
Schritten möchte ich eine These begründen, die um der Klarheit willen schon
hier vorweggeschickt sei, und zwar in folgender Minimalskizzierung:

Unter den Rahmenbedingungen der modernen und damit radikal pluralisierten
Gesellschaft läßt sich auch in so existentiellen Fragen, wie sie die Medizintechnik aufwirft, kein Konsens in allen wesentlichen Punkten mehr erzielen. Also
bleibt nur der Weg, dem autonomen Individuum auch in fundamentalen Wertkonflikten einen Entscheidungsspielraum zuzubilligen, doch dieser sollte durch
verbindliche Richtlinien definiert sein, damit der Umgang mit den medizintechnischen Möglichkeiten nicht der subjektiven Willkür überantwortet wird. Es
geht also um ein Konzept, das Konfliktfragen nicht einseitig präjudiziert, sondern persönliche Entscheidungsspielräume eröffnet, dies allerdings in einem
ethisch wie rechtlich verbindlichen Rahmen.

Ich möchte diese These nun von drei Themenkreisen her begründen: der Zeitdiagnostik, der Ethik und der Bildung. Zunächst also zur Zeitdiagnostik.

1. Zeitdiagnostik: Existentielle Fragen im Zeichen der Pluralisierung

Die moderne Gesellschaft, wie sie sich seit etwa 1750 entwickelt hat, steht im
Zeichen der Fortschrittsidee, und letztere hat von Anfang an starke Polarisierun-
gen in der Einschätzung hervorgerufen: Einerseits kam es zu einem euphori-
schen Vertrauen auf eine schier unaufhaltsame Überwindung aller Defekte
durch Wissenschaft und Technik, andererseits regten sich auch sorgenvolle Befürchtungen, die Kette der wissenschaftlichen Errungenschaften werde die
Menschheit in den Ruin treiben. ODO MARQUARD bringt dies auf die Formel:

> »Befreiungserwartung und Katastrophenangst, utopische Fortschrittsphilosophie und apo-
> kalyptische Verfallsphilosophie: beide gehören zu unserer – der modernen – Welt.«[2]

Es kann also nicht verwundern, daß heutzutage die Medizintechnik mit ihren
existenziellen Begleitproblemen ein ähnliches Echo auslöst, also einerseits mit
dem »Himmel auf Erden« und andererseits mit der »Hölle auf Erden«[3] assoziiert
wird. Noch weniger verwunderlich ist es, daß die Kirchen als altbewährte Sinn-
träger in massiver Weise ihre Stimme erheben, denn noch nie zuvor hat die moderne Gesellschaft vor Wertkonflikten gestanden, die so tief in die Frage nach

---

[2]   Marquard, O.: Apologie des Zufälligen. Stuttgart 1986, S. 79.
[3]   Ebd. S. 77.

dem Menschenbild eingreifen wie der Disput um den verantwortbaren Umgang
mit den medizintechnischen Möglichkeiten. Dürfen wir in der PID Embryonen,
die durch künstliche Befruchtung entstanden sind, vor Einsetzung in den Mutter-
leib genetisch diagnostizieren und bei erheblichem Schadensbefund ausfiltern,
also sterben lassen? Dürfen wir überzähligen Embryonen, die keiner Frau mehr
eingepflanzt werden und zum Absterben vorgesehen sind, Stammzellen entnehmen, um an diesen nach Therapien für die großen Krankheiten der Gegenwart
(Diabetes, Gehirnschlag, Demenz, Parkinson etc.) zu forschen?

Auch wenn der praktische Erfolg solcher Wege weithin noch offen ist, so läßt
sich doch nicht ignorieren, daß er eintreten könnte, und schon dies weckt große
Hoffnungen in einer immer älter werdenden Bevölkerung. Es wirft aber auch
den Wertkonflikt zwischen dem moralisch legitimen Wunsch nach Heilung von
Krankheit und dem nicht minder legitimen Respekt vor der Würde des Menschen im Embryonalstatus auf. Daß in solchen Fragen aus divergierenden
Grundsatzpositionen heraus mit großer Schärfe gestritten wird, in einer Zeit, die
vieles zu relativieren neigt, plötzlich wieder von absoluten Grenzen, vom Tabu
und vom Dammbruch die Rede ist, zeugt von der prinzipiellen Bedeutung der
anstehenden Entscheidungen, doch es führt in der Sache nicht weiter.

Der Gang der Forschung folgt internationalen Standards und ist gegenüber
den traditionellen Orientierungen in den verschiedenen Kulturen neutral, d. h. er
nimmt von sich aus keine Rücksicht auf ethische, religiöse oder soziale Bindun-
gen in der konkreten Lebenswelt und muß daher in diese erst integriert werden.
Weltanschaulich geschlossene Gesellschaften können da von der sie prägenden
Lebens- und Weltdeutung her mit einem klaren Ja oder Nein zu bestimmten wissenschaftlichen Möglichkeiten Stellung nehmen, doch die pluralisierte Gesellschaft kann dies nicht, weil sie sich auf keine absolute Grundorientierung für alle mehr berufen kann, sondern verschiedenen Gruppierungen ihre je eigene Le-
bensauffassung zubilligen muß.[4] Hatte im Mittelalter die christliche Glaubens-
lehre das sinn- und normstiftende Zentrum für die gesamte Gesellschaft abgegeben, so kennzeichnet es die moderne Gesellschaft, daß sie einen solchen allgemein verbindlichen Mittelpunkt nicht mehr zuläßt und statt dessen konfligieren-
de Sichtweisen auch in existenziellen Fragen zu akzeptieren hat. Dies macht den
Konsens schwierig, und möglicherweise stellt die Medizintechnik den ersten
großen Prüfstein für die Aufgabe dar, in gravierenden Menschenbildfragen die
christliche Herkunft mit der pluralen Gegenwart in einen tragfähigen Ausgleich
zu bringen.

Wenn man diesen Hintergrund realistisch in Rechnung stellt, leuchtet es ein,
daß keine der in der Kontroverse um die Medizintechnik vertretenen Grundsatzpositionen ohne Abstriche in die rechtlichen Normierungen der pluralen Gesellschaft eingehen kann, also keine Gruppierung ihre eigenen Leitorientierungen in

---

[4] Vgl. hierzu Günzler, C.: Zwischen Biomythos und Nächstenliebe. In: Zeitschrift für Evangelische Ethik 44, 2000, 1, S. 45 f.

idealer Maximalversion als Grundlage der Gesetzgebung durchzusetzen vermag. Dies gilt auch für die christlichen Kirchen, die als altbewährte Orientierungsinstanzen heute auf eine Vielzahl von Rivalen in der Deutung von Leben und Welt treffen und sich in der gesellschaftlichen Auseinandersetzung wohl auf Kompromisse werden einlassen müssen, wenn sie nicht jeden Einfluß auf die weitere Entwicklung verlieren wollen. Ihnen bleibt zwar die Möglichkeit, ihre Mitglieder von der Verbindlichkeit des christlichen Menschenbildes zu überzeugen und dann auf die gesellschaftliche Wirkkraft aktiver Christen zu bauen, doch sie können kaum noch damit rechnen, daß christliche Richtlinien die Gesellschaft als ganze normieren werden. Deshalb dient es dem Dialog in der Sache wenig, fremden Positionen das Risiko des ethischen Dammbruchs zu attestieren, denn letztlich muß man sich ja doch zu Lösungen durchringen, die im Zeichen des Pluralismus Akzeptanz finden können.

Wie soll nun die Ethik auf diese Problemsituation antworten? Sicherlich wäre es eine moralische Bankrotterklärung, wenn man die großen medizinethischen Fragen in Deutschland einseitig und rigoros beantwortete und dafür in Kauf nähme, daß viele Menschen die ihnen hier versperrten Möglichkeiten im Ausland wahrnähmen. In diesem Sinne war der Eindruck der Doppelmoral kaum auszuräumen, als das Land Nordrhein-Westfalen 2001 dem Bonner Neurobiologen OLIVER BRÜSTLE Hilfe beim Import embryonaler Stammzellen aus Israel zusagte, deren Entnahme das deutsche Embryonenschutzgesetz (1991) strikt untersagt. Eine in sich plausible Ethik kann nicht Entscheidungsspielräume versperren und es zugleich hinnehmen, daß diese andernorts genutzt werden, denn dann gäbe sie ihren Anspruch auf Allgemeinverbindlichkeit preis. Also muß sich die Ethik um Lösungen bemühen, welche die Realität einer pluralistischen Gesellschaft praktisch zu erreichen vermögen und auch in angemessene Rechtsnormen umgesetzt werden können. Darauf möchte ich jetzt in einem zweiten Schritt eingehen.

2. Ethik: Persönliche Entscheidungen im Zeichen verbindlicher Richtlinien

Wertkonflikte hat die Ethik traditionell mit Abwägungsverfahren zu meistern versucht, sei es, daß sie Wertrangordnungen entwickelte, nach denen verschiedene Güter hierarchisiert wurden und dann dem höheren Gut der Vorzug vor dem niedereren gegeben werden konnte, sei es, daß sie Präferenzordnungen vorschlug, also Vorzugsregeln aufstellte, nach denen Regelkonflikte aufgelöst werden konnten. Solche Modelle scheinen durch die von der Medizintechnik aufgeworfenen Wertkonflikte überfordert zu sein, denn wenn es wie bei der PID um den Konflikt zwischen dem Elternwunsch nach einem gesunden Kind und dem Respekt vor der Würde von Embryonen geht, dann läßt sich kaum eine zwingende Hierarchisierung der hier betroffenen Güter vornehmen und auch keine unanfechtbare Vorzugsregel begründen.

Ähnlich verhält es sich mit der Forschung an embryonalen Stammzellen, denn auch zwischen dem hoch zu veranschlagenden Gut einer Suche nach neuen Therapien für schwerwiegende Krankheiten und dem unabweisbaren Schutzanspruch der menschlichen Würde im Embryo läßt sich kaum mit Wertrangordnungen oder Vorzugsregeln vermitteln. Allerdings ist hier einschränkend hinzuzufügen, daß die intendierte Therapierbarkeit von bisher nur unzulänglich behandelbaren Krankheiten bis heute eine bloße Hoffnung, also noch keine in ihren Ergebnissen absehbare Forschungsperspektive darstellt.[5] Insofern stellt sich der Konflikt hier nicht in der gleichen Schärfe wie bei der PID, die ich deshalb in den folgenden Überlegungen als Bezugsproblem zugrunde legen möchte.

Wenn Eltern, denen eine normale Schwangerschaft versagt bleibt, den Weg der künstlichen Befruchtung gehen und sich ein gesundes Kind wünschen, dann ist dies ethisch als ein maßgeblicher Gesichtspunkt ernst zu nehmen, doch es kann zu einem Wertkonflikt kommen: Wenn mittels PID beim Embryo ein gravierendes Krankheitspotential festgestellt und dieser dann der Mutter nicht eingepflanzt, sondern dem Absterben anheim gegeben wird, ist dies ein schwerer Verstoß gegen die auch in Embryonen zu respektierende Menschenwürde.

Wer kann es verantworten, einer Mutter einen Embryo mit schwerem Defekt einzupflanzen? Wer kann es verantworten, Embryonen für das Absterben auszufiltern? Der mit diesen Fragen umrissene Widerspruch läßt sich kaum mit irgendwelchen Vermittlungsmodellen entschärfen, sondern muß als solcher akzeptiert werden. Das aber bedeutet, daß das Verfahren der Güterabwägung hier nicht mehr greift, also nur das Verfahren der Übelabwägung als gangbarer Weg verbleibt. Ob eine Entscheidung für Kindesgesundheit und Elternglück und gegen die Schutzwürdigkeit von Embryonen ausfällt oder umgekehrt, in beiden Fällen schließt die Entscheidung für das eine Gut die Mißachtung des anderen ein. Offenbar geraten wir durch die moderne Forschung zunehmend in Entscheidungssituationen, die sich nicht mehr durch die Bevorzugung höherer Güter gegenüber niederen lösen lassen, sondern die Verwirklichung eines Guts nur unter Inkaufnahme eines Übels zulassen, also den Weg des schuldfreien Handelns versperren. Damit tritt ein deutlicher Unterschied zu den bisher schon bekannten Ausnahmen von ethischen Richtlinien zu Tage, beispielsweise zu den traditionell gerechtfertigten Ausnahmen vom Tötungsverbot: Das Töten in Notwehr, Selbstverteidigung oder in Form des Tyrannenmords setzt ein elementares Bedrohtsein an Leib und Leben voraus und gilt bei aller Härte des Handelns doch als sittlich gerechtfertigt, wird also nicht als Schuld zugerechnet. Eine derartige existenzielle Bedrohung liegt aber nicht vor, wenn es darum geht, bestimmte medizintechnische Möglichkeiten zu nutzen oder auf sie zu verzichten, und doch kommt es hier zu Entscheidungssituationen, die eine rational eindeutige Lösung in sittlicher Zufriedenheit nicht zulassen, sondern stets Konflikt- und Schuldbewußtsein auslösen.

---

[5] Vgl. Kreß: Embryonenschutz und Bioethik in der Kontroverse, S. 65.

Offenbar gelangt angesichts der heutigen Technologien ein Ethikverständnis
an seine Grenzen, das Jahrhunderte lang von der Überzeugung geleitet worden
ist, auf alle Entscheidungsfragen ließen sich in rationaler Eindeutigkeit allgemein einsichtige und damit konsensfähige Antworten erzeugen, und auch die
gegenwärtigen Kontroversen um die Humangenetik scheinen einen solchen
Konsens mit aller Macht herbeizwingen zu wollen. Es spricht aber manches dafür, daß es einen solchen Konsens in vielen existenziellen Fragen nicht mehr geben kann und deshalb nach Wegen gesucht werden muß, wie man den Dissens
in einem erweiterten, für Spielräume offenen Konsensrahmen einigermaßen
human austragen kann.

In diesem Zusammenhang kann ein Ethikentwurf weiterhelfen, den der weithin bekannte, jedoch akademisch vernachlässigte Philosoph, Theologe und Arzt
ALBERT SCHWEITZER bereits 1923 vorgelegt hat. Ihm war aus seiner medizinischen Praxis der Gedanke vertraut, daß so manche Förderung von Leben zugleich eine Schädigung von Leben einschließt, man Leben oft nur erhalten kann,
indem man anderes Leben opfert, und so deutete er denn die Natur als ein Feld
konkurrierender Lebensansprüche. Die von ihm entwickelte Ethik ist folgerichtig eine Ethik der Lebensnöte, die das Erhalten und Fördern von Leben zur allgemeinen Richtlinie erhebt, zugleich aber einräumt, daß diese Richtlinie unter
den natürlichen Lebensbedingungen in einer Reihe von Zusammenhängen auf
unüberwindbare Realisierungshürden stößt.[6] Solche Anwendungsgrenzen veranlassen SCHWEITZER allerdings nicht zur Relativierung seiner Richtlinie, sondern
lassen ihn zu der Einsicht gelangen, daß die nur partiell gelingende und oftmals
scheiternde Handlungspraxis den verbindlichen Anspruch der Richtlinie nicht
einschränke, wohl aber dem handelnden Menschen die Konflikte ins Bewußtsein
rufen könne, mit denen er sich in persönlicher Verantwortung auseinander zu
setzen habe. So schreibt er denn zu der von ihm entwickelten Ethik der Ehrfurcht vor dem Leben:

> »Sie tut die Konflikte nicht für ihn [den Menschen] ab, sondern zwingt ihn, sich in jedem
> Falle selber zu entscheiden, inwieweit er ethisch bleiben kann und inwieweit er sich der
> Notwendigkeit von Vernichtung und Schädigung von Leben unterwerfen und damit Schuld
> auf sich nehmen muß.«[7]

So ungewöhnlich SCHWEITZERs Ansatz in der Geschichte der Ethikentwürfe
ist, so hilfreich kann er für die Klärung der Gegenwartssituation sein, denn hier
wird klar ausgesprochen, was in den plakativen Kontroversen zur Humangenetik
ausgeklammert wird und doch das eigentliche Problem ausmacht: Wir können
auch mit noch so plausibel begründeten Richtlinien nicht schuldfrei agieren,
sondern müssen das, was wir tun, im Bewußtsein der damit verbundenen Kon-

---

[6]   Vgl. ausführlich Günzler, C.: Albert Schweitzer – Einführung in sein Denken. München
      1996, S. 139 ff.
[7]   Schweitzer, A.: Kultur und Ethik. In: Gesammelte Werke in fünf Bänden, Bd. 2, München
      1974, S. 388.

flikte tun und in Eigenverantwortung prüfen, welches Maß an Schuld wir auf
uns zu nehmen bereit sind. Wenn dem so ist, dann können grundsätzliche Wertkonflikte wie der mit der PID gegebene von keiner ethischen Position aus in rationaler Eindeutigkeit gelöst werden, was aber nun nicht bedeuten kann, daß alle
Entscheidungswege gleichrangig sind. Vielmehr muß die Ethik verbindliche
Richtlinien anbieten, zugleich aber auch Spielräume für die persönliche Entscheidung in Konfliktsituationen offen lassen, d. h. sie muß verdeutlichen, daß
die allgemein verbindlichen Regeln gelten und doch in bestimmten Fällen durch
begründungspflichtige Ausnahmen verletzt werden dürfen. Diese Ausnahmen
sind medizinisch, ethisch und rechtlich streng zu definieren und dürfen keinesfalls als gleichberechtigte Alternativen zur Regel präsentiert werden, denn sie
bilden keinen Schlüssel zu sittlicher Selbstzufriedenheit, sondern markieren einen Entscheidungsweg, der sich zwar begründen läßt, aber im Bewußtsein der
Schuld gegangen werden muß.

Für die PID und erst recht für die pränatale Diagnostik, die ja zu einem wesentlich späteren Zeitpunkt vorgenommen wird, läßt der skizzierte Sachverhalt
eine Reihe von Vorbedingungen notwendig erscheinen: Wenn der Schwangeren
und ihrem Partner eine hohe Eigenverantwortung im Hinblick auf den Schutz
des vorgeburtlichen Lebens zugemessen wird, dann darf diese Eigenverantwortung nicht zum Zuge kommen, ohne daß zuvor der komplexe medizinische
Sachverhalt und der damit verbundene ethische Konflikt in einer ausführlichen
Pflichtberatung dargelegt werden.[8] Außerdem müssen die medizinischen, ethischen und rechtlichen Bedingungen, unter denen über die PID ein Embryo dem
Absterben überlassen oder über die Pränataldiagnostik eine Schwangerschaft unterbrochen wird, präzis definiert sein, damit auf Patientenseite die Eigenverantwortung nicht als Chance zu subjektiv-unreflektierter Willkür mißverstanden
werden kann. Es geht also darum, keinen Zweifel an der Tatsache zu lassen, daß
die Entscheidung für den Tod eines Embryos niemals als selbstverständliches
Recht im Dienst legitimer Eigenwünsche ausgewiesen werden kann, sondern
stets als eine persönlich zu tragende Last in einem existenziellen Konflikt gesehen werden muß. Es handelt sich um eine begründete Ausnahme von der Richtlinie der Schutzwürdigkeit des ungeborenen Lebens, nicht aber um eine gleich-
rangige Alternative zu dieser, und so schließen solche Entscheidungen, obschon
begründet, im Sinne Schweitzers eine Verschuldung gegenüber dem Anspruch
fremden Lebens ein, derer der Entscheidende sich bewußt sein sollte.

Was ich hier nur an einem Beispiel andeuten konnte, beleuchtet die gegenwärtige Situation der Ethik insgesamt: Es mag von vielen Grundsatzpositionen
her unbefriedigend erscheinen, die Eigenverantwortung des Individuums zu Lasten institutioneller Regelungen mit einem so weiten Spielraum herauszufordern,

---

[8] Vgl. hierzu die Stellungnahme der Arbeitsgruppe »Reproduktionsmedizin und Embryo-
    nenschutz« der Akademie für Ethik in der Medizin: Embryonenschutz – Keine Entschei-
    dung ohne qualifizierte Beratung. In: Deutsches Ärzteblatt 98, 2001, 33, S. 2f.

doch es ist auch zu bedenken, daß die Urteils- und Orientierungsautonomie jedes
Einzelnen die moderne Gesellschaft kennzeichnet und deshalb nicht angesichts
medizintechnischer Fragen dispensiert werden kann. So läßt sich wohl mit gutem Grund prognostizieren, daß der heute noch zugespitzte Streit um die verschiedenen Felder der Humangenetik in konfliktethische Konzepte münden
wird, die verbindliche Richtlinien zu Grunde legen, zugleich aber auch genau
definierte Entscheidungsfälle kennzeichnen, die eine Ausnahme von der Richtlinie als tolerierbar zulassen.

Diese Verfahrensweise entspräche zudem einer Entwicklung, die sich seit
längerem in der Medizinethik abzeichnet. Hier wird die Tradition der fürsorg-
lich-paternalistischen Arztethik in modernere Konzepte umgearbeitet, die den
Arzt aus der Rolle des einsam entscheidenden Experten herausholen und in eine
Verantwortungspartnerschaft mit dem selbstverantwortlichen Patienten hinein-
stellen.[9] Damit wird keineswegs die Expertenrolle des Arztes in Akutsituationen,
etwa bei chirurgischen Eingriffen nach Unfällen, relativiert, wohl aber der Tatsache Rechnung getragen, daß die Risikofaktorenmedizin fortlaufend an Bedeutung gewinnt. Diese aber verlangt einen vorausschauend beratenden Arzt und
einen selbstverantwortlichen Patienten, wenn die diagnostizierten Risiken wirksam kontrolliert werden sollen. Es kommt hier also in der Tat auf eine Verantwortungspartnerschaft an, auf ein Zusammenspiel von Arztethik und Patientenethik, und daß der Weg zum mündigen Patienten längst beschritten worden ist,
dokumentieren die Patienten- und Betreuungsverfügungen.

Allerdings wirft die gegenwärtige Gesellschaft auch hier ein markantes Problem auf: Während der Arzt nach altem Hippokratischen Ethos dem Wohl des
Kranken (salus aegroti) verpflichtet ist, erwarten viele Patienten die Erfüllung
ihrer subjektiven Wünsche (voluntas aegroti) und sind enttäuscht, wenn in ihrem
Fall nicht jenes Höchstmaß von technischen, pharmazeutischen oder physiothe-
rapeutischen Möglichkeiten genutzt wird, von dem sie über die Medien erfahren
haben. Dies wirft nicht nur Finanzierungsprobleme für das Gesundheitswesen
auf, sondern vor allem ein Licht auf grundsätzliche Divergenzen in der Erwartung an die Medizin in der heutigen Gesellschaft. Offenbar fehlen dem öffentlichen Bewußtsein allgemein akzeptierte Leitorientierungen für realistische Erwartungen an das Gesundheitswesen, und so wird das verantwortbare menschliche Normalmaß immer wieder auf Visionen hin überschritten, die mit dem »salus aegroti« nichts mehr zu tun haben. Vom derzeit boomenden Body-Kult mit
dem Ideal eines faltenfrei-makellos gestylten Körpers (Figuroptimierung, Body-
styling, kosmetische Lasertherapien) bis zu den Träumen von einem Designerle-
ben (Designerbaby, Designertod) reichen die Ansprüche an Medizin und Gesundheitswesen, und so sind denn wohl Richtlinien zu entwickeln, die dem
selbstbestimmten Patienten verdeutlichen, was zur erwartbaren Pflicht der Me-

---

[9] Vgl. hierzu exemplarisch Sass, H. M.: Medizinethik. In: Pieper, A./ Thurnherr, U. (Hrsg.):
    Angewandte Ethik. München 1998, S. 80 ff.

dizin gehört, was als Zutat auf Eigenkosten vertretbar ist, welche Ausnahmen in Konfliktfällen geprüft werden können und welche Möglichkeiten als medizinethisch verwerflich auszuschließen sind.

Mit bemerkenswert hellsichtigen Analysen hat der schon erwähnte ALBERT SCHWEITZER vor 60 Jahren vor dem »Neoprimitivismus« gewarnt und in diesem ein Risiko für das 20. Jahrhundert gesehen. Er meint damit den paradoxen Versuch, in einer wissenschaftlich und technisch hochentwickelten Zeit wissend und gewollt in Ideale der Natur- und Körperhaftigkeit, der bloßen Lebenssteigerung zurückzufallen[10] und diagnostiziert:

> »Die Führung in der Kultur soll ein anderer Geist als der, der sie geschaffen hat, übernehmen: der Geist der Ungeistigkeit, der in dem wieder naturhaft gewordenen Menschen verkörpert ist. Dies ist, als sollte die Steuermaschinerie des Ozeandampfers einem überantwortet werden, der gewohnt ist, seinen mit einem Segel ausgestatteten Einbaum mit dem Paddel zu lenken.«[11]

Als Ethiker wie als Arzt setzt SCHWEITZER dieser Diagnose den Appell entgegen:

> »Die Höherzüchtung des Menschen hat ihre Grenzen. Man züchtet Kühe, die einige Liter Milch mehr geben und dafür tuberkulös sind!
> Gegen die problematischen Ideale der Lebenssteigerung! Das können wir nicht! Das besorgt die Natur. Wir können nur veredeln und vertiefen.«[12]

Damit scheint mir ein wesentliches Kriterium auch für den Umgang mit der heutigen Medizintechnik benannt zu sein: So wenig Ozeandampfer von Einbaumseglern gesteuert werden können, so wenig dürfen die Technologien des 21. Jahrhunderts als Instrument einer »neoprimitiven« Body-Kultur mißbraucht werden. Der »Geist der Ungeistigkeit« darf sich nicht des geistigen Guts »Wissenschaft« bemächtigen. Wenn die moderne Gesellschaft vermeiden will, daß die Resultate der medizinischen Forschung für medizinethisch unhaltbare Wunsch- und Machbarkeitsträume genutzt werden, dann muß sie den beratenden Arzt und den selbstverantwortlichen Patienten besser auf ihre Verantwortungspartnerschaft vorbereiten, als sie dies heute tut. Was Schweitzer als »Veredeln und Vertiefen« anempfiehlt, bezeichnen wir heute nüchterner als ethische Bildung, und diese scheint in der Tat eine unerläßliche Voraussetzung für den vernünftigen Umgang mit den Ergebnissen der Forschung zu sein. Damit komme ich zum letzten Kapitel, das den Stellenwert der ethischen Bildung in einer aus selbstbestimmt agierenden Individuen bestehenden Gesellschaft knapp kennzeichnen soll.

---

[10] Vgl. Schweitzer, A.: Die Weltanschauung der Ehrfurcht vor dem Leben. Kulturphilosophie III. Dritter und vierter Teil. Günzler, C./ Zürcher, J. (Hrsg.). München 2000, S. 298-300.
[11] Ebd. S. 344.
[12] Ebd. S. 432.

3. Bildung: Elementares Denken im Zeichen unübersichtlicher Entwicklungen

Gehen wir von einem Wechselbezug zwischen Arztethik und Patientenethik aus, so ergibt sich eine doppelte Bildungsaufgabe: Einerseits müssen angehende Ärzte schon in ihrem Studium die Fähigkeit erwerben, ethische Probleme und Konflikte begrifflich zu erfassen und argumentativ zu erörtern, andererseits muß der mündige Patient als Partner des beratenden Arztes in den Zielkatalog der allgemein bildenden Schulen aufgenommen werden, insofern jedermann zu verstehen lernen muß, vor welchen Wertfragen er in dieser oder jener Situation steht. Wenn es auf diesen beiden Feldern keine Fortschritte gibt, werden auch noch so respektable Ethik- und Enquête-Kommissionen mit ihren Empfehlungen die Alltagswirklichkeit nicht erreichen können.

Was das medizinische Studium angeht, so zeigen Erfahrungen aus den USA[13], daß junge Ärzte zwar ihr Ethos in der Familie und an persönlichen Orientierungsgestalten im Beruf gewinnen, der im Studium angebotenen Ethik aber zudem bescheinigen, sie habe es ihnen ermöglicht, Wertkonflikte besser zu identifizieren, selbige im Umgang mit Patienten besser zu verbalisieren und diesen Umgang dadurch insgesamt zu verfeinern. Also erscheint es hilfreich und nötig, alle angehenden Ärzte auf ein berufsbezogenes ethisches Begleitstudium zu verpflichten, damit sie in ihrer künftigen Praxis über das begriffliche Instrumentarium verfügen, das sie als beratende Partner in schwierigen Situationen benötigen.

Weitaus schwieriger steht es da mit der ethischen Bildung des vielbeschworenen mündigen Patienten, denn hier schlagen nicht zuletzt die Befunde zu Buche, mit denen die 2001 publizierte PISA-Studie für große öffentliche Aufregung gesorgt hat.[14] Wenn elementare Kulturtechniken wie das Lesen und Schreiben bei einem Großteil der Schülerschaft unter das erforderliche Anspruchsniveau absinken, blockiert dies nicht nur den Zugang zu vielen Berufsqualifikationen, sondern auch – was oft übersehen wird – die Chancen zu einer überlegten Gestaltung des persönlichen Lebens. Defekte im Lesen und Schreiben, also eine Verkümmerung der Sprachlichkeit, schränken zugleich die Denk- und Urteilsfähigkeit ein, doch ebendiese wird gerade im persönliche Leben benötigt, wenn in Konfliktsituationen Entscheidungen zu suchen sind.

Kinder, die heute mit Playstation und Handy, mit MTV und VIVA aufwachsen und dann mit dieser Prägung ins Internet entlassen werden, laufen Gefahr, dem Reiz des puren Sehens zu verfallen und den Weg vom Sehen zum Denken als lästig abzulehnen. Die Abkopplung der Bilder von der Sprache und damit vom Denken scheint mir heute ein gravierendes Hindernis für die Förderung der Urteilsfähigkeit zu bilden, eben damit aber auch für den Weg zum selbstverant-

---

[13] Vgl. Sass: Medizinethik, S. 92 f.
[14] Deutsches PISA-Konsortium (Hrsg.), PISA 2000 – Basiskompetenzen von Schülerinnen und Schülern im internationalen Vergleich. Opladen 2001.

wortlichen Patienten, der in Partnerschaft mit dem Arzt seine Risiken kontrolliert.

Wenn also die moderne Gesellschaft vom eigenverantwortlichen Individuum ausgeht und diesem beachtliche Spielräume auch in fundamentalen Fragen eröffnet, dann steht und fällt sie mit der Frage, inwieweit es ihr gelingt, die Denk- und Urteilsfähigkeit der nachwachsenden Generationen herauszufordern. Mit der populären Losung »Jedem Schüler seinen Laptop!« und einer schnell etablierten Klick- und Surfschule ist es da nicht getan; weitaus wichtiger erscheint die Aufgabe, Kindern zu helfen, anhand eigener Erfahrung zwischen virtuellem Schein und echtem Leben zu unterscheiden, also die Power-, Body- und Lifestylemythen der neuen Medien nicht für gangbare Wege in der eigenen Lebensgestaltung zu halten. Mit anderen Worten: Hier kommen auf die Schule und auf die Gesellschaft als ganze enorme Herausforderungen zu, wenn wir zumindest die Bedingungen dafür schaffen wollen, daß denkfähige Menschen den Sinn für Maß und Verantwortung im Umgang mit neuen Technologien zu bewahren wissen. Im Hinblick auf die Medizintechnik wird es vor allem darum gehen, die diffusen Hoffnungen auf Lebenssteigerung zugunsten des alten Prinzips des Wohlergehens zu relativieren, und auch dies kann nur in einer Bildungslandschaft gelingen, die das elementare Nachdenken über reale Lebensfragen mutig angeht.

Resümierend möchte ich festhalten, daß wir uns in der pluralisierten Gesellschaft von der Hoffnung auf Konsenslösungen in vielen fundamentalen Fragen verabschieden und uns mit verbindlichen Richtlinien begnügen müssen, die dem autonomen Individuum in klar definierten und begründeten Fällen Ausnahmen von der Leitorientierung zubilligen, ihm also einen Entscheidungsspielraum eröffnen. Damit möglichst viele Individuen dieser Eigenverantwortung gewachsen sein werden, bedarf die moderne Gesellschaft eines erheblichen Zuwachses an ethischer Bildung, und diese wiederum setzt neue Anstrengungen bezüglich der Sprach- und Denkfähigkeit im Bildungswesen voraus. Ob dies alles in hinlänglichem Maße gelingen kann, ist eine offene Frage, doch es scheint keine Alternative zu diesem Weg zu geben, denn die Bedingungen, nach denen sich die moderne Gesellschaft seit 1750 entwickelt hat, schließen nach heutigem Ermessen die Möglichkeit aus, daß eine neue zentrale Sinninstanz alle Lebensfragen für alle Menschen verbindlich löst.

Gottfried Schüz

»Leben nach Maß« –
zum Problem der Maßstäblichkeit menschlichen Handelns in der Perspektive biotechnologischer Entwicklungen und Albert Schweitzers Denken

Die bahnbrechenden Entwicklungen der Biotechnologie, die Albert Schweitzer selbst in ihren seinerzeit erkennbaren Anfängen nicht zu Kenntnis nahm, hätten ihn in den Dimensionen, wie sie uns heute vor Augen stehen, kaum überrascht. Ganz im Gegenteil – sie wären für ihn nur zu folgerichtig aus dem allgemeinen wissenschaftlich-technischen Fortschritt, den er mit großer Sorge verfolgte, erwachsen. In seinen 1943/44 verfaßten Analyse der »geistigen und materiellen Situation der Zeit« bringt er diese Sorge klar zum Ausdruck:

> »Tatsächlich sind wir Übermenschen geworden: nicht ganz die, nach denen Nietzsche ausgeschaut hatte, aber doch Übermenschen. Wir sind es durch die übermenschliche Macht, die uns durch die ins Grenzenlose gehenden Fortschritte der Technik in die Hand gegeben ist. In einer bisher unvorstellbaren Weise gebieten wir über die Kräfte der Natur. (...)
> Aber zur übermenschlichen Vernünftigkeit, die erforderlich wäre, um diese Macht nur im rechten Sinne zu gebrauchen, haben wir uns nicht zu erheben vermocht«.[1]

Schärfer noch konstatiert er an anderer Stelle im Gegensatz zum ins Unermeßliche gesteigerten Wissen und Können eine »Verkümmerung« des modernen Menschen »in seinem eigentlichen Wesen«.[2] Im Blick auf die biotechnologischen Entwicklungen tun sich hier zwei miteinander verschränkte Fragestellungen auf:

---

[1] Vgl. Schweitzer, A.: Die Weltanschauung der Ehrfurcht vor dem Leben. Kulturphilosophie III. Dritter und vierter Teil. Günzler, Claus/ Zürcher, Johann (Hrsg.). München 2000, S. 220, vgl. 335, 379. Bemerkenswert ist die fast wörtliche Übereinstimmung der genannten Überschrift mit dem Titel des Buches von Karl Jaspers: Die geistige Situation der Zeit. Berlin 1931, das Schweitzer höchstwahrscheinlich kannte und zu dem es auch zahlreiche inhaltliche Berührungen gibt, die hier nicht verfolgt werden können.

[2] Schweitzer: Kulturphilosophie III. Dritter und vierter Teil, S. 335. Damit bekräftigt er seine schon dreißig Jahre früher vorgetragene Kulturkritik, in der er einen geistig-ethischen Verfall der Kultur diagnostiziert, mit der ein Verlust der Freiheit und Humanität des modernen Menschen verbunden sei (vgl. Schweitzer, Albert: Kultur und Ethik, mit Einschluß von Verfall und Wiederaufbau der Kultur. München 1960, S. 61).

Sind angesichts der Biotechnologie, die wie kaum eine andere wissenschaftlich-technische Entwicklung der Moderne für unüberschreitbar gehaltene Grenzen und Maßstäbe durchbricht, auch im Bereich *ethischer* Maßstäbe ebensolche
Grenzüberschreitungen vonnöten und möglich?

Wenn dies der Fall ist, inwiefern könnte Schweitzers Denken einen zukunfts-
weisenden ethischen Maßstab bieten, der im begonnenen biotechnischen Zeitalter geeignet ist, eine »neue Vernünftigkeit« grundzulegen und den Menschen in
sein »eigentliches Wesen« zu erheben?

Diese beiden Fragestellungen möchte ich in vier aufeinander aufbauenden Be-
trachtungsschritten näher verfolgen: 1. Zunächst gilt es, sich die Handlungsmaximen des biotechnologischen Fortschrittsprojektes und dessen Grenzen zu vergegenwärtigen. 2. Ferner ist in diesem Betracht von Schweitzer her das zugrund-
liegende Verhältnis von Wissenschaft und Denken bzw. Ethik zu umreißen. Sodann möchte ich 3. Schweitzers Ethikprinzip in seinem Anspruch »denknotwen-
diger Vernünftigkeit« zu Kants »Nötigung der Vernunft« kritisch abgrenzen und
schließlich 4. das hieraus resultierende konfliktethische Verantwortungskonzept
Schweitzers auf seine Tragfähigkeit in biotechnologischen Problemzusammen-
hängen hin prüfen.

1. Gentechnischer Fortschritt ins Grenzenlose als maß-loses »Maß«?

Die Unaufhaltsamkeit des grenzüberschreitenden Fortschritts auf allen Gebieten
des Wissens und Könnens und die daraus resultierende »sich überstürzende und
tiefgehende Umgestaltung der für unser Leben in Betracht kommenden Verhältnisse«[3] hat Schweitzer wiederholt in dem Bild der aufgezogenen Schleuse veranschaulicht:

> »Die Schleuse, durch die sich die Wasser in unaufhaltsamem Strome ergießen, läßt sich
> nicht mehr schließen.«[4]

Die wissenschaftlich-technischen Entwicklungen brechen sich Bahn, ehe wir
gewärtigen können, welche ethischen Dilemmata wir uns damit einhandeln.
Schon in der Atombombenfrage war seinerzeit die anfängliche Überlegung, entsprechende Forschungen wegen ethischer Skrupel auf Eis zu legen, aus politischen Gründen verworfen worden. In der biotechnologischen Entwicklung stellt
sich die Situation noch komplizierter dar: Nach einer zunächst vielversprechen-
den Initiative führender Wissenschaftler von 1974, über ein freiwilliges Morato-
rium zur Aussetzung von Experimenten mit rekombinanter DNA Zeit für die
Diskussion damit verbundener ökologischer und gesundheitlicher Risiken zu
gewinnen, werden durch sich überschlagende gentechnologische Forschungsergebnisse und deren industrielle Anwendung fortwährend neue Fakten geschaf-

---

3   Schweitzer: Kulturphilosophie III. Dritter und vierter Teil, S. 355.
4   Ebd., S. 339.

fen, die neue ethische Probleme und Risikofragen aufwerfen und die öffentliche Debatte anheizen.[5]

Das begonnene biotechnische Zeitalter ist der Anbruch einer Epoche, deren »Operationsmatrix«[6] die überkommenen ethischen Grenzziehungen und Maß-stäbe durchbricht, ja maß-los geworden ist. Die moderne Gentechnik demonst-riert eindrucksvoll, daß sich die genetischen »Programme« und »kausalen Agen-zien«, nach denen sich die lebendigen Organismen ungeachtet ihrer Organisati-onsform entwickeln, nicht nur biochemisch entschlüsseln, sondern auch nach Maßgabe technisch-ökonomischer Zwecksetzungen gezielt verändern lassen. Die offenkundigen Erfolge, mit denen sich die Natur nach informationstechni-schen Modellen beschreiben und manipulieren läßt, verführen aber zu dem Um-kehrschluß, daß lebende Organismen »nichts anderes als« die funktionale Mani-festation einer in den Genen verankerten Information als deren Träger seien.[7] Wohl richtet sich die Natur offensichtlich nach kontrollierbaren Ursache-Wirkungszusammenhängen und unterwirft sich ›willfährig‹ unseren technischen Zwecksetzungen, – jedoch geht sie nicht darin auf. Wir können die Natur zwar immer differenzierter und komplexer mit Hilfe informationstheoretischer, ky-bernetischer und mathematischer Modelle beschreiben. Aber: »es konnte noch kein Leben künstlich erzeugt werden«.[8]

Diese Einsicht ist von nicht zu überschätzender Bedeutung – gerade an der Schwelle des biotechnologischen Zeitalters, in dem sich nicht wenige seiner maßgeblichen Vertreter anschicken, einseitig einem reduktionistischen Wissen-schaftsparadigma zu folgen mit dem Ziel, »die Lebensmechanismen praktisch vollständig« zu verstehen und »aus diesem totalen Verständnis ... totale Kontrol-le zu machen«[9].

Die Revolutionierung überkommener Maßstäbe wird in der gentechnischen Entwicklung nirgends evidenter als in den unabsehbaren Möglichkeiten eines Gentransfers zwischen zwei beliebigen Lebewesen, unabhängig von ihrem stammesgeschichtlichen Verwandtschaftsgrad. Was hier geschieht ist nicht we-niger als der Einbruch in die über Jahrmillionen gewachsene und in ihrem ver-netzten Gefüge bewährte Biosphäre, die einen Genaustausch nur zwischen Va-rietäten innerhalb strikt eingehaltener Artgrenzen zuläßt.

---

[5]   Vgl. Rifkin, Jeremy: Das biotechnische Zeitalter. Die Geschäfte mit der Gentechnik. Mün-chen 1998, S. 13ff.
[6]   Vgl., Rifkin: Das biotechnische Zeitalter, S. 33f.
[7]   Zum Prinzip des »Nichts-anderes-als«, das Moritz Geiger in die Diskussion gebracht hat, vgl. Bollnow, Otto Friedrich: Das Wesen der Stimmungen. Frankfurt [6]1980, S. 15. Zur re-duktionistischen Betrachtungsweise der Biologie vgl. Rifkin: Das biotechnische Zeitalter, S. 236, 338f.
[8]   Regelmann, Johann-Peter/ Schramm, Engelbert: Schlägt Prigogine ein neues Kapitel in der Biologiegeschichte auf? In: Altner, Günter (Hrsg.): Die Welt als offenes System. Eine Kontroverse um das Werk von Ilya Prigogine. Frankfurt/M. 1986, S. 61.
[9]   Wilmut, Ian/ Campbell, Keith/ Tudge, Colin: Dolly. Der Aufbruch ins biotechnische Zei-talter. München/Wien 2000, S. 325.

Die Möglichkeit, nach Belieben tierische Gene in Pflanzen oder menschliche Gene in Tiere zu transferieren, stellt das für unhintergehbar gehaltene »Konzept von der Integrität einer Art« völlig in Frage. Lebewesen werden nicht mehr als »fühlende Kreaturen« mit »unantastbaren Qualitäten« wahrgenommen, sondern »als Bündel genetischer Informationen«. Sie werden so ihrer wesenhaften, unvertretbaren Besonderheit beraubt und »in abstrakte Botschaften umgewandelt«.[10]

Die Totalisierung technisch-ökonomischer Vereinnahmung von Leben durch die Gentechnik einerseits und die damit einhergehende Verengung des ethischen Betrachtungshorizonts andererseits gipfelt in der inzwischen vielfältig praktizierten »Patentierung« von Leben. Tiere und Pflanzen, deren Gene technisch verändert wurden, werden als menschliche »Erfindungen« deklariert, aus denen Forscher und Firmen, die derartige Modifikationen vorgenommen haben, exklusive Urheber- und Eigentumsrechte ableiten und diese patentamtlich zuerkannt bekommen. Hier hat sich im Bereich instrumentell-technischen Denkens und Handelns ein Dammbruch ethischer Maßstäblichkeit vollzogen: Lebende Organismen werden seither nicht nur einer bis ins Maßlose gesteigerten technischen Vernutzung unterworfen und denaturiert, sondern in ihrem vom Menschen unabhängigen originären Eigensein negiert. Was bis dato als wissenschaftliche *Entdeckung* von Naturgegebenheiten und *Anwendung* der vom Menschen entwickelten gentechnischen *Methoden* gelten konnte, wird nunmehr zur *Erfindung* umgefälscht. Es wird damit unterstellt, die Lebewesen auf dem Wege gentechnischer Modifikation in toto selbst erschaffen zu haben.[11] Menschliche Maßlosigkeit kippt hier unversehens um in Vermessenheit und Hybris.[12] Weiter kann die abstrahierende Reduktion komplexer Lebensformen auf isolierbare genetische Merkmale und berechenbare Gensequenzen kaum auf die Spitze getrieben werden.

Die Verabsolutierung des Machbarkeitsparadigmas, das der Vision folgt, genetische »Defekte« zu eliminieren, durch Gentransfer neue Lebensformen nach menschlicher Zweckerwägung zu »perfektionieren« oder gar gänzlich neue Arten zu »kreieren«, zeigt, daß sich viele Gentechniker noch in einer anderen Hinsicht ver-messen. Sie greifen unbekümmert in das unerschöpfliche Reservoire genetischer Vielfalt ein, wie sie die Evolution über Jahrmillionen hervorgebracht hat, klassifizieren und sondieren Gene nach Wertaspekten als »gut« und »schlecht« bzw. »defekt«, ohne auch nur annähernd begreifen zu können, welche Funktionen ihnen im Gesamtkomplex der jeweiligen Individuen bzw. der Ökosphäre, der sie angehören, direkt oder indirekt zukommen. Gerade auch die Evolutionsbiologie hat schon lange erkannt, daß Mutationen und rezessive

---

[10] Rifkin: Das biotechnische Zeitalter, S. 311f., vgl. 309, 314.
[11] Vgl. ebd., S. 17, 82ff.
[12] Vgl. Bollnows prinzipielle Unterscheidung von »Maß«, »Unmäßigkeit«, »Maßlosigkeit« und »Vermessenheit« in: Bollnow, Otto Friedrich: Maß und Vermessenheit des Menschen. Philosophische Aufsätze. Göttingen 1962, S. 33ff.

Merkmale, die uns als »Fehler« im genetischen Code erscheinen, im evolutionären Gesamtprozeß ungeahnte »Chancen« und Entwicklungsimpulse bergen.[13] Gleichwohl müssen wir uns davor hüten, diese »Chancen« in die Matrix technisch-manipulativer Vernutzungsmöglichkeiten hineinzuzwingen. Denn:

> »Die Natur ist viel zu lebendig, zu komplex und variabel, um sich je von Wissenschaftlern mit aussagekräftigen prognostizierenden Modellen umschreiben zu lassen.«[14]

2. Haben wir (k)eine ›denkende Wissenschaft‹?

Bei allem Fortschritt ins Grenzenlose stößt die wissenschaftliche Welt- und Lebenserschließung Schweitzer zufolge an eine unüberschreitbare, prinzipielle Grenze:

> »Was aber Leben ist, vermag keine Wissenschaft zu sagen«.[15]

Es ist inzwischen ein unstreitiger erkenntnistheoretischer Topos, daß der »objektive« Maßstab, den die Naturwissenschaft ihrer Erforschung der Wirklichkeit zugrunde legt, es zwar erlaubt, eine in gewissen Grenzen verläßliche mathematische Architektur des Wirklichen zu entwerfen. Andererseits aber ist ebenso klar geworden, daß die Wirklichkeit ihr solchermaßen konstruiertes Abbild unendlich transzendiert.[16]

In diesem Zusammenhang gibt die Erkenntniskritik von Jaspers ergänzend Aufschluß, wonach all unser Erkennen, ob wissenschaftlich oder nicht, an eine prinzipiellen Grenze stößt: Wir erkennen »immer *in* der Welt«, »niemals *die* Welt«. Alles Wissen hat nur partikularen Charakter, ein »Totalwissen bleibt aus«.[17] Was innerhalb dieser Grenzen die exakten Naturwissenschaften als »objektive« Erfahrung beschreiben, skelettiert Reichtum und Fülle menschlicher Erlebens- und Erfahrungsmöglichkeiten auf das »trockene Gerüst des Zählbaren und Meßbaren«[18] als dem allein objektiv Feststellbaren und intersubjektiv Überprüfbaren. Die gegenwärtige Problematik der naturwissenschaftlich-technischen Daseinsgestaltung ist dabei eine doppelte: sie liegt nicht allein in den unerwünschten Nebenfolgen und Rückwirkungen technisch-industrieller Machenschaften auf Mensch und Natur. Die eigentliche Problematik, wie sie vor allem

---

[13] Vgl. Rifkin: Das biotechnische Zeitalter, S. 220ff.

[14] Ebd., S. 179.

[15] Schweitzer, Albert: Kultur und Ethik, mit Einschluß von Verfall und Wiederaufbau der Kultur. München 1960, S. 329.

[16] Vgl. Dürr, Hans-Peter: Wissenschaft und Wirklichkeit. Über die Beziehung zwischen dem Weltbild der Physik und der eigentlichen Wirklichkeit. In: Hans-Peter Dürr/ Walther Ch. Zimmerli (Hrsg.): Geist und Natur. Über den Widerspruch zwischen naturwissenschaftlicher Erkenntnis und philosophischer Welterfahrung. Bern u.a. ²1989, S. 28-46;

[17] Japers, Karl: Chiffren der Transzendenz. München 1970, S. 7, 35.

[18] Bollnow, Krise und Chance unserer Zeit. In: Ders.: Zwischen Philosophie und Pädagogik. Vorträge und Aufsätze. Aachen 1988, S. 33f.

auch in der Biotechnologie virulent geworden ist, beruht auf der Fehleinschät-
zung der Grenzen naturwissenschaftlich-technischer Methoden als solchen,
sprich: auf deren unzulässigen Verabsolutierung.[19]

Es ist, so konstatierte Jaspers, heute »eine *Verkehrung des Sinns von Wissenschaft*« im Gange, insofern das Bewußtsein der methodischen Möglichkeiten
und Grenzen wissenschaftlichen Wissens abhanden kommt und stattdessen ein
»Wissenschaftsaberglaube« um sich greift, der gänzlich auf den wissenschaftlich-technischen Fortschritt setzt und die Erwartung, daß die Probleme und Aufgaben der Daseinsgestaltung allein mit wissenschaftlich-technischen Mitteln zu
meistern seien. Aber gerade der Wissenschaftsaberglaube droht in Fällen, wo die
»Allmacht« der Wissenschaft versagt, leicht in eine Wissenschaftsfeindlichkeit
umzuschlagen. Daher gilt es beide Irrwege zu meiden, weder einem »Wissen-
schaftsaberglauben« noch einer »Wissenschaftsverachtung« zu verfallen, sondern die »kritische Vernunft eigentlicher Wissenschaftlichkeit« in ihr ange-
stammtes, wenn auch begrenztes Recht zu setzen.[20]

Die Gefahr einer ungemäßen Totalvereinnahmung unseres Wirklichkeitssin-
nes durch Wissenschaft und Technik hat auch Heidegger eindringlich gemacht,
die nicht verharmlost werden darf:

> »Man bedenkt nicht, daß sich hier mit den Mitteln der Technik ein Angriff auf das Leben
> und das Wesen des Menschen vorbereitet, mit dem verglichen die Explosion der Wasser-
> stoffbombe wenig bedeutet.«

Der »unaufhaltsamen Übermacht der Technik« wäre der heutige Mensch ausgeliefert, wenn er »darauf verzichtete, gegenüber dem bloß rechnenden Denken
das besinnliche Denken in das maßgebende Spiel zu bringen«.[21] Aber nach Heideggers Auffassung wird man ein »besinnliches Denken« im Wirkungsbereich
von Wissenschaft und Technik vergeblich suchen.

Diesen Umstand beklagt auch Schweitzer, wie schon das obige Eingangzitat
verdeutlicht, wenn auch in einer anderen Grundstellung als Heidegger. Schweitzer zufolge gibt es zwar ein ins Grenzenlose fortschreitendes Wissen und Können und »wohl noch Freiheit der Wissenschaft, aber fast keine denkende Wissenschaft mehr«.[22] Der durch sie genährte Glaube an einen materiellen Fortschritt orientiert sich nicht an den aus dem *Denken* gewonnenen Vernunftidea-
len, sondern – so Schweitzer – an »der *Wirklichkeit* entnommenen, herabgesetzten Idealen«[23], mit der Folge, daß »wir damit immer weiter in Kulturlosigkeit
und Humanitätslosigkeit hineingelangen.«[24]

---

[19] Vgl. Schüz, Gottfried: Personale Enfaltung in der Krise. In: Knierim, Heinz/ Schüz, Gottfried (Hrsg.): Dimensionen ganzheitlicher Verantwortung. Krisen – Aufgaben – Erziehung.
Baltmannsweiler 1993, S. 57ff.

[20] Jaspers, Karl: Die geistige Situation der Zeit. Berlin 1931, S. 123. Vgl. Ders.: Vom Ursprung und Ziel der Geschichte. [8]1983, S. 124.

[21] Heidegger, Martin: Gelassenheit. Pfullingen 1959, S. 20f.

[22] Schweitzer: Kultur und Ethik, S. 58.

[23] Ebd., S. 101 (Kursivst.v.m.).

[24] Ebd., S. 103.

Wie aber kommt Schweitzer zu einer solch negativen Bewertung? Versteht sich nicht gerade die angewandte biologische Wissenschaft und wie viel mehr die Gentechnik als Wegbereiterin einer »Höherentwicklung« des Menschen? Die Biologie huldigt Schweitzer zufolge dem »Kult des Naturhaften«, der »Hochschätzung des Physischen«.[25] Die Errungenschaften des Wissens und Könnens dienen zunehmend dem Ideal der »Steigerung der körperlichen Leistungsfähigkeit«[26], in deren Banne dem Menschen die geistige Dimension des Lebens abhanden kommt und damit »das Empfinden für die Verarmung und Verelendung der Ethik«[27]. Es bleibt außer Betracht, daß die Höherentwicklung des Menschen nicht auf mechanistisch- kausale Gesetzmäßigkeiten reduziert werden darf, sondern »sich unter dem Einfluß eines uns unvorstellbaren Geistigen vollzieht«.[28] Schweitzer faßt dies in einer seiner Nachlaßschriften ganz konkret, was im Blick auf die moderne Gentechnik von ungebrochener Aktualität ist:

> »Wir machen uns heute mit dem Gedanken vertraut, daß die lebendigen Zellen vorstellender, überlegender und schöpferischer Leistungen fähig sind und in der Höherentwicklung sich eine in ihnen vorhandene zielbewußte Idee verwirklicht. Welches aber die Voraussetzungen für das In-Gang-Kommen dieser Entwicklung sind, bleibt im Dunkeln.«[29]

Auch wenn das künstliche Befruchten von Eizellen, deren Selektion und Konservierung oder das Transferieren artfremden Genmaterials in pflanzliche und tierische Lebewesen »wunderbar« zu funktionieren scheint, so wissen wir gleichwohl nicht, was wir damit tun, d.h. der Natur und damit auch uns selbst *antun.* –

Schweitzers kritische Einlassung, es gäbe »fast keine denkende Wissenschaft mehr«, ist gleichwohl zu differenzieren. Schweitzer unterstellt damit, daß die Wissenschaft ehedem eine grundsätzlich »denkende« war und wieder sein könnte. Jedoch – wie es Heidegger formulierte: »Die Wissenschaft denkt nicht«[30]. Sie kann es auf Grund ihrer exakten Methode sui generis nicht. Wenn es darum geht, das *besinnliche* Denken, wie es Schweitzer anmahnt, ins »maßgebende Spiel« zu bringen, dann kann dieses nur außerhalb des Horizonts wissenschaftlicher Welterfassung und -gestaltung bzw. über diesen hinaus geschehen.

Von naturwissenschaftlicher Seite war es das Verdienst von Ilya Prigogine, auf die unüberschreitbare »Grenze wissenschaftlicher Objektivierung und Voraussagbarkeit im Bereich der Biosysteme hingewiesen zu haben«. Diese spezifische Grenze zu mißachten, bedeutet, »Lebensganzheiten« in ihrer geschichtli-

---

[25] Schweitzer: Kulturphilosophie III. Dritter und vierter Teil, S. 311.
[26] Ebd., S. 316.
[27] Ebd., S. 315.
[28] Ebd., S. 321.
[29] Ebd.
[30] Heidegger, Martin: Was heißt Denken? In: Ders.: Vorträge und Aufsätze. Pfullingen ⁵1985, S. 127.

chen Komplexität und Einmaligkeit zu zerstören und dabei zugleich auch den wissenschaftlichen Erkenntnisanspruch zu verfehlen.[31]

Die genannte Grenzziehung sucht man beispielsweise in Peter Sloterdijks heftig diskutierten Vortrag »Regeln für den Menschenpark« vergeblich. Im Kern beschwört er die Frage nach einer »künftigen Anthropotechnologie« als Weg zur Humanisierung des Menschen, die mit Hilfe der Gentechnik »bis zur expliziten Merkmalsplanung vordringt«, als »das Unumgängliche, das zugleich das Nichtbewältigbare ist«[32]. In Sloterdijks anthropotechnologischer Sicht wird die ›Unumgänglichkeit‹ des wissenschaftlich-technischen Paradigmas, das den Menschen »geradlinige(n) Extrapolationen technokratischer Planungsmodelle«[33] zu unterwerfen droht, nicht als solches kritisch hinterfragt. Auch kommt darin kein »prozeßoffenes Denken«[34] ingang, das Visionen für eine positive Überwindung eines »genetokratisch« (Rifkin) determinierten Menschentums entwerfen könnte.

Das Maß der exakten Naturwissenschaft, die sich ihrem Wesen nach ins Maß- und Grenzenlose auswächst, kann eine Mäßigung und Maßgabe nur durch den *denkenden* Menschen erfahren, der sich ihrer als Instrumentarium der Daseinsbewältigung zwar bedienen, aber sich nicht von ihr beherrschen lassen darf: und zwar durch den *ganzen* Menschen, der eben nicht in der jeweiligen Rolle, die er spielt, restlos aufgeht bzw. aufgehen darf – ob als Verbraucher und Alltagsmensch, oder als Funktions- und Entscheidungsträger in Gesellschaft, Kultur oder Politik oder eben als Wissenschaftler in der Genforschung.

Ein *menschliches* Maß zu finden, darf zudem aber nicht heißen, daß wir unsere menschlichen Bedürfnisse, Zwecksetzungen und Erfahrungsmöglichkeiten zum alles bestimmenden ethischen Eichmaß erheben, worin sich gerade auch in der aktuellen bioethischen Diskussion die Geister scheiden.

Ein Beispiel aus der Biomedizin: Wenn ich die Anmutungsqualität eines künstlich erzeugten menschlichen »Zellhaufens« in der Petrischale, dem man phänotypisch nicht ansehen kann, ob aus ihm einmal ein Mensch oder ein Frosch hervorgeht, zum entscheidenden ethischen Kriterium erkläre, dann sind Skrupel gegen eine Embryonen verbrauchende Stammzellforschung leicht auszuräumen. Und wenn man zudem solche Zellhäufchen vom prognostischen Nutzwert seiner »guten« bzw. vom Unwert seiner »schlechten« Gene her definiert und sie mit dem Ziel ihrer Perfektionierung entsprechend selektiert (wie es

---

[31] Pohl, Karl: Geschichte der Natur und geschichtliche Erfahrung. Bemerkungen zu Ilya Prigogines Versuch eines neuen Dialogs zwischen Natur- und Geisteswissenschaften. In: Altner, Günter (Hrsg.): Die Welt als offenes System. Eine Kontroverse um das Werk von Ilya Prigogine. Frankfurt/M. 1986, S. 116.

[32] Sloterdijk, Peter: Regeln für den Menschenpark. Ein Antwortschreiben auf Heideggers Brief über den Humanismus. Frankfurt/M. 1999, S. 46f.

[33] Altner, Günter: Wer ist's, der alles dieses zusammenhält? Das Gespräch zwischen Theologie und Naturwissenschaften im Lichte von Prigogines »Dialog mit der Natur«. In: Ders. (Hrsg.): Die Welt als offenes System, S. 163.

[34] Ebd, S. 170.

insb. eine Präimplantationsdiagnostik vorsieht), dann vollzieht sich eine erschreckende Desensibilisierung gegenüber dem unveräußerlichen Eigenwert des jeweils im Werden befindlichen menschlichen Organismus', der auf einzelne wahrnehmbare Merkmalsbündel reduziert wird. Der von Schweitzer beklagte »Kult des Naturhaften« in der Biologie, mit dem ein Verlust der ethisch-geistigen Dimension des Lebens einhergeht, läuft Gefahr, in der Gentechnik verabsolutiert zu werden. Welche Eltern können sich angesichts einer medizinischen Diagnose eines Gendefektes dem ärztlichen Rat zur Schwangerschaftsunterbrechung entziehen?[35]

Erblicke ich aber in besagtem Zellhaufen entstehendes menschliches Leben, das ich für unantastbar halte, weil es unendlich viel mehr ist als uns objektive Daten vermitteln können und deshalb menschlicher Verfügungsgewalt prinzipiell entzogen bleiben soll, dann kommt eine Vernunfterwägung ins maßgebende Spiel, die aus der prinzipiellen Begrenztheit menschlichen Wahrnehmungsvermögens positive Konsequenzen zieht.[36] Denn wer kann vor der Geburt auch eines behinderten Kindes wissen, was es für seine Familie, die Welt oder es selbst bedeuten wird?[37]

Dieses Beispiel macht deutlich: Die Unantastbarkeit werdenden menschlichen Lebens ist kein empirisch objektivierbares Faktum, sondern nur auf dem Wege besinnlichen Denkens und diskursiv zu gewinnender gesellschaftlicher Übereinkunft gegen seine »genetische Antastbarkeit« abzusichern.[38] Der Fortschritt und Zugewinn des Wissens und Könnens kann nicht darüber hinweg täuschen, daß das meiste unseres Wissens bloß vorläufig ist und diesem ein ungleich größerer Umkreis des Noch-nicht-Wissens, aber auch des Niemals-wissen-Könnens gegenüber steht.[39] Aber allein das Bewußtsein eines grundsätzlichen Nicht-wissen-Könnens könnte die Hybris des Wissens und Machens dämpfen und eine Ehrfurchtsgesinnung in Verantwortung für das Ganze anbahnen.

3. »Ehrfurcht vor dem Leben« als »denknotwendiges Maß« einer Grenzen überschreitenden Vernunft?

Bei aller Fortschrittskritik war Albert Schweitzer von der tiefen Hoffnung beseelt, daß es der Menschheit gelingen kann, sich zu einem »geistigen und ethischen Menschentum« emporzuarbeiten. Dabei darf die positive Seite wissen-

---

[35] Solche gibt es tatsächlich: vgl. www.tim-lebt.de.

[36] Vgl. hierzu das Streitgespräch zwischen Maria Böhmer und Claus Bartram in der Frankfurter Rundschau vom 28.4.2003 (S. 10), das für diese Problematik geradezu modellhaft ist.

[37] Vgl. Zirden, Heike (Hrsg.): Was wollen wir, wenn alles möglich ist? Fragen zur Bioethik. München 2003, S. 118 u.a.

[38] Vgl. dazu Wunder, Michael: Vom Unglück des programmierten Kindes. In: Frankfurter Rundschau vom 13.10.2003, S. 8.

[39] Vgl. Jaspers: Chiffren der Transzendenz, S. S. 8f; ders.: Der philosophische Glaube. München ⁶1974, S. 13f, 42f.

schaftlich-technischer Daseinsgestaltung keineswegs übersehen werden. Gerade
der Genforschung kann nicht rundweg abgesprochen werden, daß gezielte Maßnahmen genetischer Modifikation vor allem im medizinisch-therapeutischen Bereich aber auch zur Sicherung und Erweiterung von Nahrungsressourcen in der
Landwirtschaft dem Schweitzerschen Prinzip einer Erhaltung und Steigerung
von Leben folgen, ja durch dieses geradezu motiviert sein können.

Inwiefern aber kann im gentechnologischen Zusammenhang das Schweitzersche Ehrfurchtsprinzip überhaupt noch als ethisches Regulativ wirksam werden?
Immerhin ist Schweitzers Grundsatz, allem Leben die gleiche Ehrfurcht entgegenzubringen, und seine daraus abgeleitete Handlungsmaxime ebenso einfach
wie evident:

> »Als gut gilt .... Leben erhalten, Leben fördern, entwickelbares Leben auf seinen höchsten
> Wert bringen. Als böse: Leben vernichten, Leben schädigen, entwickelbares Leben nieder-
> halten«.[40]

Ist damit ein »grenzen-loses« Maß gefunden, das den durch die gentechnologischen Entwicklungen veränderten ethischen Anforderungen entsprechen kann?
Oder ist es als regulative Idee des Handelns zu allgemein und muß daher als
Entscheidungskriterium schon deshalb versagen, weil es sowohl Gegnern als
auch Befürwortern der Gentechnik als Legitimationsgrundlage dienen kann?

Und vor allem: Mit welcher Verbindlichkeit und welchem Geltungsanspruch
kann dieses Lebensehrfurchtsprinzip als ethischer Maßstab in die aktuellen gentechnologischen Entwicklungen, an denen wir letztlich alle in unterschiedlichen
Rollen beteiligt sind, steuernd eingreifen?

Schweitzer jedenfalls verbindet mit der »Ehrfurcht vor dem Leben« einen Anspruch, der nicht zu überbieten ist: Über alle geschichtlich-kulturellen Grenzen
hinweg proklamiert er sie als »das denknotwendige, universelle, absolute
Grundprinzip des Ethischen«.[41] Im vorliegenden Zusammenhang möchte ich vor
allem den Anspruch der »Denknotwendigkeit« des Ehrfurchtsprinzips näher untersuchen. Soweit ich sehe, hat kein Postulat Schweitzers vehementere Kritik
ausgelöst. Im wesentlichen geht es um zwei Problemkreise: um die Legitimität
seines Denk-Ansatzes als solchem, sodann um die Frage nach dem »notwendigen« Charakter von Inhalt und Verlaufsstruktur dieses Denkens selbst.

Die Legitimitätsfrage betrifft den Vorwurf eines mehr oder weniger verdeck-
ten »naturalistischen Fehlschlusses«. Von der Tatsachen-Feststellung, daß ich
Leben bin, das leben will, inmitten von Leben, das leben will, könne nicht die
ethische Forderung der Ehrfurchtsgesinnung abgeleitet werden. Dies impliziere
den logisch unzulässigen Schluß von einem Sein auf ein Sollen.[42]

---

[40] Zit. n. Bähr, Hans Walter (Hrsg.): Albert Schweitzer. Die Ehrfurcht vor dem Leben.
Grundtexte aus fünf Jahrzehnten. München, [7]1966, S. 22.
[41] Ebd.
[42] Vgl. Otto, Bernd: Albert Schweitzers Beitrag zur Friedenspolitik. Hamburg 1974, S. 55;
Lenk, Hans: Albert Schweitzer – Ethik als konkrete Humanität. Münster 2000, S. 34, 50,

Demgegenüber ist mit Günzler festzustellen, daß der Vorwurf einer unzulässigen Vermischung empirischer Voraussetzungen mit normativen Setzungen Schweitzer nicht trifft.[43] Schweitzer geht zwar von der Tatsache eines allseits herrschenden Lebenswillens aus, jedoch ist hieraus gerade kein ethisches Ideal zu gewinnen, wie er selbst immer wieder nachdrücklich betont. Im Weltgeschehen wie der Natur selbst ist nach ihm »nichts von dem, was wir ethisch empfinden, zu entdecken«[44]. An anderer Stelle noch schärfer: »die Natur ist inhuman, weil sie Natur ist«[45]. Daher schlägt der ethische Grundsinn seines Denkansatzes nicht im »Sein wie die Welt«, sondern in dem »Anderssein als die Welt«[46] Wurzeln.

Doch inwiefern vollzieht sich dieses »denknotwendig«? Dieses Anderssein im Sinne eines »Ethisch-Seins« geht aus der »Selbstbesinnung« des Menschen auf sein *Verhältnis* zur Welt hervor, verbunden mit einer »geheimnisvollen Nötigung«[47]. Schon diese Formulierung deutet an, daß es sich nicht um eine Denknotwendigkeit im Sinne des traditionellen logisch-rationalen Verfahrens handelt, sondern dieses Denken tiefer greift. Die vielgeübte Kritik[48] an Schweitzers Anspruch einer Denknotwendigkeit des Ehrfurchtsprinzips geht fehl, weil sie zum einen Schweitzers ganz eigenes Verständnis von »Denken« außer Acht läßt und zum anderen die aus diesem Denken entspringende »Nötigung« mit einem logisch-zwingenden, unausweichlichen Vollzug verwechselt.

Die von Schweitzer intendierte »Denknotwendigkeit« hat mit einem deduktiv letztbegründenden Erkenntnisanspruch rationalistischer Prägung nichts zu tun. Daß Schweitzer ein solcher (nicht haltbarer) Anspruch gleichwohl unterstellt wird[49], beruht auf dessen eigener betonter Anknüpfung an Kants Vernunftmodell und dem Bemühen, seiner Ehrfurchtsethik analog zu Kants kategorischem Ethikprinzip ein absolutes, allgemeingültiges Fundament zu sichern.[50] Jedoch unterscheidet sich Schweitzers Vernunftverständnis von demjenigen Kants grundlegend und so auch die daraus sich ergebende Deutung einer Notwendigkeit bzw. »Nötigung«.

Die Vernunft ist nach Kant ein a priori gesetzgebendes, »intelligibles« Vermögen, das in praktisch-moralischer Hinsicht gerade dadurch absolute Geltung erlangt, daß es »ohne Voraussetzung irgendeines Gefühls, mithin ohne Vorstellungen des Angenehmen und Unangenehmen«, d.h. losgelöst von jedweder em-

---

70; Sommer, Urs In: Albert Schweitzer – Fritz Buri: Existenzphilosophie und Christentum. Briefe 1935 – 1964. Sommer, Urs (Hrsg.). München 2000, S. 43f.

[43] Vgl. Günzler, Claus: Albert Schweitzer. Einführung in sein Denken. München 1996, S. 75.

[44] Schweitzer: Kulturphilosophie III. Dritter und vierter Teil, S. 47.

[45] Ebd., S. 309, vgl. 159, 234 u.a.

[46] Ebd., S. 46.

[47] Ebd.

[48] Vgl. u.a. Otto: Albert Schweitzers Beitrag zur Friedenspolitik, S. 56; Lenk: Albert Schweitzer – Ethik als konkrete Humanität, S. S. 25, Günzler: Albert Schweitzer. Einführung in sein Denken, S. 75.

[49] Vgl. Lenk: Schweitzer – Ethik als konkrete Humanität, S. 57.

[50] Vgl. Günzler: Albert Schweitzer. Einführung in sein Denken, S. 75.

pirischer oder subjektiver Bedingtheit »durch die bloße Form der praktischen Regel« (des kategorischen Imperativs) den Willen bestimmt.[51]

Dementsprechend ist der »reine« Wille darauf aus, nur dasjenige zu wählen, was die Vernunft unabhängig von allen Neigungen, Interessen und Zwecksetzungen »als objektiv notwendig, d. i. als gut, erkennt«.[52] Aus der einmal erkannten objektiven Notwendigkeit resultiert vice versa auch eine subjektive, indem der Wille nur solche Handlungen wählt, die ihren Bestimmungsgrund im (formalen) Sittengesetz haben, ohne Ansehung des Gegenstandes bzw. Inhalts der sittlichen Willensbildung.[53]

Von Kant unterscheidet sich Schweitzers Vernunftverständnis diametral, unbeschadet seines erklärten Programms einer unmittelbaren Anknüpfung an die Aufklärung und einer Erneuerung »voraussetzungslosen Vernunftdenkens«[54].

Im Gegensatz zu Kant, der es geradezu darauf anlege, »die natürlichen Quellen der Sittlichkeit zu verstopfen«[55], ist für ihn Vernunft »der Inbegriff aller Funktionen unseres Geistes in ihrem lebendigen Zusammenwirken«[56], in dem Gefühle und subjektive Bedingtheiten nicht – wie bei Kant – auszuschalten, sondern als wesenhafte Konstitutiva des Ethischen bewußt einzubeziehen sind.

»Vernunft« ist für Schweitzer nicht ein apriorisches Vermögen, das dem Willen universalisierbare Handlungsmaximen als Sollensforderung im formalrationalen Vollzug aufnötigt. Es ist gewissermaßen umgekehrt: ein seiner selbst bewußter Wille zum Leben wird aus dem tiefen Erleben des »eigenen Seins in dem universellen Sein«[57] überhaupt erst »denkend« und erfährt aus diesem »denkenden Erleben des Lebens«[58] und der aus ihm entspringenden Bejahung des Lebenswillens, der in allem Leben um mich herum in Erscheinung tritt, eine »innere Nötigung« zur »Vernünftigkeit«[59]. »Vernunft« kommt somit für Schweitzer erst aus einem »denknotwendigen Irrationalen«[60], gewissermaßen ›a posteriori‹ ins Spiel als Ausdruck und Inbegriff einer Geisteshaltung und Gesinnung, die sich in der Ehrfurcht vor allem Leben ausspricht, und derzufolge ich nicht anders kann, als zu erkennen und anzuerkennen, » daß das Gute in dem Erhalten, Fördern und Steigern von Leben besteht und Vernichten, Schädigen und Hemmen von Leben böse ist«.[61] Formelhaft verkürzt könnte man sagen: Nicht eine von jeglichem Lebensbezug gereinigte Vernunft aktiviert einen uni-

---

[51] Kant, Immanuel: Kritik der praktischen Vernunft, hrsg. v. Joachim Kopper, Stuttgart 1966, S. 42. [1. Teil, 1. Buch, 1. Hauptstück § 3 Anm. I].

[52] Kant, Immanuel: Grundlegung zur Metaphysik der Sitten. Fritzsch, Dr. Theodor (Hrsg.). Leipzig 1904, S. 45 [2. Abschnitt].

[53] Ebd.

[54] Schweitzer: Kultur und Ethik, S. 91.

[55] Ebd., S. 200.

[56] Ebd., S. 68.

[57] Ebd. S. 69.

[58] Ebd. S. 70.

[59] Vgl. Ebd., S. 39.

[60] Ebd. S. 91.

[61] Ebd. S. 90.

versalisierbaren sittlichen Willen, vielmehr umgekehrt: es ist die Besinnung auf
den eigenen Lebenswillen und das denkend werdende Erleben der universalen
Verbundenheit mit dem Leben im ganzen, wodurch der Mensch erst eigentlich
›zur Vernunft kommt‹. Der Mensch ist also »nicht immer und notwendig im Besitz der Vernunft«, wie mit Bollnow im Sinne Schweitzers ergänzt werden kann,
sondern nur insoweit, als er von seiner Fähigkeit Gebrauch macht, »im Tun in-
nezuhalten, sich zu besinnen«[62].

Aus dem Gesagten sollte klar werden, daß die von Schweitzer postulierte
Denknotwendigkeit des Ehrfurchtsprinzips mit logisch zwingenden Denkopera-
tionen nicht evaluiert werden kann. Vielmehr ist ein »vernünftiger« Umgang
etwa mit biotechnologischem Anwendungswissen im Sinne eines »geistig-
ethischen Menschentums« nur aus der Nötigung *besinnlichen* Denkens zu gewinnen.

Um die Dimensionierung dieser aus dem besinnlichen Denken erwachsenden
Maßstäblichkeit des Ehrfurchtskonzepts angemessen orten zu können, ist es erforderlich näher darzulegen, was Schweitzer unter »Denken« versteht. Die obige
Abgrenzung zum Vernunftbegriff Kants machte bereits deutlich, daß für
Schweitzer ein unauflöslicher Zusammenhang zwischen Denken und Erleben,
Rationalem und Irrationalem besteht. »Verstandesmäßiges Denken« muß vom
eigentlichen Denken, das er als »wirkliches«, »wahres«, »vertieftes« oder »elementares« Denken näher charakterisiert, unterschieden werden.[63] Ersteres umfaßt das »gewöhnliche« Denken im Sinne bloßer Verstandestätigkeit, von
Schweitzer meist als »gesunder Menschenverstand« akzentuiert. Dieser befaßt
sich mit dem Nächstliegenden und Alltäglichen, er erschöpft sich in den Funktionen des bloßen Feststellens, Ordnens und logischen Verknüpfens von Tatsachen. Verstandesmäßiges Denken hat die Tendenz, auf halbem Wege stehen zu
bleiben und uns in der sicheren »Bahn des gewöhnlichen Dahinlebens«[64] zu halten. Demgegenüber vermag erst das »wahre Denken« in die Tiefendimension
der Wirklichkeit einzudringen. Wirkliches bzw. wahres Denken im Sinne
Schweitzers geht nicht in logischen Verstandesoperationen auf und beruhigt sich
nicht damit, daß wir uns in unserem Dasein möglichst bequem häuslich einrich-
ten. Es stellt sich in aller Wahrhaftigkeit der Frage nach dem Grundsinn unseres
Daseins im Verhältnis zum Leben im ganzen. Es läßt uns aus unserer bloß »naturhaften Zugehörigkeit zur Welt heraustreten«[65] und öffnet uns den Horizont
für die innere geistige Zusammengehörigkeit allen Seins. Solches Denken umfaßt und erfaßt unser *ganzes* Wesen und bildet mit unserem »Fühlen, Ahnen,

---

[62] Vgl. Bollnow, Otto Friedrich: Die Verantwortung der Vernunft in einer friedlosen Welt.
In: Ders.: Zwischen Philosophie und Pädagogik, S. 14.
[63] Schweitzer: Kulturphilosophie III. Erster und zweiter Teil, S. 187, 284; ders.: Kulturphilosophie III. Dritter und vierter Teil, S. 124f, 159, 178, 228, 25ff u.a.
[64] Schweitzer: Kulturphilosophie III. Dritter und vierter Teil, S. 20f.
[65] Ebd., S. 234.

Sehnen und Wollen« eine »geheimnisvolle Einheit«.[66] Nur so sind wir in der
Lage, aus unserem selbstbezogenen Für-uns-sein herauszutreten und unsere tiefe
Verbundenheit mit allem Leben zu erkennen. Dieses auf ein tieferes Erkennen
meines Verhältnisses zu mir selbst und zur Welt ausgehende Denken muß not-
gedrungen die starren, vorgezeichneten Bahnen logischer Verstandesoperationen
verlassen und die Grenzen des bloß rational Erkennbaren durchbrechen. Es muß
sich in der Weite und Offenheit des Unbegangenen und Unerschlossenen seinen
Weg erst eigens spuren durch Gefilde, »wo Erkennen in Erleben übergeht«.[67]

Haben wir die innere Zusammengehörigkeit alles Seienden einmal erkannt
und anerkannt, dann können wir nicht anders als gegenüber *jedem* Geschöpf, das
in unseren Bereich tritt, Mitfreude und Mitleid zu empfinden und nur dann erleben wir die immer stärker werdende »Nötigung zur Rücksichtnahme auf andere
Wesen und zur helfenden Hingebung an sie.«[68]

Es dürfte einleuchten, daß solches Denken nicht am Leitseil der Logik herbei-
genötigt werden kann. Es steht und fällt vielmehr mit dem Wagnis desjenigen,
der die gesicherten Bahnen des gewohnt-gewöhnlichen Denkens verläßt. Wer
sich auf den Weg wahrhaften Denkens einläßt, der durchbricht bzw. überwindet
»die gefährliche Kunst des Maßhaltens im Denken«, das sich nur ans Nächstlie-
gende der unmittelbaren Umwelt hält und die beunruhigende, die eigene Exis-
tenzweise infrage stellende »große Frage unseres Seins im Weltganzen« aus-
grenzt.[69] Es bedarf daher – so sagt Schweitzer einmal – zum »wirklichen Denken
... nicht nur logischer, sondern auch moralischer Entschlossenheit«.[70] Denn der
moderne Mensch ist Schweitzer zufolge von Hause aus durch »Gedankenlosig-
keit« charakterisiert, – er ist ein »Nichtdenkender«, »Ungesammelter«, der vom
»Geist der Oberflächlichkeit erfüllt« ist.[71] Die Bereitschaft zur Sammlung und
Besinnung auf den eigenen Lebenswillen und dessen Verhältnis zum übrigen
Leben kann nur angeregt und geweckt werden; könnte man sie erzwingen, wäre
es um unsere Freiheit und Humanität schlecht bestellt.

Die innere Notwendigkeit, mit der sich die Erkenntnis der Ehrfurcht vor dem
Leben als Fundament und Maß des Ethischen einstellt, beruht also auf einer wesenhaften Eigendynamik, die nur denjenigen erfaßt und nicht mehr losläßt, der
sich auf das Wagnis der Offenheit dieses Denkens einläßt. Dessen zirkuläre
Struktur ist durchaus keine petitio principii, vielmehr ist ihr eigentümlich, die
Bereitschaft zur Besinnung und zur Offenheit des Er-lebens gewissermaßen vor-
auszusetzen, die sich im weiteren Vollzug erst eigentlich ausbilden und in zirku-

---

[66] Ebd., S. 237; vgl. Schweitzer: Kulturphilosophie III. Erster und zweiter Teil, S. 179f.
[67] Ebd., S. 180.
[68] Schweitzer, Albert: Menschlichkeit und Friede. Kleine philosophisch-ethische Texte. Ger-
    hard Fischer (Hrsg.). Berlin 1991, S. 86.
[69] Schweitzer: Kulturphilosophie III. Erster und zweiter Teil, S. 125.
[70] Ebd., S. 296.
[71] Schweitzer: Kultur und Ethik, S. 32, vgl. 338.

lärer Wechselwirkung von Erleben und Denken, Besinnung und lebendiger Erfahrung entfalten und vertiefen kann.

Welche Konsequenz erwächst aus dem Gesagten für eine ethische Einschätzung der modernen Biotechnologie?

Eine ins Maßlose sich ausbreitende Wissenschafts- und Technikentwicklung, wie sie sich insbesondere in der Gentechnologie abzeichnet, erfordert – wenn auch auf anderer Ebene – eine entsprechend grenzüberschreitende, gewissermaßen »maß-lose« Ethik, die sich möglichst allen dem Menschen zugänglichen Dimensionen des Lebens öffnet.[72] Gegen die Tendenz einer »Denaturierung und Mechanisierung«[73] der Biosphäre und deren gentechnologischen Totalvereinnahmung vermag Albert Schweitzers »Ehrfurcht vor dem Leben« den Verstehenshorizont für die Tiefendimensionen des Lebens aufzuschließen und jegliche ethische Maßstäblichkeit in die *Allverbundenheit* alles Lebendigen, ja in die *Unendlichkeit* des Seins hinein zu entgrenzen. Aus der Erkenntnis eines in allen Lebewesen obwaltenden Lebenswillens erfolgt die elementare ethische Maßgabe, allem Leben die gleiche Ehrfurcht entgegen zu bringen und alles Leben zu erhalten und zu fördern, wo immer es möglich ist.

Die wissenschaftlichen Erkenntnisfortschritte gerade auch im molekulargenetischen Bereich suggerieren Experten wie Laien gleichermaßen, daß es nur eine Frage der Zeit sei, bis das Rätsel des Lebens dechiffriert ist. Das ist nicht nur in Schweitzers Augen ein verhängnisvoller Trugschluß. Nicht nur wissen wir nicht, was Leben *ist*, noch können wir auch nur annähernd überblicken, welche biologische Bedeutung das jeweilige Lebewesen, welcher Art und Organisationsstufe es auch angehören mag, für das Ökosystem im engeren und die Biosphäre im weiteren Sinne hat. Die Tatsache, daß es da ist und dieses sein Dasein einem Jahrmillionen langen Entwicklungsprozeß zu verdanken hat, sollte Grund genug sein, Eingriffe in das Lebenssystem, die nicht mehr rückgängig zu machen sind, zu vermeiden.

Ein Menschentum, das sich mittels Biotechnologie zur maßgebenden Bestimmungsgröße für Entwicklungsprozesse der Lebenswelt in globalem Ausmaß aufschwingt, muß sich in der Perspektive der Ehrfurchtsethik in herausragender Weise einem *universellen* Anspruch ausgesetzt sehen. Schweitzer zufolge krankt die neuzeitliche europäische Ethik daran, daß sie nur Pflichten des Menschen gegen Menschen kennt. So sehr ihm daran gelegen ist, das Humanitätsideal der Aufklärung für unsere Zeit lebendig werden zu lassen, so sehr bleibt dieses doch unvollständig und begrenzt. So hat zwar Kant durch seinen kategorischen Imperativ den Humanitätsgedanken universalisiert und ins Weltbürgerliche ausgeweitet. Aber er ist für ihn eben auf die »Menschheit« beschränkt, die allein in der

---

[72] Vgl. Schüz, Gottfried: Perspektiven einer Ethik ganzheitlicher Verantwortung. In: Knierim/ Schüz, G. (Hrsg.): Dimensionen ganzheitlicher Verantwortung, S. 106ff.
[73] Rifkin: Das biotechnische Zeitalter, S. 311.

eigenen als auch in einer anderen Person jederzeit »als Zweck an sich selbst«[74], und nicht bloß als Mittel anzusehen sei. Was aber ist mit den außermenschlichen Lebewesen? Kommt diesen nicht die gleiche Würde des Eigenwertes und der Zweckfreiheit zu?

Wahre und volle Humanität erweist sich für Schweitzer erst in der *grenzenlosen* Ehrfurchtsgesinnung gegenüber *allen* Lebewesen. Sie ist der letzte und eigentliche Grund für ein »vollendetes Menschentum«.[75]

> »Nur eine umfassende Ethik, die uns auferlegt, unsere tägliche Aufmerksamkeit allen Lebewesen zuzuwenden, setzt uns wahrhaft in ein inneres Verhältnis zum Universum«.[76]

Für diese Erkenntnis bietet neben Schweitzer gerade die moderne Genforschung und Gentechnik einen »wissenschaftlichen« Beleg. Nicht nur besitzen alle heute lebenden Lebewesen DNA als Erbsubstanz. Die Gene sind auch über die Gattungs- ja Klassengrenzen hinweg austauschbar. So ist es beispielsweise möglich, Gene für menschliche Wachstumshormone in Mäuseembryonen einzuschleusen, oder Bakteriengene in Nutzpflanzen, um sie gegen Insektenbefall resistent zu machen.[77]

Ist die Zusammengehörigkeit und innere Wesensverwandtschaft aller Geschöpfe einmal anerkannt, so gebietet es die Wahrhaftigkeit des Denkens, auf jegliche Unterscheidung von »höherem oder niedrigerem, wertvollerem und weniger wertvollem Leben«[78] zu verzichten. Hat das Denken einmal diesen Weg eingeschlagen, gibt es kein halten mehr. Jeder Versuch, unseren ethischen Maßstab an irgendwelchen Wertunterschieden auszurichten, die wir meinen an Kriterien wie »primitiv« oder »hochentwickelt«, »nützlich« oder »schädlich«, »wohlgestaltet« oder »eklig« festmachen zu können, ist rein subjektive Willkür. Denn, so Schweitzer:

> »Wer von uns weiß, was das andere Lebewesen an sich und in dem Weltganzen für eine Bedeutung hat? Die Konsequenz dieser Unterscheidung ist dann die Ansicht, es wertloses Leben gäbe, dessen Vernichtung oder Beeinträchtigung erlaubt sei. Je nach den Umständen werden dann unter wertlosem Leben Insekten oder primitive Völker verstanden«.[79]

Die Ehrfurchtsethik bietet nach Schweitzer zudem ein *absolutes* Eichmaß, an dem der Humanitätsgehalt aller anderen Gesinnungen und Ideale zu prüfen ist.[80] Für sie ist es unhaltbar, die Lebenswelt lediglich im Blick auf ihre Zweckmäßigkeit für den *Menschen* zu bewerten. Eine solche Ethik ist deshalb absolut zu

---

[74] Kant: Grundlegung zur Metaphysik der Sitten, S. 65, 67.
[75] Schweitzer spricht in wechselnden Wendungen von einem »wahren«, »veredelten«, »vollendeten« oder »geistigen und ethischen« Menschentum (vgl. Schweitzer: Kulturphilosophie III. Dritter und vierter Teil, S. 125, 181, 294, 339).
[76] Bähr (Hrsg.): Albert Schweitzer, S. 112, vgl. Schweitzer: Menschlichkeit und Friede, S. 118.
[77] Vgl. Rifkin: Das biotechnische Zeitalter, S. 41ff.
[78] Ebd.
[79] Schweitzer: Menschlichkeit und Friede, S. 198; vgl. Schweitzer, Albert: Aus meinem Leben und Denken. Frankfurt/M. 1990, S. 173.
[80] Vgl. Günzler: Albert Schweitzer, S. 82.

nennen, weil sie sich von jeglicher Normvorgabe, wie sie Tradition oder Konvention, ethnische, religiöse oder nationale Zugehörigkeit suggerieren, loslöst. Auf die ethische Grundfrage: »Was soll ich tun?« hält sie keine definitiven Wertmaßstäbe und wohlfeile Handlungsmuster für uns parat. Vielmehr kommt es darauf an, in jeder Situation jeweils neu ein *vernünftiges Maß* des Entscheidens und Handelns im Blick auf die absolute Geltung des Ehfurchtsprinzips verantwortlich *hervorzubringen*.[81]

4. »Unbegrenzte Verantwortung« als Antwort auf eine Biotechnologie ins Grenzenlose?

Was nun würde Albert Schweitzer zu den gentechnologischen Entwicklungen sagen? Schweitzer wäre m.E. weder prinzipieller »Biotech«-Verfechter noch pauschaler »Biotech«-Verächter.[82] Seine Ethik geht in simplen Entweder-Oder-Alternativen nicht auf. Die dem Denken unmittelbar einleuchtende Bewußtseinstatsache gilt heute in gesteigertem Maße: »Ich bin Leben, das leben will, inmitten von Leben, das leben will«. Die weltweite Vernetzung und Zusammengehörigkeit allen Lebens und deren wechselseitigen Abhängigkeit wird angesichts der gegenwärtigen »Globalisierung« mehr denn je bewußt. Aber auch die »Selbstentzweiung des Lebens«, die im Menschen zum Bewußtsein ihrer selbst kommt, bricht gerade in der Gentechnik-Frage in ihrer vollen Problematik auf, ja erhält darin eine grundsätzlich neue Qualität. Wir stehen in dem unaufhebbaren Konflikt, Leben zu erhalten – ob eigenes oder fremdes – unter der unausweichlichen Voraussetzung, zugleich anderes Leben schädigen oder vernichten zu müssen. Einerseits verbindet sich mit den gentechnologischen Entwicklungen die Aussicht, durch gezielte Einblicke und Eingriffe ins Erbgut Leid zu lindern, Leben zu fördern, ja »entwickelbares Leben auf seinen höchsten Wert zu bringen«. Andererseits gehen solche lebenserhaltenden und lebensfördernden Bemühungen in unabsehbarer Tragweite zu Lasten *anderen* Lebens, erst recht dann, wenn sie im großtechnischen Stil, wie etwa in der Landwirtschaft, betrieben werden. Aber gerade das Lebensrecht des gewollt oder ungewollt geschädigten Lebens, das sich in den meisten Fällen nicht selbst artikulieren kann, muß aus der Ehrfurchtsgesinnung heraus reklamiert werden. Das Dilemma, in dem die angewandte Gentechnik steht, ist unaufhebbar.

Schweitzers Ethik der Ehrfurcht vor dem Leben bietet keine Patentrezepte und gebrauchsfertige Handlungsanweisungen, die im vorliegenden biotechnologischen Problemzusammenhang schon gar nicht erwartet werden können. Sie

---

[81] Zum Problem der Maßstäblichkeit des Handelns vgl. Schüz, Gottfried: Lebensganzheit und Wesensoffenheit des Menschen. Otto Friedrich Bollnows hermeneutische Anthropologie. Würzburg 2001, S. 357-392.

[82] Vgl. den von Holger Bengs im ersten Beitrag dieses Buches definierten Begriff »Biotech«.

weicht Konflikten und ethischen Dilemmata nicht aus, sondern bringt uns unser eigenverantwortliches Entscheiden-*müssen* ins Bewußtsein.

Seine ins universelle ausgreifende Ethik ist grenzenlos. Sie kann sich nicht mehr auf ein überschaubares Maß erfüllbarer Tugendforderungen und Pflichten beschränken. Mit ihr fallen die Mauern, die wir allzu gerne ziehen um Lebensbereiche, für die wir uns ausschließlich verantwortlich fühlen.

Die Gesinnung der Ehrfurcht vor dem Leben wirft uns geradezu in eine »erschreckend unbegrenzte Verantwortung«.[83] Sie kann nicht anders als *alles* menschliche und nichtmenschliche Leben zu achten und in unsere Verantwortung einzubeziehen. Sie verbietet jegliche Ausgrenzung von uns ferner stehenden Menschen oder Lebewesen. Wir können dem Dilemma und Grundkonflikt, in dem wir stehen, nicht dadurch entrinnen, daß wir Lebensrechte durch Wertabstufungen relativieren, und so unserem gebeutelten Gewissen ein sanftes Ruhekissen zurecht legen. Gerade die Genforschung hat in einer kaum geahnten Weise wissenschaftlich dargetan, daß alle Lebewesen, vom Bakterium bis zum Menschen, den gleichen biogenetischen Gesetzmäßigkeiten unterworfen und eng miteinander verflochten sind. Der ethische Konflikt, in dem der vom Forschungsehrgeiz getriebene Genetiker ebenso steht wie der sog. »Endverbraucher« vor dem Supermarkt-Regal, kann nicht dadurch egalisiert und geglättet werden, daß unseren gesteigerten Wohlstandsbedürfnissen grundsätzlich Vorrang gegenüber anderem menschlichen und nicht-menschlichem Leben einzuräumen sei. Schweitzer sagt es in aller Radikalität:

> »Nur subjektive Entscheide kann der Mensch in den ethischen Konflikten treffen. Niemand kann für ihn bestimmen, wo jedes Mal die äußerste Grenze der Möglichkeit des Verharrens in der Erhaltung und Förderung von Leben liegt. Er allein hat es zu beurteilen, indem er sich dabei von der aufs höchste gesteigerten Verantwortung gegen das andere Leben leiten läßt.
> Nie dürfen wir abgestumpft werden. In der Wahrheit sind wir, wenn wir die Konflikte immer tiefer erleben. Das gute Gewissen ist eine Erfindung des Teufels«.[84]

Schweitzers Konzept einer Konfliktethik individualistischer Verantwortung ist im biotechnologischen Kontext mit zwei grundsätzlichen Schwierigkeiten konfrontiert, die sich zu seinen Lebzeiten so komplex noch nicht gestellt hatten: mit dem Problem der mangelnden Überschaubarkeit der Konflikte einerseits sowie der Begrenztheit *individueller* Verantwortung andererseits.

In den von Schweitzer angeführten Beispielen für verantwortliche individuelle Entscheidungen geht es stets um das Abwägen zweier *unmittelbar* konfligierender Lebensansprüche: Daß er Fische als Nahrung einem Fischadler opfert, um diesen am Leben zu erhalten, ist hierfür paradigmatisch. Leitendes Kriterium einer verantwortlichen Entscheidung im Sinne der Ehrfurchtsethik ist für Schweitzer die »Gewalt der Notwendigkeit«[85], d. h. die Unumgänglichkeit, mit

---

[83] Schweitzer: Kultur und Ethik, S. 342.
[84] Schweitzer: Kultur und Ethik, S. 340.
[85] Ebd., S. 340.

der eine Schädigung oder Vernichtung von Lebewesen in Kauf genommen werden muß, damit anderes Leben erhalten werden kann.

Im biotechnologischen Zusammenhang ist ein direktes Abwägen von ›Leben gegen Leben‹ eher die Ausnahme. Dieser Ausnahmefall wäre wohl schon nicht mehr gegeben, wenn eine werdende Mutter auf Grund eines PND- oder PID-Befundes, daß sie ein Kind beispielsweise mit Down-Syndrom zu erwarten habe, Tod oder Leben eines behinderten Kindes gegen eine Beeinträchtigung ihres eigenen Lebens abwägt. Wie ist das potentielle Leben eines Behinderten, der noch gar nicht auf der Welt ist, gegenüber mutmaßlichen Belastungen, die es insb. für seine unmittelbaren Angehörigen mit sich bringt, zu gewichten?

Die Schere konfligierender Lebensansprüche klafft ungleich weiter auseinander, wenn beispielsweise Embryonen, d.h. potentielles menschliches Leben, vernichtet werden, um Stammzellen für die gentechnische Forschung zu gewinnen. Man mag für deren Rechtfertigung zwar die Möglichkeit eines lebenserhaltenden medizinischen Nutzens in ferner Zukunft veranschlagen. Aber solch mittelbares Abwägen von Leben gegen Leben besteht nur abstrakt. Im Blick auf den fiktiven medizinischen Nutzen, der aus der embryonalen Stammzellforschung zu ziehen wäre, kann von einer zwingenden Notwendigkeit jedenfalls kaum ernsthaft die Rede sein. Schon deshalb nicht, insofern mit einer Forschung an *adulten* Stammzellen durchaus Leben schonende Alternativen in Aussicht stehen, auch wenn diese weniger erfolgversprechend zu sein scheinen.[86]

In der konfliktethischen Fragestellung tun sich bisher nicht geahnte Dimensionen auf, wenn man die Freisetzung gentechnisch veränderter Organismen in die Natur, wie sie im Bereich der Landwirtschaft bereits im großindustriellen Stil weltweit betrieben wird, in Betracht zieht. Der Aussicht, Pflanzenschutzmittel zu sparen und Ernteerträge zu steigern, steht das unabsehbare Schädigungspotential gegenüber, das mit einer nicht kontrollierbaren Ausbreitung von Transgenen, die nicht mehr rückgängig gemacht werden kann, verbunden ist. Weder sind die Risiken erforscht, die durch Einkreuzung von genveränderten Pflanzen in die konventionelle Ernte oder in artverwandte Wildformbestände entstehen, noch welche Auswirkungen transgene Pflanzen auf die Lebensgemeinschaften haben, mit denen sie vernetzt sind.

Die ineinander greifenden Ökosysteme sind einfach zu komplex als daß sie auf Versuchsfeldern unter kontrollierbaren Bedingungen simuliert werden könnten. Von mittel- und langfristigen Folgewirkungen gar nicht zu reden.[87] Daher ist die angesetzte »Güterabwägung« bzw. Abschätzung von möglichem Schaden oder Nutzen bei der Anwendung vergleichbar mit einem Schachspieler, der für seinen nächsten Zug nur *eine* gegnerische Figur in Betracht zieht, und die Stellung aller anderen 15 außer Acht läßt. Jedem Schachkenner muß eine solche

---

[86] Vgl. hierzu auch den Beitrag von Ulf Grawunder (Teil II) in diesem Buch.
[87] Vgl. Arz de Falco, Andrea: Die Diskussion um die grüne Gentechnik. Einige ethische Aspekte. Vortrag auf der Fachtagung »Was ist Sache in der Grünen Gentechnik?« am 19./20.4.2002 in Bad Neuenahr. In: www.transgen.de | Portal *Diskurs*.

Spielweise geradezu lächerlich anmuten. Wieviel mehr steht auf dem »Spiel«, wenn man eine Pflanze gentechnisch gegen bloß *einen* Gegner im ökologischen Feld hochrüstet und die viel tausendfachen anderen »Gegenspieler« ignoriert?

Wenn man die inzwischen eindeutig belegte unwiederbringliche Vernichtung von Wildpflanzen- und Tierarten bzw. ungewollter multipler Resistenzbildungen auch im weiten Umkreis gentechnisch veränderter Anbauflächen und die nicht kalkulierbaren gesundheitlichen Risiken für den Menschen in Betracht zieht, dann ist das Sinnbild des »Zauberlehrlings«, der freilich auf keinen alten Meister hoffen kann, der die Notbremse zieht, bereits erschreckende Realität. Gerade im Bereich der grünen Gentechnik wird evident, welch fatalen Konsequenzen eine monokausale Verengung der Entscheidungsmaßstäbe nach sich zieht, die das weite Umfeld möglicher ökologischer, ökonomischer und soziokultureller Folgelasten ausblendet. Dies umso mehr, als gerade im Feld gen-veränderter Nutzpflanzen inzwischen hinreichend erwiesen ist, daß die erwünschten Vorteile durch Verbesserungen in der konventionellen und erst recht in der ökologischen Landwirtschaft durchaus zu erzielen sind, und zwar ohne die besagten hohen Risiken.[88]

Die vorstehenden Ausführungen mögen die ungeheure Komplexität der Konfliktsituationen verdeutlichen, in die wir angesichts biotechnologischer Entwicklungen gegenwärtig gestellt sind und in denen wir grundlegende Entscheidungen für unsere Zukunft treffen. Allerdings kann angesichts der skizzierten Konfliktszenarien, in denen verantwortlich entschieden werden muß, nicht übersehen werden, die ethische Entscheidungslast nicht allein in die Verantwortung des *Einzelnen* gelegt bleiben kann, wie es Schweitzer postuliert. Daher möchte ich abschließend dieses zweite Problemfeld, das sich mehr denn je auftut, noch thesenartig umreißen: die notwendige Ergänzung der Einzelverantwortung durch eine von Organisationen und Institutionen in Wirtschaft, Politik und Kultur wahrgenommene bioethische Verantwortung.

Schweitzer hegt ein tiefes Mißtrauen gegenüber »überpersönlicher Verantwortung«. Sie fördere und fordere eine »Opportunitätsmentalität«, die ethische Erwägungen allzuleicht »kalten Prinzipien« und gesellschaftlichen Zweckmäßigkeiten opfert: »um kleinste Interessen zu verwirklichen, (sind wir) größter Inhumanität und größter Torheit fähig«.[89] Daher ist für ihn die ethische Gesinnung des Einzelnen, der seine Grundsätze, Ziele und Ideale »in grandioser Pedanterie mit dem durch die absolute Ethik der Ehrfurcht vor dem Leben geeichten Maße«[90] mißt, Grund und Ziel aller Humanität.

Schweitzers Gesellschaftskritik läßt sich im biotechnologischen Zusammenhang unschwer verifizieren. So stehen beispielsweise hinter Forderungen

---

[88] Müller, Werner et al.: Alternativen zu gentechnisch veränderten Pflanzen. Forschungsbericht 68/03 des Bundesumweltamtes Wien 2003. Vgl. hierzu auch den Bei-trag von Ulrike Brendel in diesem Buch.

[89] Schweitzer: Kultur und Ethik, S. 350.

[90] Ebd., S. 352.

etwa nach einer gesetzlichen Zulassung embryonaler Stammzellforschung am Menschen auch handfeste Wettbewerbsinteressen zur Sicherung des »Wissenschaftsstandorts Deutschland«. Oder für Agrar-Großunternehmen ist die Aussicht, mit einer extensiven Vermarktung gentechnisch veränderten Saatguts Marktanteile und Gewinnmargen zu steigern, mitunter *maß*-gebender als mögliche ökologische, wirtschaftliche und sozio-kulturelle Folgerisiken für ihre Anwender.

Andererseits ist der Einzelne angesichts der globalen Vernetzung ökologischer, wirtschaftlicher und sozialer Lebensbedingungen und der Öffnung des Entscheidungshorizonts in eine kaum faßbare Fernverantwortung schlicht überfordert. In einer Zeit, die keinen Problemaufschub duldet, muß die Individualverantwortung durch eine entsprechende institutionell oder staatlich verankerte Verantwortung ergänzt werden.[91] Gerade die »grüne« Gentechnik macht dies besonders deutlich: Die politische Zusicherung etwa des deutschen Umweltministers Trittin, daß der Verbraucher selbst frei entscheiden können soll, ob er Nahrungsmitteln aus gentechnischer, konventioneller oder ökologischer Produktion den Vorzug gibt, wird ad absurdum geführt, wenn die Entscheidungsfreiheit auch für den einzelnen Landwirt, gentechnisch verändertes oder herkömmliches Saatgut zu verwenden, völlig unberührt bleibt. So erfordert z.B. Gen-Raps einen Schutzgürtel von mindestens 50 Kilometern, um eine Einkreuzung per Pollenflug in konventionelle Ernten weitgehend zu vermeiden; eine in Deutschland ohne überregionale Verbindlichkeiten kaum zu realisierende Maßgabe. Immerhin gibt es vielversprechende Initiativen von Verbänden und Aktionsbündnissen wie etwa diejenige, die das Biosphärenreservat Rhön zur »gentechnikfreien Zone« zu erklärt, der sich schon mehr als 90% der hessischen Rhönbauern freiwillig anzuschließen gedenken.[92] Dennoch wird dieses Problem allein auf der Ebene bloßer Selbstverpflichtung ohne entsprechende Gesetzesregelungen auf Landes- und Bundesebene kaum zu lösen sein.

Im Rahmen der zu fordernden überindividuellen Verantwortung seien schließlich vielversprechende Entwicklungen bei Großunternehmen erwähnt, die sich zunehmend ganzheitlich ausgerichteten wirtschaftsethischen Prinzipien ver-

---

[91] Für die hiesige Verantwortungsproblematik ist Richard Wissers Unterscheidung einer »situationellen« von einer »instantiellen« Verantwortung erhellend. Die *situationelle* Verantwortung entspricht dem, was auch Schweitzer meint: in der jeweiligen Situation als Einzelner ohne »eindeutig Gewußtes oder nachdrücklich Gefordertes« »verantwortete Antworten« zu geben, für die er mit seiner eigenen Existenz »einzustehen« hat. Gemäß der *instantiellen* Verantwortung hingegen hat man sich gegenüber dem Richtmaß einer vorgegebenen Instanz (wie sie auch Institutionen repräsentieren) zu rechtfertigen. Vgl. u.a. Wisser, Richard: Verantwortung im Wandel der Zeit. Einübung in geistiges Handeln: Jaspers, Buber, C.F. v. Weizsäcker, Guardini, Heidegger. Mainz 1967, S. 1ff; ders.: Kein Mensch ist einerlei. Spektrum und Aspekte »kritisch-krisischer Anthropologie«. Würzburg 1997, S. 129ff.

[92] Vgl. Stephan Börnecke: Der Geist soll nicht unerforscht aus der Flasche, sowie das Interview mit Wolfgang Gutberlet: Die Vision vom gentechnikfreien Europa in: Frankfurter Rundschau vom 10.12.2003, S. 35.

pflichten. In manchen Vorstandsetagen gewinnt das Bewußtsein Raum, daß ein verantwortliches Wirtschaften, das auch externe Risiken einkalkuliert, sich langfristig »auszahlt«.[93] Umgekehrt kann eine Nichtbeachtung dieser übergreifenden Verantwortung Unternehmen unverhofft zum ›Totalschaden‹ gereichen, wenn sie für ungewollte gesundheitliche und/oder ökologische Schäden, die ihre Produkte verursachen, haftbar gemacht werden.

Also nicht nur die persönliche, sondern auch die »überpersönliche« Verantwortung ist »grenzenlos«. Zwar ist Schweitzer grundsätzlich zuzustimmen, wenn er betont, daß die entscheidende ethische Stoßrichtung von der Ehrfurchtsgesinnung des *Einzelnen* ausgeht, wo immer er wirkt.[94] Schließlich sind gesellschaftliche Institutionen und Organisationen, welcher Art auch immer, stets von individuellen Menschen getragen, die in und mit ihrer Humanitätsgesinnung auf institutionelle Entscheidungsprozesse Einfluß nehmen. Gleichwohl wirken überindividuelle Maßgaben, die in Unternehmensprogrammen, Agendas von Organisationen oder in staatlichen Gesetzesnormen verankert werden, umgekehrt auch auf die Gesinnung und Entscheidung des Einzelnen aktivierend zurück. *Beide* Formen der Verantwortung müssen einander herausfordern bzw. ergänzen. Nur wenn eine ineinandergreifende, im *Denken* gegründete ethische Verantwortung auf *allen* Ebenen zum Tragen kommt[95], können wir angesichts der unabsehbaren Auswirkungen biotechnologischer Entwicklungen auf eine wirkliche Verbesserung der Lebensverhältnisse nach *vernünftigem* Maß hoffen. Dieses muß freilich am Ehrfurchtsprinzip von Situation zu Situation immer neu *er*-messen bzw. ›geeicht‹ werden, wenn der Mensch sein »eigentliches Wesen« wahren soll. In diesem Sinne ist auch das Bildwort Schweitzers gegen Ende seiner »Kultur und Ethik« zu verstehen:

---

[93] Vgl. hierzu den Beitrag von Mathias Schüz in diesem Band (Teil I).
[94] Schweitzer, Albert: Kultur und Ethik, S. 351.
[95] Vgl. Schüz, G.: Lebensganzheit und Wesensoffenheit des Menschen, S. 404ff.

»Die Tatsachen führen uns zur Besinnung, wie die Bewegung des kenternden Fahrzeugs die Mannschaft auf Deck und in die Segel jagen. Schon ist uns der Glaube an den geistigen Fortschritt der Menschen und der Menschheit etwas fast Unmögliches geworden. Mit dem Mute der Verzweiflung müssen wir uns zwingen. Alle miteinander wieder den geistigen Fortschritt des Menschen und der Menschheit wollen und wieder auf ihn hoffen: dies ist das Herumwerfen des Steuers, das uns gelingen muß, wenn unser Fahrzeug im letzten Augenblick noch vor den Wind gebracht werden soll.

Fähig zu dieser Leistung werden wir nur in denkender Ehrfurcht vor dem Leben. Fängt Ehrfurcht vor dem Leben an, irgendwo im Denken und an der Gesinnung zu arbeiten, dann ist das Wunder möglich.«[96]

---

[96] Schweitzer: Kultur und Ethik, S. 362.

Die Autoren dieses Buches

Günter Altner, geb. 1936, Dr. theol., Dr. rer. nat, Dr. rer. nat. h.c., 1971-73 Professor für Humanbiologie an der Pädagogischen Hochschule Schwäbisch-Gmünd, 1977-1999 Professor für Evang. Theologie an der Universität Koblenz-Landau. 1977 Mitbegründung des Instituts für angewandte Ökologie e.V. in Freiburg. 1979-82 Mitglied der Enquete-Kommission »Zukünftige Kernenergiepolitik« des Deutschen Bundestages. 1999-2002 Mitglied im Ethik-Beirat beim Bundesministerium für Gesundheit.
Zahlreiche Veröffentlichungen zu Grenzfragen zwischen Naturwissenschaft und Sozialethik, zur vorliegenden Thematik insb.: Leben in der Hand des Menschen – Die Brisanz des biotechnischen Fortschritts. Darmstadt 1998; Bioethik, Frankfurt/M. 1999 (zus. Mit W. Gebhard); Menschenwürde und biotechischer Fortschritt im Horizont theologischer und sozialethischer Erwägungen, Sonderheft Ev. Theologie, Gütersloh 2003.

Holger Bengs, Dipl.-Chemiker, Dr. rer. nat., Frankfurt a.M., arbeitet seit 2002 als unabhängiger Berater in der Life Science-Branche. Zuvor war er geschäftsführender Gesellschafter der Biotech Media GmbH und Mitherausgeber des GoingPublic Magazins, wo er die Bewertung von Biotech-Unternehmen und die Berichterstattung in Print-, Online- und TV-Medien verantwortete. Seine Laufbahn begann er von 1993 bis 1999 bei der Hoechst AG und bei Aventis Research & Technologies in Forschung und Entwicklung. Hier leitete er zuletzt vier Jahre ein Biotechnologie-Projekt. Er studierte in Hannover und Mainz Chemie, sowie Betriebswirtschaft in Hagen. Holger Bengs ist Autor und Herausgeber des Buches »Mit Biotechnologie zum Börsenerfolg«. Kontakt: www.holgerbengs.de

Ulrike Brendel, Campaignerin für Gentechnik bei Greenpeace Deutschland, geb. 8.3.71 in Jugenheim/Hessen. Studium: Publizistik- und Kommunikationswissenschaften und Kunstgeschichte an der Ruhr-Universität Bochum. Master of Arts in Media Studies an der University at Sussex/UK im Jahr 2000. Seit 1998 aktiv bei Greenpeace, zuerst ehrenamtlich, später (1999) Koordination des Greenpeace Projekts genetiXproject, das Jugendliche über Gefahren der Gentechnik informierte. Mehrere Auslandseinsätze in Kanada, Japan, Hongkong für Greenpeace International im Rahmen der Greenpeace Kampagne zum Schutz der Urwälder. Seit 2001 Campaignerin für Landwirtschaft und Gentechnik bei Greenpeace Deutschland mit dem Schwerpunkt Welternährung.

Hartmut Dunkelberg, Prof. Dr. med., ist Hygieniker, seit 1994 leitet er die Abteilung Allgemeine Hygiene und Umweltmedizin an der Medizinischen Fakultät der Universität Göttingen. Arbeitsschwerpunkte sind Prävention und Gesundheitsforschung, Trinkwasser- und Lebensmittelhygiene. Publikationen siehe: http://wwwuser.gwdg.de/~hygiene/

Arianna Ferrari wurde in Cremona (Italien) am 08.06.1976 geboren. Sie studiert Philosophie an der staatlichen Universität von Mailand. 2001 begann sie eine Doktorarbeit in Kobetreuung zwischen der italienischen Universität von Torino und der Universität Tübingen zum Thema: Ethische und wissenschaftstheoretische Aspekte der genetischen Modifikation von Versuchstieren.

Tobias Daniel Gantner studierte an der Universität Ulm, an der North Eastern Ohio University and College of Medicine, an der Uni Bern sowie in Nanjing (China) Humanmedizin, Gesundheitsökonomie und Philosophie. Momentan arbeitet er neben seiner Ausbildung zum MBA (Master of Business Administration) als Assistenzarzt im chirurgischen Zentrum des

Klinikums Augsburg in der Abteilung für Transplantationschirurgie, Abdominal- und Viszeralchirurgie sowie am Institut für Medizinmanagement und Gesundheitswissenschaften der Universität Bayreuth. Seine philosophische Promotionsarbeit zum Thema »Können Augen lügen?« auf dem Gebiet der kognitiven Phänomenologie wird betreut von Prof. Dr. Kornwachs, Cottbus.

Ulf Grawunder, Dr. rer. nat., Diplom-Biochemie-Studium an der Universität Bayreuth, Promotion am Basler Institut für Immunologie auf dem Gebiet der frühen B Lymphopoiese (1991-1994). Im Anschluß Forschungen auf den Gebieten der B-Zell-Entwicklung und dem Mechanismus der Antikörper-Diversität als Post-Doktorand an der Washington University School of Medicine, St. Louis, und an der University of Southern California, Los Angeles (1994-1998). Danach Forschungen als Gruppenleiter am Basler Institut für Immunologie, ferner am Universitätsklinikum Ulm und der Universität Basel im Bereich von hämatopoietischen Stammzellen und humaner B-Lymphopoiese (2000-2003). 2003 Gründung des Biotechnologie-Start-up-Unternehmens »4-Antibody AG« , welches sich der Entwicklung therapeutischer Antikörper widmet und das er seit September 2003 als Geschäftsführer leitet.

Claus Günzler, Dr. phil., geb. 1937, em. Professor für Philosophie an der Pädagogischen Hochschule Karlsruhe und ebendort von 1984 bis 2002 Leiter des Hodegetischen Instituts. Zahlreiche Veröffentlichungen, darunter: Bildung und Erziehung im Denken Goethes (1981), Albert Schweitzer – Einführung in sein Denken (1996). Als Mitherausgeber der Edition »Albert Schweitzer – Werke aus dem Nachlaß« zuständig für die Bände »Die Weltanschauung der Ehrfurcht vor dem Leben« (2 Bde, 1999 / 2000) und »Vorträge, Vorlesungen, Aufsätze« (2003). Seit 2002 Vorsitzender des Vorstands der Stiftung Deutsches Albert Schweitzer-Zentrum Frankfurt a. M. Arbeitsschwerpunkte: Philosophie der Antike und des 18. Jahrhunderts, ethisch-erzieherische Gegenwartsfragen, Konzeption des Ethikunterrichts.

Hartmut Kreß, 1993 - 2000 Prof. für Systematische Theologie mit Schwerpunkt Ethik in der Universität Kiel, seit 2000 an der Evang.-Theol. Fakultät Bonn. Publikationen zur neuzeitlichen Geistesgeschichte, zu Begründungs- und zu Anwendungsproblemen der Ethik, insbesondere zur Medizin- und Rechtsethik; u.a.: Verantwortungsethik heute, Stuttgart 1997; Medizinische Ethik, Stuttgart 2003; Edition: Religionsfreiheit als Leitbild. Staatskirchenrecht in Deutschland und Europa im Prozeß der Reform, Münster 2004. – Mitglied u.a. in der Bioethik-Kommission Rheinland-Pfalz, der Zentralen Ethikkommission für Stammzellforschung Berlin oder dem Kompetenznetzwerk Stammzellforschung des Landes NRW. http://www.sozialethik.uni-bonn.de. -

Ernst Luther, Professor, geb. 3.3.1932; Studium Universität Halle; Dr. phil. 1961 (medizinische Anthropologie) Universität Greifswald; Dr. sc. phil. 1970 Universität Halle (Medizinische Ethik). Herausgeber und Mitautor von »Das hippokratische Ethos« (Halle 1967), »Beiträge zur Ethik in der Medizin« (Jena 1983), »Ethik in der Medizin« (Berlin 1986), »Ethik« (Berlin 1986), »Humanität, Vernunft und Moral in der Wissenschaft« (Köln 1987), »Medizin zwischen Geisteswissenschaft und Naturwissenschaft« (Tübingen 1989), »Principles of Health Care Ethics« (London 1994), »Ethik, Arbeitsbuch für Schwestern und Pfleger« (Reinbek 1995), etwa 100 Beiträge zu medizinethischen Themen in Zeitschriften. Mitglied im Albert-Schweitzer-Komitee (Weimar), im Deutschen Hilfsverein (Frankfurt a. M.), in der Wissenschaftlichen Albert-Schweitzer-Gesellschaft (Mainz) und in der AISL (Günsbach).

Barbara Maier, Dr. phil., Dr. med., Univ.Doz. (Ethik in der Medizin) Oberärztin an der Universitäts-Landesfrauenklinik der Landeskrankenanstalten in Salzburg. Unterrichtstätigkeit an der Universität Wien und der Paracelsus-Universität in Salzburg. Präsidentin der Österreichischen Gesellschaft für Psychosomatik in Gynäkologie und Geburtshilfe. Mitglied der Bioethik-Kommission beim Bundeskanzler. Vorstandsfrau des Gesundheitszentrums ISIS in Salzburg.

Konrad Ott, Dr. phil., geboren 1959, Studium der Philosophie vorwiegend in Frankfurt a.M. Promotion 1989. 1991-1993 Stipendiat am Graduiertenkolleg des »Zentrums für Ethik in den Wissenschaften« der Universität Tübingen. Von 1993 bis1994 Lehrstuhlvertretung in Tübingen. 1995 Habilitation an der Universität Leipzig. Seit 1997 Inhaber der Professur für Umweltethik an der Ernst-Moritz-Arndt-Universität Greifswald. Forschungsschwerpunkte: Diskursethik, angewandte Ethik, Umweltethik, Nachhaltigkeit, Naturschutzgeschichte, Klimawandel, Technikfolgenabschätzung.

Gottfried Schüz, Dr. phil., geb. 1950, Ausbildung für das Lehramt an Grund- u. Hauptschulen. Seit 1976 am Studienseminar für das Lehramt an Grund- u. Hauptschulen Mainz tätig, zunächst als Fachleiter für Biologie und Physik/Chemie, ab 1985 als stellvertretender Seminarleiter, seit 1995 als Leiter dieses Studienseminars. 1981-1985 Abordnung an das Kultusministerium Rheinland-Pfalz (Landesprüfungsamt). Berufsbegleitendes Zweitstudium der Philosophie (Hauptfach), Evang. Theologie und Pädagogik; Promotion (2000) an der Universität Mainz. Buch- und Aufsatzveröffentlichungen zur philosophischen Anthropologie, Ethik, Werteerziehung und Lehrerbildung. Vorstandsmitglied der Wissenschaftlichen Albert-Schweitzer-Gesellschaft e.V. Kontakt: schuez@mail.uni-mainz.de

Mathias Schüz, Dr. phil., geb. 1956, Studium der Physik, Philosophie und Pädagogik, Trainee und Vertriebsbeauftragter bei IBM (1985-1987), Mitbegründer und langjähriger Direktor der Gerling Akademie für Risikoforschung (1987-2003), verantwortlich für die Corporate University der Gerling Versicherungsgruppe, Dozent an der Fachhochschule Salzburg für »Value-based Management«, zahlreiche Publikationen zu den Themen Naturphilosophie und Philosophie der modernen Physik (u.a. ein Buch über Carl Friedrich v. Weizsäcker), Dialog Naturwissenschaft und Religion, Value- und Risiko-Management, Unternehmensethik. Seit 2004 selbständiger Unternehmensberater und Partner der L.O.G.I.C. Management GmbH; habilitiert sich zur Zeit an der Universität Klagenfurt.

Beiträge zur Albert-Schweitzer-Forschung

Herausgegeben von der Wiss. Albert-Schweitzer-Gesellschaft e.V. in Mainz
Sitz Mainz
Geschäftsstelle
Kallen 5
46049 Oberhausen
Telefon: (0208) 805081
Fax: (0208) 2055392
e-mail: Albert-Schweitzer-Gesellschaft@t-online.de

Band 1   Claus Günzler/Erich Gräßer/Bodo Christ/Hans Heinrich Eggebrecht (Hrsg.): Albert Schweitzer heute. Brennpunkte seines Denkens. 1990 (Katzmann-Verlag, Tübingen).

Band 2   Johannes Scholl: Albert Schweitzer – von der Ehrfurcht vor dem Leben zur transkulturellen Solidarität. Ein alternatives Entwicklungshilfekonzept in der ersten Hälfte des 20. Jahrhunderts (Diss.). 1994 (Beltz-Athenäum, Weinheim).

Band 3   Michael Beyer/Hermann-Adolf Stempel (Hg.): Welt, Umwelt, Ökologie. 1995 (Beltz-Athenäum, Weinheim).

Band 4   Richard Brüllmann/Harald Schützeichel (Hg.): Leben in der Kultur. 1995 (Beltz-Athenäum, Weinheim).

Band 5   Wolfgang Erich Müller (Hg.): Zwischen Denken und Mystik. Albert Schweitzer und die Theologie heute. 1997 (Philo, Bodenheim).

Band 6   Erich Gräßer: Studien zu Albert Schweitzer. Gesammelte Aufsätze. Hg. v. Andreas Mühling. 1997 (Philo, Bodenheim).

Seit 2000 erscheint die Reihe im Verlag Peter Lang

Band 7   Manfred Ecker: Dialektik im idealistischen Denken Albert Schweitzers (Diss.). 2001.

Band 8   Wolfgang Erich Müller / Manfred Ecker (Hrsg.): Religion und Verstehen. Albert Schweitzers Religionsverständnis und der interreligiöse Dialog. 2001.

Band 9   Sylvère Mbondobari: Archäologie eines modernen Mythos. Albert Schweitzers Nachruhm in europäischen und afrikanischen Text- und Bildmedien. 2003.

Band 10   Gottfried Schüz (Hrsg.): Leben nach Maß – zwischen Machbarkeit und Unantastbarkeit. Biotechnologie im Licht des Denkens von Albert Schweitzer. Unter Mitarbeit von Manfred Ecker. 2005.

www.peterlang.de